本書為澳門特別行政區政府文化局
策劃並資助

JINSHIMINGKE
DE
DANZAI
JIUAOSHI

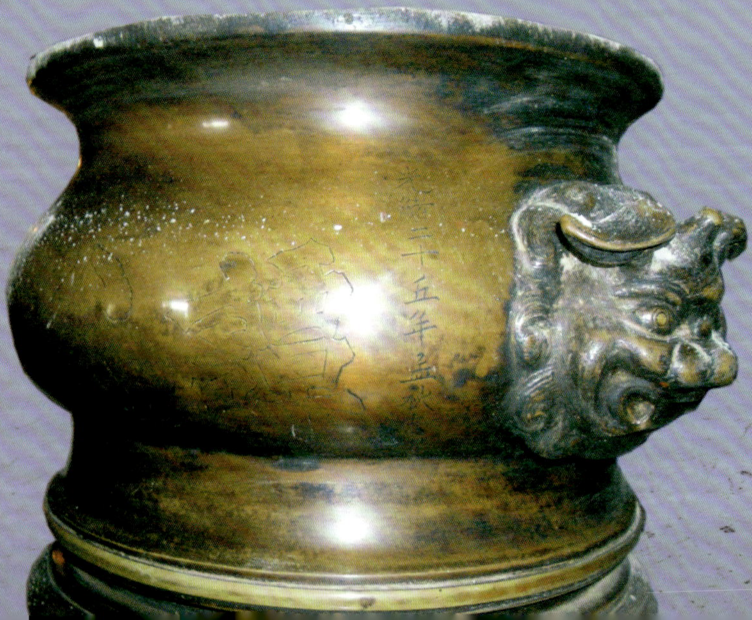

金石銘刻的氹仔九澳史

——清代氹仔九澳廟宇碑刻鐘銘等集録研究

譚世寶 著

廣東省出版集團
廣東人民出版社
·廣州·

圖書在版編目（CIP）數據

金石銘刻的氹仔九澳史：清代氹仔九澳廟宇碑刻鐘銘等集錄研究 / 譚世寶著. —廣州 ：廣東人民出版社，2011. 4
ISBN 978-7-218-06735-3

Ⅰ. ①金… Ⅱ. ①譚… Ⅲ. ①寺廟-碑刻-研究-澳門-明清時代 ②鐘-金文-研究-澳門-明清時代 Ⅳ. ①K877. 424②K877. 34

中國版本圖書館 CIP 資料核字（2010）第 075034 號

JINSHI MINGKE DE DANZAI JIUAOSHI: QINGDAI DANZAI JIUAO MIAOYU BEIKEZHONGMING DENG JILUYANJIU
金石銘刻的氹仔九澳史：清代氹仔九澳廟宇碑刻鐘銘等集錄研究
譚世寶 著

出 版 人：金炳亮

責任編輯：張賢明 柏 峰
裝幀設計：張力平

出版發行：廣東人民出版社
地 址：廣州市大沙頭四馬路 10 號（郵政編碼：510102）
電 話：（020）83798714（總編室）
傳 真：（020）83780199
網 址：http：//www. gdpph. com
印 刷：廣東信源彩色印務有限公司
書 號：ISBN 978-7-218-06735-3
開 本：787mm×1092mm 1/16
印 張：15. 25 插 頁：7 字 數：240 千
版 次：2011 年 4 月第 1 版 2011 年 4 月第 1 次印刷
定 價：58. 00 元

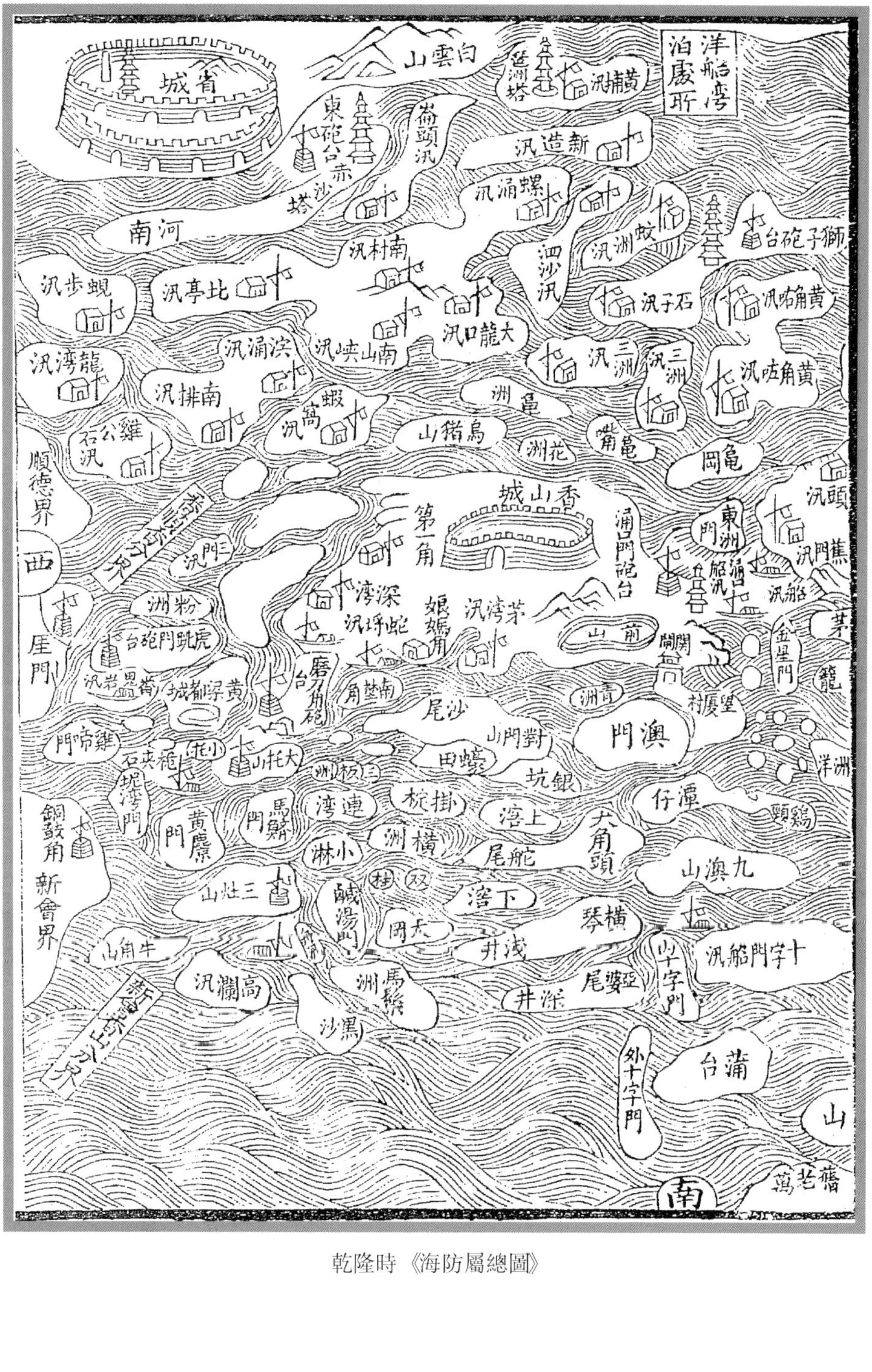

乾隆時《海防屬總圖》

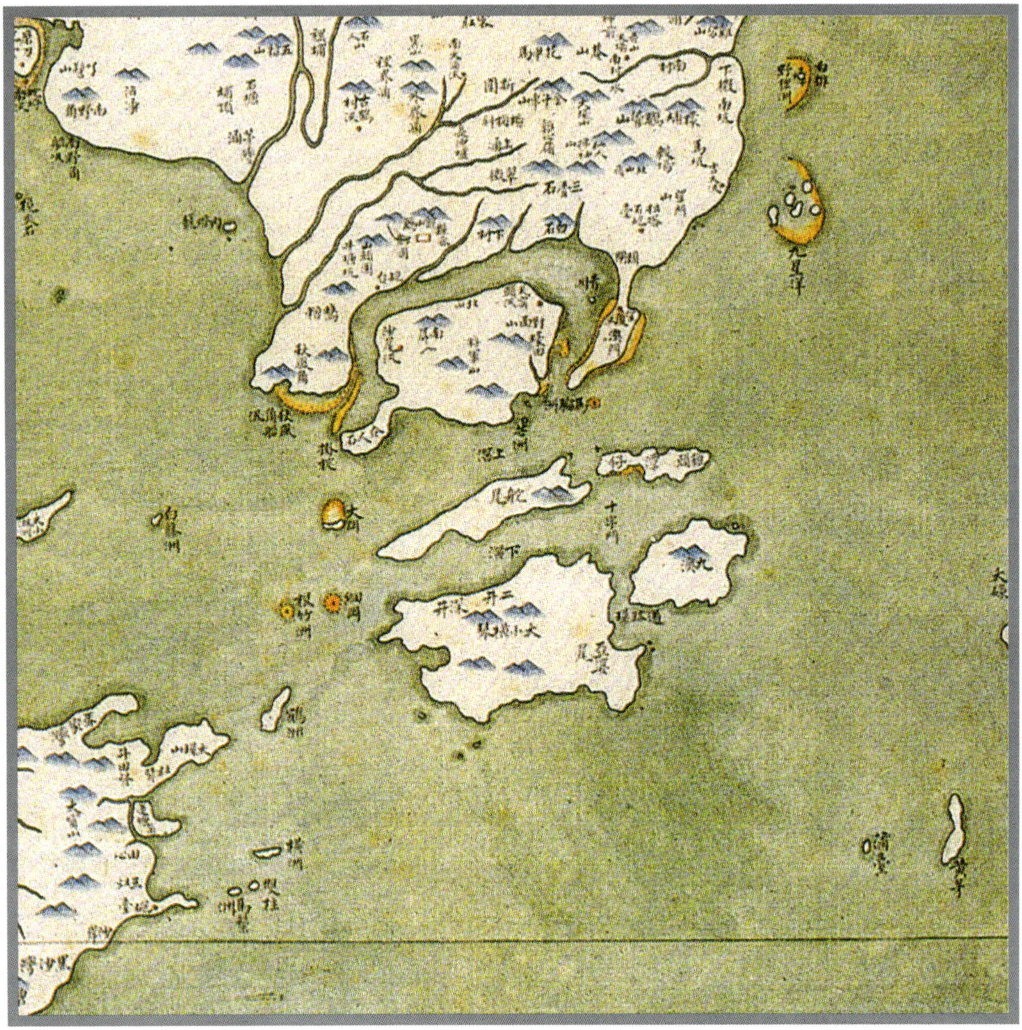

1815—1866 的《香山縣圖》

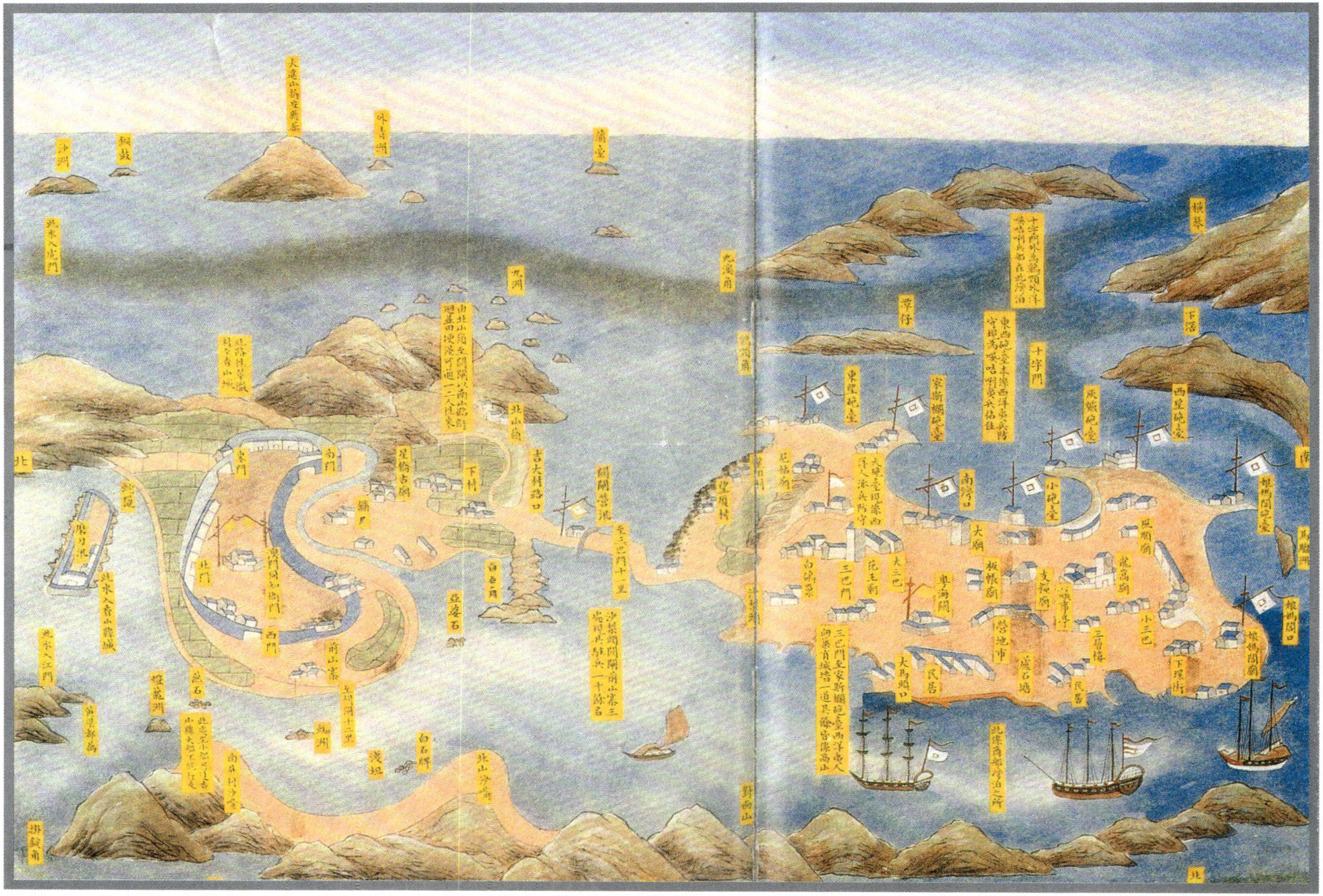

《澳門形勢圖》

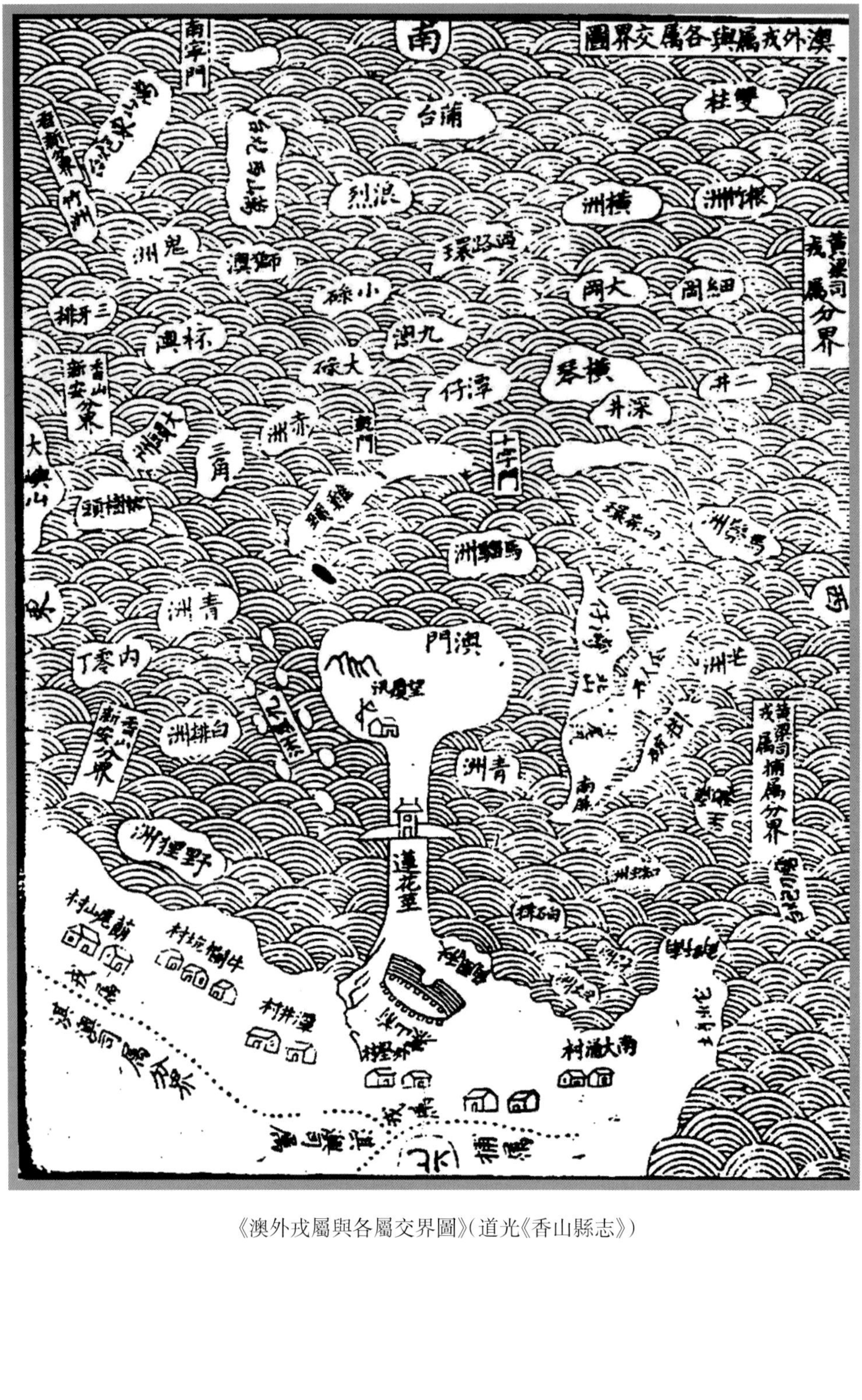

《澳外戎屬與各屬交界圖》(道光《香山縣志》)

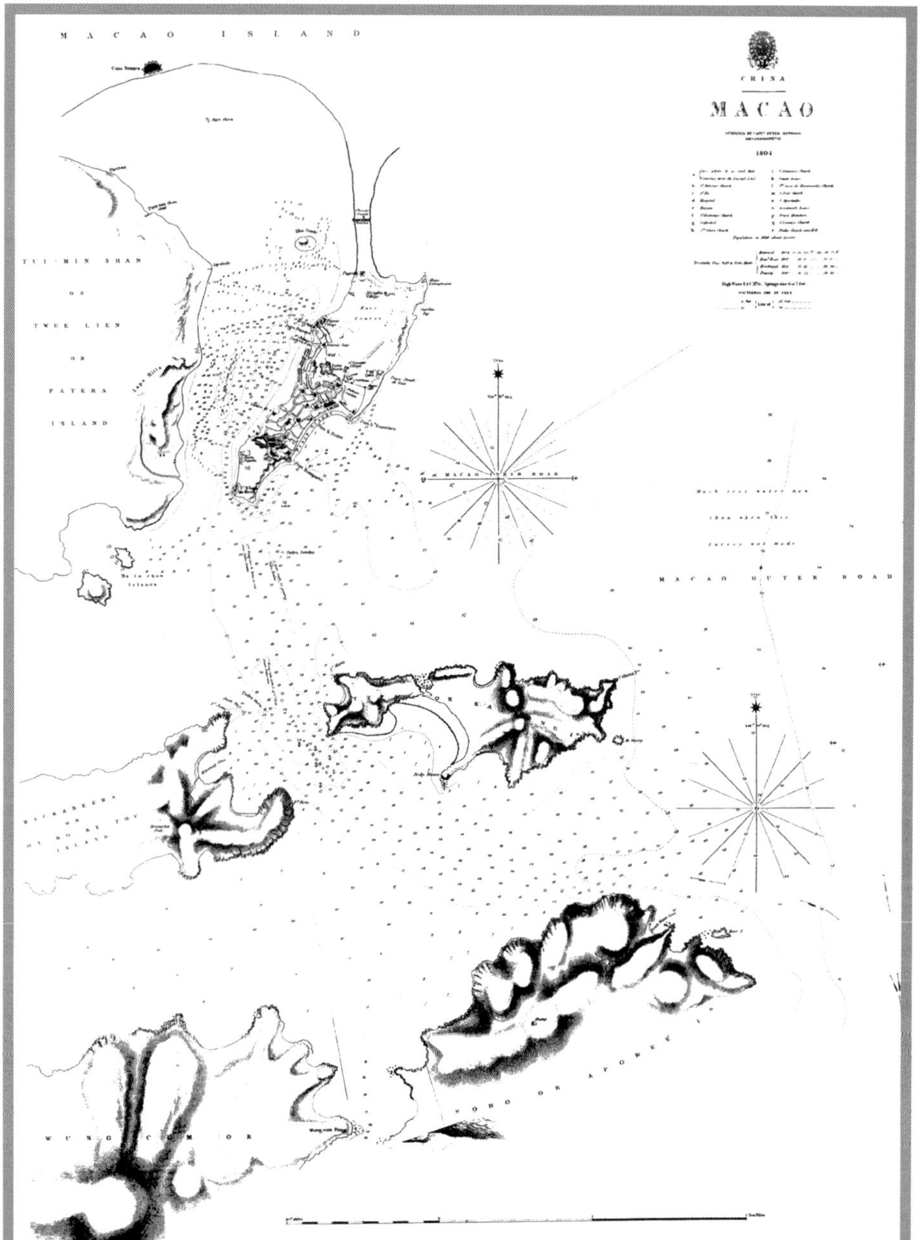

1804年的澳門中國航道圖

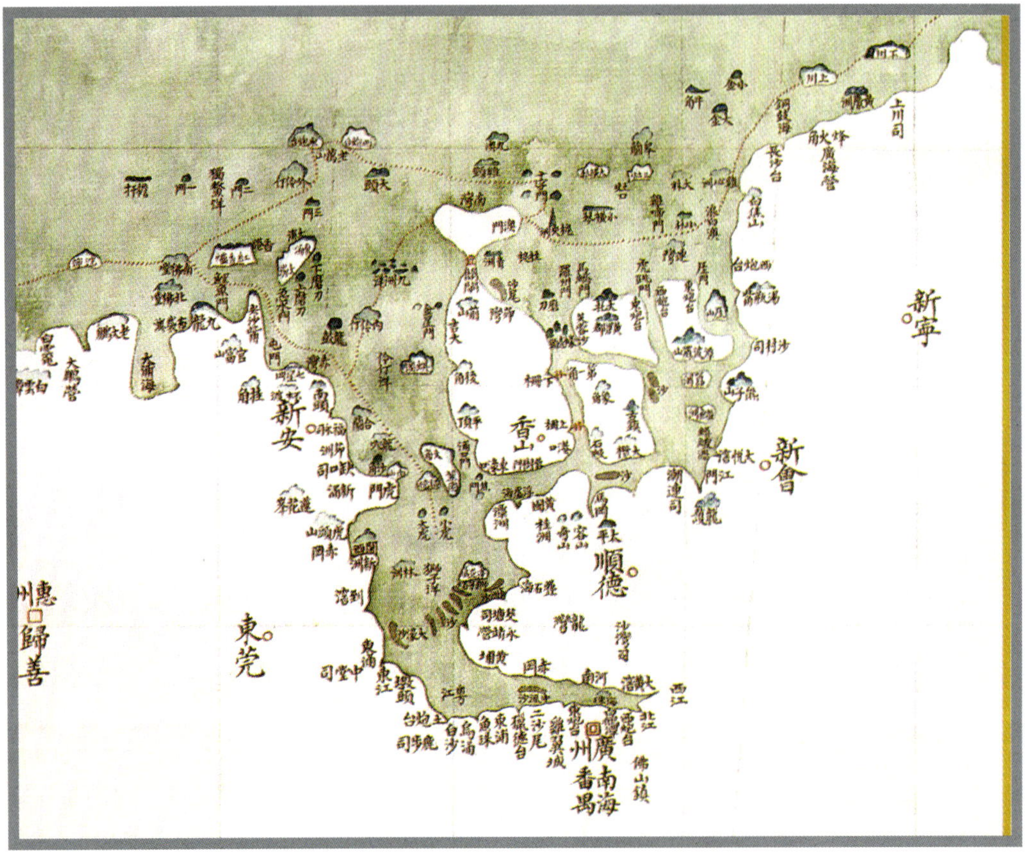

1840 年《海防圖》

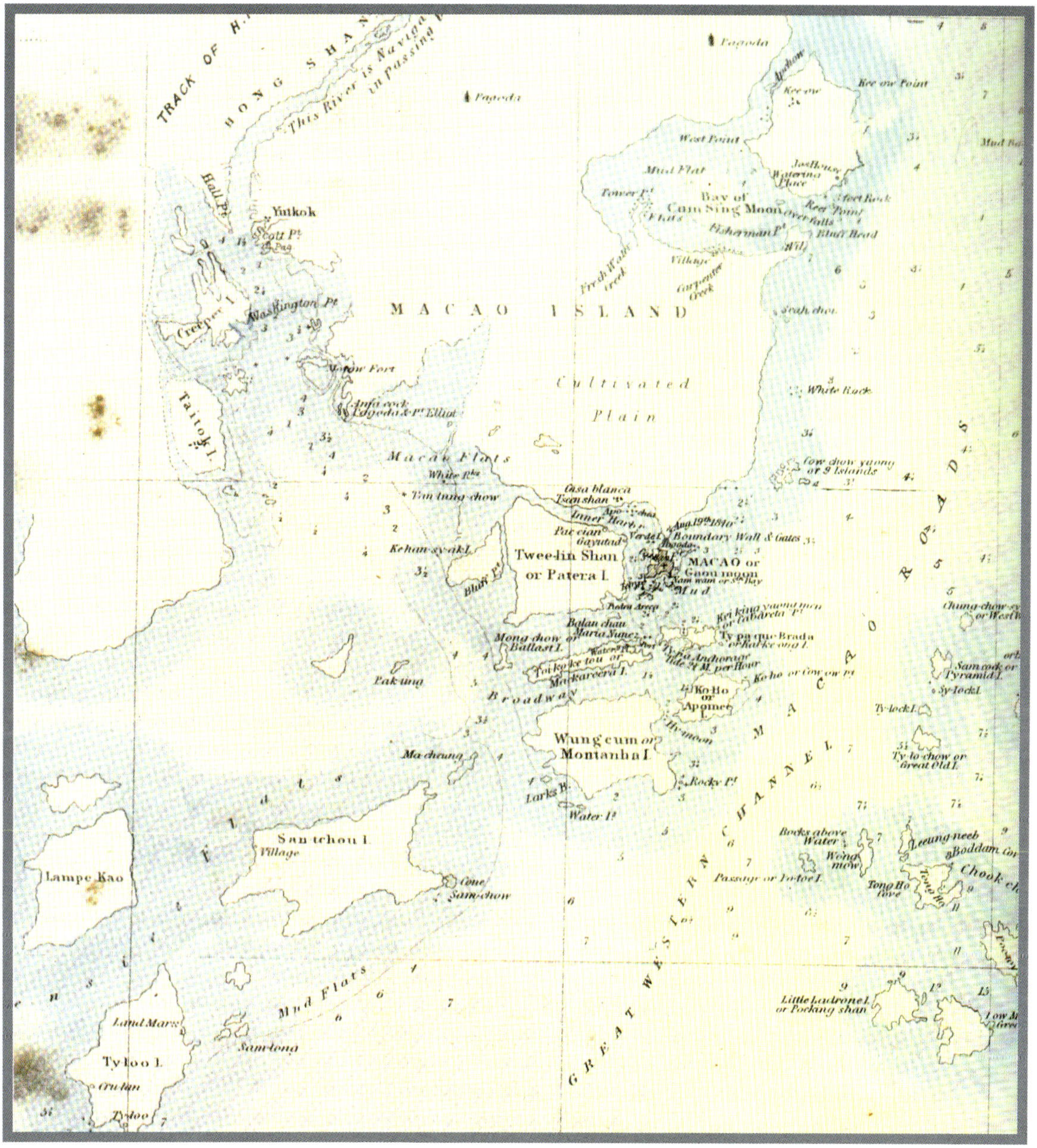

1841 年詹姆斯·懷爾德繪的《珠江航道圖》

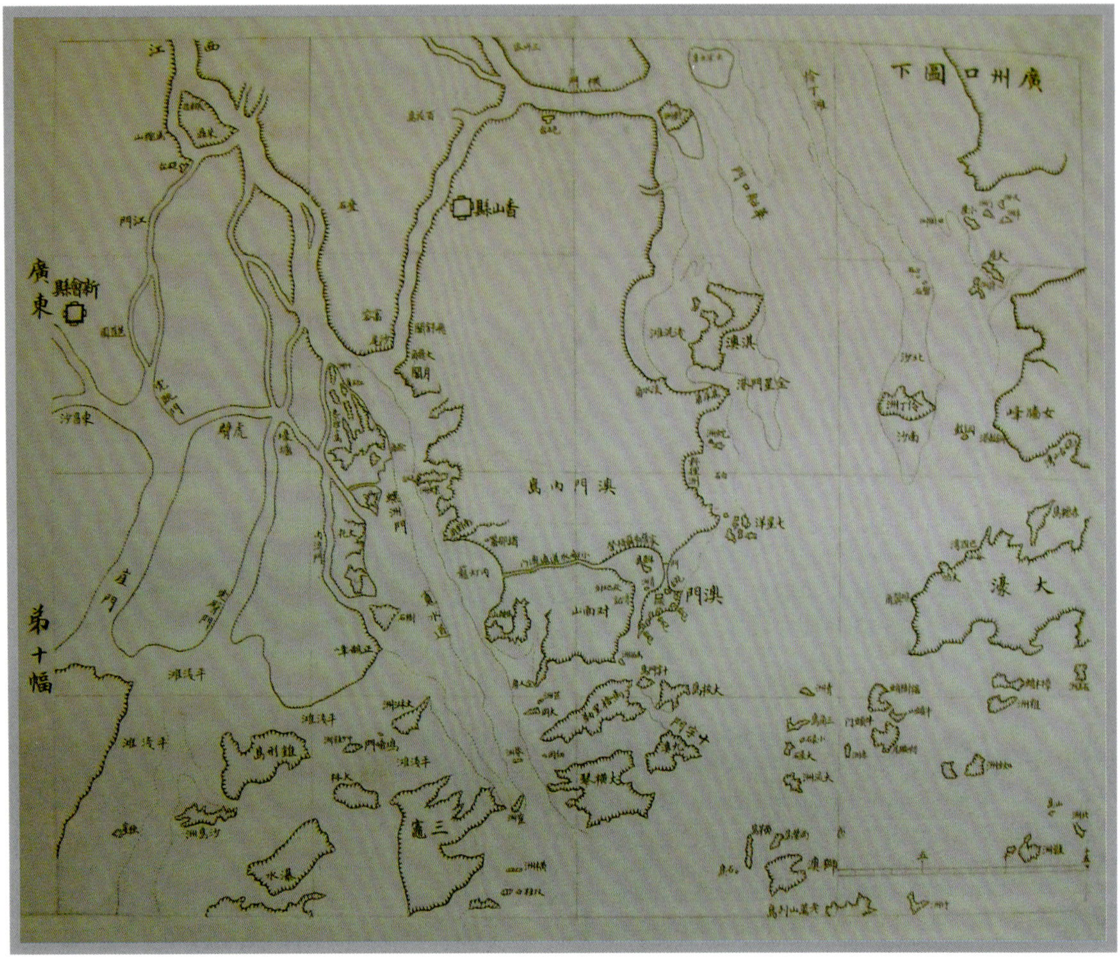

程鵬所繪《廣州口圖》

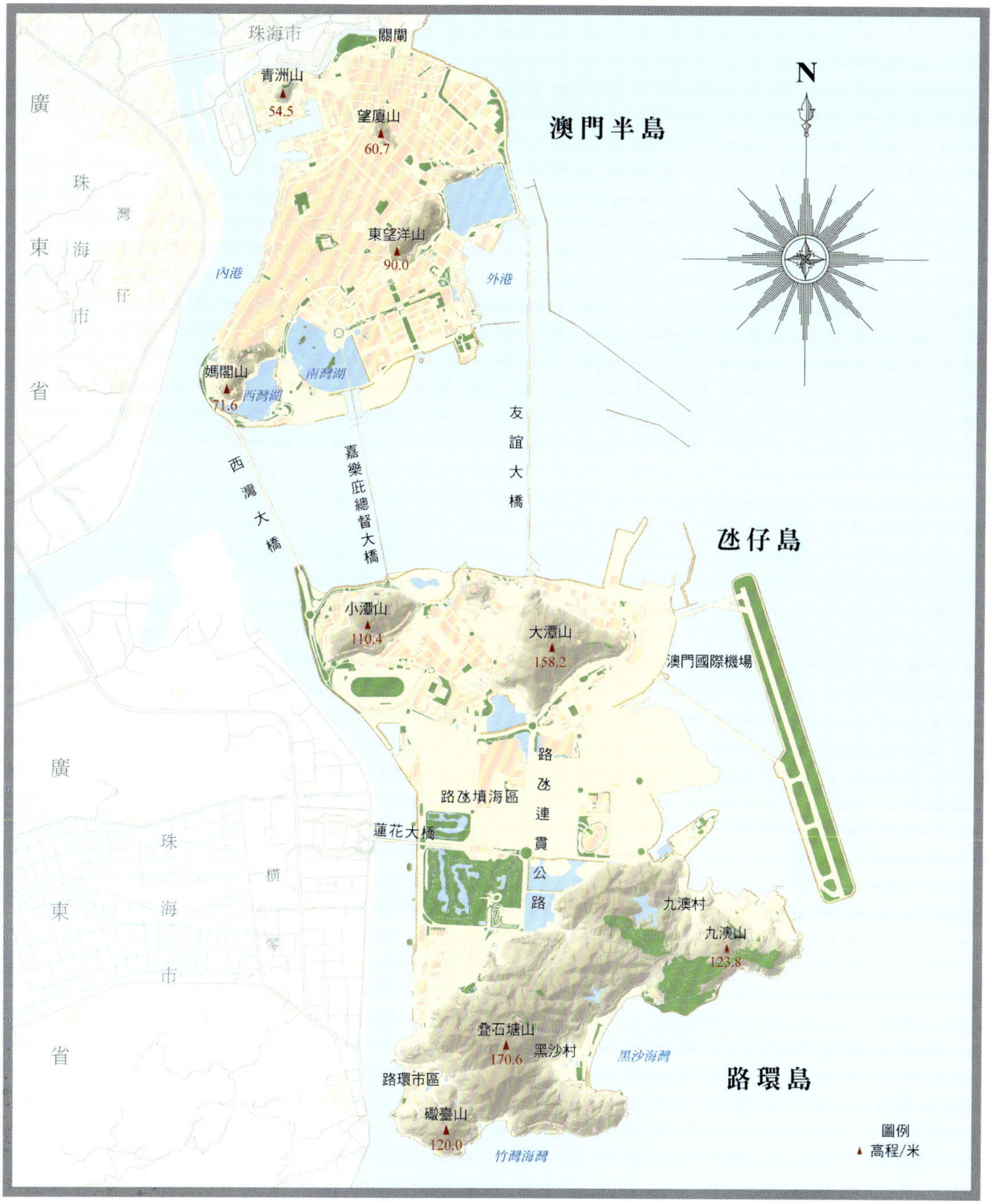
珠海市
關閘
青洲山
54.5
望廈山
60.7
澳門半島
N
廣東省
珠海市
灣仔
東望洋山
90.0
內港
外港
媽閣山
71.6
西灣湖
南灣湖
友誼大橋
西灣大橋
嘉樂庇總督大橋
氹仔島
小潭山
110.4
大潭山
158.2
澳門國際機場
路氹連貫公路
路氹填海區
蓮花大橋
廣東省
珠海市
橫琴
九澳村
九澳山
123.8
疊石塘山
170.6
黑沙村
黑沙海灣
路環市區
路環島
礮臺山
120.0
竹灣海灣
圖例
高程/米

澳門特別行政區圖

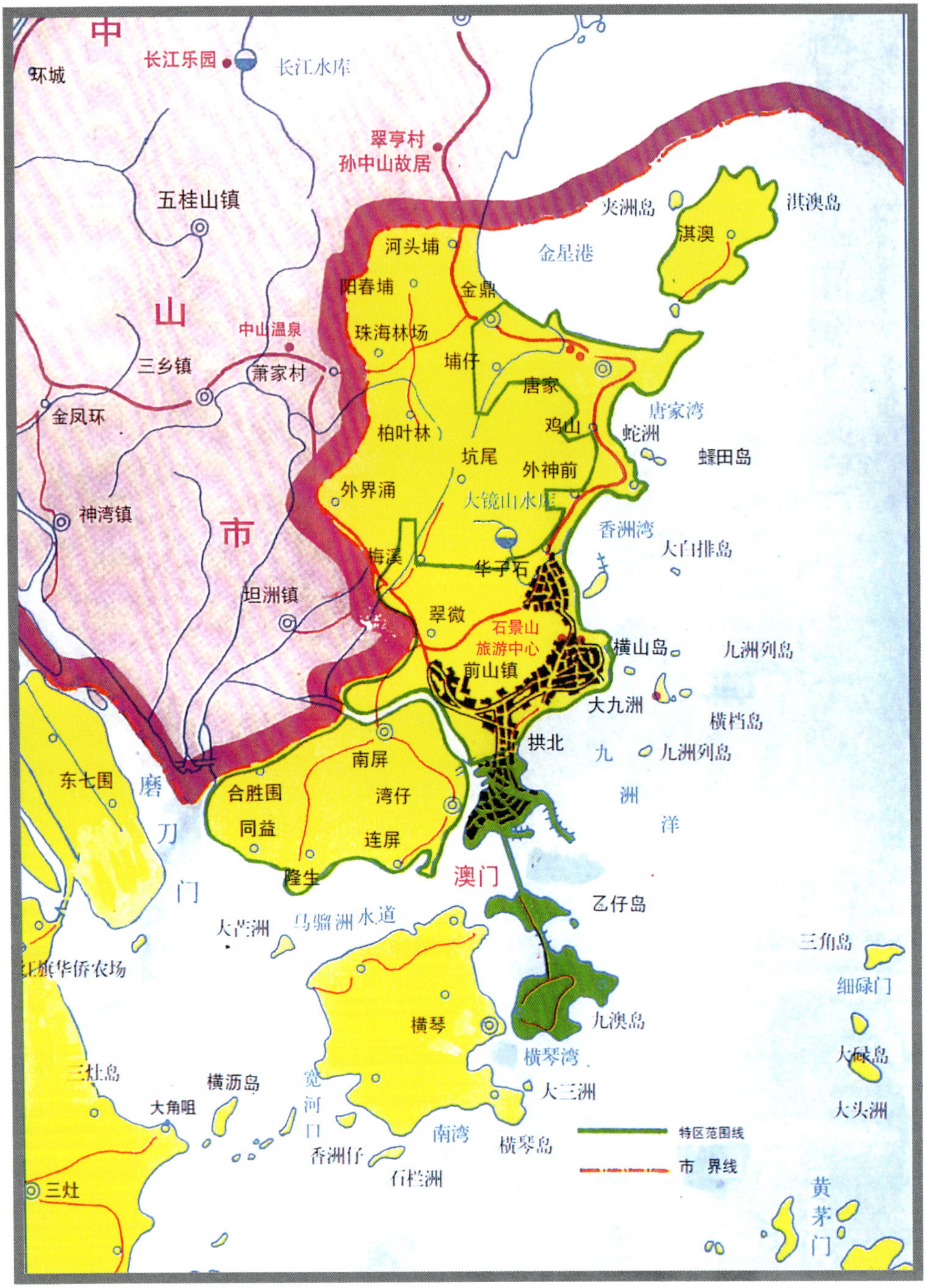
中
山
市
长江乐园
长江水库
环城
翠亨村
孙中山故居
五桂山镇
中山温泉
三乡镇
萧家村
金凤环
神湾镇
坦洲镇
河头埔
阳春埔
金鼎
珠海林场
埔仔
唐家
柏叶林
鸡山
坑尾
外神前
外界涌
大镜山水库
梅溪
华子石
翠微
石景山
旅游中心
前山镇
拱北
夹洲岛
淇澳岛
淇澳
金星港
唐家湾
蛇洲
蠔田岛
香洲湾
大白排岛
横山岛
九洲列岛
大九洲
横档岛
九洲列岛
九
洲
洋
东七围
磨
刀
门
南屏
合胜围
湾仔
同益
连屏
隆生
澳门
乙仔岛
大芒洲
马骝洲水道
旗华侨农场
横琴
九澳岛
横琴湾
三角岛
细碌门
大碌岛
大头洲
三灶岛
横沥岛
大角咀
宽
河
门
大三洲
南湾
横琴岛
香洲仔
石栏洲
三灶
黄
茅
门
特区范围线
市 界线

珠海經濟特區地圖

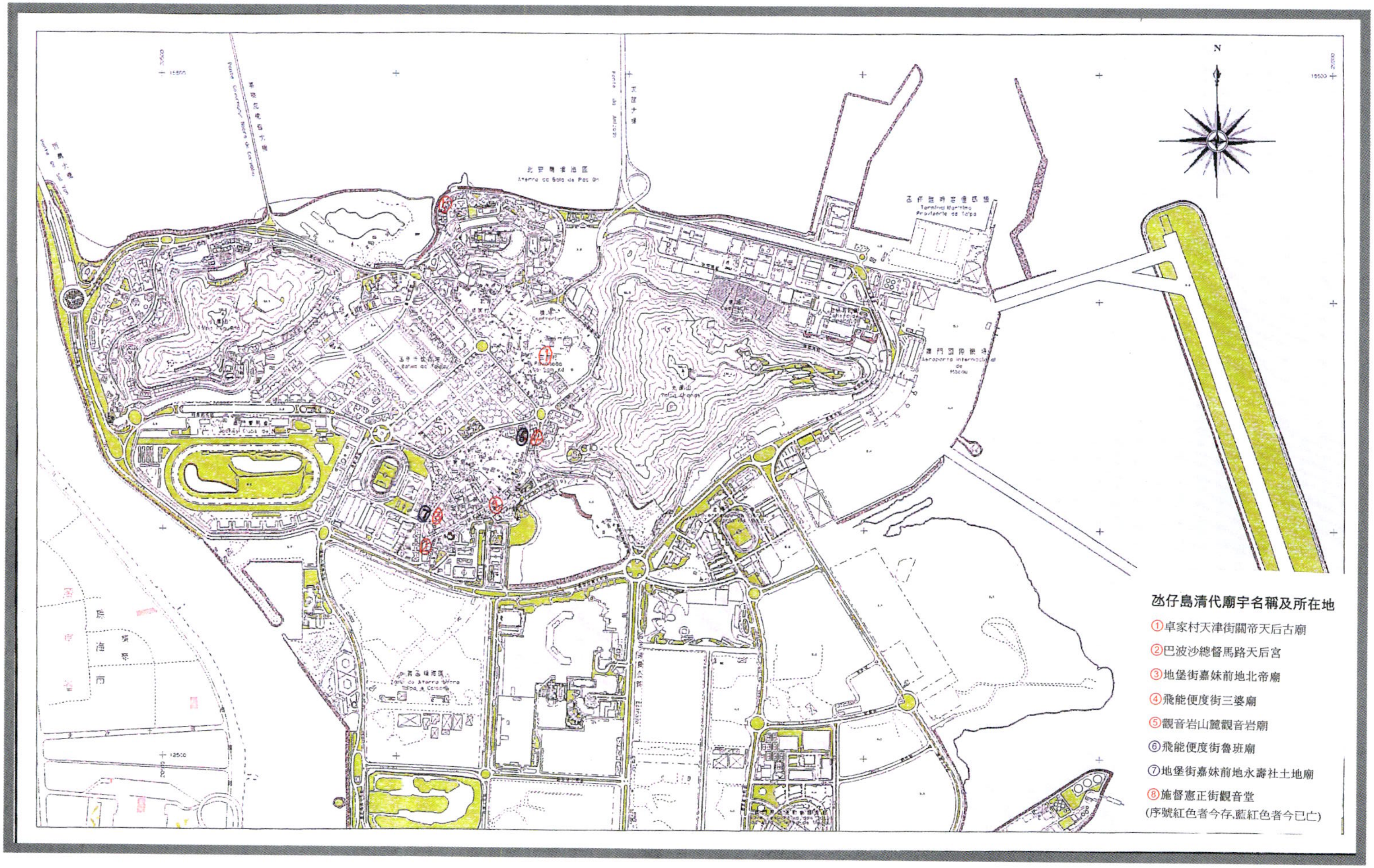
N
氹仔島清代廟宇名稱及所在地
①卓家村天津街關帝天后古廟
②巴波沙總督馬路天后宮
③地堡街嘉妹前地北帝廟
④飛能便度街三婆廟
⑤觀音岩山麓觀音岩廟
⑥飛能便度街魯班廟
⑦地堡街嘉妹前地永壽社土地廟
⑧施督憲正街觀音堂
(序號紅色者今存,藍紅色者今已亡)

清代廟宇在今氹仔島地點標示圖

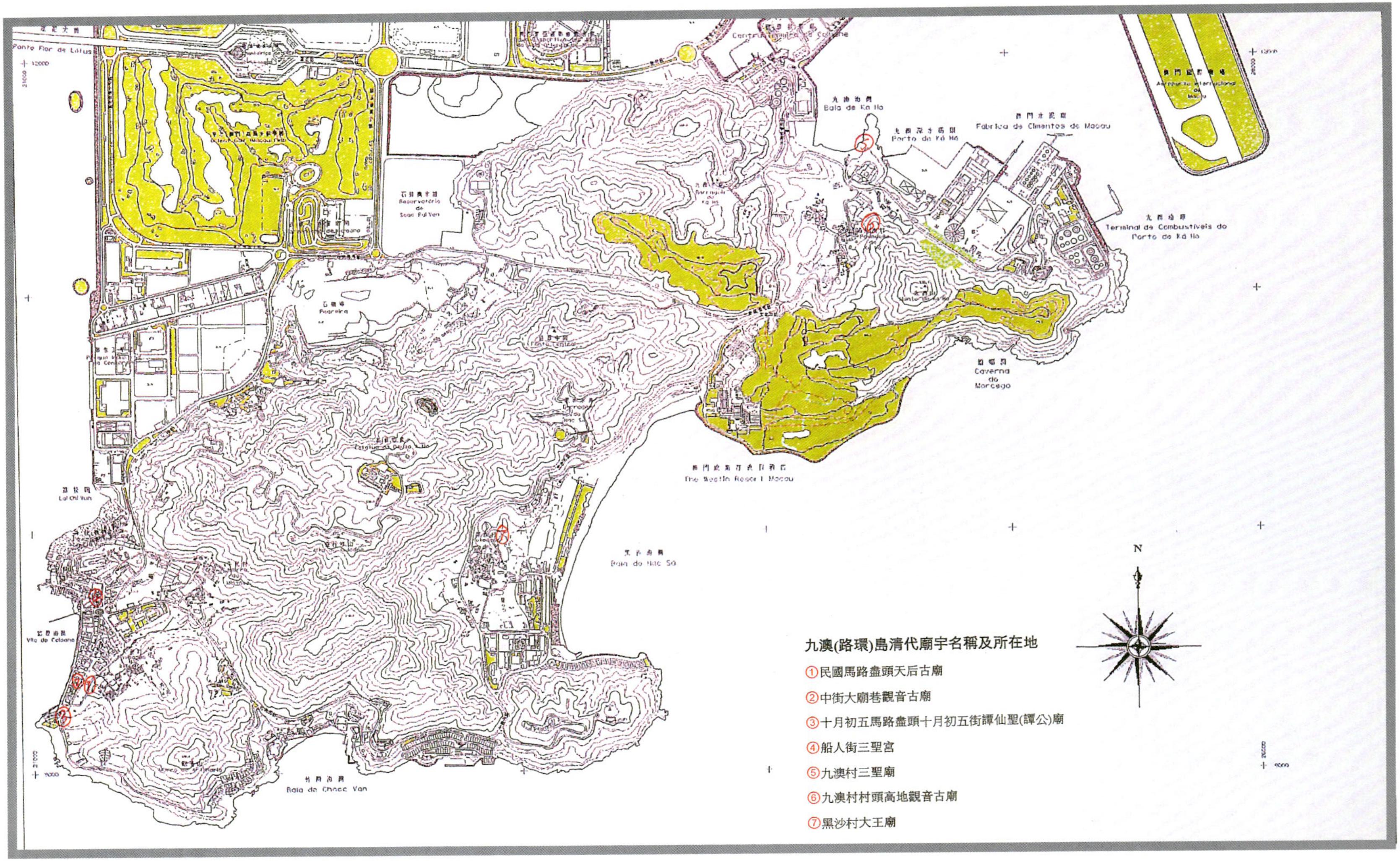

清代廟宇在今路環(古九澳)島地點標示圖

目　錄

序一　孤燈寒夜　集腋成裘

——序譚世寶教授《金石銘刻的氹仔九澳史》

1994 年香港大學文學院召開第七屆亞洲族譜學術研討會，我奉邀參加，與會期間結識了譚世寶教授。由於我們都是研究檔案文獻學的，因而一見如故，頗有相見恨晚之感。

2008 年，我受聘爲臺灣成功大學歷史系客座教授，講授歷史檔案學，真是“大世界，小舞臺”，有個在歷史系讀書的學生叫譚學超，學習好，人英俊，他告訴我，他家有一張我和他父親的合影，方知是譚世寶教授的公子，已成爲了我的弟子，這就叫緣分。遂和譚教授書信不斷，深獲教益。

我對澳門史知之甚少，但是對金石銘刻以及利用檔案文獻進行編史修志和史料考訂，我卻情有獨鍾，那是我幾十年來研究和授課的主要内容之一。向譚世寶教授索要此書，先睹爲快，汲取知識。爲本書作序，一則盛情難卻，二則寫寫自己拜讀的體會，以就教於譚世寶教授和其他方家同仁。

古往今來，人類一切自覺的言論行動以及所有的努力奮鬥，無一不是在以史爲誡，鑒往知來，用歷史的經驗和教訓，作爲自己實踐活動的衡量準繩。但歷史於俯仰之間已成陳迹，消失在漫漫的夜空之中。歷史不能重演，後人不可能回到過去的年代，身臨其境地對過去的史實進行考察和認識。

可是，歷史卻給後人留下了原始記録——檔案。檔案是人們進入文明社會以後，思想、言論和行動的自然形成的歷史記録，由於它不是事後有意識的創作，因此，一般説來，其内容比較真實。“譽者不過其實，抑者不損其真。”

由於檔案的真實可靠程度要高於其他種類的文獻，因此當某人或某事在不同的文獻中記載有異時，多以檔案記載爲準，是謂“今世賴之以知古，后世賴之以知今”。加之檔案内容不存在知識老化問題，再過一千年，研究孔子還得依靠《論語》，因而凡搞史學者，只能從檔案中去鈎沉索引，稽古探微。今人能見到歷史檔案，真是歷史對我們的厚愛。

檔案的歷史，可見之史雖短，可溯之源甚長，迄今僅見，早在殷商時代，就有了甲骨檔案。隨着生産力的發展，又産生了金石檔案、簡牘檔案、縑帛檔案以及至今通用的紙張檔案。其中的金石檔案，即譚世寶教授書中所説的“金石銘刻”，是中國歷史檔案的重要組成部分。

金石銘刻的“金”，亦稱“金文檔案”，是繼甲骨檔案后，我國歷史上又一種珍貴、特有的記録文字的載體。中國青銅冶煉起源很早，大約産生於炎帝、黄帝時期，距今已有6000多年的歷史。青銅器正銘文鑄字始於商代，西周時發展到專爲記事銘文而鑄青銅器，這種具有史書性質的金銅器，即譚教授在本書中研究的對象之一：鐘鼎銘文。

隨着鐵器的發明，尤其政治、文化的發展，人類又發明了石刻，目前所見中國最早的石刻文字是1935年安陽出土的殷代石簋，上刻有“辛丑，小臣”等十二個字，亦稱石刻檔案，和金文檔案合稱“金石檔案”。

甲骨檔案和金石檔案，爲中華民族開宗立範之作，亦是炎黄子孫最初的記憶。由於當時生産力水平極其低下，人類智力尚未完全脱離原始社會色彩，加之書寫工具的稀少和書寫困難，根本不可能從事著述，只能粗略地記録人們的活動以及簡單的自然現象。

由於紙張的發明，中國人在書寫載體上逐漸淘汰了甲骨、簡牘、縑帛等，但是，金石檔案却始終沿用和流傳。考其原因，一是告慰上天祖先，以明心迹；二是留傳子孫后代，彪炳千古。金石銘刻集載體的文物價值與記事的文獻價值於一身，其本身就是一件價值連城的文化藝術品，因而四五千年來，人們始終保留了金石銘刻這一檔案形式。

譚教授撰寫本書的意義和價值在於：

首先，由於受到歷史的、人爲的、自然的影響，紙張不易長期保存，而金石銘刻則可保存幾千年。不過，鐘鼎銘文，尤其石刻碑文，不易移動，影響了人們廣泛瞭解其記載内容，受時間或空間局限，千里迢迢，到澳門看實物，極易淺嘗輒止，不甚了了。今譚教授花費心血，將清代氹仔島、九澳島廟宇現存的碑刻鐘銘以及香爐等其他一些有銘刻文字的金石文物拍照附印，收集於書内，圖文并茂，集腋成裘，既大大方便廣大學者，免於到處搜尋之苦，又爲保存、弘揚中華民族文化，作出了有益貢獻，可謂功德無量。

其次，從明嘉靖三十六年（1557年）葡萄牙殖民主義者入侵澳門開始，澳門經歷了四百多年的殖民統治，不少紙質檔案受到不同程度的人爲損毁，致使距我們今日并不遥遠的歷史，都因缺乏檔案史料而衆口紛紜，莫衷一是。幸虧中國人自古就有"勒石以刻功名"的優良傳統，僅在澳門就爲後人留下了衆多的鐘鼎銘文和石刻碑文，它們真實地記録了澳門史和中國史的一部分，極大地彌補了紙質檔案之不足。而且，這些鐘鼎石碑，本身還是極其珍貴的歷史文物，有巨大的保存價值，對於研究宣傳澳門歷史文化，起到彪炳千古之作用。

再者，金石銘刻雖然較之紙張，保存期限要長久得多，但是，亦不能萬古如斯，隨着歲月的流逝，金石銘刻也會斑剥銹污，譚世寶教授的另一重要貢獻在於，他將凡前人有漏録或省略之處，皆盡量看清或以殘文推測出全字和全句，以存文推測缺字和缺句的方式補上，凡前人的録文、標點及分析説明有訛誤之處，皆逐一補正并加注説明。譚教授共加注補正漏誤多達四百多條，就連已經化爲照片五幀的氹仔的三婆廟碑殘碑碎片，譚世寶教授通過對前人録文及所附模糊照片以及路氹歷史館所提供的目前已更加殘損零碎的實物新照之反復對比研究後，對它們作了新的拼合，按爲三塊碑刻和按全碑的格式作出規範的録文。三婆廟的修建歷史，因譚教授的努力而增加了盡量復原的三塊殘碑爲新證。

金石銘刻在人們面前是“六親不認”的，你不下苦功夫學習、鑽研，你没有淵博的學識，任你是皇親國戚、達官顯貴，你也不可能認識理解金石銘刻的文字，你没有“孤燈寒夜相伴”的經歷，你在金石銘刻領域就不會有成就。

譚世寶教授以孜孜不倦的精神，廣博的學識，精辟的見解，對收集到的金石銘刻進行龐證博引、深入考證，其研究成果，金玉珠璣，彙集全書。再舉一例，以證明譚教授功力不凡：

他經過對所見有關澳門廟宇碑刻鐘銘等文物的細緻研究，揭示出今天氹仔的天后宫、關帝天后古廟以及路環的天后古廟等原本都是擁有龐大廟財及地産的大型古官廟。譚教授在對路環的天后古廟這一該島最大型而又最古老的官廟所歷盡滄桑歲月的分析研究中，聯係澳門半島的同類廟宇的情況，尤其對該廟兩塊僅存的近現代重修碑文的研究，考證出該廟始建於清康熙十六年丁巳（1677 年）。該廟最初建立之碑文及鐘鼎銘文，以及后來在清乾隆十八年癸酉（1753 年），道光六年丙戌（1826 年）和道光二十二年壬寅（1842 年）一系列的在型重修記事題名碑文，皆被挖毁得一干二净，縱影全無，原因何在？

經過譚世寶教授細緻入微的研究，結論是，自康熙十六年至道光二十二年的天后古廟金石銘刻，記載了中國政府對九澳（路環）行使主權，而修建此廟，并使其擁有得到中國官方明確認可和保障的龐大廟宇的房地産等財富的史實，這些金石銘刻記載，顯然不利於葡萄牙對九澳島的侵佔和殖民統治；特别是這些金石銘刻對上述内容的記載，還印證了葡萄牙佔領者勾結澳門的一些華人竊取此官廟財物及産權的罪證，他們有意毁壞這些金石銘刻，以毁罪證。

譚世寶教授在本書中，利用有關廟宇的金石銘刻，還揭示出一些歷史之謎的真相，或大膽提出自己的懷疑，引導史家去深入考證。由於譚教授的高深見解，整個氹仔、九澳兩島的一些歷史疑案之真相也相應連帶揭示出來。例如，根據偶有所見的氹仔、九澳的碑刻鐘銘或匾聯提及有關廟宇所在地之名稱，譚教授認爲這些名稱原本都是有關廟宇所在地之名稱，由於没有任何清代檔案史料可資證明這些小地方之名稱，有的後來擴大上升成爲全島之名，譚教授經過考證，斷定有關的流行説法是現代才出現的誤説。

譚世寶教授對清代氹仔、九澳廟宇金石銘刻的集録與研究，極大地豐富并提高了對金石檔案、澳門史、宗教史乃至清史的學術領域和學術水平，有的還填補了學術空白。澳門回歸祖國后，澳門史、宗教史、檔案史的發展，面臨可以充分利用各種載體的檔案文獻，充分著書立説的大好時代，譚世寶教授嘔心瀝血，披瀝而成的新書，將成爲學人奮鬥的楷模。

劉耿生*

二零一零年三月七日

於北京中國人民大學信息資源管理學院（原檔案學院）

---

* 劉耿生，1944 年出生，1966 年大學畢業，正值“文化大革命”動亂，在農村勞動，間或教書歷 12 個寒暑。1978 年進入中國人民大學檔案系任教，講授歷史檔案學，現爲教授、博士生導師、中國檔案學會檔案文獻編纂委員會副主任，并曾兼任臺灣政治大學歷史系、臺灣淡江大學歷史系和臺灣成功大學歷史系客座教授。

序二　孰為天官斷公案　殘碑發覆繼絕學

——拜讀《金石銘刻的氹仔九澳史》

我捧讀世寶兄送過來的一大疊新著書稿，看見那書名就想到，此書與他承上的那部《金石銘刻的澳門史》分明是決意“分而治之”的安排，無疑是在為20世紀的澳門史翻一樁大案。

張海鵬先生（中國社會科學院學部委員、國務院學位委員會委員、中國近代史研究員）就認為，《金石銘刻的澳門史》“從澳門官公廟產金石銘刻的發現整理中，得出了迄未引人注意的澳門歷史”，該書之研究結論及建議“值得引起學術界和澳門政府的注意”。(《金石銘刻的澳門史》序言）——由此推得世寶兄特意“分而治之”的《金石銘刻的氹仔九澳史》，將更加充分地為當今全澳門地區的官民理性地妥善解決澳葡政府所遺留的明清時期中國官方及公眾之廟宇及其相關的“歷史公案”問題，提供了不容任何人抵賴的客觀證據。

在澳門史的研究當中，有關氹仔、九澳之歷史及其與澳門半島之間的關係和相異之處，向被中外史學界所忽略。本書的重大價值在於通過對氹仔、九澳現存碑銘為原始資料之搜集整理，相當直觀而真實地再現了氹仔、九澳區劃史實的歷史斷層圖像。

其一，通過實物和文獻資料的比對，揭示了兩地人口之社會構成及其來源是“各種不受中國正統王朝的中央和地方政府管轄的勢力和人口——諸如宋、元、明、清等改朝換代之時反抗失敗的流亡者、中外海盜和不入政府編制戶籍的商、漁、農、士、僧侶等各色人等，因此他們所踞居的海島常常會被朝廷及地方政府暫時性地排斥於縣級的戶籍賦稅之版圖之外。——世寶兄此一研判的論確為系統探討澳門地區之社會生活史和宗教文化史提供了實證的借鑒。

其二，指出氹仔、九澳的歷史文化和居民群體與澳門半島（更精確地說，指的是 macau 城區，亦即當今標示的“澳門歷史城區”）之間的若干重要差別。此兩地區在 1851 年和 1864 年以前純為中國人群蟄居的島嶼，外國船隻一般只是停泊於該兩島之水域，外人一般亦不登陸上島，“故歷來除中國廣東土著的‘島夷’之外，就惟有外來的本省派駐的軍隊以及本省的商、漁、工匠或盜賊入住”，這些人等在當地的社會生活狀況雖有縣志以及其他史著的記載，但並不是十分充分。著者探隱發微，竭盡所能搜得殘碑剩鐘之史料為證，勾劃出了當地居民在社會、宗教及經濟生活中的諸種特徵，揭示了該居民之社會構成決定了其“人口和經濟及城市的發展規模以及速度就日漸落後於澳門半島”的事實，從碑刻鐘銘上著眼，“除氹仔、雞頭、九澳等古地名純屬粵人粵語的命名之外，還可以從其廟宇的碑刻鐘銘所列的眾多建修捐助者和建造者的題名、籍貫都是粵人而不像澳門半島有相當部分是閩人”的情況，此誠為“見前人之所未見”而“發前人之所未言”之一新發現，從極細微處彰示了該島與半島所形成的居民群體構成之重要區別。

其三，世寶兄“分而治之”的實證研判對於理解澳門宗教史上之多元現象甚有助益，我認為在這方面具有方法論之意義。長期以來，葡人在澳門執行的是完全有異於在印度果阿的宗教政策。在果阿，葡人主要實行強迫性的皈化政策，即以強制手段迫使當地的穆斯林和印度教徒改宗天主教，然而在澳門，葡人卻採取容忍當地華人民間宗教存在的權宜策略。這在西洋教堂林立的澳門半島可見一斑，而在其勢力較弱的氹仔、九澳則更是琳琅滿目了。從世寶兄書中的一段精彩描述可見其歷史眼光獨到之處：“兩島的廟宇所信奉的神靈，除了如關帝、天后、北帝、土地等為國家確定為全國性祀典規定之神，以及觀音等也是全國民間早已形成的普遍信仰之神，而粵地信眾都已使之本土特色化之外，其他大多是源於或主要流行於廣東省的具有本土地方特色的神衹。諸如起源于惠州而主要流行於廣東沿海的三婆神，為疍船人所信奉。主要流行於粵地城鄉而為粵人自古信奉的南海最高神靈——南海洪聖廣利大王（簡稱“洪聖大王”）、源于廣州的金花女神以及源于惠州的譚仙聖（俗稱“譚公”）等皆是主要流行於粵地的。這也是氹仔、九澳兩島的中國居民的構成與澳門半島有較大差異之處。”此段辨析入微的論述淺出深入，相當有說服力地揭示了整個澳門地區之宗教與文化的多元性及其複雜性之中的豐富性。

“以物證史”之具方法論意義的特色在世寶兄的澳門史“探真”系列論著中隨處可見。其具方法論意義的閃光之處乃在於“證偽”的史識和學力。實物乃歷史存在之載體，它們的本真性和客觀性拒絕任何概念化和格式化的任意解讀。世寶兄常用的“探真”其實應讀若“證偽”，俗話就是“打假”，這不單需要學識和學力，更需要勇氣乃至大無畏精神。按照馬克思的說法，學者必須不憚於面對自己召來的“復仇之神”。所幸者澳門已經回歸祖國，在“澳門學”這塊處女地上從事學術開荒亦進入了“打開天窗說亮話”的新世紀。世寶兄敬業樂業的專業精神令吾等十分敬佩，他為了“發現澳門”而付出了大量時間和艱辛勞作，其最終的學術期待不言而喻，那就是要為曾被扭曲了的澳門的歷史討回個“公道”!

我認識世寶兄已逾十五年，彼此沒有“利交”，大抵是由《文化雜誌》而“結緣”。記得 1995 年我家搬遷到澳門新填海南岸公寓，見到對門正在裝修，廳堂及幾間臥室的墻上全釘滿實木書櫃。哪位“讀書破萬卷”的教書匠竟這樣子來澳門落戶的？原來是有點兒佛相的世寶兄，而那對門的所在卻是我近年才明白的“悉曇齋”。

我與世寶兄因《文化雜誌》而“結緣”，然而豈止如此，我覺得可說是結了個“不解”之緣：我先是對他的“佛學博士”甚不解，繼而對他的“歷史語言學博士”全不解；風風雨雨嘈嘈雜雜經過了十多年，直到前不久世寶兄贈送一本他的最新巨著《悉曇學與漢字音學新論》給我，才恍然大悟。世寶兄的“雙博士”與“悉曇齋”之絕妙好處，都在“誨文校字亦吾師”（世寶兄的一句詩）的常年交往的記憶之中一一浮現了。

我還是在這本《金石銘刻的氹仔九澳史》中找個例子來說明一下“悉曇齋雙博士”做學問的妙處。世寶兄從《海道圖注》（1874 年由英國金•約翰輯、傅蘭雅口譯自懷遠王德均之筆述）中對十字門之描述（“……十字門為最便泊船處，以東面有二高島，南曰九澳，北曰大拔。……大拔以西，與馬格里勒以東，其間深二拓半至四拓之處，亦便泊船。”）進行考對，指出“大拔”即“雞頭”，就是氹仔的葡文地名 Taipa 的漢語譯音；“馬格里勒”就是“舵尾”之外語 Makareera 的漢字擬音之回譯。世寶兄由此推斷 Taipa 很可能是源於漢語“大舶”的對音，認為以此作為可以停泊當時最大最多船舶港灣的海島外文名稱是頗合適亦頗有理據的。

我十分欣賞世寶兄這種充滿想像力的實證考據方式。這也就是我所欣賞的所謂“具有方法論意義”之所在。我覺得世寶兄是沿着先輩學人如王國維、胡適之、陳寅恪的路數自覺“接着”走下去的，似乎可以用“小心假設、大膽求證”這八個字來概括我對世寶兄做學問的深刻印象。

謹此我想借用魯國堯先生（中國音韻學會會長、南京大學教授）點評世寶兄那堪稱“絕學中的絕學”之巨著《悉曇學與漢字音學新論》（中華書局 2009 年版）的說法，我覺得即使在所謂“澳門學”這道目前還相當模糊的地平線上，世寶兄勇於挺身突進的學術姿態亦可借用“異軍蒼頭突起”一語點評之。

黃曉峰*

二零一零年四月底

抄寫于《文化雜誌》工作室

---

* 黃曉峰，歷史學博士，澳門文學家，現任澳門特區文化局《文化雜誌》中文版主編。

第一章
清代氹仔、九澳廟宇碑刻鐘銘等集録研究導論

一、氹仔、九澳與澳門半島在明清史志及地圖的記載源流差別

欲明瞭清代氹（潭）仔、九澳（路環）廟宇碑刻鐘銘的歷史意義，必須先知氹仔、九澳兩離島在明清歷史中的地位。要知氹仔、九澳兩離島在明清歷史中的地位，必須先知氹仔、九澳兩離島與澳門半島在明清史志及地圖的記載源流差別。從自然地理和歷史政治的人文地理來看，明清時期的氹仔、九澳兩離島與澳門半島本為一獨立單元，其被強制扭合在一個行政區之內並名之為“澳門地區”，是自 1849 年開始澳門半島被澳葡逐步侵佔後的三十年間。經過葡萄牙一百多年的殖民統治，殖民主義者為侵佔“澳門地區”而炮製的各種歷史謊言長期流行，從而造成了“習非成是”。加上很多原始史料因各種自然和人為的原因而流失、湮滅，以致目前中外的有關記載異説紛紜。此外，不仅中文的“濠鏡澳”與“澳門”的源流關係錯綜混亂，而且葡萄牙人另起的 Macao（本指泊口，古代葡文地圖在緬甸的白古、廣州、香山、東莞等處港口皆曾標有“Macao”之名）、Macao 島（本指香山島）、Macao 城（本指澳門半島中間的澳門街市）等名詞也混雜其間，這就更加糾纏不清了。再加上近現代葡佔澳門半島及澳門地區（含澳門半

島、氹仔、九澳等離島）的過程中，逐漸把澳門、澳門地區與Macao混為一談，以致造成“以今代古”的現象——很多歷史概念混亂，既令人不知“濠鏡澳”、“澳門”及“澳門地區”的歷史源流，更令人完全忽略了氹仔、九澳與十字門的歷史源流。雖然，筆者在近十年間已撰寫、發表了一系列論著作探討“濠鏡澳”與“澳門”的歷史源流問題。① 但是，對氹仔、九澳與十字門的歷史源流問題，則是最近纔開始撰文論述。② 因此，本文仍有必要先對明清史志及地圖中有關“澳門”與氹仔、九澳兩島所屬的十字門的自然及人文地理記載源流差別作一基本的考察分析。

（一）氹仔島、九澳島、澳門半島以及澳門與十字門的命名關係考辨

澳門半島以南的氹仔、九澳兩島，是西洋船舶進入粵珠江口必先經過的著名“十字門”的組成部分，在澳門半島於1557年成為葡人入居的舶口之前，其港灣早已是西洋各國船舶的主要停靠地方之一。如清暴煜修、李卓揆纂《香山縣志》云：

先是，番船泊無定所，率擇海濱地之灣環者為墺（澳）。若新

① 筆者主要論著有：（1）《Macao、Macau（馬交）與澳門、馬角等詞的考辨》，原刊於《文化雜誌》中文版第35期，附圖多幅。簡體中文本刊於《開放時代》第6期，廣州市社會科學院1998年版。修訂本載入譚世寶：《澳門歷史文化探真》，中華書局2006年版，第114—164頁。（2）《濠鏡澳、澳門與Macao等的名實源流考辨》，簡體刪改本原刊於《文物》1999年第11期。修訂本載入《澳門歷史文化探真》第197—217頁。（3）《“Macao”在華的變遷及明清對澳門地區的管治史探真》，本文原在慶祝香港大學創校九十週年明清史國際研討會上報告發表，2001，4，第27—29頁，香港大學中文系。後載入《澳門歷史文化探真》第359—370頁。（4）《對伯希和“Macao說”誤譯誤批的解析》，本文原刊於《歷史研究》2004年第6期，中國社會科學院。後載入《澳門歷史文化探真》第495—512頁。

② 胡慧明、譚世寶：《明清廣東沿海史志及地圖的一些問題新探——以“十字門”的記述為中心》，刊於澳門大學中國文化研究中心編：《明清廣東海運與海防論文集》，澳門，2007。

寧則廣海、望峒，香山則浪白、濠鏡、十字門……明嘉靖三十二年，番船趨濠鏡者言舟觸風濤，水漬濕貢物，願暫借濠鏡海地晾曬。海道副使汪柏許之。時僅草舍數十間。後商人謀利者，漸運磚瓦木石為屋，若聚落然，居住輸租。自是諸墺俱廢，惟濠鏡墺獨為舶藪焉。①

而且，澳門半島本名濠鏡澳（墺）而無澳（墺）門之稱，反而十字門澳（墺）較早被稱為“澳門”。如乾隆十年（1745年2月1日—1746年1月21日）分巡廣南韶連道薛韞在實地巡視考察後所撰《澳門記》云：

自香山縣鳳棲嶺迤南，凡一百二十里至前山，又二十里為濠鏡澳……遵澳而南，放洋十里許，右舵尾，左雞㼐（按：薛韞《澳門記》原文作“頸”）。又十里許，右橫琴，左九澳。灣峰表裡四立，象箕宿，縱橫成十字，曰十字門，又稱澳門云。②

由此可見，“澳門”本是“十字門”的“又稱”。但是，乾隆十五年（1750年2月7日—1751年1月26日）張甄陶所撰《澳門圖說》卻說：

澳門在廣州府香山縣之東南，去縣治陸路一百四十里，水路一百五十里。凡海中依山可避風、有淡水可汲曰澳。又東有大十字門，西有小十字門，海舶由以出入，因呼曰澳門。③

此說是澳門半島加上其“又東有大十字門，西有小十字門，海舶

① 〔清〕暴煜修、李卓揆纂：《香山縣志》卷八《濠鏡墺》，乾隆十五年（1750年2月7日—1751年1月26日）刻本。

② 〔清〕印光任、張汝霖著，趙春晨校注：《澳門記略校注》，澳门文化司署1992年版，第26頁。

③ 引自南京圖書館古籍部編：《澳門問題史料集》，中華全國圖書館文獻縮微複製中心，第467頁。

由以出入”作為其被稱為“澳門”的缘由。至完稿於乾隆十六年（1751年1月27日—1752年2月14日）印光任和張汝霖合著的《澳門記略》上卷《形勢篇》的開篇卻又增加新說云：

> 濠鏡之名，著於《明史》。其曰澳門，則以澳南有四山離立，海水縱橫貫其中，成十字，曰十字門，故合稱澳門。或曰澳有南臺、北臺，兩山相對如門云。①

通過對照，可知上引《澳門記略》對濠鏡澳、十字門與澳門之名實來由關係的描述解釋，實是糅合了上述薛醞《澳門記》和張甄陶《澳門圖說》的說法成一新說，再加另一新說。首先，其前說與《澳門記》及《澳門圖說》同異之處有兩點：其一是十字門的組成採用薛醞的四島構成一個十字門之說，而不用張甄陶的四島分東西兩對共構成大小兩個十字門之說；其二是澳門之名稱由來不用薛醞“十字門”的“又稱”之說，而基本採用張甄陶的“澳”加“十字門”的“門”之說。其次，增加一新說，指濠鏡澳因本身既有濠鏡澳的“澳”，加上又“有南臺、北臺，兩山相對如門云”，故可合稱為澳門，這實際是把“澳門”作為“濠鏡澳”一地的新名。因此，可以說在《澳門記略》之前，曾先後有三種名同而實異的“澳門”得名原因之說。由於《澳門記略》影響巨大，故其書流行之後，實際為中國官民普遍採用，衹是第三說把“澳門”作為“濠鏡澳”一地的新名。如道光十五年乙未臘月（1836年1月18日—1836年2月16日）賜進士出身奉政大夫兵部職方清吏司主事加二級加員外郎銜南海何文綺撰的《重建三街會館碑記》云：

> 今之澳門，則舊濠鏡也。在香山大海中，起一石埂，廣十餘丈，長六里許，如蓮之有莖，中途甃城即關閘。踰之，抵澳門，

① 〔清〕印光任、張汝霖著，趙春晨校注：《澳門記略校注》，澳门文化司署1992年，第1頁。

則如蓮莳。其地三面距海，有南灣北灣。明嘉靖中，大西洋夷至此就二灣停舶，遂請濠鏡為澳。澳既有南灣北灣，復有南臺北臺。臺者，山也。以相對如門，故謂澳門。……前十里爲十字門，如兩眉横列而缺其正中。又南十里爲小横琹（琴），又南稍折而西爲大横琹（琴），重案也。①

可見有關澳門之得名，乃取上文所引《澳門記略》之説。而其有關十字門的構成和方位數目，則取下文所引杜臻之説。此足證中國清代的各級行政官員，從來沒有把十字門納入澳門的範圍。這也是在清末的中葡有關澳門劃界的談判中，中方愛國官民堅持反對葡方把十字門的各島稱為“澳門屬地”而企圖變為其合法佔有的歷史事實理據。

（二）十字門的方位及其組成之異説名實源流

如前所述，在清代的文獻中，十字門的組成已有四島合成一個十字門與分為兩個十字門之説。就目前所知，現存最早記載十字門的方志，是明朝嘉靖年間編纂的《香山縣志》，其卷一《風土志・山川》條不但提到十字門，而且還有內、外之分：

大吉山上東中水曰內十字門、小吉山上西北中水曰乾門、九澳山上東南西對横琴中水口外十字門，其民皆島夷也。②

顯然，這種用內外即南北來劃分或稱呼兩個十字門，與前述後出的

---

① 本碑現仍鑲嵌於澳門營地街市對面的關帝古廟（原正名為三街會館）內壁，本文為筆者到現場抄錄。全碑可參見譚世寶《金石銘刻的澳門史——明清澳门廟宇碑刻鐘銘集録研究》第三章，廣東人民出版社 2006 年版。

② 〔明〕鄧遷修、黄佐纂：《香山縣志》，嘉靖二十八年二月（1549 年 2 月 27 日—1549 年 3 月 28 日）或以後刊本。本書原爲日本國會圖書館藏孤本，其刊年當今論著有嘉靖二十五、二十六、二十七年等異説，筆者據其卷七《藝文志・文 》所收鄧遷：《刻〈泰泉鄉禮〉序》之時作此新考定。

張甄陶的以東西大小來劃分或稱呼兩個十字門是不同的結構組合。而這種組合是明清方志通行之說。以上引文中的“上東中水”等的“上”字甚為費解。據清康熙十二年十一月（1673 年 12 月 8 日—1674 年 1 月 6 日）刊的申良翰修、歐陽羽文纂《香山縣志》卷一《山川》相關的記載：

> 大吉山，山之東中水曰內十字門；小吉山，山之西北中水曰乾門；澳山，山之東南，西對橫琴中水曰外十字門，其民皆島彝也。今遷。

可證引前文的“上東中水”等的“上”字皆為“山之”合一的誤文。“大吉山”及“小吉山”之名鮮見於其他史志，可能是今氹仔島一島在古時原本分為兩島分列海上。其中西北面較大的一島後來曾被寫作“雞頸（或頭）山”，故可推斷“大吉山”的“吉”字應為“雞”的同音異寫，又因其較東南之島大，故稱“大吉山”，由此而連帶把其東南面的小島稱為“小吉山”或“氹仔”。然而，尚可補充一個推論，“吉”與“雞”皆非雅語正字，按古代對類似的兩山並列的情況，有名之為“笄山”者，乃指其形如古時兒童頭上的雙髻。“笄”字在粵方言讀同“雞”，而兩者在官話則讀同“吉”。這就是“笄”可被俗異寫作“吉”與“雞”的原因。至清康熙二十三年五月（1684 年 6 月 13 日—1684 年 7 月 11 日）奉詔完成巡視粵閩任務後，工部尚書杜臻在所撰《粵閩巡視紀略》更進一步明確描述兩島組成一“十字門”說：

> 自嶴（澳）而南海程十里為十字門山，如兩眉橫列而闕其正中。又南十里為小橫琴，適當缺口。又南稍西為大橫琴，重案也。①

從以上所載杜臻實地巡視考察之文，表明其所說的“十字門”與《澳門記略》所引薛韞之說不同，不是指四島“象箕宿，縱橫成十字，

① 見〔清〕杜臻：《粵閩巡視紀略》卷二，《四庫全書》版。

曰十字門”，而是指由相鄰的兩山（即兩島）即可組成一“十字門（山）”。故此，兩兩相對的四山（即四島）即可組成內、外即南北兩個十字門。第一個在濠鏡澳之“南海程十里為十字門山，如兩眉横列而闕其正中”的，顯然是指今氹仔島在當時分開的大吉山和小吉山。前引《香山縣志》的內、外兩個十字門之說，由此得到合理的解釋。

同時，屈大均《廣東新語》則將這內、外十字門改稱為上、下十字門：

> 南海之門最多……從香山而出者金星，曰上十字，曰下十字，曰馬騮，曰黃麖……①

此上、下十字門之稱的“上、下”，與前述的內、外及北、南之稱是同實而異稱。此種用法並非屈大均自創，明代地圖即有此用法，此不贅論。有必要指出的是，當今一些學者將內、外十字門或上、下十字門解釋為各自由不同的四個海島組成，② 實受前述後出的第一說及《澳門記略》、光緒《香山縣志》等說的影響而產生，而與杜臻、屈大均之意不符。

再看《澳門記略》等書的內、外十字門各由四島組成之說。《澳門記略》之說如下：

> 其（按：澳門）南有四山，曰蠔田、曰馬騮、曰上滘、曰茫洲，為內十字門。又二十里有四山，曰舵尾、曰雞頸、曰横琴、曰九澳，為外十字門。③

① 〔清〕屈大均：《廣東新語》卷二《地語·海門》，中華書局 1985 年版。

② 例如唐思的《澳門風物志（續篇）》及吳志良、楊允中主編的《澳門百科全書》等，均用此說。參見唐思：《澳門風物志（續篇）》，中國文聯出版社 1999 年版，第 8 頁；吳志良、楊允中主編：《澳門百科全書》，澳門基金會 1999 年版，第 91 頁。

③ 〔清〕印光任、张汝霖著，趙春晨校注：《澳門記略校注》，澳门文化司署 1992 年版，第 48 頁。

這與屈大均等把“馬騮”等排在上、下十字門之外的說法不同。

綜上所述，不論十字門各島如何排列，是組合成一個十字門還是兩個十字門，明清時期的雞頸（今氹仔古代的主要部分之名）及九澳（今路環島的本名）皆為澳門之外的要地。

二、氹仔、九澳兩島與澳門半島的古代歷史文化發展的差別

首先，可見的遠古文明至宋元的差別是由於近年陸續在路環的黑沙、竹灣、路環村、九澳村等有三至六千年以前的上古中國人的祖先生產生活遺存的考古發現，[①] 故可以肯定氹仔、九澳兩島及其相鄰的大小橫琴兩島所組成的十字門地區是較澳門半島更早成為中國古人活動的歷史舞台，並且在宋元至明初時期的文明史中先後進入古人的視野乃至香山縣等地方性的史籍。就嘉靖《香山縣志》卷一所載縣圖來看，十字門的“大橫琴山”、“小橫琴山”已載入該圖，而澳門半島的各山未見提及。同時，在該書卷一《山川》更明確記載了“不在版圖者其諸島今列于左曰小湖洲……大吉山上東中水曰內十字門、小吉山上西北中水曰乾門、九澳山上東南西對橫琴中水曰外十字門，其民皆島夷也”，而澳門半島的居民亦未見載。由此可見，十字門一帶各島的居民為中國的“島夷”，在葡人入居澳門半島之前便已載入現存最早的《香山縣志》。這些“島夷”，是各種不受中國正統王朝的中央及地方政府管轄的勢力和人口——宋、元、明、清等改朝換代時的反抗失敗逃亡者、中外的海盜以及不入政府編制戶籍的商、漁、農、士、僧侶各色人等。因此，他們所居住的海島常常被政府暫時性地排於縣級的戶籍、賦稅版圖之外。例如，在十字門東南的老萬山群島，一直有東晉造反失敗的盧循殘兵後代如野人般棲息。《澳門記略》上卷《形勢篇》說：

---

① 參見鄧聰、鄭煒明主編：《澳門黑沙：田野考古報告專刊》，澳門基金會、香港中文大學出版社 1994 年版。劉托：《濠鏡風韻澳門建築》，文化藝術出版社 2005 年版，第 2 頁。

又東南為老萬山，自澳門望之，隱隱一髮。……山有人魋結，見人輒入水，蓋盧亭也。晉賊盧循兵敗入廣，其黨泛舟以逃，居海島久之，無所得衣食，生子孫皆裸體，謂之“盧亭”……①

又說：

山故名大奚山，有三十六嶼，周三百餘里，居民不隸征徭……宋紹興間招降之……慶元三年，鹽禁方厲，復嘯聚為亂。遣兵討捕，墟其地，以兵戍之，未幾罷。後有萬姓者為酋長，因呼今名。②

再看，康熙《香山縣志》卷一《山川》描述“不在版圖諸島”，基本沿用了前述嘉靖《香山縣志》所載文字，唯末尾改作：“其民皆島彝（避清之諱，“夷”字改作“彝”）也。今遷。”由末尾的“今遷”一詞，可證明朝末年上述海島已被列入香山縣的賦稅戶籍版圖內。清康熙元年至二十四年（1662年2月18日—1686年1月23日）間實行了嚴酷的“遷海”政策，規定各地居民村落都不能位於離海岸五十里的範圍內，所以纔一度把這些海島的中國居民強行遷到内陸，故加注說明為“今遷”。這也可以證明近年有學者稱此末句的“其民皆島夷也”的“島夷”是指外國的番夷實為誤說。③ 因為清朝祇對沿海及海島的中國

① 〔清〕印光任、張汝霖著，趙春晨校注：《澳門記略校注》，澳門文化司署1992年版，第50頁。

② 〔清〕印光任、張汝霖著，趙春晨校注：《澳門記略校注》，澳門文化司署1992年版，第51頁。

③ 例如，湯開建祇截引1548年的《香山縣志》的“九澳山，其民皆島夷”一語，便“斷章（譚按：此處實已發展為斷句）取義”地將之解釋為“九澳山，即今路環島，亦可稱‘沙尾’之外洋。‘島夷’，南洋海島諸國之人可稱之為‘島夷’。這是明代文獻常用的一個對東西洋各國夷人的稱呼。濠鏡一地的内涵並不僅指今澳門半島，氹仔、路環諸島亦應在其中……”見湯著《澳門諸名芻議》一文，原載澳門文化司署編印《文化雜誌》中文版1995年第23期，後載於其專著《澳門開埠初期史研究》第58—81頁。假若此說成立，則《香山縣志》原文羅列的由“小湖洲”等至“浪白”等再至“九澳山”等等由西江口至珠江口的四十多個海島皆屬於濠鏡澳以及東西洋各國夷人的住地，“其民皆島夷”即指其民皆外國人，那就不但明嘉靖至清康熙的澳門地區史要按照葡萄牙的一些殖民主義史論重寫，而且清末的中葡澳門劃界的談判雙方的是非也要按葡方的觀點主張重新研判了。這雖然是論者推斷之失，把曾經有外國商船停泊過的十字門、浪白澳等海島的一些史料都作為有關島嶼的居民為外國商人之證，但是事關中國很多島嶼的領土與領海主權等歷史重大是非問題，故吾人不可不認真提出糾正。

原居民實行“遷海”政策，而不會把屬於外國來的“島夷”遷入內陸居住。例如，對澳門半島的“西洋”葡萄牙等國來居的“島夷”網開一面，不但沒有把他們以及同居於澳門半島的華人居民遷走，而且還容許其繼續開船出洋經商。這反映了清朝對澳門半島的特殊居民區與其他中國大陸沿海居民區及各海島居民區的政策完全不同。但是，九澳島卻有一座建於康熙十六年（1677年2月2日—1678年1月22日）的天后宮（今名天后古廟）。究竟是什麼人纔可以居九澳島並創建這間天后宮呢？筆者認為，唯一可能的人就衹有擔當內控外禦，保護國家海域領土的駐島汛地的清軍。這也是“國之大事，在祀與戎”① 的中國傳統政策實行軍事與宗教結合的典型例證。道光七年十一月二十五日（1828年1月11日）兼署廣東等處提刑按察使司按察使兼管全省驛傳事務、鹽運司加三級紀錄十次的官員耿某發立的“過路環勒石曉諭”碑，現立於譚公廟外右邊山腳，據說原本立於天后古廟附近。②其碑文主要是禁止九洲洋一帶的洋面及海島的“舟師與防守陸卡兵丁人等”勒索漁船財物，可證該島尤其是該廟附近也有舟師與防守陸卡兵丁人等勒索漁民漁船之事（詳論見本書第三章有關本廟的研究）。

此外，自從1535年明朝政府移市舶於濠鏡之後，特別是1557年容許葡萄牙人入居澳門半島之後，澳門半島除了是原有的土著粵人居地外，也成了中外各國與各地各色人等的進出匯聚乃至移民定居之處。例如，最初來澳門半島的中國內地人主要有珠三角、潮汕地區以及福建、浙江的商人、店戶、船家、傭工、翻譯、買辦等等。如明嘉靖四十三年冬（1564年11月4日—1565年1月31日）大臣龐尚鵬上奏說：“其通事多漳、泉、寧、紹及東莞、新會人爲之。”③ 而《澳門記略》則說：“其商儈、傳譯、買辦諸雜色人多閩產，若工匠、若販夫、

---

① 見楊伯峻：《春秋左傳注》第二冊“成公十三年傳”，中華書局1981年版。又見《宋書・禮志》，載《二十五史》，上海古籍出版社、上海書店縮印本1991年版。

② 參見陳煒恆《路氹掌故》，第80頁。

③ 引〔清〕印光任、張汝霖著，趙春晨校注：《澳門記略校注》，澳門文化司署1992年版，第66頁。

店戶，則多粵人。賃夷屋以居，煙火簇簇成聚落。”① 與澳門半島自1557年起有葡人在其中部租居而形成的三百多年華洋雜處的歷史文化不同，十字門的氹仔島在1851年以前，九澳島在1864年以前，為純中國人居住的島嶼。與其他的十字門諸島一樣，衹是一個容許外國商船靠港停泊而不許其登陸定居的海防重地，故除廣東土著的“島夷”之外，衹有外來本省派駐的軍隊以及本省的商漁工匠或盜賊等入住。人口、經濟及城市的發展規模與速度自然就日漸落後於澳門半島了。例如，九澳島的海灣原有官營的鹽場，故有地名“鹽灶灣”留存於清代的碑刻鐘銘中，後來該鹽場廢了，該處便成了外來的人員經營的採石場。這也是有縣志及本地的廟宇文物記載的。至於氹仔、九澳兩島的商、漁、工、農等各行業之人主要是粵人，除了氹仔、雞頸、九澳等古地名純爲粵人用粵語命名可證之外，還可以從其廟宇的碑刻鐘銘所列的眾多建修捐助者、製造者都是粵人而不像澳門半島有相當部分為閩人得到證明。還有，兩島廟宇所供奉的神靈，除主要部分如關帝、天后、北帝、土地等為國家明定為全國性祀典之神，以及觀音等爲全國官民早已形成普遍信仰之神，而粵地信眾都已使之帶有本土特色化之外，其他大多是源於或主要流行於廣東省的具有本土地方性特色的神祇。諸如爲朝廷確立而主要流行於粵地城鄉且為粵人信奉的南海最高神靈——南海洪聖廣利大王（簡稱“洪聖”或“大王”），源於廣州的金花女神以及源於惠州的譚仙聖（俗稱“譚公”），源於惠州而主要流行於廣東沿海而為疍（或作“艖”）船人所信奉的三婆神，等等。這也是氹仔、九澳兩島的中國居民的構成與澳門半島有較大差異之處。

最後要說明的，就是澳門半島於1557年成為葡人入居的舶口之後，十字門就成為明清政府重點設防的海上軍事要塞和稅口，以便從海上控制進出澳門的門戶，既防禦其他中外海盜經十字門入侵，又防止居澳葡人違規勾通外敵，走私逃稅等。正如《澳門記略》指出：“又

① 引〔清〕印光任、張汝霖著，趙春晨校注《澳門記略校注》，澳門文化司署1992年版，第24頁。

二十里有四山，曰舵尾、曰雞頸、曰橫琴、曰九澳，為外十字門。澳夷商舶出入必由之。”故清道光年間的兩廣總督盧坤《廣東海防匯覽》卷三《輿地二·險要三》引張甄陶《澳門圖說》指出：

> 凡番舶入廣，望老萬山為會歸。西洋夷舶由老萬山而西，至香山十字門入口；諸番國夷舶由老萬山以東，由東莞縣虎門入口，泊於省城之黄埔。其西洋舶既入十字門者，又須由小十字門折而至南灣，又折而至孃媽角，然後抵於澳。……守老萬山則凡諸番舶皆不得入內港，守十字門則西夷船不得至澳地。……閉關閘則無所得食。①

由此可知，澳門半島以南的老萬山、十字門和澳門半島以北的關閘及前山寨等陸地軍事要塞，形成對居澳葡人南北海陸合圍的防控包圍圈。是故澳葡要長久侵佔澳門半島，勢必要作北上兼南下的擴張，逐步將原本是中國防控的關閘與十字門等地侵佔，轉為其對中國進行侵略擴張的門戶與據點。如前所述，氹仔、九澳兩島被澳葡逐步侵佔，最終被強行納入葡佔的澳門屬地範圍之內，是較澳門半島被澳葡逐步侵佔要後三十年。還有，正是由於清末中國的愛國官民在對葡萄牙談判中堅持反對其提出的所謂氹仔、九澳等為澳門屬地的謊言謬說，纔使得葡萄牙企圖把已為其非法侵佔了的澳門半島、青洲島以及氹仔島、九澳島通過談判變成合法擁有的計劃最終落空。②

雖然有史志及流行的說法認為自從濠鏡澳成為中國官定唯一市舶

① 同前引南京圖書館古籍部編：《澳門問題史料集》，第 396 頁。

② 據史籍記載：澳葡於咸豐元年（1851 年 2 月 1 日—1852 年 2 月 19 日）以武力侵佔氹仔島，同治三年（1864 年 2 月 8 日—1865 年 1 月 26 日）以武力侵佔路環島，於光緒五年閏三月十九（1879 年 5 月 9 日）組成離島政府，由澳葡任命的統領兼任氹仔路環行政長官，於 1902 年仍就澳門勘界以劃定所謂“澳門屬地”的範圍問題而與清朝進行談判，以無果告終。參見吳志良、楊允中主編《澳門百科全書》（2005 年修訂版）第 623—626 頁。

的外港舶口並允許葡人入居之後，“新寧之廣海、望峒、奇潭，香山之浪白、十字門，東莞之虎頭門、屯門、雞棲諸澳悉廢。”[①] 但細加考察分析，則可知此話說得過於絕對，因為十字門原本就是外國商船停泊和進行海上貿易的重要港灣，加上其後成了市舶唯一的外港舶口和澳門與外洋間的唯一進出口，故其原有供外船停泊的功能不但不會廢除或減少，而且應有所增加，甚至仍有海上貿易在十字門進行。如清吳震方《嶺南雜記》云：

> 離澳門十餘里名十字門，乃海中山也，形如攢指，中多支港，通洋往來之舟皆聚於此，彼此交易，故有時不必由澳門也。[②]

由此可見，十字門至道光時仍為“通洋往來之舟”匯聚停舶的交易港口。又明萬曆九年（1581 年 2 月 4 日—1582 年 1 月 23 日）應櫃的《蒼梧總督軍門志》卷五《廣海輿圖》的香山縣部分，其於澳門半島上只標出“夷人住”部分，在此部分與右邊的橫琴山之間的海面，標有“香山澳”、“十字門澳”，而“十字門澳”還有文字說明：“夷船泊此澳内”。另外在其西北面標有“大小釣可泊颶風，濠鏡澳有夷船”之處的南面，有島標名為“十字窖聯洲”，而“大小釣可泊颶風，濠鏡澳有夷船”之處的西北面，有江口標名為“虎跳門”。[③]見【圖1】再看，同治十三年（1874 年 2 月 17 日—1875 年 2 月 5 日）由英國金約翰輯，傅蘭雅口譯，中國懷遠驛王德均筆述的《海道圖說》對十字門的地理位置和當時的水文及船隻灣泊情況的描述如下：

---

① 見〔清〕屈大均：《廣東新語》卷二《地語·澳門》，中華書局 1985 年版，第 36 頁。

② 轉引自〔清〕祝淮修、黄培芳纂：《香山縣志》卷四《海防·澳門》之“十字門”注所引。

③ 此圖的作者、年代有異說，現暫據施存龍之說，見《文化雜誌》中文版第 40、41 期 36 頁後附之圖。或斷其為 1553 年繪，見哈爾·恩普森編《香港地圖繪製史》第 83 頁。或說此圖兩廣總督劉堯海繪於萬曆七年（1579 年 1 月 27 日—1580 年 1 月 15 日）。

十字門為最便泊船處，以東面有二高島，南曰九澳，北曰大拔。九澳與大橫琴東北角之間，有甚窄水道，僅深二十四尺，至近大拔處僅深九尺至十尺。又大拔以西，與馬格里勒以東，其間深二拓半至四拓之處，亦便泊船。（十字門）①

文中的“大拔”即“雞頸”，亦即氹仔的葡文名 Taipa 的漢語音譯。而“馬格里勒”即“舵尾”的外語名“Makareera”的漢語音譯。而同卷所記之《十字門行船法》中對十字門之出入行船之道及最佳停泊處有十分細緻的描寫：

凡船出入十字門，皆應俟潮半漲時開行。如入十字門時，可直向九澳北角而行，不必離角過遠，因此處頗深也。及行至見小碌高頂與九澳北角成直線，依此前行，必常見小碌北角，為東又南三分之向，即得深處（據同治六年聞西人繪圖所記深淺尺數，今已變淺）。又見大拔中峰東面，在大拔西南角之時，即可轉向北行。及行至大拔西角，見小碌南角與九澳北角成直線，即可停泊。②

根據這一描述，船隻進入十字門，應以九澳以北與氹仔以南之水道為入口，而十字門內最便泊船之位置，應在“大拔西角見小碌南角與九澳北角成直線”之處。本圖中標示十字門之位置，正是船舶進十字門之最佳入口。據以上的一些資料可以證明：從明萬曆至清末同治、光緒年間，氹仔與舵尾等島嶼形成的十字門港灣，仍然既是內外商船進出澳門必經的港口，也是它們有時匯聚停舶的交易港口。由此筆者推斷：氹仔之所以有葡文“Taipa”之名稱，很可能是源於漢語“大

① 轉引自南京圖書館古籍部編：《澳門問題史料集》（上冊），第 305 頁所載影印本光緒《香山縣志》卷八《海防》之文。

② 轉引自南京圖書館古籍部編：《澳門問題史料集》（上冊），第 306 頁。

舶”的對音，因為“大舶”可兼為“大舶船”及“大舶口”的略稱。以此作為可以停泊當時最大最多船舶的港灣海島之外文名稱，是很合適而有理的。

三、近年來有關氹仔、九澳兩島的歷史研究略述

要恢復歷史真相以維護中國對氹仔島和九澳島以及澳門半島的歷史和現實的主權，就一定要在澳門歷史的研究論述中，把氹仔島和九澳島原非澳門屬地的歷史事實講清論楚。但是，以往不少明清澳門史論著，往往不作具體的分析說明就籠統把氹（潭）仔、九澳（路環）的歷史列入“澳門”或“澳門地區”的範圍之中，因此大都把這兩島作為澳門半島的附屬略加論述。這樣處理其實是受了清朝末年澳葡殖民主義者為擴張其對澳門半島的侵佔而炮製的氹仔、九澳等離島歷來為澳門“附屬地”之謬說的蒙騙。由此而產生了很多錯誤混亂之說。例如，較早的有元邦建、袁桂秀：

> 澳門自古以來就是偉大中國的神聖領土之一。澳門地區包括澳門半島、氹仔島、路環島三個部分……澳門地區的範圍東徑（譚按："徑"應為"經"）113 度 32 分 47 秒，北緯 22 度 11 分 51 秒。①

較近的則有黃鴻釗的說法：

> 澳門位於珠江三角洲的最南端（譚按："最南端"乃有待論證的想當然之說），東經 113°32′47″、北緯 22°11′51″處，包括澳門半島及氹仔、路環兩島，總面積 23.5 平方公里。②

---

① 見元邦建、袁桂秀：《澳門史略》，中流出版社 1988 年版，第 1 頁。

② 見黃鴻釗：《澳門簡史》，（香港）三聯書店 1999 年版，第 1 頁。同樣之說又見於黃鴻釗同時出版的《澳門史》第 20 頁。

其實，上述經線與緯線的交匯點充其量衹能表示澳門半島的中心點所在，這是在 1840 年的“澳門”衹有面積為 2.78 平方公里的澳門半島以及其之前面積更小的情況下的说法，是常見於利瑪竇等人的有關明清史著中的一種標示澳門半島中心點的傳統表述。故此，今人將這種表述移用於標示始於 1849 年以後由澳葡逐步侵略擴張而最終形成所謂包括澳門半島、氹仔島、路環島三個部分的“澳門地區的範圍”，肯定是以今代古的混亂。因為從歷史真實的角度而言，在澳葡於清末逐步侵佔澳門半島、氹仔島以及路環島以前，不存在所謂包括這三個部分的“澳門”或“澳門地區”。此外，所謂“總面積 23.5 平方公里”也衹是在現代某年的測量統計結果，既不符合清末以前的情况，也不符合現代不斷變化的澳門地區情況。按照當今嚴謹的史學研究學術規範，對在數百年間的歷史滄桑中名實及面積不斷變化的“澳門”一些基本情況及統計資料數字的介紹，必須有適用的具體歷史年代和資料出處來源的說明，否則，如上述的不注明具體年份和資料來源而籠統地說“澳門”或“澳門地區”包含幾個島、總面積有多少平方公里，難免有混亂。經查核，上述黃鴻釗等人所用的澳門面積數字應出於 1994 年澳門政府統計司的《統計年鑒》。① 但是，據澳門《華僑報》1995 年 3 月 17 日登載的澳門地圖繪製暨地籍司的資料，澳門半島東望洋山的位置為東經 113°32′47″，北緯 22°11′52″，大炮台山的位置為東經 113°32′21″，北緯 22°11′54″。② 由此可見，黃鴻釗等人所說的澳門或澳門地區的位置範圍的經緯與澳門半島的東望洋山的經緯幾乎全同，微異之处衹在於緯度有 1″之差。因為不知其資料出處，故難以查究其爲何將東望洋山而非炮台山的定點位置誤作澳門或澳門地區的位置範

① 轉引自黃漢強、吳志良主編：《澳門總覽》（第二版），澳門基金會 1994 年版，第 2 頁。

② 轉引自黃漢強、吳志良主編：《澳門總覽》（第二版），澳門基金會 1994 年版，第 1 頁。

圍，又爲何有這 1″之差。在黃鴻釗提出上述誤說的同時，黃啟臣的新作則有較為嚴謹的描述：

> 包括澳門半島、氹仔島、路環島，方位西起東經 113°32′47″，東至東經 113°35′20″，南起北緯 22°06′40″，北至北緯 22°13′01″。①

用兩條經線與兩條緯線的交匯可得出四個定點，以此表述澳門地區的位置範圍和面積，是現代才可能出現，而且是現代的某一時間的測量數據。故黃啟臣進一步指出：

> 據有關歷史統計資料記載，澳門半島面積的變化是：1840 年為 2.78 平方公里；1910 年增至 3.35 平方公里；1920 年為 5.42 平方公里；1827 年為 5.422 平方公里；1986 年增至 6.05 平方公里；1989 年為 6.45 平方公里；1993 年為 7 平方公里。氹仔島面積的變化是：1910 年為 1.78 平方公里；1927 年增至 3 平方公里；1986 年增至 3.78 平方公里；1993 年增至 4.5 平方公里。路環島面積的變化是：1910 年為 5.61 平方公里；1927 年增至 6 平方公里；1986 年增至 7.09 平方公里；1993 年再增至 7.8 平方公里。1993 年全澳門的面積為 19.3 平方公里。……據 1997 年統計，澳門的面積已達到 21.45 平方公里。其中，澳門半島為 7.84 平方公里；氹仔島為 5.79 平方公里；路環島為 7.82 平方公里。②

而目前最新版的《澳門百科全書》所載更新而嚴格的澳門官方統計資料為“至 2003 年底面積共 27.3 平方公里”，位於“東經 113°31′

① 見黃啟臣：《澳門通史》，廣東教育出版社 1999 年版，第 1 頁。
② 黃啟臣：《澳門通史》，廣東教育出版社 1999 年版，第 2 頁。

33″—113°35′43″，北緯 22°06′39″—22°13′06″之間”。[①] 總之，澳門的面積目前還處於“與時俱進”的變化中，有關學術論著在介紹澳門面積時，不可不注明所據資料的年代出處。

尊重歷史本來的劃分，把清代以前的氹仔、九澳兩離島作為獨立的學術研究對象來進行研究，以破除葡澳殖民主義者所炮製的氹仔、九澳等離島歷來為澳門“附屬地”之謬說及其誤導影響，還葡澳侵佔澳門以及氹仔、九澳的歷史過程真相，實始於國學大師饒宗頤教授於1984—1987 年成功指導澳門東亞大學研究院中文系鄭煒明的碩士論文：《澳門附近島嶼氹仔、路環歷史初探》。就目前所見資料而言，該論文很可能是有關研究的第一篇也是唯一的一篇碩士論文。其部分成果後來整理成鄭煒明編《葡佔氹仔路環碑銘楹匾匯編》（下簡稱《匯編》，加略山房有限公司，香港 1993 年版）。正如鄭煒明先生在《匯編》指出：

> 氹仔、路環二島乃吾國領土，向無任何形式之協議可賦于葡人管治之權利，今二島歸其暫管，乃葡人強佔之而已……故本編特獨立出版，以示其主治權之歷史淵源及性質，實有別於澳門半島也。[②]

此說合情合理合實，眼光獨到，超越同時之人遠矣，真可謂先得我吾心！又如饒宗頤教授指出：

> 余乃導君以治史門徑，以考求當地史跡，復以氹仔、路環島為研究題目。期年而論文成，斐然可觀。君於中葡相涉有關問題，

---

① 見吳志良、楊允中主編：《澳門百科全書》（修訂版），澳門基金會 2005 年版，第 12 頁。

② 鄭煒明：《葡佔氹仔、路環碑銘楹匾匯編自序》，載鄭煒明編：《葡佔氹仔路環碑銘楹匾匯編》，加略山房有限公司 1993 年版。

勾稽史籍，遍及中、英、葡三種文字檔案，參以碑刻文書及口述史料，原始要終，為客觀之論述，如考氹仔、路環名稱之原委……中、葡就劃界問題交涉之經過，及可能引致整個澳門主權問題爭論之誤會與有關條約所見澳門"附屬地"問題與乎氹仔、路環兩島在中、葡雙方牽涉之劃界交涉及處理等有關事項與乎政治權利誰屬之探討，君一一為之梳理，語多創闢，能言人所不能言，處處足見其眼光之鋭敏，探索之深入，分析之詳盡，足以矯正過去之誤解，為澳門史研究奠下基石工作……又輯錄兩地及澳門碑銘、楹聯、匾額，保存第一手史料匯於一編，後之治澳門史者舍此不用他求！沾溉來茲，尤足多者。[①]

由此可見，鄭先生此書及其未刊之碩士論文，雖然是其初入學術研究界之少作，按今日之條件及水準來看尚有不少值得修補之處，但其為名師指導下的高徒撰寫的前無古人、至今尚無來者的氹仔、九澳歷史研究的開山奠基之作，自是當今欲研究氹仔、九澳歷史者不可不用作繼承發展的基石之一。特別是其《匯編》一書，"保存第一手史料匯於一編"，其中全部金石木銘刻文字的第一手史料，皆為以往的《香山縣志》以及《澳門記略》等史志所不載，而且絕大部分是鄭先生首次搜集和刊布的，其中還有相當部分的銘刻史料經過二十多年時間，或進一步殘損，或已不復存在於天壤之間，故更顯此書之價值重大。此乃筆者不能不在本書首先加以充分肯定，而在具體的論述中不能不對其作認真細緻的研究分析，充分吸取和發展其成果，而對其中不免存在的一些漏誤予以補正。

同時，還必須看到，在鄭先生此《匯編》之前，涉及氹仔、九澳廟宇碑刻鐘銘的公開出版物，衹有香港學者蕭國健的六十多頁的小冊子《澳門碑刻錄初集》，僅錄了一通"路環島譚公廟外道光七年示諭

---

① 見鄭煒明《匯編》所載饒宗頤：《澳門與中葡關係史研究叢書序》。

碑”，而且錄文錯漏嚴重，其澳門半島部分也衹是蜻蜓點水地錄了清代廟碑十二塊，錄文同樣錯漏嚴重。① 另有李德超的論文《澳門之中文碑刻與澳門史研究》，同樣在澳門半島之外衹記載和論及路環的“道光七年”碑，而稱之為“路環譚公廟署廣東按察使示禁碑”。而在《匯編》之後公開出版的有關史學專著，就衹有譚棣華、曹騰騑、冼劍民等編《廣東碑刻集》，其所收錄氹仔島的碑刻衹有“重修三婆廟碑記”、“三婆廟碑記”及“觀音岩廟碑”共三通，而且都誤記為“碑存路環”。而路環島的碑刻也衹有“過路環勒石曉諭碑”、“新建觀音廟碑序”（譚按：序”原碑為“記”）、“新建九澳灣三聖廟碑記”（譚按：原碑題為”“新建三聖廟碑記”）、“香邑過路灣黑沙村倡建大王爺爺廟勸捐小引”（譚按：此為原碑副題，其正題為“倡建大王廟碑記”）共四通碑刻，鐘、爐等銘文共七道。不但遺漏了大部分，而且其錄文注説增加了一些訛誤。故就數量和質量而言皆遠遜於《匯編》。另外，屬於非專業學術論著的有陳煒恆《路氹掌故》，也都是蜻蜓點水、浮光掠影地觸及了路氹的廟宇掌故及有關的一些碑刻鐘銘，其對兩島的歷史地理的簡介以及引錄的碑銘文字及標點錯訛不合學術規範乃至違反一般人所共知的常識之處甚多。例如，其第 8 頁竟然説：“氹仔共有山丘四座：大潭山，高一百五十九點二公里；小潭山，高一百一十八點二公里……”這顯然是把公尺誤寫成公里，一字之差，便使有關高度增高至原來的成千倍，從而使得這原本很矮小的山丘比全世界最高的喜瑪拉雅山脈的珠穆朗瑪峰還要高出十多倍。故此，該書雖有其出版和存在的一定理由和意義，但是可資學術研究正面借鑒引用之點甚少。

此外，現任香港大學饒宗頤學術館研究主任兼香港大學中文系助理教授的鄭煒明先生近年代表其工作單位還與澳門特別行政區民政總署合作，作主力承擔了有關氹仔、路環歷史專題研究計劃與氹仔、路環文物研究計劃兩大項目，分別完成了主編《路氹史專題研究》（一

---

① 因為此書傳世甚少，很難查見，筆者是最近蒙鄭煒明提供始知其真相，而《澳門百科全書》（修訂版）第 740 頁將其作者誤作“蕭國輝”。

冊)、《路氹文物誌》之路環卷（兩大冊）及《路氹文物志》之氹仔卷（一大冊)，是其有關氹仔、九澳歷史研究的最新重要成果，是在對有關文物作了全面的科學調研的基礎上作出的記錄，這既為有關政府部門了解有關文物的現狀和進一步制定文物保護政策提供了重要的參考資料，亦為筆者更專門深入細緻的本研究提供了更多更新的重要參考資料。

四、本書對氹仔、九澳廟宇碑刻鐘銘等的研究簡介

如前所述，氹仔、九澳兩島在明清時期本為澳門以南的十字門的一半部分，具有重要的歷史地位和意義，但因為明清地方史乘基本失載其政治、軍事、宗教、文化以及廟宇村社居民等方面的具體情況，故要知這兩島有關方面的具體歷史演變情況，不能不從散存的各種資料入手。過去的多數歷史專家學者因為身居外地，故都祗能從中葡史籍及地圖、檔案文獻中廣搜一些零星的資料加以研究，鄭煒明先生以其為當年本澳唯一的大學的首位以本地史為碩士學位論文的本地研究者，得名師饒公的指點真傳，兼從廣搜中葡史籍及地圖、檔案文獻等散存的各種資料以及全面調研本地各古廟宇的各類文物上的文字入手，故能獨闢蹊徑，完成了以氹仔、路環歷史文獻與文物為研究對象的碩士學位論文，並出版了其中有關文物部分的《匯編》一書，為氹仔、路環兩島的歷史與文物之研究奠定了良好的基礎。至其近年主編的《路氹文物誌》，是在《匯編》的基礎上用現代的科學規範手段對有關文物作了新的全面調查與記錄，更具有非常大的參考價值。但是，因為其對有關的碑刻鐘銘等文物上的文字仍以《匯編》作為其附注的參考，並沒有重新研究著錄。故《匯編》原有的一些具體而細微的缺失，基本還沒有在其最新研究中去掉，所以仍有待作精益求精的補正。

筆者前幾年曾獲澳門文化局的研究獎學金資助進行了澳門半島的明清廟宇碑刻鐘銘集錄研究，並將此成果以《金石銘刻的澳門史——

明清澳門廟宇碑刻鐘銘集錄研究》的書名出版。其後，又蒙澳門文化局提供特別的研究獎學金資助進行有關清代氹仔、九澳廟宇碑刻鐘銘集錄研究。因此，本研究及其成果：《金石銘刻的氹仔、九澳史——清代氹仔、九澳廟宇碑刻鐘銘集錄研究》書稿是在多年研究澳門半島以及氹仔、九澳廟宇碑刻鐘銘的基礎，又有鄭煒明的一系列研究成果為借鑒進行並完成的。現作簡介如下：

（一）重新調查拍攝附加有關碑刻鐘銘等的文物資料照片

雖然有《匯編》一書珠玉在前，但其書所著錄的碑刻鐘銘等文字絕大多數沒有附照片，僅在書末附有氹仔的三婆廟碑殘碑碎片之照五幀，位於北帝廟正面外牆左側牆角的“本環義塚碑誌”之照一幀，以及位於路環譚仙聖廟正面外牆左側山腳的道光七年“過路環勒石曉諭碑”之照一幀。為方便對照研究，本書將清代氹仔島八間、九澳島各七間共十五間廟宇等現存的碑刻鐘銘以及香爐等其他一些有銘刻文字的金石文物拍照附印。

（二）重新著錄有關文物及其可見或可推見的文字或情況

碑刻鐘銘等的錄文標點，是一項非常專門的研究的學術加技術的工作，特別是这些碑刻鐘銘經過多年的自然與人為原因的蝕剝損殘，模糊不清甚至完全看不見的字甚多，欲求做到後出轉精，故要用實物和照片對照前人的錄文進行反覆研究，按規範準確的方式，盡量按照原物銘刻的全文格式重新著錄，凡前人有漏錄或省略之處盡量據實物補上或以殘文推測出全字和全句或以存文推測缺字和缺句的方式補上。凡前人的錄文、標點及分析說明有訛誤之處，皆逐一補正並加注說明。共計加注補正漏誤多達四百多條。氹仔的三婆廟碑殘碑碎片，筆者通過對前人錄文、所附模糊照片以及路氹歷史館所提供的目前已更加殘損零碎的實物新照進行反覆對比研究之後，對它們作了新的拼合，為三塊碑刻，並按全碑的格式作出規範的錄文。三婆廟的建修歷史，因此而增加了盡量復原的三塊殘碑為新證（各碑的復原見本書氹仔島4.3a碑、4.4a碑及4.6a碑）。

對於已經完全消失了的碑刻鐘銘甚至整間廟宇，同樣用以存推缺的方式對其加以簡介著錄，以便盡量爲有關廟宇或碑刻鐘銘的存亡情況留下較完整的記錄。例如，根據現在僅存於氹仔三婆廟的一個三足大鐵圓鼎爐上的"魯班廟"及"光緒二十一年"銘文，至少可以推測出在光緒二十一年或以前，氹仔三婆廟附近有一間"魯班廟"。再結合光緒十三年的檔案文獻記載可知該供奉魯班之廟名"北城侯"。又據此爐的巨大型制至少可以推測出該廟也有相應的規模，其創建時也應有相應的碑刻鐘銘。諸如此類可以推定其曾存在而目前已完全消失的廟宇及碑刻鐘銘的基本情況，在本書都加以補錄和簡介。

（三）重新用碑刻鐘銘等研究分析揭示一些歷史之謎的真相

結合現有的其他史乘方志檔案以及前人及本人的一些研究成果，利用較為全面而準確的碑刻鐘銘文字資料作具體細緻而更深入的研究分析，以揭示有關廟宇乃至整個氹仔、九澳兩島的一些歷史之謎的真相。正如筆者上一研究《金石銘刻的澳門史——明清澳門廟宇碑刻鐘銘集錄研究》的"前言"指出：

> （澳門半島）有關官廟的存亡興替，是與明清官府在澳門的興亡命運密切相關的，因而是同時具有重大的實質性和象徵性的雙重意義的。而中國廟宇與西方教堂有一重要的不同之處，就是其有關廟宇創建、擴展、維修的時間、金錢、廟產、人員、目的、意義等都是用碑刻、鐘銘作公開而永久的記載。因此，澳門官廟現存的金石等文物之重新發現集錄與研究，可以為明清至今數百

年間，澳門從殖民地之歷史與亡走向回歸祖國之歷程，提供了具體的歷史證明和解說。①

其後還指出：

蒐集、整理、保存和研究明清澳門官建廟宇及其碑刻鐘銘等文字的重要意義，不單在於對歷史文物與歷史真相的恢復與保存，更在於對澳門歷史文物與歷史真相所代表的中西多元宗教文化兼容共存之傳統精神的繼承與弘揚，以有利於當今世界和平之維護與發展。根據現存澳門明清官廟碑刻鐘銘集錄的研究證明：有關媽祖、觀音、關帝等中國傳統的多神論宗教文化的維繫、保存、發展與傳播，全靠中國官方祀典之官廟的倡導、維護與民間信眾的支持配合。②

由於氹仔、九澳兩島最終被葡人侵佔並納入了“澳門地區”，故這兩島的官建廟宇後來自然遭到與明清澳門半島的官建廟宇相同的命運了。又如《金石銘刻的澳門史——明清澳門廟宇碑刻鐘銘集錄研究》的第一章指出：

那些借葡人侵佔澳門地區之機而竊取了原屬中國官方的各個廟宇社壇的控制管理權的私人團體或會社的個別人，也與廣大的愛國愛澳同胞背道而馳，罔顧民族國家之大義，為其一己或團體之私利而向澳葡政府獻媚邀寵取利，並配合葡人幹起了搗毀或損

---

① 譚世寶：《金石銘刻的澳門史——明清澳門廟宇碑刻鐘銘集録研究・前言》，廣東人民出版社 2007 年版，第 4 頁。

② 譚世宝：《金石銘刻的澳門史——明清澳門廟宇碑刻鐘銘集録研究・前言》，廣東人民出版社 2007 年版，第 14 頁。

壞中國官方的各個廟宇社壇的鼎建碑刻及鐘銘等歷史證物之事。①

作為中國海防前線軍事要塞重地的十字門的兩個海島，氹仔、九澳與澳門半島一樣，在清代自然有一系列官建的天后、關帝、土地廟等廟宇供中國的官、軍、民祭祀之用。筆者早在20世紀90年代初考察研究氹仔、九澳兩島的廟宇時就存有一些非常困惑難解之謎團：①為何兩島似乎都沒有一間是有中國官員主建或參建的古官廟呢？②為何兩島一些目前仍是眾所公認為始建於康乾盛世，並且歷代曾有多次重修的大型廟宇，其有關的鼎建及重修的碑刻竟然一塊不存，碑文的錄文或照片也從來沒人提供過呢？反而是一些民間私人建修的小廟，其建修之碑保存得相當完整呢？……經過對現存有關廟宇碑刻鐘銘等文物的細緻研究分析，揭示出今氹仔的天后宮、關帝天后古廟以及路環的天后古廟等原本都是擁有龐大廟財及地產的大型古官廟，其有關的古碑刻之所以蕩然無存，原因與澳門半島的古官廟相同而惡果遠過之。本書在對路環的天后古廟這一該島最大型而最古老的官廟的滄桑巨變的典型分析中聯繫澳門半島的同類廟宇的情況，特別是結合對該廟現存衹有近現代的兩塊重修碑的分析，推斷指出該廟為始建於清康熙十六年（1677年2月2日—1678年1月22日）的官廟，其鼎建之記事碑及鐘以清乾隆十八年（1753年2月3日—1754年1月22日）、道光六年（1826年2月7日—1827年1月26日）、道光二十二年至二十三年（1842—1844）等一系列的大型重修記事題名碑記之所以被挖毀得一乾二淨，蹤影全無，實應因為這些碑刻記載了中國官方行使主權管治九澳（路環）而建修此官廟，並使其擁有得到官方明確認可和保障的龐大廟宇的房地產等財富的史實，不利於葡人對九澳島的侵佔及與葡人勾結的一些澳門華人對此官廟的財物及產權之竊取，而被人故意毀碑滅跡的。其中還根據民國十六年（1927年2月2日—

① 譚世寶：《金石銘刻的澳門史——明清澳門廟宇碑刻鐘銘集録研究》，廣東人民出版社2007年版，第4頁。

1928年1月22日）的修廟碑記中有“澳門督憲大人囉咃哰咕囉咃吔吐（該碑刻同時附載其葡文的官銜和姓名為“GOVERNADOR-RODRIGO-RODRIGUES”）① 喜捐西紙銀貳佰伍拾大員正”的記載，指出此為目前所知“澳門地區”以澳門總督官銜署名捐款參與中國廟宇重修的唯一碑記，此事雖為一些掌故書文不加分析地作為可喜可樂的趣事轉載，但其實質是中華國土淪陷、中國官廟慘遭敵官染指的國恥標誌。並不信奉天后的澳督此舉“喜捐”的“西紙銀貳佰伍拾大員”，其在同碑的葡文對譯中記為“＄300”，實非小數目，已遠超以往信奉天后的明清中國官員在澳門半島的官廟建修碑記中個人所捐助工金的錢銀數目，這顯然應如中國俗語所謂“黃鼠狼給雞拜年”，這除了在宗教上收買人心以鞏固對氹仔、九澳兩島的侵佔的戰略意圖之外，可能還隱藏有葡國貪官污吏與中國奸商劣紳勾結分肥之秘，有待進一步的研究探討弄清。筆者之所以把這一大膽懷疑提出，實因此一小心求證的揭秘探真工作要涉及很多前人沒有留心研究的澳葡政府官員的歷史檔案，非筆者個人力所能及，期待有興趣有能力有史德兼史識的中外學者共同探索。

有關廟宇的一些歷史之謎的真相揭示，整個氹仔、九澳兩島的一些歷史之謎的真相也相應或連帶揭示。例如，根據偶有所見的氹仔、九澳的碑刻鐘銘或匾聯提及有關廟宇所在地之名稱，諸如氹仔的龍環（或作龍頭環、龍灣），九澳的鹽灶灣等，在既未對有關資料作全面細緻的研究分析，也沒有引用其他志乘檔案或地圖等史料的參證支持下，就推斷龍環（或龍頭環、龍灣）是當時整個氹仔島的別名異稱，鹽灶灣是當時整個九澳島的別名異稱，這是目前一些有關氹仔、九澳以及“澳門”或“澳門地區”的掌故書文乃至歷史論著的常見之說。而筆者一向認為這些名稱原本都衹是有關廟宇所在的小地名之稱，就如同九

---

① 此人即第109任澳門總督，其全名為 RODRIGO JOSE RODRIGUES，其官定通行的中文譯名為羅德禮，任期為1923年1月5日至1925年10月17日。而本廟的此次重修始於1923年，至1927年季春告成，羅德禮的捐款當在其上任不久。

澳村的廟宇文物會提及九澳，黑沙村的的廟宇文物會提及黑沙，澳門半島的下環街土地廟等廟宇文物會提及下環，望廈村的觀音堂和觀音仔等廟宇文物會提及望廈一樣。無論澳門半島還是氹仔島、九澳島，本身都是在全（半）島的大地名之下有很多不同地點的鄉村、街道、山嶺、港口、海灣、沙灘等小地名，其中衹有很少的兩三個小地名因為地圖的明確標記或志乘的明確記載而可以確證為整體的大地名的別名異稱，反之，沒有地圖的明確標記或志乘的明確記載為證，小地名就是小地名，不能都說成是其所在的全（半）島大地名的別名異稱。如果不對此加以糾正，發展下去，就會產生澳門半島以及氹仔島、九澳島的“別名異稱”滿天飛的情況。故此，本書利用氹仔北帝廟的碑刻作了一個典型的分析糾正。請看，北帝廟的《重修上帝祖廟捐簽碑誌》（一）有“茲我潭仔龍頭環真武上帝廟……”（全碑文見本書 3.2a 碑）其中的“潭仔”是大地名氹仔的異稱，這是有眾多志乘和地圖史料為證的。因此，其下的“龍頭環”在當時顯然衹是“潭（氹）仔”島中的一個海灣傍的小地名，其範圍大致可以確定是有關廟宇碑刻等文物提及這一小地名的氹仔三婆廟至天后宮、北帝廟等三廟所在之地帶。由於沒有任何清代的史料可以證明這一小地名後來擴大上升成為全島之名稱，故可斷定有關的流行說法是現代纔出現的誤說。

（四）表彰反對侵吞官公廟產的傳統宗教的虔誠信仰者

在揭示有關官廟及其龐大的廟產被人侵吞而有關碑刻慘遭破壞得一幹二淨的同時，挖掘出相反的碑刻資料，表彰堅持氣節以反對侵吞官公廟產的傳統宗教虔誠信仰者。例如，氹仔三婆廟的同治三年（1864 年 2 月 8 日—1865 年 1 月 26 日）《重修三婆廟碑記》說：“……此乃公辦，並無半點欺騙瞞匿，倘有私心，仰望神明鑒察。”（全碑文見本書 4.5a 碑）又如，氹仔觀音岩廟的值事在光緒二年（1876 年 1 月 26 日—1877 年 2 月 12 日）“鐫表悃誠”的碑文（全碑文見本書

5.1a碑）中聲明：“維我值事，自願清心。倘有私懷，神明鑒察。如能公直，福有攸歸。”本書認為，之所以有人要如此公開立碑作出神聖莊嚴的表白，應當不衹是對個人的操守自我表白，而且是對當時已經出現的一些日益嚴重的各種侵吞竊取官公廟產財物的情況提出了嚴正的反對和警示，真可謂時窮乃見節義，世亂方知真人。因為澳葡於咸豐元年（1851年2月1日—1852年2月19日）已以武力侵佔氹仔島，又於同治三年（1864年2月8日—1865年1月26日）以武力侵佔路環島。故此可知，上述兩廟碑所立之時，恰在氹仔島及路環島被葡萄牙人逐步以武力侵佔之後不久，並且是在葡萄牙人於1879年組成離島政府之前不久。而根據澳門半島以及整個中國的歷史情況來看，凡在改朝換代、政權易手之際，必然有一些奸商、劣紳、土豪、流氓、地痞，乃至一些抵擋不住財富誘惑的最低層的貧民百姓如魯迅筆下的阿Q、小D等之人，會趁火打劫，侵吞瓜分官公之產。而本屬官公的廟宇產業財物正是被各色各樣的人乘機以各種方式進行搶掠竊取霸佔、化官公為私有的對象目標。

雖然往者已不可諫，但是來者猶可追也。清代之氹仔島及路環島的廟宇人事，早已經是大江東去不復回。而論史者不能不繼承孔子寫《春秋》的傳統，按照古今通行的是非標準，對其中的一些人事是非有所區分而作出相應的褒貶。

五、結　語

與澳門半島的同類研究結果相同，本研究作為對氹仔島與九澳島有關碑刻及鐘銘等文物的文字資料的全面深入的搜集研究整理與規範地按照原文格式的錄文標點，並逐一附印照片、對其加以簡介分析評論，將以具有很多第一手的原始資料證據的細緻研究整理結果，來補正以往學術界在這方面的很多漏誤，澄清很多歷史事實的真相。這不僅是對氹仔島與九澳島的歷史研究的一個新貢獻，而且將為有關文物的保存與進一步的研究，向有關政府部門及民間團體提供有益的學術研究討論的建議和參考，以引起政府和民間團體重視這些珍貴文物的保存和管理，使之可以充分理性地利用歷史文化研究的成果來開發歷史文化旅遊資源。與此同時，本研究成果特別為當今全澳門地區的官民研究討論妥善解決澳葡政府遺留的明清中國官方廟宇等問題提供重要而充分的參考資料證據。例如，澳葡政府在 1992 年 11 月 18 日通過命令公佈的《有關建築遺產的立法》，① 就是把上述有關澳門、氹仔和路環的中國官廟或公廟都當作是純屬私家之產業，來規定有關文物建築的保護維修及其產權之轉讓。建議澳門特區政府的行政及立法機構在完全徹底研究討論有關中國官廟或公廟的文物建築的產權之歷史和現狀的情況下，再研究上述《有關建築遺產的立法》是否有必要加以修訂。因此，本研究的成果將不但有純學術研究方面的價值，而且兼有現實的社會、政治、經濟等方面的參考價值。

相信通過對有關明清中國官方廟宇尚存的碑刻及鐘銘的原物及其錄文的研究，是可以弄清澳門半島與氹仔島及九澳島的一系列歷史人事問題。為了使大家容易看清楚和看明白有關明清中國官方廟宇尚存的碑刻及鐘銘，建議澳門特區政府轄下位於澳門半島的澳門博物館、位於氹仔島的路氹歷史館，附設一專藏澳門半島與氹仔島及九澳島的重要歷史碑刻及鐘銘等金石文物的展廳，將明清時期澳門的中國官府及各官廟的碑刻及鐘銘拓片、拍照及複製，附以準確的錄文標點和注解說明，以作展覽。

為了便於大家對有關碑刻鐘銘等文物的存亡隱毀的狀況有總體和具體的認識，本研究首先在第二章中用分類分地分廟並以時為序的方式表列記錄有關碑刻及鐘銘存亡隱毀的總體狀況為兩個記錄表：①氹仔廟宇碑刻鐘銘等金石文字概況綜錄表；②九澳（路環）廟宇碑刻鐘銘等金石文字概況綜錄表。然後，再在第三章按照上章各表的記錄編

① 見《文化雜誌》中文版 36—37 期第 5—8 頁所載，澳門文化司署，1998 年春季。

號次序，逐一對有關碑刻鐘銘等金石文字作附照的研究簡介和全文的規範錄文標點校注。

由於本研究受文化局祇提供為期一年的特別研究獎學金的資源及時間所限，加上個人之能力水平有限，不足欠妥待補正之處肯定尚有不少，敬望有關政府部門官員及學者專家不吝批評指正。

第二章

清代氹仔、九澳廟宇碑刻鐘銘綜錄表

一、氹仔廟宇碑刻鐘銘綜錄表

碑鐘等況 / 序次名稱	撰書（立/鑄）者	撰書（立/鑄）時間	立（存）地	現況（衹注亡毀及殘損者）	備　注
1.1a 鼎建關帝廟紀事碑＊	不詳，應與澳門明清所建的各關帝、天妃、天后宮廟一樣，是官商民合建的官廟。	清康熙之年（1662 年 2 月 18 日—1723 年 2 月 4 日）。	原應鑲嵌於今卓家村天津街關帝殿內壁。	亡（毀）於 1981—1984 年以前。亡毀時間及原因的推斷同九澳的天后古廟各碑。	＊據現存本廟的光緒七年《重修關帝天后古廟捐簽碑記》所載推斷其建年。此碑應記載了中國官方行使主權管治氹仔而建此官廟的史實，因不利於葡人對氹仔的侵佔及與葡人勾結的一些澳門華人對此官廟的產權之竊取，而被故意挖毀。
1.2a 鼎建天后宮紀事碑＊	同上。	同上。	原應鑲嵌於今卓家村天后殿內壁。	同上。	同上。

续表

碑鐘等況 序次名稱	撰書（立/鑄）者	撰書（立/鑄）時間	立（存）地	現況（衹注亡毀及殘損者）	備　注
1.3a　重修關帝廟紀事碑記*	不詳。	不詳。應在1724—1782年間。	同上1.1a。	同上。	*由上碑的“康熙之年”至最後碑的“光緒柒年”之間應有兩三次重修。其被毀滅原因同上。
1.4a　重修天后宫碑記*	同上。	同上。	同上1.2a。	同上。	同上。
1.5a　重修關帝廟碑記*	同上。	不詳。應在道光十七年（1837年2月5日—1838年1月25日）。	同上1.1a。	同上。	*本廟本殿現存本年的楹聯推斷其於本年有重修之舉。其被毀滅原因同上。
1.6a　重修天后宫碑記*	同上。	同上。	同上1.2a。	同上。	同上。
1.7a　重修關帝廟碑記*#	同上。	不詳。約在咸豐六年（1856年2月6日—1857年1月25日）。	同上1.1a。	同上。	同上。
1.8a　重修天后宫碑記*#	同上。	同上。	同上1.2a。	同上。	同上。
1.9a　重修關帝天后古廟捐簽碑記#	重修值事卓文盛等。	光緒七年季冬（1882年1月20日—1882年2月17日）。	鑲嵌於今卓家村關帝天后古廟天后殿右側牆壁。	基本完好，小部分嚴重殘損，無法看清。	因本年11月12日已為1882年1月1日，故其季冬在1882年初。又因本碑載明由本次重修始將兩廟合一，故以前兩廟應各有建修碑，而此後才共有一碑。

续表

碑鐘等況 / 序次名稱	撰書（立/鑄）者	撰書（立/鑄）時間	立（存）地	現況（衹注亡毀及殘損者）	備　注
1.1b 關帝廟雲板銘	沐恩弟子周□等送。造者：□□堂。	道光廿□年五月（1840年5月31日—1849年7月19日）。	現懸掛於今武帝殿内。	基本完好，少數字不清。	
1.2b 天后宫鐘銘＊＃	不詳。	道光二十□年（1841年1月23日—1850年2月11日）。	不詳。可能掛於天后宫，因為其現無鐘亦無雲板。	鐵質，亡（毁）。	＊據《文物誌》氹仔卷載廟祝口述推測曾有此鐘，又據1.2b雲板推測此鐘可能在其之前。
1.3b 武帝殿香爐銘＊＃	沐恩弟子高富銀等送。澳門□源原造。	光緒辛巳年（1881年1月30日—1882年2月17日）。	不詳。	不詳。	據《匯編》第57頁所載。
1.4b 武帝殿五供之塔形錫香爐銘＊＃	澳門生源造。	光緒七年（1881年1月30日—1882年2月17日）。	現置於武帝殿中間神案上。		“五供”為廟堂陵宫的神案常設的五件一套祭器，由正中一香爐、左右兩燭台、兩花尊組成。《文物誌》有關部分將其與天后宫的同類器混合為一，且誤稱其為香塔。
1.5b 天后宫五供之塔形錫香爐銘＊＃	同上。	同上。	現置於天后宫中木神樓神案上。		《文物誌》氹仔卷191頁將其與上1.3b混合為一，誤稱其為香塔，且誤記其正文及存地為“武帝殿”。
1.6b 關聖帝君案前聚寶龍爐銘＊＃	沐恩弟子黄敬生等送。隆盛爐造。	光緒八年孟秋（1882年8月14日—1882年9月11日）。	原置於關聖帝君案前，現置於武帝殿近側門處。	鐵質四腳大爐。	《匯編》第36頁稱之為“銅爐”。

续表

碑鐘等況 序次名稱	撰書（立/鑄）者	撰書（立/鑄）時間	立（存）地	現況（衹注亡毀及殘損者）	備　注
1.7b 武帝殿三腳香爐銘＊＃	沐恩信士郭振如等送。佛山钜源造。	光緒八年孟夏（1882年5月17日—1882年6月15日。	現置於武帝殿屏門後。		
1.8b 協天宮五供之塔形錫香爐銘＊＃	沐恩信士何成喜等送。	光緒二十六年仲夏（1900年5月28日—1900年6月26日。	現置於武帝殿木神樓神案上。		《文物誌》氹仔卷第101頁稱其為香塔。
2.1a 鼎建天后宮碑誌＊	不詳，應與澳門明清所建的各天妃、天后宮廟一樣，是官商民合建的官廟。	約康熙以前。	鑲嵌於今巴波沙總督馬路天后宮內壁。	亡毀於1981年以前。亡毀時間及原因的推斷同九澳天后古廟各碑。	＊據現存的乾隆五十五年鐵鐘推斷其建年。此碑應是記載了中國官方行使主權管治氹仔而建此官廟的史實，不利於葡人對氹仔的侵佔及與葡人勾結的一些澳門華人對此官廟的產權之竊取，而被故意挖毀。
2.1b 天后宮鐘銘＊	萬德老爐造。	乾隆五十年（1785年2月9日—1786年1月29日）	懸掛於今氹仔巴波沙總督馬路天后宮第二進殿內左側座地鐘架。	鐵質大鐘。《匯編》及《碑刻集》等誤稱之為“銅鐘”。	＊凡建廟之始，必立碑置鐘，以記功德而傳之永久。廟之重大修建也應有記事碑，今不過二百年多年而各碑皆毀，獨有此鐘及較後的匾聯等物留下了此廟建修之證。
2.2a 遷建天后宮碑誌＊	不詳。	不詳。約在道光二十八年（1848年2月5日—1849年1月23日）。	同上。	同上。	＊據本廟現有一塊石門額、一塊木牌、三塊横匾及兩副楹聯皆有本年的題記，其中有一匾題有本年“遷建值事……”故可推定有此遷建廟碑。參見《匯編》第15—20頁。

续表

碑鐘等況 序次名稱	撰書（立/鑄）者	撰書（立/鑄）時間	立（存）地	現況（衹注亡毀及殘損者）	備注
2.2b 天后宮四足化寶龍鼎爐銘＊	沐恩弟子何旺勝送。萬明爐造。	道光四年孟春（1824年1月31日—1824年2月29日）。	現藏於天后殿中神案底下。	鐵質四足鼎爐，已缺一足，殘損嚴重。	《文物誌》氹仔卷第576頁始載而命之為"四足鐵香爐"。
2.3b 天后宮奠酒石船刻字＊	昌盛石店。	道光二十八年秋月（1848年7月30日—1848年10月26日）。	同上。	基本完好。	
2.4b 天后宮石香爐銘＊♯	陳明德合家送。	光緒二十五年孟春（1899年2月10日—1899年3月11日）。	原置於天后宮左側殿木神案上。		有關位置等情況據《文物誌》氹仔卷第403頁之介紹。
3.1a 鼎建上帝祖廟碑誌＊	不詳。	約在道光二十三年季冬（1844年1月20日—1844年2月17日）。	原應鑲嵌於今氹仔地堡街嘉妹前地北帝廟內壁。	亡（毀）。	＊據下2.2a碑序所載。又據本廟現存殿匾有"道光歲次癸卯季冬吉旦"題記推測。
3.2a 重修上帝祖廟捐簽碑誌（一）♯	劉桂敬書並刻	光緒八年孟春（1882年2月18日—1882年3月18）。	鑲嵌於今氹仔北帝廟內第一進與第二進大殿左壁。	基本完好。	
3.3a 重修上帝祖廟捐簽碑誌（二）♯	同上。	同上。	同上。緊靠上碑之左。	殘損嚴重。	

续表

碑鐘等況 序次名稱	撰書（立/鑄）者	撰書（立/鑄）時間	立（存）地	現況（衹注亡毀及殘損者）	備　注
3.4a 重修上帝祖廟捐簽碑誌（三）#	同上。	同上。	同上。緊靠上碑之左。	基本完好。	
3.5a 重修上帝祖廟捐簽碑誌（四）#	同上。	同上。	同上。緊靠上碑之左。	基本完好。	
3.1b 北帝殿前鐘銘＊#	沐恩弟子張新喜等敬奉。萬明爐造。	道光二十四年孟冬（1844 年 11 月 10 日—1844 年 12 月 9 日）。	今懸掛於本廟左側殿的座地鐘架。	鐵質大鐘。	《匯編》等誤稱之為“銅鐘”。
3.2b 北帝祖廟銅香爐銘＊#	沐恩黄敬寬等敬送。禪山義利造。	光緒八年孟夏（1882 年 5 月 17 日—1882 年 6 月 15 日）。	置於本廟北帝殿神案上。		
3.3b 北帝廟奠酒石船刻字＊#	聶巨蘭重修值事送。	光緒八年季冬（1883 年 1 月 19 日—1883 年 2 月 7 日）。	置於本廟北帝殿神案前地上。	花崗岩，基本完好。	
3.4b 龍環北帝廟銅香爐銘＊#（一）	信士成信押等敬酧。佛山廣昌號造。	光緒十二年夏日（1886 年 5 月 4 日—1886 年 7 月 30 日）。	置於本廟左側殿木神案上。		

续表

碑鐘等況 序次名稱	撰書（立/鑄）者	撰書（立/鑄）時間	立（存）地	現況（衹注亡毀及殘損者）	備　注
3.5b 龍環北帝廟銅香爐銘＊#（二）	信士成信押等敬酧，佛山廣昌號造。	光緒十二年夏日（1886年5月4日—1886年7月30日）。	置於本廟左側殿木神案上。		與上器為一對，兩者正面文字相同，背面有"同福堂置"四個字而上銘無。
3.6b 北帝廟玄天上帝三腳鼎爐銘＊#	南邑沐恩信士財合號等送。合記爐造。	光緒十六年孟春（1890年1月21日—1890年2月18日）。	置於本廟北帝殿前的天井地上。		
3.7b 北帝廟北帝殿銅香爐銘＊#	沐恩弟子何英長等敬送。澳門長發棧造。	光緒二十四年（1898年1月22日—1899年2月9日）。		今未尋见。	
3.8b 北帝廟玉虛宮銅香爐銘＊#	沐恩廣發店等敬送。澳門長發棧造。	光緒二十四年六月（1898年7月19日—1898年8月16日）。		今未尋见。	
3.9b 北帝廟玉虛宮五供之塔形錫香爐銘＊#	不詳。可能同上。	不詳。可能同上。	原應置於本廟北帝殿神案上。今被棄置於三婆廟右室地上，已相當殘破。		現本廟北帝殿神案上有同類型而完好的五供，可能是此殘破廢棄者的替補。
4.1a 創建三婆廟碑記＊	不詳。可能是鄭上攀等人。	道光二十五年（1845年2月7日—1846年1月26日）。	原應鑲嵌於今氹仔飛能便度街三婆廟內壁。	亡（毀）於1984年以前。	＊鄭煒明1984年調研已不見此碑。

续表

碑鐘等況 序次名稱	撰書（立/鑄）者	撰書（立/鑄）時間	立（存）地	現況（衹注亡毀及殘損者）	備　注
4.2a 重修三婆廟碑記♯	永安堂眾商漁船值事等仝立。	咸豐九年孟冬（1859 年 10 月 26 日—1859 年 11 月 23 日）。	鑲嵌於今三婆廟神殿左側牆壁。	基本完好。	
4.3a 重修三婆廟碑記♯	潭仔信士值理等仝立。	同上。	原應鑲嵌於今三婆廟神殿內壁。本殘碑碎片現藏於氹仔的路氹歷史館。	毀於 1984 年以前，衹剩碑座及一些殘碑碎片。	據今三婆廟神殿左側牆壁的碑座及鄭煒明 1984 年以後搜集的此碑三塊碎片重新組合復原。
4.4a 重修三婆廟碑記＊♯	邑人楊汝瑚海珊撰並書。	同上。	同上。	碑座已不存，其餘同上。	據鄭氏同上碑之時搜集的兩塊碎片組合復原。
4.5a 重修三婆廟碑記＊♯	沐恩弟子郭裕堂盥手敬勒。	同治三年（1864 年 2 月 8 日—1865 年 1 月 26 日）。	鑲嵌於今三婆廟神殿左側牆壁。	基本完好。	原碑無題。
4.6a 重修三婆廟碑記＊♯	不詳。	約同治十三年（1874 年 2 月 17 日—1875 年 2 月 5 日）之後不久。	同上 4.3a。	碑座已不存，衹剩一塊殘碑碎片。	據鄭氏同上碑之時搜集的此一碎片推測復原。
4.1b 創建三婆廟鐘銘＊	不詳。	道光二十五年（1844 年 2 月 18 日—1845 年 2 月 6 日）。	原應懸掛於今氹仔飛能便度街三婆廟內。	亡（毀）於 1984 年以前。	＊鄭煒明 1984 年調研已不見此鐘。凡建廟之始，必立碑置鐘，以記功德而傳之永久。今不過一百五十年而碑毀鐘亡，應是有人蓄意破壞的結果。

续表

碑鐘等況 序次名稱	撰書（立/鑄）者	撰書（立/鑄）時間	立（存）地	現況（衹注亡毀及殘損者）	備　注
4.2b 三婆廟香爐銘＊	不詳。	同上。	原應置於本廟神案上。	亡（毀）於1984年以前。	＊凡建廟之始，必有香爐等以供祭祀，今不過一百五十年而所有金屬祭器不存，應是有人蓄意破壞盜竊的結果。今存本廟的三足大鐵圓鼎爐乃取自已亡毀的魯班廟之物。
4.3b 三婆廟錫五供香爐銘＊	不詳。	同上。	同上。	同上。	＊凡同類廟之始建，必有錫五供等祭器之設，今不過一百五十年而所有金屬祭器不存，應是有人蓄意破壞盜竊的結果。現存本廟右室的錫五供香爐銘有“玉虛宮”三字，乃北帝廟之物。而正殿神案上的五供則是無題銘的新器。
5.1a 觀音岩廟“鐫表悃誠”碑＊#	值事廷合店等謹白。	光緒二年季夏（1876年7月21日—1876年8月18日）。	鑲嵌於今氹仔廟觀音岩廟內壁的神殿右壁。	基本完好。	本廟於同治十年辛未仲冬（1871年12月12日 1872年1月9日）創建不久即遭災重修，故此實為創建及重修合一的記事碑。
6.1a 鼎建魯班廟碑記＊#	不詳。	光緒十三年八月十九日（1887年10月5日）以前。	原在飛能便度街三婆廟附近的魯班廟內壁。	廟宇及所有碑鐘等亡（毀）於1984年以前。	＊建年据李鴻章幕客程佐衡《勘地十說》推斷。鄭煒明於1984年調研已不見。

续表

碑鐘等況 / 序次名稱	撰書（立/鑄）者	撰書（立/鑄）時間	立（存）地	現況（祇注亡毀及殘損者）	備注
6.1b 鼎建魯班廟鐘銘*#	同上。	同上。	同上。	同上。	同上。
6.2b 魯班廟鐵鼎爐銘*#	新逢益衆伴仝敬送。合記炉造。	光緒二十一年六月（1895 年 7 月 22 日—1895 年 8 月 19 日）。	同上。	三足大鐵圓鼎爐，基本完好。	現存於三婆廟左室，據此可推想本廟之規模及其應有之物。
7.1a 鼎建永壽社土地廟碑記*#	不詳。	不詳。肯定在清朝。	原應在今氹仔地堡街嘉妹前地北帝廟附近的永壽社土地廟內壁。	廟宇及所有碑鐘等亡（毀）於 1984 年以前。	*鄭煒明於 1984 年調研已不見。僅據現存於北帝廟門口土地神案的永壽社銅香爐銘可以推想曾有此廟之規模及其應有之物。
7.1b 鼎建永壽社土地廟鐘銘*#	不詳。	同上。	置於今氹仔地堡嘉妹前地北帝廟附近的永壽社土地廟神案。	同上。	同上。
7.2b 永壽社錫香爐銘*#	不詳。	同上。	曾置於北帝廟北帝殿內的門口土地神案上。	與北帝廟的清代香爐相類而外表陳舊，多凹凸不平。	同上。
8.1a 鼎建觀音堂（廟）碑記*#	不詳。	光緒十三年八月十九日（1887 年 10 月 5 日）以前。	原應在飛能便度街觀音堂內。	亡毀。	*建年据李鴻章幕客程佐衡《勘地十說》推斷。鄭煒明於 1984 年調研已不見。

续表

碑鐘等況 序次名稱	撰書（立/鑄）者	撰書（立/鑄）時間	立（存）地	現況（祇注亡毁及殘損者）	備　　注
8.1b 鼎建觀音堂（廟）鐘銘*♯	不詳。	同上。	銘於今飛能便度街觀音堂鐘。	亡毁。	同上。
8.2b 觀音堂石香爐銘*♯	陳明德送。	光緒二十八年（1902年2月8日—1903年1月28日）。	置於今飛能便度街觀音堂神案上。	完好，質料形制與天后宫2.4b大同小異。	此為本廟至今尚存的唯一古物。

二、九澳（路環）廟宇碑刻鐘銘綜錄表

碑鐘等況 序次名稱	撰書（立/鑄）者	撰書（立/鑄）時間	立（存）地	現況（衹注亡毀及殘損者）	備　注
1.1a 鼎建天后宮紀事碑＊	不詳，應與澳門明末清初所建的各天妃、天后宮廟一樣，是官商民合建的官廟。	康熙十六年（1677年2月2日—1678年1月22日）。	原應鑲嵌於今路環天后古廟內壁。	亡（毀）於1981—1984年以前。因為1981年之碑提及此建年，故可知其時人尚見此碑，鄭煒明於1984年開始調研時已不見此碑。	＊建年推斷據現存《西元一九八一辛酉年重修天后古廟碑誌》所載。此碑記載了中國官方行使主權管治九澳（路環）而建此官廟的史實，不利於葡人對九澳的侵佔及一些華人對此官廟產權之竊取，而被故意挖毀。
1.2a 重修天后宮碑誌＊	不詳，依慣例應是官商民合力重修。	乾隆十八年（1753年2月3日—1754年1月22日）。	同上。	同上。	＊基本同上。
1.3a 重修天后宮碑誌＊	同上。	道光六年（1826年2月7日—1827年1月26日）。	同上。	亡（毀）於民國十六年以後。	＊據現存的民國十六年《重建天后聖母古廟碑記》所載，可推斷此碑在民國十六年尚存。
1.4a 重修天后宮碑誌＊	同上。	道光二十二年至二十三年（1842年2月10日—1844年2月17日）。	同上。	亡（毀）於1981年以後。	＊據同上碑記及《西元一九八一辛酉年重修天后古廟碑誌》推斷此碑應亡（毀）於1981年以後。

续表

碑鐘等況 / 序次名稱	撰書（立/鑄）者	撰書（立/鑄）時間	立（存）地	現況（衹注亡毀及殘損者）	備　注
1.5a 重修天后宮碑誌＊#	同上。	同治元年（1862年1月30日—1863年2月17日）。	同上。	同上。	基本同上1.1a。
1.1b 天后宮鼎建鐘銘＊	不詳。	康熙十六年（1677年2月2日—1678年1月22日）或稍後。	原應懸掛於今路環天后古廟。	亡（毀）於同上鼎建碑被毀之時。	＊凡建廟之始，必立碑置鐘，以記功德而傳之永久。今不過三百年而碑毀鐘亡，應是有人蓄意破壞的結果。
1.2b 天后宮天后康公洪聖案前鐵鐘銘＊	眾信弟子杜亮海等送，萬德（?）爐造。	乾隆二十八年仲冬（1763年12月5日—1764年1月2日）。	懸掛於今天后古廟中庭右側座地鐘鼓架。	鐵質巨鐘。基本完好，小部分缺損。	前述碑鐘皆亡毀，何以此鐘獨存？其原因值得深思。《匯編》及《碑刻集》等稱之為“銅鐘”。
1.3b 天后古廟奠酒石船刻字＊	沐恩弟子李貴青、李漢青敬奉。	道光六年（1826年2月7日—1827年1月26日）。	置於本廟天井拜亭上。	《匯編》稱為“石鼎”。	
1.4b 天后古廟奠酒石船刻字＊	沐恩弟子福新塘敬奉。	道光六年季秋（1826年10月1日—1826年10月30日）。	同上。	同上。	
1.5b 天后古廟奠酒石船刻字＊	沐恩弟子李雲利塘敬送。	道光六年季冬（1826年12月29日—1827年1月26日）。	同上。	同上。	

续表

碑鐘等況 序次名稱	撰書（立/鑄）者	撰書（立/鑄）時間	立（存）地	現況（祇注亡毀及殘損者）	備注
1.6b 天后元君殿三足大銅香爐銘＊♯	沐恩弟子周泰華等送。佛山蘇永成爐造。	同治十一年仲春（1872年3月9日—1872年4月7日）。	置於本廟天后元君殿神案前地的石爐礅上。		
1.7b 天后宮龍鼎銘＊♯	香邑全福堂敬送。	同治十一年（1872年2月9日—1873年1月28日）。	原應鑲嵌於今天后古廟的內壁。	亡（毀）。	＊據《匯編》第165—166頁載。
1.8b 天后古廟大門口一對石獅墩座刻字＊♯	沐恩信士本灣及南海順德二邑。	同治十一年（1872年2月9日—1873年1月28日）。	分刻於本廟正門前兩邊的一對石獅墩座。		＊原刻衹載“壬申歲天后廟重修落成誌慶”，據本廟現存匾、聯、爐、鼎、案等多有同治十一年壬申的題記，可證此年為清代本廟最大的一次重修更新，這對石獅應為此“壬申”年新置。
2.1a 倡建觀音廟碑記＊	不詳。	嘉慶五年（1800年1月25日—1801年2月12日）。	原應鑲嵌於今路環中街大廟巷觀音古廟內壁。	亡（毀）。	＊據下2.2a碑末所載。
2.2a 重修觀音古廟碑記	經理值事廣隆廠等重修。	道光十九年孟秋（1839年8月9日—1839年9月7日）。	鑲嵌於今觀音古廟內左側牆壁上。		
2.1b 創建觀音廟鐘銘＊	不詳。	約嘉慶五年（1800年1月25日—1801年2月12日）或稍後。	原應懸掛於今觀音古廟。	同上。	＊同上。

续表

碑鐘等況 / 序次名稱	撰書（立/鑄）者	撰書（立/鑄）時間	立（存）地	現況（衹注亡毀及殘損者）	備　注
2.2b 觀音古廟銅香爐＊	陳沛攜等眾信敬送。	道光十八年（1838 年 1 月 26 日—1839 年 2 月 13 日）。			
2.3b 重修觀音古廟鐘銘＊	經理醮首林茂唐等立。萬明爐造。	道光十九年孟秋（1839 年 8 月 9 日—1839 年 9 月 7 日）。	現懸掛於今路環觀音古廟內左側座地鐘鼓架。	鐵質大鐘。	《匯編》及《碑刻集》等誤稱之為“銅鐘”。
2.4b 觀音古廟奠酒石船刻字＊	沐恩弟子石山廣隆廠李日龍敬。	道光十九年（1839 年 2 月 14 日—1840 年 2 月 2 日）。	刻於本廟神案前的地上奠酒石船上。	花崗岩石。	《文物志》路環卷上冊第 350 頁始記錄並稱其為“約 50 年左右”。
3.1a 倡建譚仙聖廟碑記＊	不詳。	同治元年仲冬（1862 年 12 月 21 日—1863 年 1 月 18 日）以前。	原應鑲嵌於今路環十月初五街譚仙聖廟內壁。	亡（毀）當在 1964 年或以後至 1984 年以前。	＊據 1964 年《路環譚仙聖廟重修碑記》所載。
3.2a 重修譚仙聖廟碑記＊♯	不詳。	光緒二十三年（1897 年 2 月 2 日—1898 年 1 月 21 日）。	同上。	同上。	同上。
3.1b 創建譚仙聖廟鐘銘＊	沐恩弟子盧喜連等送。佛山信昌爐造。	同治元年仲冬（1862 年 12 月 21 日—1863 年 1 月 18 日）。	現懸掛於本廟內左室座地鐘架。	鐵質大鐘。	《匯編》及《碑刻集》等稱之為“銅鐘”。

续表

碑鐘等況 / 序次名稱	撰書（立/鑄）者	撰書（立/鑄）時間	立（存）地	現況（祇注亡毀及殘損者）	備　注
3.2b 譚公仙聖香爐銘＊♯	沐恩弟子菜園眾信等送。澳門聚興造。	光緒二十五年孟秋（1899年8月6日—1899年9月4日）。	現置於本廟正殿神檯正中。	陶質仿銅釉色。	《碑刻集》誤稱之為"銅爐"。
4.1a 倡建三聖宮碑記＊♯	不詳。	同治四年臘月（1866年1月17日—1866年2月14日）以前。	原應鑲嵌於今路環船人街三聖宮內壁。	亡（毀）。	＊據4.1b同治四年乙丑臘月（即12月）的雲板銘文可推斷。因同治四年十一月十五日為1866年1月1日。
4.1b 三聖宮雲板銘文＊♯	沐恩弟子黎連有送。隆盛爐造。	同治四年臘月（1866年1月17日—1866年2月14日）。	現懸掛於今三聖宮門內左側樑上。	鐵質。	同上。
5.1a 倡建三聖廟碑記＊♯	不詳。	約同治以前。	原應鑲嵌於今九澳村三聖廟內壁。	亡（毀）。	＊見下5.3a碑所載。
5.2a 三聖廟石橫額＊♯	不詳。	光緒八年孟秋（1882年8月14日—1882年9月11日）。	原應鑲嵌於本廟正門之上。現砌在本廟門外右邊地上石欄。		
5.3a 新建三聖廟碑記♯	新建廟值事鍾賢彰等。	光緒九年季春（1883年4月7日—1883年5月6日）。	鑲嵌於本廟內壁。		

续表

碑鐘等況 / 序次名稱	撰書（立/鑄）者	撰書（立/鑄）時間	立（存）地	現況（衹注亡毁及殘損者）	備　注
6.1a 新建觀音廟碑記♯	嘉應劉玉湍撰書。	光緒七年（1881年1月30日—1882年2月17日）。	鑲嵌於今九澳村觀音廟內左壁。		
7.1a 倡建大王廟碑記（一）♯	倡建總理彭子昌等。	光緒二十八年仲冬（1902年11月30日—1902年12月29日）。	鑲嵌於今黑沙村大王廟內右壁。	基本完好，小部分缺損。	本碑為兩碑一組碑之首。
7.2a 倡建大王廟碑記（二）♯	同上。	同上。	同上左壁。	同上。	同上之二。
7.1b 大王廟石香爐銘＊♯	沐恩弟子陳桂芬送。	同上。	置於本廟神案前地上。	白雲石。	

第三章
清代氹仔、九澳廟宇碑刻鐘銘附照錄文點校

體例總說

①碑刻與鐘銘等皆為研究歷史的重要原始資料，兩者的錄文點注分別按第二章《清代氹仔、九澳廟宇碑刻鐘銘綜錄表》之序號編排，亡毀之碑刻及鐘銘等存其題名編號，以便查閱上表對照檢核有關情況，除有特別重要意義者，各錄一般不再加說明。

②所有碑刻鐘銘等的照片除個別注明提供者或其他出處之外，其餘皆為作者與胡慧明搜尋拍攝。

③碑刻與鐘銘等之錄文皆按原物照片實錄，並附照片以供參照。凡原物照片整體格式能看清楚者，如行首的齊行或提縮，行內的留空等，盡量按原式著錄。原碑額通常作篆、隸體書右起橫書通欄，小題及正文皆楷體右起豎書，除非常特殊而另加說明外，一般將所有文字錄作通行的印刷體左起橫排並加現代標點。原文為俗、訛異體字者皆按原文著錄。殘缺字以“□”表示，不清疑似者加“(?)”表示。其餘的文字校勘問題一般加腳注說明。另有部分情況說明在文中加括注按語。碑刻每行字數過多，錄文無法與之保持每行字數一致者，於碑文原換行結尾處加“」”表示。鐘銘通常每行字數不多，錄文可以與之保持每行字數一致，不用另加“」”表示銘文原換行結尾處。如另有格式說明，皆另加括注按語注明。

④古人建廟修廟，必有碑刻記其目的、意義以及主建參建者的芳名、捐助金錢物質和建廟的起始時、年、月等等，以便時人及後世都能見碑而知其有關的重要歷史人事。故毀碑及藏碑不讓人知見，都是違反建修廟宇立碑者之意願。事情出在葡佔澳門半島、氹仔島與九澳島的特定歷史環境下，固然可以給予一定的同情理解。而在澳門地區已回歸祖國的新時代，就必須從速讓這些歷劫殘存的史碑重光於天下，得到政府的有力保護和公眾的知見關注。本錄文點注將為此提供充分的理據和分析。

⑤由於各大型古官廟的古碑刻及鐘銘等物大多被人為搗毀而蹤影全無，故祇能用以存推亡的方式考定其存在的情況，給予簡介記錄。

⑥為廟宇捐鑄神鐘也是一種常見而重大的功德行為，雖然不一定與建廟修廟立碑同步，但作為廟宇經常配備使用的器物，其數量至少每間廟殿皆有一座。而且其上面大都有銘文記載其供奉的廟殿神明和目的意義，以及捐鑄者的芳名和捐鑄的年月等等，故可作為碑刻的補充參證，因而具有有關廟宇的重要歷史文物的研究價值。

⑦由於清代氹仔、九澳的廟宇碑刻鐘銘殘存至今者數量有限，故把雲板、香爐等金石銘刻附入鐘銘之列。

⑧有關研究分析及其餘情況的說明，皆在各碑刻鐘銘等錄文前或後的“說明”作記述。

一、氹仔島

1. 關帝天后古廟

關帝天后古廟位於今氹仔卓家村天津街，始建於清康熙之年（1662 年 2 月 18 日—1723 年 2 月 4 日），原由相鄰的關帝廟與天后宮兩間中型廟宇組成，天后宮居左，武（近年廟祝始將門匾的“武”改作“關”）帝殿居右。至光緒七年辛巳季冬（1882 年 1 月 20 日—1882 年 2 月 17 日）重修始將兩廟合一，而且在重修碑記中命名為關帝天后古廟。天后與關帝皆為清代官方祀典的高級神祇，此座古廟應為官方主建，商民同心合力捐助的官廟。可惜光緒七年以前的碑刻都已無存，其他同期應有的文物也大都失蹤，祇能通過此碑碑文及其他一些較後的文物推知其以往的建修歷史。

1. 1a《鼎建關帝廟紀事碑》*（亡缺）簡介

地點：原應鑲嵌於今關帝天后古廟的關帝殿內壁
年代：清康熙之年（1662 年 2 月 18 日—1723 年 2 月 4 日）
撰書者：不詳

說明：凡正規建廟者必有鼎建碑，此有無數證據可資證明。本廟門匾原為“武帝殿”，近年始被廟祝名“關帝殿”。據現存本廟的光緒七年《重修關帝天后古廟捐簽碑記》推斷其建年。此碑應記載了中國官方行使主權管治氹仔而建此官廟的史實，因不利於葡人對氹仔的侵佔及與葡人勾結的一些澳門華人對此官廟的產權之竊取，而被故意挖毀。被挖毀的時間當在 1981—1984 年以前，因為鄭煒明於這段時間開始進行調研時已不見此碑。聊記此以備忘並供參考。

1. 2a《鼎建天后宫紀事碑》＊（亡缺）簡介

地點：原應鑲嵌於今關帝天后古廟的天后殿內壁
年代：康熙之年（1662 年 2 月 18 日—1723 年 2 月 4 日）
撰書者：不詳

說明：同 1. 1a 碑。

1. 3a《重修關帝廟紀事碑記》＊（亡缺）簡介

地點：原應鑲嵌於今關帝天后古廟的關帝殿內壁
年代：首次重修本天后宫之時（當在 1724—1782 年間）
撰書者：不詳

說明：凡正規修廟者必有修廟題名的碑記，此有無數證據可資證明。本廟由康熙之年（1662 年 2 月 18 日—1723 年 2 月 4 日）鼎建，故在 1724—1782 年即鼎建過了五六十年之時，至少應有一次規模較大的修建。故可以推定應有此重修。此碑記被毀滅的具體原因及時間推定同 1. 1a 碑。

1. 4a《重修天后宫碑記》＊（亡缺）簡介

地點：原應鑲嵌於今關帝天后古廟的天后殿內壁
年代：首次重修本關帝廟之時（當在 1724—1782 年間）
撰書者：不詳

說明：同 1.3a 碑。

1.5a《重修關帝廟碑記》*（亡缺）簡介

地點：原應鑲嵌於今關帝天后古廟的關帝殿内壁
年代：應在道光十七年（1837 年 2 月 5 日—1838 年 1 月 25 日）
撰書者：不詳

說明：凡正規修廟者必有修廟題名的碑記，此乃有無數證據可資證明。本廟首次重修於 1724—1782 年，再到道光十七年至少已有 57 年之久，加上本年有信衆各奉送了一對大型的楹聯給天后宮及關帝廟，[①] 故可以推定應有此重修及立碑之舉。此碑記被毀滅的具體原因及時間的推定同 1.1a 碑。

1.6a《重修天后宮碑記》*（亡缺）簡介

地點：原應鑲嵌於今關帝天后古廟的天后殿内壁
年代：應在道光十七年（1837 年 2 月 5 日—1838 年 1 月 25 日）
撰書者：不詳

說明：同 1.5a 碑。

1.7a《重修關帝廟碑記》*♯（亡缺）簡介

地點：原應鑲嵌於今關帝天后古廟的關帝殿内壁

---

① 現掛於武帝殿的楹聯著録情況可參見鄭煒明《匯編》第 52 頁，唯上聯首字之“聲”被誤録為“嚴”。現掛於天后宮的楹聯著録情況可參見同書第 54—55 頁，唯誤將掛聯之天后宮寫作“天后宮武帝殿”。

年代：應在咸豐六年（1856 年 2 月 6 日—1857 年 1 月 25 日）
撰書者：不詳

說明：同 1.5a 碑。

1.8a《重修天后宫碑記》＊♯（亡缺）簡介

地點：原應鑲嵌於今關帝天后古廟的天后殿內壁
年代：應在咸豐六年（1856 年 2 月 6 日—1857 年 1 月 25 日）
撰書者：不詳

說明：同 1.7a 碑。

1.9a《重修關帝天后古廟捐簽碑記》♯附照錄文

地點：鑲嵌於今關帝天后古廟的天后殿右側墻壁
年代：光緒七年季冬（1882 年 1 月 20 日—1882 年 2 月 17 日）
撰書者：重修值事卓文盛等

說明：本碑為本廟劫後僅存的一塊清代碑刻，雖然本身已是晚清之碑，但記載了本廟創建於康熙之年（1662 年 2 月 18 日—1723 年 2 月 4 日）等早期歷史情況，非常珍貴。其中歌頌廟宇神靈的“是以赫濯聲靈，洋夷望之而震慴”之句，乃是國難當頭時祈望神靈保護，以重振我國家的聲威，再創我民族之輝煌。原碑有小部分殘損嚴重，無法看清。以前唯《匯編》第 42—47 頁著錄，文字已經和目前所見的殘缺程度差不多，現祇能通過反覆對照研究原碑及參照《匯編》的錄文格式，對《匯編》文字和標點略作補正。

題名中的地名兩個或三個小字如“官堂”、“澳門”、“油麻地”等原皆作豎排由右往左並列，現改為横排从左至右。

附照一幀：

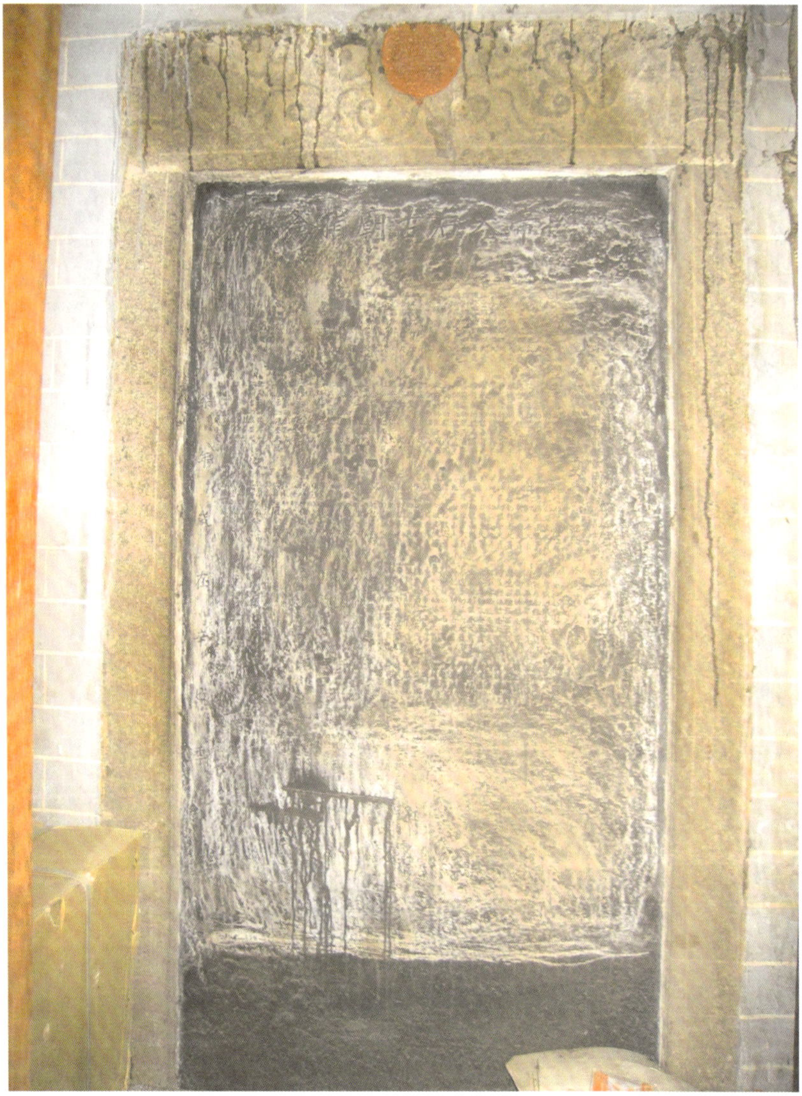

錄文點校：

重修關帝天后古廟捐簽碑記

伏惟

兩地參天，萬古咸□（歌?）大義；顯神贊順，千秋①共頌重坤。② 溯厥發祥，漢朝嶽降；稽諸系譜，閩省靈鍾。日月精忠，仰精忠者千萬戶；海河清晏，庇清晏者□□□。③ □□□□□□□□□□□□□□□□□□□□」

關帝、天后廟者，創建於康熙之年，坐向在丑未之位。簷宇相連，宮門各別。地枕一灣，諸峰朝拱；門環十字，眾水歸源。是以赫濯聲靈，洋夷望之而震懾④；調和風雨，海國□□□安□。⑤ □□□□□□□□□□，廟宜輝煌壯麗□□□」

並未重修土木，風雨銷⑥磨而易蝕，榱題崩折以難支，倘由起垣墻傾側，奚以見寶像莊嚴?⑦ 眾等用集同人，咸商義舉。廟貌則合而為一，兩列龍龕；堂階則展而重寬，群舒□□。⑧（下脫）」

是積簣乃可為山，成裘還須集腋。所願纓組法官，枌榆善士，輸不痼之芳流，蝶頻化玉；運佈施之手□，石盡成金。⑨ 庶⑩幾爻占既

---

① 《匯編》錄"千秋"作"十秋"。

② 《匯編》標點以上文字為"兩地參天，萬古咸□，大義顯神。贊順千秋，共頌重坤。"今按詞句的對偶關係，重新標點。

③ 《匯編》此處不加標點，依句子的對偶關係，應於此加句號。

④ 《匯編》錄"震懾"作"震攝"。

⑤ 《匯編》此處不加標點，依句子的對偶關係，應於此加句號。

⑥ 《匯編》錄"銷磨"作"鎖磨"。

⑦ "奚以見寶像莊嚴?"《匯編》將此反問句錄作肯定句："爰以見寶像莊嚴。"

⑧ 《匯編》錄作"……群舒（下脫）"今按上下文的句子對偶關係，應補改作如此。

⑨ 以上文句《匯編》錄作"所願纓組，法官枌榆，善士輸不痼之芳，流蝶頻化玉，運佈施之手，石盡成金"。今補一"□"而另作標點，使最後四句成對偶。

⑩ 《匯編》漏錄"庶"字。

濟，象喜維新。日亟鳩工[1]，金□壯□。[2] □□□□同□□□□□□□之觀□（下脫）」

重修值事：卓文盛　甄業隆　林鏡漢[3]　林澤豪　林永冠　周悅順　鄧[4]錦賢　林鏡滿」

茲將各善信喜助工金芳名開列于左：」

（按：以下題名原右起豎排，分欄，今改左起橫排，於欄末加"」"，並隔一行另列一欄。）

卓和勝助銀拾大員	安茂店助銀五大員
東合店助銀五大員	官堂卓龍和[5]堂助銀四大員
林鏡漢助銀四大員	同和廠助銀四大員
梁合利助銀四大員	道豐館助銀四大員
怡隆店助銀四大員	怡和館助銀四大員
廣合店助銀三大員	信成押助銀三大員
廣益店助銀三大員	源棧店助銀三大員
永泰来助銀弍員半	仁興店助銀弍大員
廷合店助銀弍大員	逢源店助銀弍大員
旺合廠助銀弍大員	永和廠助銀弍大員
卓福東堂助銀弍大員	同來灰爐助銀弍大員
安隆店助銀弍大員	新順源助銀弍大員
財合店助銀弍大員	珍和店助銀弍大員
鄭　益助銀弍大員	永悅隆助銀弍大員

① 《匯編》錄"鳩工"作"鳩工"。

② 《匯編》錄以上兩句及下文不加標點作"日亟鳩工金□壯□□……"今按上下文的句子對偶關係，補改標點。

③ 《匯編》漏錄"林鏡漢"。

④ 《匯編》錄"鄧"作"郭"。

⑤ 《匯編》録"龍和"作"和業"。

廣豐泰助銀弍大員[①] 新東泰助銀弍大員
廣萬祥助銀弍大員 廣信欄助銀弍大員
和記店助銀弍大員 廣安隆助銀弍大員
和泰店助銀弍大員 源隆廠助銀弍大員
周[②]榮遠助銀弍大員」

南昌店助銀弍大員 安盛店助銀弍大員
茂源店助銀壹両弍 興合店助銀壹員半
永興隆助銀壹員半 和盛店助銀壹員半
同興店助銀壹員半 永萬合[③]助銀壹員半
綸彰店助銀壹員半 易興店助銀壹員半
吳松發[④]助銀壹員半 長發押助銀壹両正
啟合店助銀壹両正 江合店助銀壹両正
財益店助銀壹大員 義盛堂助銀壹大員
鄭英舍助銀壹大員 福安堂助銀壹大員
恒和泰助銀壹大員 勝合店助銀壹大員
三益店助銀壹大員 萬生店助銀壹大員
祥盛店助銀壹大員 生源店助銀壹大員
黎端[⑤]宏助銀壹大員 廣和店助銀壹大員
廣来店助銀壹大員 黄財合助銀壹大員
新和店助銀壹大員 進利店助銀壹大員
永泰店助銀壹大員 興隆店助銀壹大員
張天保助銀壹大員 仁和店[⑥]助銀壹大員

---

① 《匯編》將以上兩句的先後倒置。
② 《匯編》錄“周”作“同”。
③ 《匯編》録“合”作“店”。
④ 《匯編》録“發”作“勝”。
⑤ 《匯編》録“端”作“瑞”。
⑥ 《匯編》錄“店”作“堂”。

永順合助銀壹大員　　怡安店助銀壹大員
廣德店助銀壹大員　　生合廠助銀壹大員」

（按：自以下起各欄首句往右移一行位於上文的“茲將各善信喜助工金芳名開列于左”句之下。）

蒙啟塤助銀壹大員　　廣興店助銀壹大員　　三和店助銀壹大員
梁章敬助銀壹大員　　何廣積堂助銀壹大員　　發利店助銀壹大員
茂興店助銀壹大員　　明利店助銀壹大員　　東岸黃富德堂助銀壹大員
恒德堂助銀壹大員　　成昌店助銀壹大員　　梁先岳助銀壹大員
新勝利渡助銀壹員　　森隆號助銀壹大員　　卓藏宏助銀壹大員
梁玉①超助銀壹大員　　萬安堂助銀壹大員　　安記店助銀壹大員
德興店助銀壹大員　　新廣華助銀壹大員　　見合店助銀壹大員
唐道館助銀壹大員　　廣甡店助銀壹大員　　超合店助銀壹大員
成安店助銀壹大員　　森源店助銀壹大員　　萬興店助銀壹大員
保安堂助銀壹大員　　霍輝順助銀壹大員　　永益隆助銀壹大員
生隆廠助銀壹大員　　惠興店助銀壹大員　　源興店助銀壹大員
珍勝欄助銀壹大員　　萬勝店助銀壹大員　　祥泰店助銀壹大員
福有堂助銀壹大員　　錫源店②助銀壹大員」

保安和助銀壹大員　　澳門海昌欄助銀壹大員
勝源店助銀壹大員　　馬紫玉助銀壹大員
恒合店助銀壹大員　　同德店助銀壹大員
兩益和助銀壹大員　　勝和店助銀壹大員
卓永忠助銀壹大員　　卓開拔助銀壹大員
梁達榮助銀壹大員　　贊記店助銀壹大員
錢致祥助銀壹大員　　卓崇德堂助銀壹大員

---

① 《滙編》錄“玉”作“寶”。
② 《滙編》錄“店”作“堂”。

廣有興助銀壹大員　　廣泰隆助銀壹大員
石岐陳新豐助銀壹大員　　油麻地廣利隆助銀壹大員
油麻地南安泰助銀壹大員　　油麻地東泰棧助銀壹大員
松記魚店助銀壹中員　　順隆店助銀壹中員
公和店助銀壹中員　　興和店助銀壹中員
泰利店助銀壹中員　　遂利店助銀壹中員
同順店助銀壹中員　　億豐店助銀壹中員
貴合店助銀壹中員　　萬利店助銀壹中員
恒興店助銀壹中員　　利泰店助銀壹中員
義昌館助銀壹中員　　仁利店助銀壹中員
黎貴明助銀壹中員　　顯①利店助銀壹中員
泰利店助銀壹中員　　泰隆店助銀壹中員」

（按：以下一欄首句往左移一行。）

葉兩興　春和堂　連興棧　錦元店　遠德店　義利店　均和店
廣成泰　翰芳樓　德隆店　桀生館　會棧店　啟利店　允盛店
新怡珍　王明耀　永興隆　合興店　廣源店　永業堂　裕利店
廣泰興　允成店　益記店　信合店　以上助銀壹中員　錦　權
梁文清　連昌店　陳道館　新祥益　兩和店　梁興伯　林　安
黃　勝　全利店　以上助銀壹両八」

拖船善信工金芳名：

郭兆蘭助銀叁大員　周成旺助銀叁大員　周勝滿助銀叁大員
何萬開助銀叁大員　何福盛助銀弍大員　何福開助銀弍大員
何進開助銀弍大員　張有利助銀弍大員　馮寬茂助銀弍大員
樊全旺助銀弍大員　梁進財助銀弍大員　盧富連助銀弍大員

---

① 《匯編》錄“顯”作“順”。

盧富叶①助銀弍大員	梁景發助銀弍大員	樊其輝助銀弍大員
吴啟結助銀壹員半	吴世禧助銀壹員半	高富銀助銀壹員半
周開滿助銀壹員半	何萬多助銀壹員半	何萬有助銀壹員半
何萬福助銀壹員半	何萬德助銀壹員半	黄茂開助銀壹員半
高富金助銀壹員半	張有順助銀壹員半	梁福富助銀壹員半
冼開德助銀壹員半	馮開貴助銀壹員半	郭振寬助銀壹員半
郭振蒲助銀壹員半	郭振美助銀壹員半	郭高運助銀壹員半
吴世昌助銀壹員半	郭高亮助銀壹員半	鍾興財助銀壹員半
郭賢滿助銀壹大員」		

陳大就	陳貴忠	劉開銀	劉發喜	黎連滿	□勝	盧興廣
盧興才	馮新才	郭振如	張進廣	霍發珍	霍發長	霍發益
郭太利	楊勝華	周成彩	白權枝	郭連喜	霍發喜	周成叶
馮就有	梁枝②發	高富廣	梁贊多	梁贊明	盧彩如	何萬富
樊新喜	馮進開	郭運廣③	黎開泰	樊發意	陳贊曉	梁長如
何連有	何福好」					

周財貴	周兆益	周兆祥	梁廣順	黎永枝	馮開華	郭正順
冼就開	馮廣開	陳悦好	梁長財	樊新全	馮禮發	陳枝長
何運開	盧茂□	盧茂枝	馮開泰	張才申	楊勝仟	盧彩有
盧隱④顯	郭明有	郭勝来	冼敬旺	樊旺來	馮賢福	郭高銓
郭高葉	何萬寬	馮賢銀	冼就財	黄連科	黎達勝	黎有連
冼財攜	盧彩多」					

① 《匯編》錄“叶”作“葉”，下同不注。
② 《匯編》錄“枝”作“杖”。
③ 《匯編》錄“廣”作“勝”。
④ 《匯編》錄“隱”作“急”。

何萬亨	何萬興	冼榮發	冼連輝	梁開盛	黎耀□	黎耀興
陳枝多	何萬祥	張德富	何萬好	李昭華	梁德新	張日明
郭錦聯	郭德興	郭應福	黃利好	何有結	樊全華	樊全結
楊勝能	何有廣	郭其文	馮長全	郭應寬	何佯鳳	何華友
何萬盛	盧連財	鄭太金	林杜勝	黃敬新	黃敬業	盧連科
盧連生	盧全大」					

（按：以下因現碑照太模糊，無從校點，基本轉錄《匯編》。）

盧長連	楊勝□	何有開	霍門順	張日順	郭德勝	黃敬寬
郭平好	張日發	梁勝開	郭　向	張新發	梁枝財	黃□蘭
盧喜榮	張三梯	何萬本	梁容興	周□貴	黃□廣	盧連□
何□□	李□□	張日爽	盧開珀	盧開齋	樊全信	樊全富
黎富□	黃敬禮	盧恒開	盧明開	樊發利	張日和	周意開
周宏才	郭金大	郭運甜	□□□	盧彩□	□□□	黎□□
盧彩□	郭　益	□□勝	郭星有	郭就開	何祥□	吳世恒
黃開德	黃枝有	何榮爽	黃意銀	黃意結	盧急玲	張旺連
張運德	樊□□	□□□	陳華玉	□□榮	吳祥銀	□□□
□□□	梁榮爽	盧就合	馮發義	樊發勝	梁英昌	張就德
冼敬開	冼敬就	霍能彩	布有齊	郭丁有	□□□	□□□
陳□□	□□□	□□□	□□□	□□□	黃□□	□□□
□□□	□□□	□□□	□祖賢	□□廣	□□新	張□□
□□□	□□□	□□□	□□□	□□□	□□□	黃□□
□□□	□□□	□□□	□財□	張財□	張□華	張□□
陳和開	黃勝祥	以上助銀壹大員		英和店	泗利店	悅興□
無名氏	□□□	□□□	樊□□	□□□	吳太伯	盧茂發
□德華	□□□	□興□	林□□	□□□	郭勝全	杜新□
周財富	郭福廣	梁多明	梁多順	陳勝有	郭高鳳	□□□
□□□	□□□	□□□	□□□	□□□	□□□	□□□

以上助銀壹中員　生泰店　東興店　盧□□　吴洪彩　盧連威
樊發好　陳悦勝　鍾勝枝　周發長　□□貴」

各舖戶合共進得銀壹伯陸拾陸両陸錢四分□□□□

各船戶合共進得銀弌伯零叁両六錢六分五厘□□□

上任司祝銀玖拾叁両零四分

已上三柱共進銀肆伯陸拾叁両四錢四分五厘

一支黄貴泥水散工一應該艮伍拾四両二錢五分

一支陳村太保磚瓦掛號一應該艮肆拾両零□錢□□□□

一支陳村黄茂彩料掛號一應該艮伍拾弌両七錢□□□□

一支□登傑木料一應該艮弌拾□両二錢七分七厘

一支茂安集木板杉一應該艮肆拾二両五錢四分六厘

一支瑞仔油漆顔料一應工銀弌拾両零五錢□□□□

一支張有打石一應工艮壹拾五両五錢八分□□

一支順昌磚瓦一應該艮壹拾七両四錢八分

一支旺合棚廠工艮壹拾七両五錢二分

一支新天福燈色油碗工艮壹拾六両二錢壹分

一支陳村渡載磚瓦杉料脚艮壹拾両零二錢九分

一支文經、和奂紙料顔色一應該艮壹拾二両五錢七分□□

一支泗合店白灰該艮弌拾三両八錢四分

一支祥豐花筒花窗實銀肆両七錢二分

一支入伙迎神廣牲金豬實艮壹拾両零七錢四分二厘

一支唐先生入火格向擇主坭水利　一應工艮壹□両□□五分

一支修整錫器一應工艮三（両）[1] 捌錢五分

一支劉樓黑碑壹碑刻字工銀一應艮（下脱）

一支散碎化用各樣小艇一應銀□拾両（下脱）

---

① 《匯編》漏録“両”。

已上合共一應支出銀肆佰（下脫）

光緒柒年歲在辛巳季[①]冬吉旦重修立

1. 1b 關帝廟雲板銘＊錄文

地點：懸掛於今關帝天后古廟的武帝殿内

年代：道光廿□年（1840 年 5 月 31 日—1849 年 7 月 19 日）五月

送者：沐恩弟子周□□等

造者：□□堂

說明：雲板是鐘的代用品，沒有鐘的廟往往用雲板代之。據今廟祝說，該廟原本有鐘，被人毀壞後此代以此雲板。此說不可全信，因為本雲板有“道光廿□年”的銘文，已是一百六十年前之物，當時之事，非今廟祝所親見。今廟祝所說的鐵鐘被毀之事，當是近三十年的事，如確實有，則應是“道光廿□年”以前的古鐘，掛於本廟的武帝殿者。本雲板個別字模糊不清。

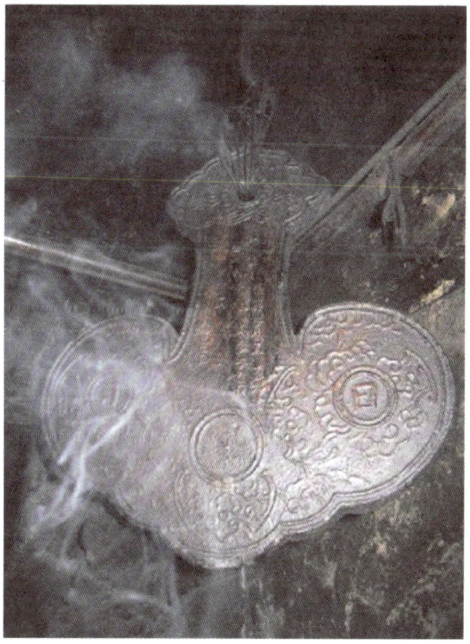

附照一幀：

原器的正面全照

① 《匯編》漏錄“季”。

錄文：

㊐
沐
恩弟子周□□
張□枝　李春業　張□□
梁亞牛　黃□發　李春有
仝敬立
關聖　帝君□(座)前
道光廿□　年五月吉旦立
□□堂
㊊

1. 2b 天后宮鐘銘＊＃（亡缺）簡介

地點：懸掛於今關帝天后古廟的天后殿內

年代：道光二十□年（1841 年 1 月 23 日—1850 年 2 月 11 日）五月或以前

送者：不詳

造者：不詳

說明：鐘為廟宇常設之物，無鐘則以雲板替代。今武帝殿有“道光廿□年”的雲板，而天后宮既無鐘又無雲板。

1. 3b 武帝殿香爐銘＊＃錄文

地點：原應置於今關帝天后古廟的武帝殿某神案上

年代：光緒辛巳年（1881 年 1 月 30 日—1882 年 2 月 17 日）

送者：沐恩弟子高富銀、高富爽

造者：澳門□源原

說明：本香爐現未能尋見拍照，無從校對。僅能從《匯編》第 57 頁所載轉錄其文如下：

光緒丙子歲仲冬吉旦

辛巳年重修　　　　　武帝殿

武帝殿

沐　　　　　　　　　關聖帝君

恩弟子高富銀、高富爽仝敬送

澳門□源原造

（按：以上右邊的“武帝殿”、“關聖帝君”如是本香爐銘文，則應是指本香爐是送給“武帝殿”的“關聖帝君”，至於其他情況和問題，則有待尋見原爐始能解決。）

1. 4b 武帝殿五供之塔形錫香爐銘 * ♯ 附照錄文

地點：置於今關帝天后古廟的武帝殿中間神案上

年代：光緒七年（1881 年 1 月 30 日—1882 年 2 月 17 日）

送者：不詳

造者：澳門生源造

說明：“五供”為廟堂陵宮的神案常設的五件一套祭器，由正中一香爐和左右兩燭台、兩花尊組成。以前唯《文物誌》氹仔卷有著錄。但《文物誌》將其與天后宮的同類器混合為一，且誤稱其為香塔。

附照一幀：

原器的正側面全照，可見其腰部有“武帝殿”三字銘文。

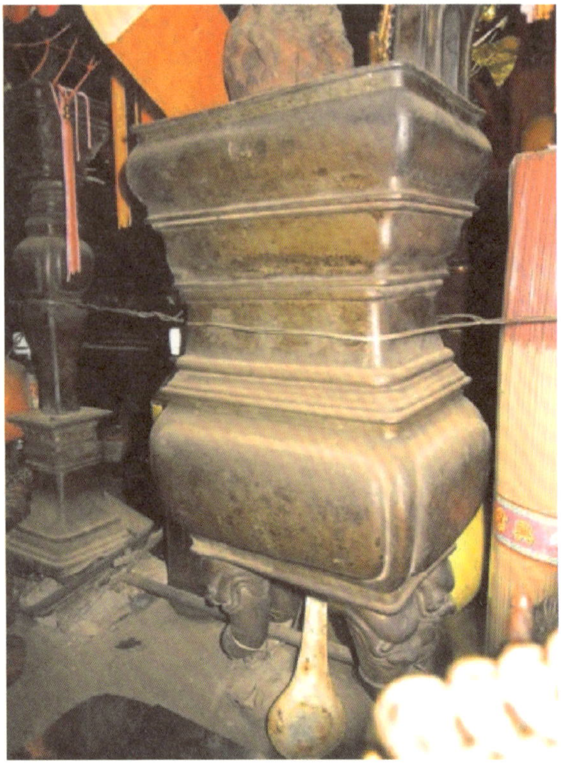

錄文：

殿 帝 武

門澳

光緒七年辛巳

重修

生源造

（按：以上錄文為便於顯示原銘文的格式，故錄入方格中。據照片可見：“武帝殿”三字在原器的上腰部，上款“光緒七年辛巳重修”在原器的下腹部右邊，下款“澳門生源造”在原器的下腹部左邊。）

1.5b 天后宮五供之塔形錫香爐銘＊♯附照錄文

地點：現置於今關帝天后古廟的天后宮中木神樓神案上

年代：光緒七年（1881 年 1 月 30 日—1882 年 2 月 17 日）

送者：不詳

造者：澳門生源造

說明：以前唯《文物誌》氹仔卷有著錄。但該書 191 頁將其與上 1.3b 混合為一，誤稱其為香塔，且誤記其正文及存地為“武帝殿”。

附照一幀：

原器的正側面全照，可見其腰部有“天后宮”三字銘文。

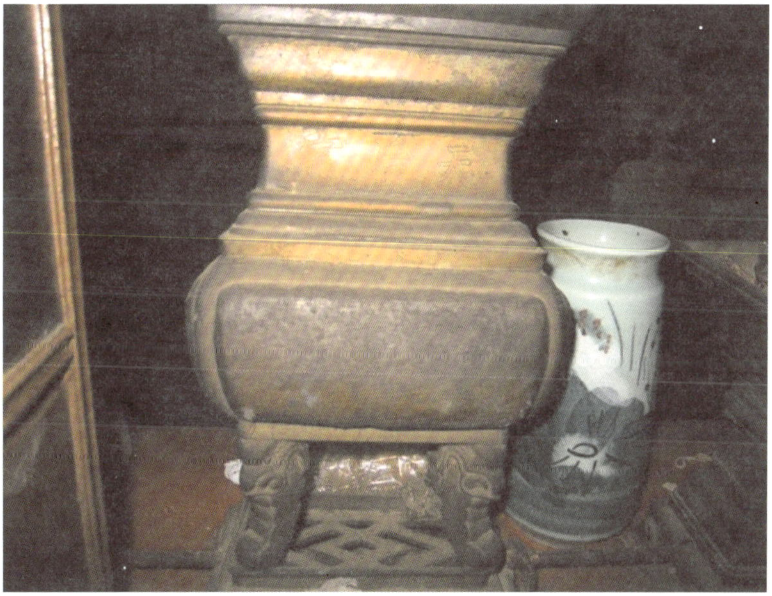

錄文：

宮　后　天
門澳
光緒七年辛巳
重修
生源造

（按：以上錄文為便於顯示原銘文的格式，故錄入方格中。據照片可見："天后宮"三字在原器的上腰部，上款"光緒七年辛巳重修"在原器的下腹部右邊，下款"澳門生源造"在原器的下腹部左邊。）

1.6b 關聖帝君案前聚寶龍爐銘＊♯附照錄文

地點：據銘文知其原置"關聖帝君案前"，現置關帝天后古廟的武帝殿近側門處

年代：光緒八年孟秋（1882年8月14日—1882年9月11日）

送者：沐恩弟子黃敬生等

造者：隆盛爐造

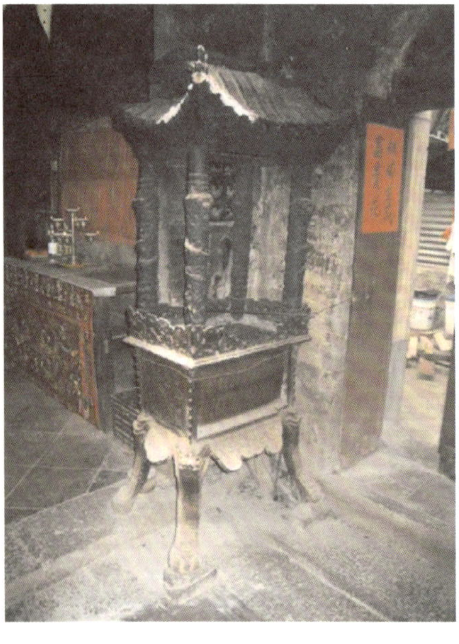

說明：《匯編》第56—57頁著錄此爐稱之為"銅爐"。本爐實為鐵質四腳大型鼎爐，因專供焚燒拜祭用的元寶紙錢等物之用，故名"聚寶龍爐"。由此爐可推知當年本廟之規模及香火之鼎盛。

附照兩幀：

①原器的正側面全照

②原器的腹部正面全照

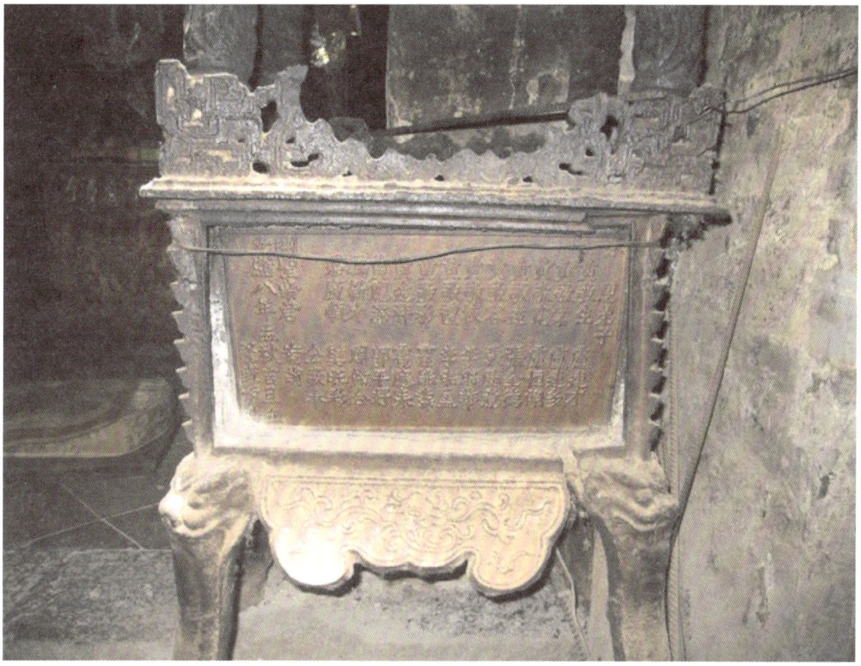

錄文：

（正背兩面之銘文）[1]

爐龍寶聚	沐　恩弟子 黃敬生　盧連才 黃敬業　盧連多 黃敬寬　盧恒開 黃敬遠　張金德 黃敬容　張勝意 黃敬枝　李昭華 黃敬禮　李昭盖[2] 黃敬彩　霍能發 黃達科　霍應来 黃應添　郭平好 馮新才　周傑合 梁廣順　樊旺彩 仝敬奉 關聖帝君　案前 光緒八年孟秋吉旦立 隆盛炉造

（按：以上兩面的銘文皆由右往左讀，“爐龍寶聚”為背面，其餘為正面。）

① 《匯編》的錄文不分正背而將背文置於正文之前。

② 《匯編》錄“盖”作“益”。

1.7b 武帝殿三腳香爐銘＊＃附照錄文

地點：現置於武帝殿屏門後的桌子上

年代：光緒八年孟夏（1882 年 5 月 17 日—1882 年 6 月 15 日）

送者：沐恩信士郭振如等

造者：佛山鉅源造

說明：此香爐形制較獨特，體形較大，廟祝特別用大鐵鎖鍊把它鎖住，以防被盜，足見其珍貴，非一般香爐可比。以前唯《匯編》第 56 頁有著錄。

附照一幀：

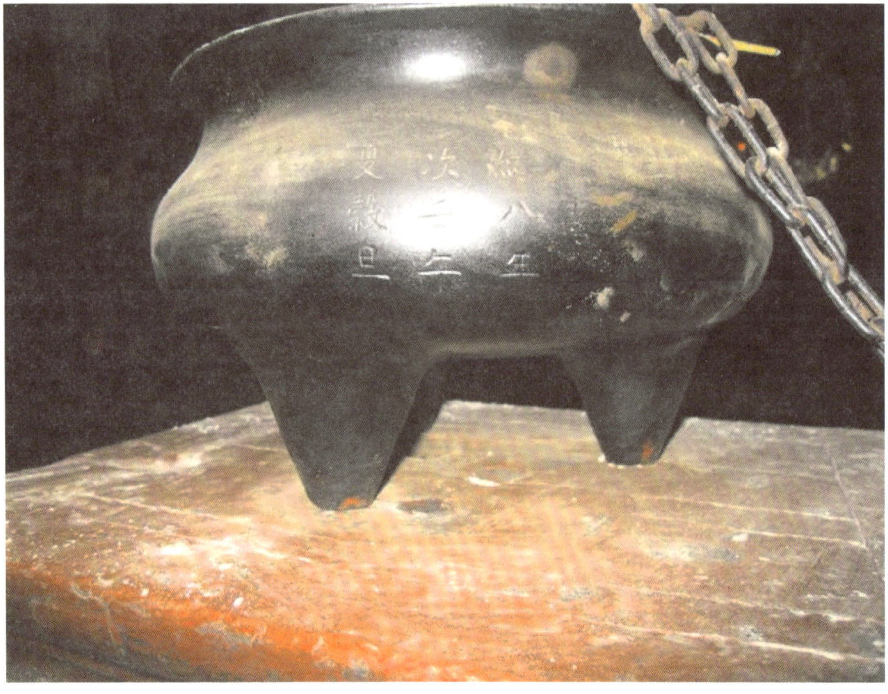

錄文：

光緒八年
歲次壬午
孟夏穀旦
沐
恩信士
郭振如
階①男
高南
高潤②
敬送
佛山
鉅源造

1.8b 恊天宮五供之塔形錫香爐銘＊＃附照錄文

地點：現置關帝天后古廟的武帝殿木神樓神案上

年代：光緒二十六年仲夏（1900 年 5 月 28 日—1900 年 6 月 26 日）

送者：沐恩信士何成喜等

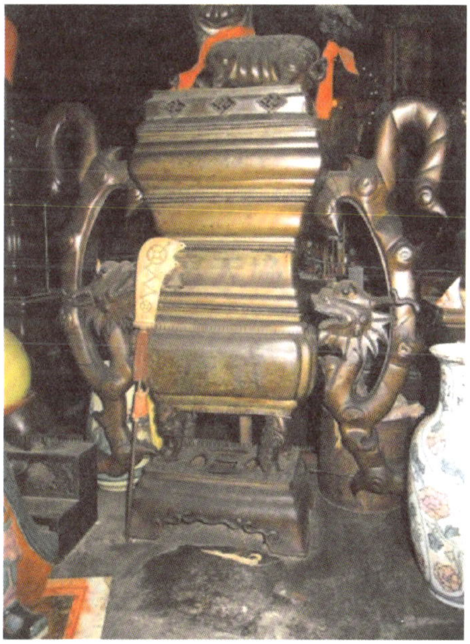

說明：此銘《匯編》未著錄，《文物誌》氹仔卷第 101 頁始著錄而稱其為香塔。因關帝又有“恊天大帝”之封號，故其神龕又名“恊天宮”。

附照一幀：

原器的正面照

① “階”應作“偕”。

② 《匯編》錄“潤”作“閏”。

錄文：

協天宮

光緒歲次庚子
仲夏吉旦
沐恩信士
何
成喜
成廣
成昭
敬送

（按：以上錄文為便於顯示原銘文的格式，故錄入方格中。據照片可見：“協天宮”三字在原器的上腰部，其餘上款在原器的下腹部右邊，下款在原器的下腹部左邊。）

2. 天后宮

天后宮位於今氹仔告利雅施利華街與巴沙總督街交界，該處本來是氹仔最大的古居民點“龍頭環”的西南端。本廟背山面海，應是氹仔最重要、最大型的古廟，但是，據本廟現存的古鐘銘的記年衹能保守地推斷其始建於清乾隆五十年（1662 年 2 月 18 日—1786 年 1 月 29 日）之前。但按其位居要津的情況以及本島的關帝天后古廟始建於康熙之年（1662 年 2 月 18 日—1723 年 2 月 4 日），路環天后古廟始建於康熙十六年（1677 年 2 月 2 日—1678 年 1 月 22 日），而關帝天后古廟無一道光以前之物留存，路環天后古廟也衹有稍早的乾隆二十八年（1763 年 2 月 13 日—1764 年 2 月 1 日）之鐵鐘留存的情況，則可以大膽推測本廟之鼎建也很可能是在康熙之年（1662 年 2 月 18 日—1723 年 2 月 4 日）。衹可惜這間歷史悠久的廟宇，雖然保留了一座巨大的乾隆五十年的古鐘，成為其曾經有過的悠久歷史與輝煌的唯一鐵證，卻沒有一塊建廟修廟的記事碑或題名碑留下，這在當今整個“澳門地區”是獨一無二之例。每當進入此廟考查研究時，心中都不禁冒出一連串的問号：究竟是什麼人，出於什麼原因目的，在什麼時候，用什麼方法，把這些古今碑刻（保守估計起碼有二十塊）全部挖毀消滅得一乾二淨呢？不但清代的沒有留下片羽，就連民國以來的也都一塊不剩。這中間隱藏的種種秘密，史學的研究衹能從學術的層面揭示一二，其餘情況也許衹有天知地知以及曾做者和曾見者知了。

由於與本廟歷年碑刻被乾淨徹底地消滅的同時，本廟其他應有的歷史文物也大都失蹤，衹能通過此一尚存的乾隆鐘銘文及其他一些較後的文物如鼎爐楹聯匾額等的文字推知其以往的建修歷史。根據乾隆鐘銘文上的“天后宮”之名，以及本廟的匾額等一直沿用此一清朝官定的天后廟宇的正式名稱，可知其在清代一直是官方主建的天后廟。又據本廟尚存的道光二十八年戊申（1848）匾有“遷建值事……”可知本廟現址為該年所遷之新址，當同時立有相應的“遷建記事碑”記載有關的人事。又因為廟宇的遷建屬於整體性的遷移搬廟，當離原址不遠，故仍然是在龍頭環之內的“龍頭環天后宮”。加上離現廟不遠的原海傍巨石上“天后廟稅地”及“海鏡乙卯”摩崖石刻，故可推定“龍頭環天后宮”的舊址當在此石之傍。這情況就像媽角的天妃宮（今稱媽祖閣）原本是海邊與巨石之傍，並在石上留有同類摩崖石刻一樣。而且，“天后廟稅地”的石刻還可以證明其與澳門半島有“蓮峰廟稅地”的蓮峰廟一樣，都是有官給的“某廟稅地”的官廟。本廟喬遷而在舊址保留“天后廟稅地”，證明本廟擁有的房地產在官商民合力支持下的百多年間有所發展擴大。可惜一系列記事之碑刻已被毀滅，房地產也衹剩下被食肆包圍的一間小廟。

2. 1a《鼎建天后宮紀事碑》*（亡缺）簡介

地點：原應鑲嵌於今巴沙總督馬路天后宮內壁

年代：約在清康熙以前

撰書者：不詳

說明：凡正規建廟者必有鼎建廟碑，此乃有無數證據可資證明。上文已據本廟現存乾隆五十年（1785 年 2 月 9 日—1786 年 1 月 29 日）古鐘銘等推斷其始建年及相關的歷史情況。此碑應是記載了中國官方行使主權管治氹仔而建此官廟以及本廟的財產與所屬等等的史實，不利於葡人對氹仔的侵佔及與葡人勾結的一些澳門華人對此官廟的產權之竊取，因而被故意挖毀。其被挖毀的具體時間當在 1981 年以前，因為本澳學者鄭煒明於這段時間開始進行調研時已不見此碑。

2. 2a 遷建天后宮碑誌＊（亡缺）簡介

地點：原應鑲嵌於天后宮內壁

年代：約在道光二十八年（1848 年 2 月 5 日—1849 年 1 月 23 日）

撰書者：不詳

說明：凡正規修廟者必有修廟碑記，此乃有無數證據可資證明。故上文已據本廟現存的道光二十八年（1848 年 2 月 5 日—1849 年 1 月 23 日）匾有"遷建值事……"推定本廟現址為該年所遷之新址，當時應立有"遷建記事碑"記載有關的人事。既有一眾值事贈匾慶賀本廟喬遷之喜，其"遷建記事碑"亦當有眾多官商民各色人等捐金助工題名，其中必然有涉及"遷建"相關的一系列房地產與其他金銀財物的進支等等情況的記錄。這顯然不利於葡人對氹仔的侵佔及葡人勾結的一些澳門華人對此官廟的產權之竊取瓜分，因而被故意挖毀消滅。其被挖毀的具體時間當在 1981—1984 年以前，因為本澳學者鄭煒明於這段時間開始進行調研時已不見此碑。

總而言之，雖然明知本廟曾有很多碑刻鐘銘等金石文字，但苦無片羽吉光可見，暫時無法再介紹，但願將來有幸能再見到一些殘存的藏品。

2.1b 天后宮鐘銘＊附照錄文

地點：懸掛於今天后宮第二進殿內左側座地鐘架

年代：乾隆五十年（1785 年 2 月 9 日—1786 年 1 月 29 日）

造者：萬德老爐

說明：此鐘為本廟道光以前的唯一古文物，不但是現在所見氹仔最古老的廟宇文物，連同路環一起算，也是各廟宇中名列第二古的文物。其在用於研究本廟的創建史方面的重要參考價值，在上文已多次引用作分析證明與推論。例如：據本廟現存的乾隆五十年（1785 年 2 月 9 日—1786 年 1 月 29 日）古鐘銘等推斷其始建年及相關的歷史情況。

但是，時下澳門坊間流行的一些文藝及掌故類書多以本鐘銘的“龍頭環”之地名推定其為“潭（氹）仔”的古稱或別名。當予以糾正。詳證見下文 3.2a 重修上帝祖廟捐簽碑誌（一）的說明。

附照三幀：

①原器的全貌現照

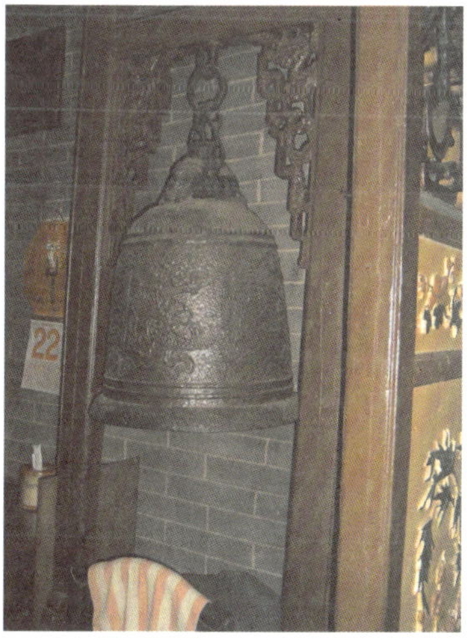

②原器的銘文部分照

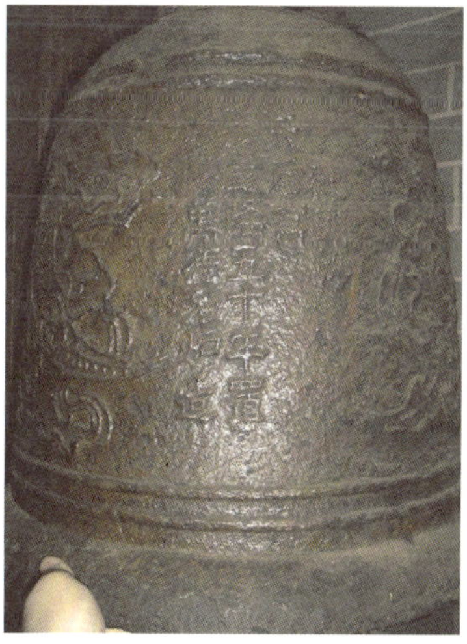

③原器的下邊款現照

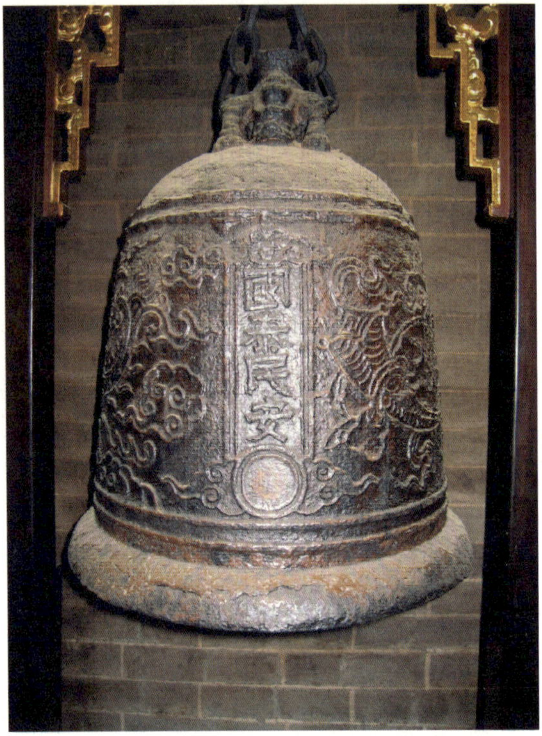

錄文：

風調雨順	龍頭灣 天后宮 乾隆五十年置 萬德老炉造	國泰民安

（按：以上錄文為便於顯示原銘文的格式，故錄入方格中。據照片及實物和慣例可知："風調雨順"為上邊款，[1]"國泰民安"為下邊款。炉為當時慣用的"爐"字簡異體。）

① 《匯編》第 20 頁始著錄此鐘銘，稱之為"天后宮銅鐘"，漏錄此上邊款。

2. 2b 天后宮四足化寶龍鼎爐銘*附照錄文

地點：藏於今天后宮天后殿中神案底下

年代：道光四年孟春（1824 年 1 月 31 日—1824 年 2 月 29 日）

送者：沐恩弟子何旺勝

造者：萬明爐

說明：此始載於《文物誌》氹仔卷第 576 頁，被命名為“四足鐵香爐”。今經研究：此鼎爐為本廟年代古老僅次於乾隆五十年（1785 年 2 月 9 日—1786 年 1 月 29 日）古鐘之文物，也是本廟於道光二十八年戊申（1848 年 2 月 5 日—1849 年 1 月 23 日）“遷建”以前的舊廟尚存的第二件重要之文物。其用途與關帝天后古廟的 1.6b 關聖帝君案前聚寶龍爐相同，專供焚燒拜祭用的元寶紙錢等物之用，故代擬其名為“四足化寶龍鼎爐”。雖然，此爐現在已經缺足而且殘破嚴重，但是，由此爐之巨大可以推知“遷建”以前原廟之規模之大及其香火之鼎盛。故彌足珍貴，有關方面務必予以妥善保護，以作公開展覽之用。

附照兩幀：

①原器的正側面全貌現照

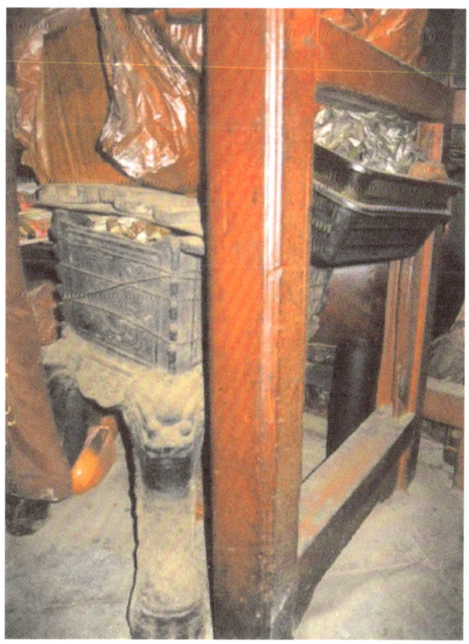

②原器的背面全貌現照

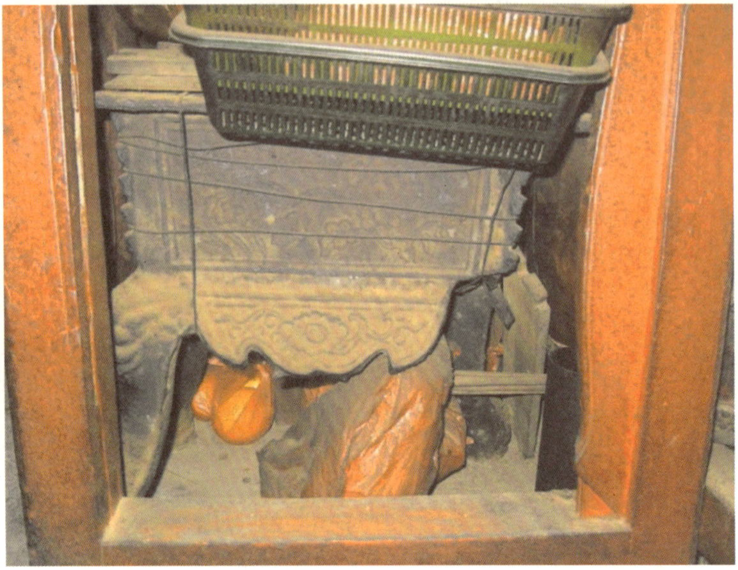

錄文：

沐
恩弟子
何旺勝
敬
送
旹
道光四年孟
春吉旦立
萬
明
炉造

（按：以上錄文為便於顯示原銘文的格式，故錄入方格中。據照片及實物可知，其背面及兩側皆無文字。“旹”為“時”的異體，“炉”為“爐”的異體。）

2. 3b 天后宮奠酒石船刻字＊附照錄文

地點：現藏於今天后宮天后殿中神案底下

年代：道光二十八年秋月（1848 年 7 月 30 日—1848 年 10 月 26 日）

送造者：昌盛石店

說明：此始載於《文物誌》氹仔卷第 572 頁，但祇記其上款銘文。這是雕刻精美的花崗岩石酒船，上、下款皆分拆為兩截陰文刻於草龍形浮雕圖案之上部與中下間的空白處。上款的“道光”由右往左橫刻於右上角空白處，“廿八年秋月立”由上往下斜刻於右邊中下的空白處；下款的“澳門”由右往左橫刻於左上角空白處，“昌盛石店”由上往下斜刻於右邊中部的空白處。石酒船為廟宇常設神案之前，供信眾拜祭神靈時向神靈敬酒的酹酒之處。這是本廟於道光二十八年喬遷時新置立的，此為尚存至今為數不多的文物之一，故也是很珍貴之歷史文物，有關方面務必予以妥善保護，以作公開展覽之用。

附照一幀：

原器的正面全貌現照

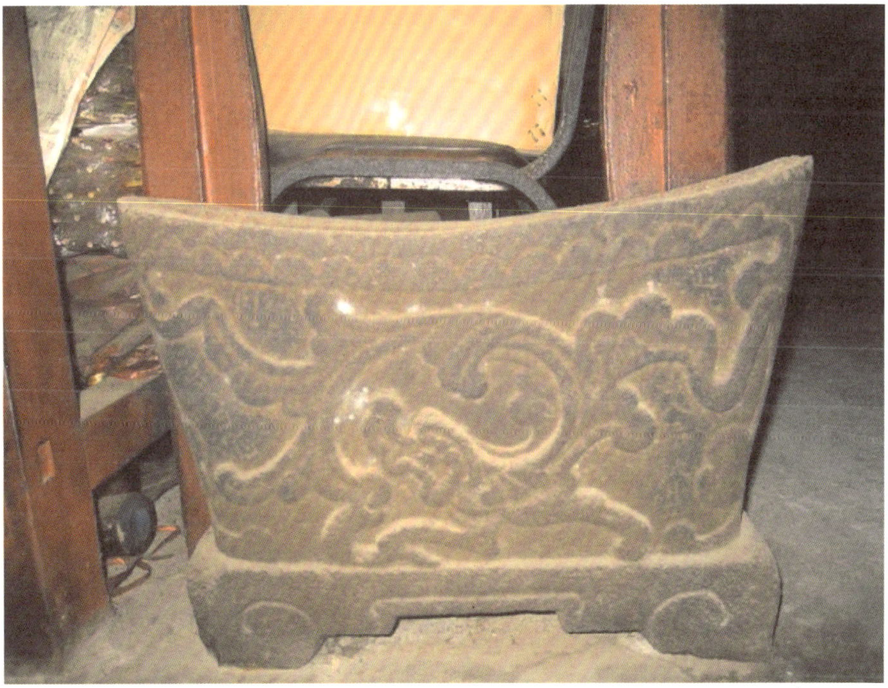

錄文：

道光廿八年秋月立

澳門昌盛石店

2. 4b 天后宮石香爐銘＊♯附照錄文

地點：原置於天后宮左側殿木神案上

年代：光緒二十五年孟春（1899 年 2 月 10 日—1899 年 3 月 11 日）

送者：陳明德合家

造者：不詳

說明：此銘始著錄於《匯編》第 16 頁，《文物誌》氹仔卷第 403 頁，並對之有進一步的介紹。但本人未能尋獲拍照。

附照一幀（此照為鄭煒明先生提供）：

原器的正面全貌現照

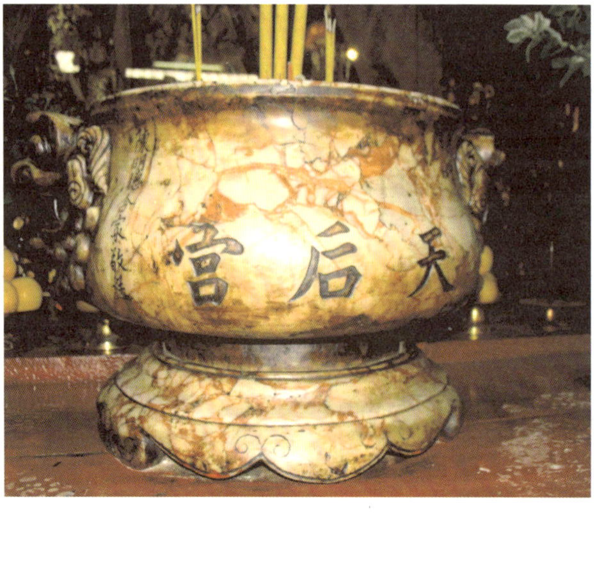

錄文：

背面	正面
殿母國	光緒廿伍年孟春穀旦 宮后天 陳明德合家敬送

（按：以上錄文為便於顯示原銘文的格式，故錄入方格中。據正面照片可見：上下款各豎書一行小字分列爐身的正面兩旁，正面靠底由右往左橫書一行大字“天后宮”。另外背面有“國母殿”三個大字。值得注意一點，此爐所用石料形制年代與其後氹仔觀音堂的香爐大同小異而略早，且送者同為陳明德，可見陳氏家庭對中國傳統宗教信仰的虔誠與熱心。在澳葡殖民統治下的氹仔、九澳兩島大多數中國居民與澳門半島大多數中國居民一樣堅持傳統信仰並使用中國清朝的年號。）

3. 北帝廟

北帝廟位於今氹仔地堡街嘉妹前地（LARGO CAMõES），該處本來是氹仔最大的古居民點“龍頭環”的中西部。本廟雖然廟齡居於第三位，但卻是氹仔島現存最大的古廟。其始建的碑刻亦已不存。現存之清代碑刻衹有光緒八年孟春（1882 年 2 月 18 日—1882 年 3 月 18 日）的《重修上帝祖廟捐簽碑誌》組碑四塊，記錄了本廟的創建年份及其重修的主要人事，明確記載本廟“創建於道光閼逢癸夘（1843 年 1 月 30 日—1844 年 2 月 17 日）之歲”。在氹仔、九澳的清代大型廟宇如氹仔天后宮和九澳天后古廟都存在一個共同的怪現象，就是一系列的鼎建重修廟碑刻消失得一乾二淨，獨有相當古老的廟鐘卻安然渡過了多次大劫，保存至今。這也許是因為鐘銘極為有限的文字資料使之既能證明廟宇的古老，而又不像碑刻那樣詳盡地記載該廟本來的財產及其所屬，因而被圖謀將官公廟產化為私有者手下留情，衹砸碑刻而不毀古鐘銘吧。因此，本廟亦有幸保存了一個道光二十四年孟冬（1844年11月10日—1844年12月9日）之巨鐘。據此可以進一步推斷，本廟始建至建成之時應在道光二十三年至二十四年（1843—1844）間。至於其始建碑及較早的重修碑刻之不存，當亦因為有人故意破壞而造成。所幸本廟保存了光緒八年孟春（1882年2月18日—1882年3月18日）的《重修上帝祖廟捐簽碑誌》組碑四塊。這使人可以推想，前述兩廟在此之前的類似重修中也應有此類眾多信眾捐金助工的題名組碑，衹是其所記載的廟產歸屬更加詳細明確，不像此組碑刻是在葡萄牙佔領氹仔島三十年後之產物，是官公廟產的民間私有化完成時期的作品，其所記載的本廟創建的文字衹用含糊的筆法涉及其原有的中國官方背景幾句話。故此，這也應是這組碑得以幸免被砸爛，而其他兩廟的同類組碑都在劫難逃的原因。

3.1a 鼎建上帝祖廟碑誌*（亡缺）簡介

地點：原應鑲嵌於氹仔地堡街嘉妹前地北帝廟內壁

年代：約在清道光二十三年季冬（1844年1月20日—1844年2月17日）

撰書者：不詳

說明：凡正規建廟者必有鼎建廟碑，此乃有無數證據可資證明。上文已據本廟現存的光緒八年孟春（1882年2月18日—1882年3月18日）的《重修上帝祖廟捐簽碑誌》，以及道光二十四年孟冬（1844年11月10日—1844年12月9日）之巨鐘鐘銘等推斷其始建年及相關的歷史情況。在此進一步指出，此碑應是記載了中國官方行使主權管治氹仔而建此官廟以及本廟的財產與所屬等等的史實，不利於葡人對氹仔的侵佔及與葡人勾結的一些澳門華人對此官廟的產權之竊取，因而被故意挖毀。因為光緒八年孟春（1882 年 2 月 18 日—1882 年 3 月 18 日）的《重修上帝祖廟捐簽碑誌》的作者已用含糊的筆法記載本廟創建的中國官方背景和意圖說："創建於道光閼逢癸夘之歲，坐位在巽乾辰戌之原，地枕一灣，諸峯朝拱，門環十字，四水歸源。是以赫濯聲靈，洋夷振懾。調風和雨，海國安瀾。無水（火?）而不驚，有疪癘而無染。斯固昇平之瑞，實蒙默祐之恩也。"（譚按：1843 年為中英第一次鴉片戰爭結束之時，慘敗的清朝被迫向英國割地賠款，並訂立《五口通商條約》，而在澳門半島中部租居二百多年的葡萄牙人亦同時開始實施其侵佔澳門半島及其附近地區的圖謀。[①] 因此，所謂在此時於氹仔創建本廟而收到"赫濯聲靈，洋夷振懾"之效，乃愛國官民的良好愿望而已。事實是隨着清朝國勢日弱，葡人侵佔澳門半島及其附近地區的圖謀逐步得逞，本廟也由官民共建的官公廟宇逐步化為純民間商民掌控重建的私廟，其始建碑也因此而被人故意破壞而失傳，不知所蹤了。其被挖毀的時間當在 1981—1984 年以前，因為本澳學者鄭煒明於這段時間開始進行調研時已不見此碑。）

看來，光緒八年碑的撰書並刻碑者劉桂在當時的情勢下雖然不可能在碑文中說出創廟的全部歷史事實，卻有心用這幾句話將當時愛國官民建廟以保家衛國的意圖約略記載了下來。是以該碑雖已云亡，而其主要的愛國愛教精神卻承傳至今不滅。此為筆者多年讀碑研史的一得之見也。

---

① 參考黃文寬《澳門史鉤沈》第 165 頁。又吳志良、楊允中主編《澳門百科全書》（2005 年修訂版）第 623—626 頁載：澳葡於咸豐元年（1851 年 2 月 1 日—1852 年 2 月 19 日）以武力侵佔氹仔島，同治三年（1864 年 2 月 8 日—1865 年 1 月 26 日）以武力侵佔路環島，於光緒五年（1879 年 1 月 22 日—1880 年 2 月 9 日）組成離島政府，由澳葡任命的統領兼任氹仔路環行政長官。

3.2a 重修上帝祖廟捐簽碑誌（一）＃附照錄文

地點：鑲嵌於今氹仔北帝廟内第一進與第二進的大殿左壁（位居四碑最右邊的首位）

年代：光緒八年孟春（1882年2月18日—1882年3月18日）

撰書並刻碑者：劉桂

說明：本碑為由右往左依次排列，文意銜接，而且碑名皆同的四塊合一的組碑之首，故此，先給本碑題加了（一）的序號，以下各碑題再分別加（二）、（三）、（四）的序號，以使讀者明瞭此四碑之關係。本碑文前半為序文及“倡建祖廟值事芳名存列”等等，後半為捐金者題名，其首以“……約銀壹佰大員”起，至碑末以捐金“五大員”者止，並沒有其他單塊碑文應有的結尾內容，則由（二）碑起首的捐金“五大員”者連接上。而這些的碑的結尾內容要到第四碑末纔出現，足見本次捐金者的人数之多。

正如上文指出：本組碑刻是在葡萄牙開始實施武力佔領氹仔島三十年後之產物，是官公廟產的民間私有化已完成時期的作品。但其作者在本碑序中仍能用含糊的筆法記載本廟創建的中國官方背景和意圖說：“……創建於道光閼逢癸夘之歳（1843年1月30日—1844年2月17日），坐位在巽乾辰戌之原，地枕一灣，諸峯朝拱，門環十字，四水歸源。是以赫濯聲靈，洋夷振慴。調風和雨，海國安瀾。無水（火?）而不驚，有疕癘而無染。斯固昇平之瑞，實蒙默祐之恩也。”這實際上是將當時愛國官民建廟以保家衛國的意圖約略記載了下來。這是值得一再提請大家在讀此碑文時要留意古人用心良苦之處。

此外，據碑文所載，組織發起和參與此次重建捐助的氹仔（譚按：氹仔商戶為組織發起者，即碑文所載的“倡建祖廟值事”、“重修祖廟值事”、“總理值事”等人、店，故碑文不另標注其地）、廣州、澳門、路環、九澳、香山、東莞、南海、順德、江門、肇慶、佛山、香港、新會、高鶴（譚按：碑文對氹仔以外的人、店皆有注明其地）等地的珠江三角洲城鎮的商民店號共多達一千二百五十多名，“合共進收得實銀貳仟捌佰柒拾壹大員零七毫”，“合共支用銀貳仟捌佰肆拾玖大員”。由此也可見在澳葡殖民統治下的氹仔、九澳兩島大多數中國居民與澳門半島大多數中國居民一樣堅持傳統信仰並使用中國清朝的年號。

據碑文所載地名還可以看出，氹仔與其鄰近的澳門、路環、九澳等是互不隸屬的，可證葡人把氹仔及路環（九澳）等島嶼作為澳門的屬地純屬侵略者的謊言。同時，由此還可看出“路環”與“九澳”當時皆非全島之稱，而衹是該島同時並存的兩個村落名。另外，本碑序文“茲我潭仔龍頭環真武上帝廟”，又據光緒十三年九月初三日（1887年10月19日），北洋大臣李鴻章給總理衙門復文所附其幕客程佐衡在澳門地區實地調查報告《勘地十說》說：“潭仔土名三沙，中一小山，具牛形，曰牛山，名上沙。過峽處，南與大山相連，葡人圖作圓點者誤，俟詳分圖。西一島孤立，與牛山隔水，曰千門山、曰十字門山，名西沙。大山西出一嫩枝，盡頭處峰石昂然，曰龍頭灣，名下沙。大山東一帶，矮岡遠伸入海，曰鷄頸。大山南脊，挺出甚陡，旁無居人，與龍頭灣，與牛山迴環成峽，中含農田數十丘，村落數處，街道附於龍頭灣山下。聞潭仔未開埠以前，本屬漁人出沒之鄉，僅有林家村、卓家村兩處……”[①] 綜上所述，可以清楚看出北帝廟所在的“龍頭環”衹是當時“潭（氹）仔”三沙之一的小地名。但是，時下澳門坊間流行的一些文藝及掌故類書則多有誤以“龍頭環”或“龍環”等為“潭

① 原載台灣中研院近代史所編印《澳門專檔》第一冊，轉引中國第一歷史檔案館、澳門基金會、暨南大學古籍研究所合編：《明清時期澳門問題檔案文獻匯編》（三），人民出版社 1999 年版，第 337 頁。筆者略改標點。

（氹）仔”的古稱或別名之說。① 此類誤說就如同把澳門半島的“南灣”稱為澳門的別名一樣，理應據此碑文以及歷史實際情況予以糾正。

《匯編》第 21－33 頁首先著錄了這四塊碑文，然而並沒有明確說清其為組碑，而且還可能是手民之失而將第三塊碑的碑題漏了一字和錯了一字，寫作“重修上帝廟捐簽碑記”。《碑刻集》則完全不載此組碑。《匯編》的錄文是唯一可資借鑑的奠基之作，本來《匯編》作者著錄時該組碑文已有相當殘損，現經過多年後又有進一步的殘損，故《匯編》的錄文實有創始性貢獻，並記錄保存了不少已不可見的文字，這是必須充分肯定的。但是，由於當年的電腦較低級等條件所局限，《匯編》的錄文排印出現了一些誤漏及錯簡，故不能不費心加以補正，以使其應有的真正價值得以全面恢復。現據照片並參照《匯編》的錄文，按原碑格式重新標點校錄此組碑文。凡異體字或錯字皆照其原形著錄。

附照一幀：

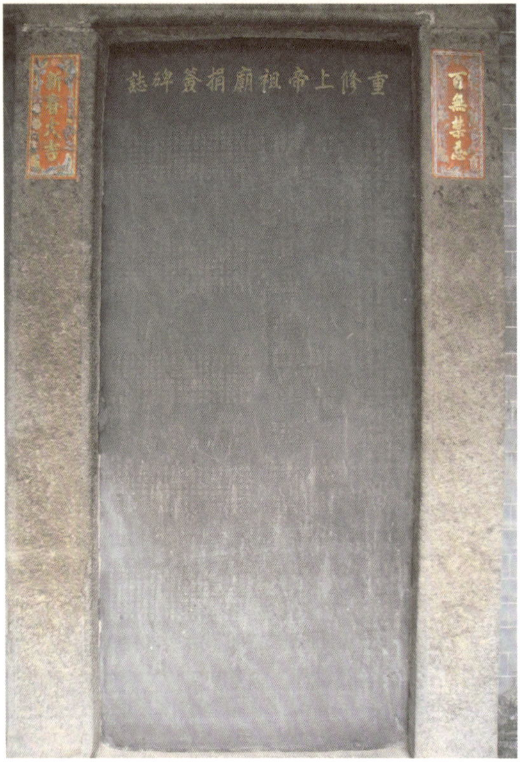

① 例如，鄧景濱、葉錦添：《澳門名勝楹聯輯注》第 268 頁說：“龍環：氹仔古稱。又稱龍灣、龍頭灣、龍頭環。”澳門楹聯學會 1998 年版。陳煒恆：《路氹掌故》第 66 頁說：“（氹仔天后宮）“福蔭龍環”匾，被認為當中“龍環”二字，乃氹仔古稱，令氹仔古稱得以重見天日。”臨時海島市政局 2000 年版。

錄文：

重修上帝祖廟捐簽碑誌

伏以位總天樞，運神功於習坎；光昭北極，垂景象於重乾。宣威力而掃盪羣魔，𦯉（鎮?）[①] 狂瀾而乂[②]安衆庶，終古仰無為之化，萬方安有道之祥。[③] 茲我潭仔龍頭環真武[④]」

上帝廟創建於道光閼逢癸夘之歲，坐位在巽乾辰戌之原，地枕一灣，諸峯朝拱，門環十字，四水歸源。是以赫濯聲靈，洋夷振慴[⑤]。調風和雨，海國安瀾。無水（火?）而不驚，有疪癘而無染。[⑥]」斯固昇平之瑞，實蒙默祐之恩也。迄今屢易星霜，向未重修土木，垣雖無恙而棟宇傾頹，（頽?）[⑦] 亦僅存而衣冠綻裂。況復中堂淺狹，展地方伸虎拜之誠；外座[⑧]低垂，崇墉乃振翬飛」之勢。欲壯觀瞻，亟宜締造。爰卜於神，復詢乎衆，輿情允洽，龜筮協從，衆等用集同人，共商美舉，惟是積簣乃可為山，成裘還須集腋，所願宰官紳士，樂助黃金，商賈農工，廣施亦」仄，庶幾刻桷丹楹，仰大觀之鳳闕，從此朝鐘暮皷，宣雅韻於龍環，是為引序。」

倡建祖廟值事芳名存列于[⑨]左」

（錄按：以下原文由右向左豎排，共分三排，現錄文改橫排，至排末加“」”，

---

① 此字形近似“英”字及“奠”字的手書體，《匯編》22 頁錄“英”，但“英狂瀾”於文意不通，姑錄作此字以存疑待考。

② 《匯編》第 22 頁錄“乂”作“又”。

③ 《匯編》第 22 頁錄“終古仰無為之化，萬方安有道之祥”作“終古仰無為之化萬，安有道之祥”。

④ 北帝本稱“玄武”，為避清聖祖康熙的“玄”字諱改稱“真武”。

⑤ 《匯編》第 22 頁錄“慴”作“攝”。

⑥ 《匯編》第 22 頁錄“無水（火?）而不驚，有疪癘而無染”作“□□而不驚有庇而無染”，標點及文字都有誤漏。

⑦ 《匯編》第 22 頁錄“（頽?）”作“□”。

⑧ 《匯編》第 22 頁錄“座”作“塵”。

⑨ 《匯編》第 23 頁錄“于”作“於”。

再錄次排。原各排列整齊，現因加注而略有參差）

就成店　洪源店　源利店　會昌店　受芳堂　廣合店　恒勝店　東和店
茂成店　隆記店①　宏利店　萬和店」
同德店　恒和店　宏經店　廣安店　義德店②　和勝店　源泉店　新合盛
合德店　厚順店③　生芝堂　厚昌料」
同孚館　萬興店　麥合利　永順店　謙珍館④　廣隆店　和昌料　義盛店
安茂店　義昌料⑤　盧贊開　盧國貴」

重修祖廟值事芳名開列于左⑥」

（錄按：以下原文由右向左豎排，本來共分四排，但至末尾兩欄則祗有三排，且置於前四排之中，現錄文改横排，至前四排及後三排末皆加“」”，再錄次排。）

總理值事　廷合店　東合店　安茂店　仁興店　南昌店　廣益店
信成押　怡隆店　廣信店」　同和店　逢源店」　財合店　易興店
珍和店　廣萬祥　長發押　廣合店　和泰店　財益店　綸彰店
勝合店」　和勝店　新順源」　道豐⑦店　和盛店　黄安隆　新東泰
林光遠堂⑧　新和店　梁合利　成安店　忠興店　廣昌店」　安記店
永順店」　恒益欄　怡安店　恒和泰　福安堂　萬生堂　錫源店
唐道德　永義行　義合店　旺合店」

東莞王善慶堂敬送全金神相滿堂　神椅五座　約銀壹佰大員」

---

① 《匯編》第 23 頁錄“隆記店”此录文亦为“隆記店”。

② 《匯編》第 23 頁錄“義德店”作“廣安店”，導致有兩間“廣安店”。其原因是排列未按原式次序，故有參差錯位。

③ 《匯編》第 23 頁漏錄“厚順店”。

④ 《匯編》第 23 頁錄“謙珍館”作“永順店”，導致有兩間“永順店”。

⑤ 《匯編》第 23 頁漏錄“義昌料”。

⑥ 《匯編》第 23 頁錄“開列于左”作“存列於左”。

⑦ 《匯編》第 23 頁錄“豐”作“丰”，下同不另注。

⑧ 《匯編》第 23 頁錄“林光遠堂”作“林興遠堂”，下同不另注。

（錄按：以下各欄原按助銀多少由右向左豎排，自上而下分五欄，現錄文改横排由首欄起錄，至欄末加“」”，再錄次欄）

東①合店助銀四拾大員　　安茂店助銀四拾大員

仁興店助銀弍②拾五員　　南昌店助銀弍拾五員

怡和公司助銀弍拾五員　　廣益店助銀弍拾壹員

怡隆店助銀弍拾大員　　信成押助銀弍拾大員

廣信店助銀壹拾陸員　　同和店助銀壹拾陸員

澳門悦隆店助銀壹拾陸員　　逢源店助銀壹拾五員

財合店助銀壹拾五員　　易③興店助銀壹拾四員

珍和店助銀壹拾四員　　廷合④店助銀壹拾四員

廣萬祥助銀壹拾四員　　長發押助銀壹拾四員

廣合店助銀壹拾四員　　贊記店助銀壹拾四員

源隆店助銀壹拾叁⑤員」

見合店助銀壹拾弍員　　和泰店助銀壹拾弍員

財益店助銀壹拾弍員　　綸彰店助銀壹拾弍員

勝合⑥店助銀壹拾弍員　　廣安隆助銀壹拾弍員

興合店助銀壹拾弍員　　和勝店助銀壹拾弍員

香邑梁植桂堂助銀壹拾弍員　　兩益店助銀壹拾壹員

生隆店助銀壹拾壹員　　永益隆助銀壹拾壹員

新順源助銀壹拾大員　　道豐店助銀壹拾大員

和盛店助銀壹拾大員　　新⑦廣華助銀壹拾大員

---

① 《匯編》第23頁錄“東”作“來”。

② 《匯編》第23頁將所有“弍”字錄作“二”，下同不另注。

③ 《匯編》第23頁錄“易”作“□”。

④ 《匯編》第23頁錄“廷合”作“建和”。

⑤ 《匯編》第23頁錄“叁”作“四”。

⑥ 《匯編》第24頁錄“合”作“和”。

⑦ 《匯編》第24頁錄“新”作“永”。

永萬合助銀壹拾大員　　新東泰助銀壹拾大員
安隆店助銀壹拾大員　　三和店助銀壹拾大員
林光遠堂助銀壹拾大員」

陳村永泰渡助銀拾大員　　東邑陳瑞祥助銀拾大員
新和店助銀玖大員　　永悦隆助銀玖大員　　三益店助銀玖大員
梁合利助銀玖大員　　祥盛店助銀捌大員　　成安店助銀捌大員
萬勝店助銀捌大員　　忠興店助銀捌大員　　廣和①店助銀捌大員
廣豐泰助銀捌大員　　廣興店助銀捌大員　　廣昌店助銀捌大員
廣安渡助銀捌大員　　永順合助銀捌大員　　茂源店助銀七大員
廣德店助銀七大員　　安記店助銀七大員　　怡安店助銀七大員
永興隆助銀七大員」

進利店助銀七大員　　悦利店助銀七大員　　恒合店助銀六大員
同德店助銀六大員　　萬興店助銀六大員　　新怡珍助銀六大員
恒和泰助銀六大員　　福安堂助銀六大員　　萬生堂助銀六大員
成昌店助銀六大員　　祥泰店助銀六大員　　錫源店助銀六大員
超合店助銀六大員　　恒豐欄助銀六大員　　南邑黎其遠堂助銀六大員
會邑陳福善堂助銀六大員　　財合欄助銀五②大員　　廣来(來)店助銀五大員
勝源店助銀五大員　　興隆店助銀五大員　　珍勝店助銀五大員」

萬安堂助銀五大員　　保安堂助銀五大員　　唐道德助銀五大員
萬利店助銀五大員　　恒源店助銀五大員　　容利料助銀五大員
鄭志和助銀五大員　　郭紹蘭助銀五大員　　郭高業助銀五大員

---

① 《匯編》第24頁録“和”作“利”。
② 《匯編》第24頁録“五”作“六”。

何世銀助銀五大員　　何萬益助銀五大員　　何萬寬助銀五大員

澳門何善慶堂助銀五大員　　太平順①安利渡助銀五員

陳村益盛欄助銀五大員　　澳門三記塩（鹽）公司助銀五大員

香邑鄭英合助銀五大員　　澳門明記茶棧助銀五大員

順邑龍伯常助銀五大員　　南邑五②桂堂助銀五大員

香邑梁彩合助銀五大員」

3.3a 重修上帝祖廟捐簽碑誌（二）♯附照錄文

地點：鑲嵌於今氹仔北帝廟內的大殿左壁（位居四碑右邊的次位）

年代：光緒八年孟春（1882 年 2 月 18 日—1882 年 3 月 18 日）

撰書並刻碑者：劉桂

說明：本碑為由右往左，依次排列，文意銜接，而且碑名皆同的四塊合一的組碑之次，故此，給本碑題加了（二）的序號。本碑純為捐金者題名，其首行為“今將喜□□（捐助?）金芳名開列”，以下的“芳名”由捐金“五大員”者起，正上接（一）碑之末的捐金“五大員”者。而本碑末以捐金“弍大員”者止，則由（三）碑起首的捐金“弍大員”者連接上。

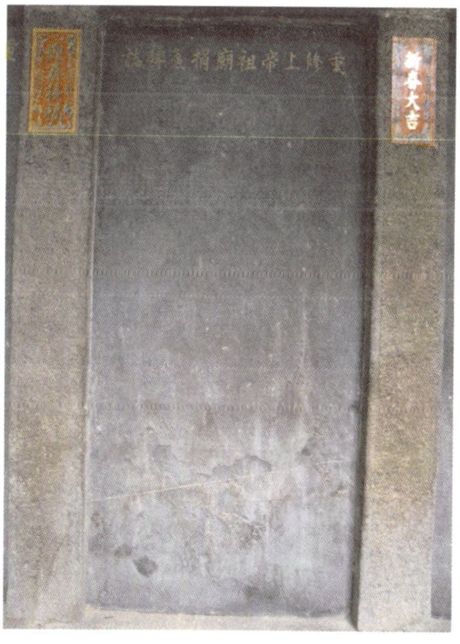

附照：

① 《滙編》第 25 頁錄“順”作“信”。

② 《滙編》第 25 頁錄“五”作“王”。

錄文：

重修上帝祖廟捐簽碑誌①

今將喜□□（捐助?）金芳名開列

路環燦合店助銀五大員	路環永利店助銀五大員
澳門廣新店助銀五大員	澳門義生塩館助銀五大員
澳門三益欄助銀五大員	南邑黎立本堂助銀五大員
東邑蘇廣潮助銀五大員	□邑鄭榮□助銀五大員
□昌順助銀五大員	□合店助銀四大員
啟合店助銀四大員	永泰店（助銀四大員）
億豐店（助銀四大員）	廣泰店（助銀四大員）
泰利店（助銀四大員）	泰（□□助銀四大員）
（□□）翰（助銀四大員）	（□□□助銀四大員）
（□□□助）銀（四大員）②	□祥益（助銀四）③大員
□德□助銀四大員	（□□店助銀四大員
□□店助銀四大員	□□店助銀四大員
□□店助）④銀四大員	同興店助銀四大員
永和店⑤助銀四大員	黎宜福助銀四大員
張日明助銀四大員	梁⑥德新助銀四大員

① 《匯編》第25頁誤錄此題作“重修上帝廟捐簽碑記”。

② 以上文字今碑已經完全殘損不可見，全部轉抄《匯編》第25頁，衹有括號內的文字是《匯編》原寫缺字，是筆者據上下文意及格式補上。

③ 《匯編》第25頁錄作“□□□”，今雖已殘損不可見，但可據上下文意及格式補上。

④ 以上各括號內的文字《匯編》原皆錄作“缺”字，今雖已殘損不可見，但可據上下文意及格式補上。

⑤ 《匯編》第25頁錄“店”作“□”。

⑥ 《匯編》第25頁錄“梁”作“張”。

吳世[1]□助銀四大員　　吳[2]□□助銀四大員

吳[3]□□助銀四大員　　吳啟[4]□助銀四大員

吳世垣[5]助銀四大員　　周成旺[6]助銀四大員

□邑陳□怡堂[7]助銀四大員　　陳村[8]恒昌店助銀四大員

□□□助銀四大員」

(□□□助銀□大員　□□□助銀□大員　□□□助銀□大員

□□□助銀□大員　□□□助銀□大員　□□□助銀□大員

□□□助銀□大員)[9]　□隆店（助銀□大員）□興店助（助銀□大員）

林源店助（銀□大員）　　廣甡店助（銀□大員）

茂興□助（銀□大員）　　同（□□助銀□大員）

江（□□助銀□大員）　　保（助銀叁大員）

(□□□助銀叁大員)　　□記店助（銀叁大員）

郭高亮助銀（叁大員）　　□□開助銀（叁大員）

(□□□）助銀叁大員　　(□□□助銀叁大員)[10]

廣興店助銀叁大員[11]　　□□□助銀叁大員[12]

---

① 《匯編》第 25 頁錄“世”作“□”。

② 《匯編》第 25 頁錄“吳”作“□”。

③ 《匯編》第 25 頁錄“吳”作“□”。

④ 《匯編》第 25 頁錄“吳啟”作“□□”。

⑤ 《匯編》第 25 頁錄“垣”作“□”。

⑥ 《匯編》第 25 頁錄“周成旺”作“□成□”。

⑦ 《匯編》第 25 頁錄“□邑陳□怡堂”作“陳□堂”。

⑧ 《匯編》第 25 頁漏錄“陳村”。

⑨ 此處以上原碑殘缺七行，《匯編》第 26 頁衹錄作“缺”，現據上下文意及格式全部補上。

⑩ 以上各括號內的文字，《匯編》第 26 頁衹錄作“缺”，現據上下文意及格式全部補上。

⑪ 《匯編》第 26 頁於此錄作“廣興（缺）”。

⑫ 《匯編》第 26 頁於此錄作“（缺）三大員”。

陳合□助銀叁大員[1]　　陳□□助銀叁大員[2]

陳財有助銀叁大員[3]　　何成金助銀叁大員

何貴財[4]助銀叁大員　　何進開助銀叁大員

鄭發金助銀叁大員　　□合記[5]助銀叁大員

澳門保太和[6]助銀叁大員　　澳門允成店[7]助銀叁大員

澳門昌茂[8]店助銀叁大員　　澳門□益泰助銀叁大員

澳門盈昌店[9]助銀叁大員　　生□店助銀叁大員[10]」

(□□□助銀□大員　□□□助銀□大員　□□□助銀□大員

□□□助銀□大員　□□□助銀□大員　□□□助銀□大員

□□□助銀□大員　□□□助銀□大員　□□□助銀□大員

□□□助銀□大員　□□□助銀□大員　□□□助銀□大員

□□□助銀□大員　□□□助銀□大員　□□□助銀□大員

□□□助銀□大員　□□□助銀□大員　□□□助銀□大員

□□□助銀□大員　□□□助銀□大員　□□□助銀□大員

□□□助銀□大員　□□□助銀□大員　□□□助銀□大員

□□□助銀□大員)[11]　連興棧(助銀弍大)員　安盛店助(銀弍大員)[12]

---

① 《匯編》第 26 頁於此衹錄一“缺”字。

② 《匯編》第 26 頁於此衹錄一“陳”字。

③ 《匯編》第 26 頁漏錄“陳財有助銀叁大員”。

④ 《匯編》第 26 頁漏錄“財”字。

⑤ 《匯編》第 26 頁錄“□合記”作“□□□”。

⑥ 《匯編》第 26 頁錄“澳門保太和”作“□太和”。

⑦ 《匯編》第 26 頁錄“澳門允成店”作“□成店”。

⑧ 《匯編》第 26 頁錄“昌茂”作“□□”。

⑨ 《匯編》第 26 頁錄“昌店”作“□□”。

⑩ 《匯編》第 26 頁錄“生□店助銀叁大員”作“生□□□□□□□員”。

⑪ 此處以上原碑殘缺二十五行，《匯編》第 26 頁衹錄作“此處缺二十五行”，現據上下文意及格式補上。

⑫ 《匯編》第 26 頁錄作“連興棧（助銀弍大）員　安盛店助（銀弍大員）”作“連興棧□□□□員　安盛店助□□□□”。

春和堂助銀弍大員　（廣成泰助銀弍大員　裕和店助銀弍大員
松記店助銀弍大員　□合利助銀弍大員　□□店助銀弍大員
□□□助銀弍大員　□□□助銀弍大員　□□□助銀弍大員
□□□助銀弍大員）①」

（□□□助銀弍大員　□□□助銀弍大員　□□□助銀弍大員
□□□助銀弍大員　□□□助銀弍大員　□□□助銀弍大員
□□□助銀弍大員　□□□助銀弍大員　□□□助銀弍大員
□□□助銀弍大員　□□□助銀弍大員　□□□助銀弍大員
□□□助銀弍大員　□□□助銀弍大員　□□□助銀弍大員
□□□助銀弍大員　□□□助銀弍大員　□□□助銀弍大員
□□□助銀弍大員　□□□助銀弍大員　□□□助銀弍大員）②
（郭□□助銀弍大員）　（郭□亮助銀弍大員）　（郭賢滿助銀弍大員）③
郭星德助銀弍大員　（郭□□助銀弍大員　郭□□助銀弍大員
郭□□助銀弍大員）④　郭振□助銀弍大員　郭開就助銀弍大員
郭坤明助銀弍大員　郭就明助銀弍大員　郭□義堂⑤助銀弍大員
（何萬□助銀弍大員　□□□助銀弍大員　□□□助銀弍大員
郭□□助銀弍大員）⑥」

---

① 此處以上九行《匯編》第 26 頁完全漏錄不提，現據所見文字及上下文意及格式全部補上。

② 此處以上原碑殘缺二十一行，《匯編》第 26 頁完全漏錄不提，現據上下文意及格式全部補上。

③ 以上三行原碑文字基本可見，《匯編》第 26 頁完全漏錄不提，現據所見文字及上下文意及格式補上。

④ 以上三行原碑文字基本可見，《匯編》第 26 頁祇提“（此處缺三行）”，現據所見文字及上下文意及格式補上。

⑤ 《匯編》第 26 頁錄“郭□義堂”作“郭□堂”。

⑥ 以上四行原碑文字殘損嚴重，僅幾字可見，《匯編》第 26 頁錄作“（缺）□□□助銀□□”，現據所見文字及上下文意及格式補上。

(□□□助銀弍大員　□□□助銀弍大員　□□□助銀弍大員
□□□助銀弍大員　□□□助銀弍大員　□□□助銀弍大員
□□□助銀弍大員　□□□助銀弍大員　□□□助銀弍大員
□□□助銀弍大員　□□□助銀弍大員　□□□助銀弍大員
□□□助銀弍大員　□□□助銀弍大員　□□□助銀弍大員
□□□助銀弍大員　□□□助銀弍大員　□□□助銀弍大員
□□□助銀弍大員　□□□助銀弍大員　□□□助銀弍大員
□□□助銀弍大員　□□□助銀弍大員　□□□助銀弍大員
□□□助銀弍大員　□□□助銀弍大員)①　盧□悦(助銀弍大員)②
盧喜順助銀弍大員　盧喜彩③助銀弍大員　(盧彩□助銀弍大員)④
盧□星助銀弍大員⑤　盧連多助銀弍大員　盧連財⑥助銀弍大員
盧□長助銀弍大員⑦　(□□□助銀弍大員　□□□助銀弍大員
□□□助銀弍大員　□□□助銀弍大員)⑧」

(□□□助銀弍大員　□□□助銀弍大員　□□□助銀弍大員
□□□助銀弍大員　□□□助銀弍大員　□□□助銀弍大員
□□□助銀弍大員　□□□助銀弍大員　□□□助銀弍大員
□□□助銀弍大員　□□□助銀弍大員　□□□助銀弍大員
□□□助銀弍大員　□□□助銀弍大員　□□□助銀弍大員

---

① 此處以上原碑殘缺二十六行，衹有少部分銀錢字可見，《匯編》第 26 頁衹錄作“（下缺）（此處缺二十六行）”，現據上下文意及格式補上。

② 此“助銀弍大員”原碑模糊可見，《匯編》第 26 頁衹錄“（缺）”。

③ 《匯編》第 26 頁錄“盧喜彩”作“盧喜□”。

④ 此“盧彩□助銀弍大員”原碑模糊可見，《匯編》第 26 頁衹錄“（缺）”。

⑤ 此“盧□星助銀弍大員”原碑模糊可見，《匯編》第 26 頁衹錄“盧（缺）弍大員”。

⑥ 《匯編》第 26 頁錄“財”作“才”。

⑦ 此“盧□長助銀弍大員”原碑模糊可見，《匯編》第 26 頁衹錄“盧（缺）”。

⑧ 此處以上原碑殘缺四行，《匯編》第 26 頁衹錄作“（下缺）”，現據上下文意及格式補上。

□□□助銀式大員	□□□助銀式大員	□□□助銀式大員
□□□助銀式大員	□□□助銀式大員	□□□助銀式大員
□□□助銀式大員	□□□助銀式大員	□□□助銀式大員
□□□助銀式大員	□□□助銀式大員	黎□□助銀式大員)①
黎耀（利助銀式大員）	黎富滿助銀（式大員）	黎德懷助銀（式大員）
黎發仁助銀(式大員)②	(□□□助銀式大員	□□□助銀式大員
□□□助銀式大員	□□□助銀式大員	□□□助銀式大員
□□□助銀式大員	□□□助銀式大員)③」	

(□□□助銀式大員	□□□助銀式大員	□□□助銀式大員
□□□助銀式大員	□□□助銀式大員	□□□助銀式大員
□□□助銀式大員	□□□助銀式大員	□□□助銀式大員
□□□助銀式大員	□□□助銀式大員	□□□助銀式大員
□□□助銀式大員	□□□助銀式大員	□□□助銀式大員
□□□助銀式大員	□□□助銀式大員	□□□助銀式大員
□□□助銀式大員	□□□助銀式大員	□□□助銀式大員
□□□助銀式大員	□□□助銀式大員	□□□助銀式大員
□□□助銀式大員	□□□助銀式大員	□□□助銀式大員
□□□助銀式大員	□□□助銀式大員)④	□□□助銀式大員
□□店助銀式大員	□□店助銀式大員	石灣何文昌助銀式大員

① 此處以上原碑二十八行嚴重殘缺，祇有第二十八行的“黎”字模糊可見，《匯編》第 26 頁祇錄作“（此處缺二十八行）”，現據上下文意及格式補上。

② 以上各括號內的文字《匯編》原皆錄作“缺”字，今據可見文字及上下文意及格式補上。

③ 此處以上原碑殘缺六行，《匯編》第 27 頁祇錄作“（下缺）”，現據上下文意及格式補上。

④ 此處以上原碑殘缺二十九行，祇有極少部分銀錢字模糊可見，《匯編》第 26 頁祇錄作“（此處缺二十九行）”，現據上下文意及格式補上。

石灣老利合助銀（弍大員）①　　　　江門合□欄助（銀弍大員）②

（□□店助銀弍大員　　□□□助銀弍大員　　□□□助銀弍大員）③」

3. 4a 重修上帝祖廟捐簽碑誌（三）♯附照錄文

地點：鑲嵌於今氹仔北帝廟內的大殿左壁（位居四碑右起往左的第三位）

年代：光緒八年孟春（1882 年 2 月 18 日—1882 年 3 月 18 日）

撰書並刻碑者：劉桂

說明：本碑為由右往左，依次排列，文意銜接，而且是碑名皆同的組碑之三，故此，給本碑題加了（三）的序號。本碑亦純為捐金者題名，其首行與上碑（二）連接，由捐金“弍大員”起，至碑末“以上各助銀壹大員”止。

附照：

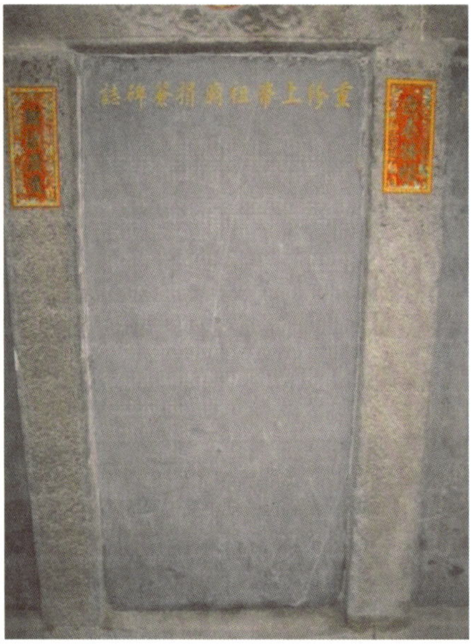

---

① 《匯編》第 27 頁錄“石灣老利合助銀（弍大員）”作“石灣老利合助銀（缺）”。

② 《匯編》第 27 頁錄“江門合□欄助（銀弍大員）”作“江門元□□助（缺）”。

③ 此处原碑文字殘損嚴重，僅一“店”字及其助銀數字模糊可見，《匯編》第 27 頁錄作“（以下缺）”，現據所見文字及上下文意、格式補上。

錄文：

重修上帝祖廟捐簽碑誌

江門宜茂店助銀弍大員	江門廣益店助銀弍大員
陳村四德店助銀弍大員	陳村滙昌店助銀弍大員①
陳村中盛店助銀弍大員	石岐陳新豐助銀弍大員
石岐怡利益助銀弍大員	香城陸月池助銀弍大員
新安文潮通助銀弍大員	澳門富貴全助銀弍大員
澳門三益欄助銀弍大員	澳門三和店助銀弍大員
澳門興記店助銀弍大員	澳門悦棧店助銀弍大員
澳門泰興店助銀弍大員	澳門就記店助銀弍大員
澳門和興盛助銀弍大員	楊盛能（助銀弍大員）②
楊開發（助銀弍大員）	高富開（助銀弍大員）
高富廣（助銀弍大員）	鍾根③樹（助銀弍大員）
白權枝（助銀弍大員）	蘇廷卿（助銀弍大員）
蒙啟塤（助銀弍大員）	林勝利（助銀弍大員）
譚聚賢（助銀弍大員）	岑錫④記（助銀弍大員）
杜義順⑤堂（助銀弍大員）	（□）勝旺（助銀弍大員）

① 《滙編》第 27 頁對“陳村滙昌店助銀弍大員”以上四名助銀者名錄及錢數全部漏錄，錯簡移後插進第 30 頁中間。

② 《滙編》第 27 頁對“楊盛能（助銀弍大員）”以下至“鷄婆好助銀弍大員”以及“覡婆好助銀弍大員”等二十一名助銀的各人、店名之後的“助銀弍大員”全部漏錄，這些原碑文是清楚可見的。

③ 《滙編》第 27 頁錄“根”作“振”。

④ 《滙編》第 27 頁錄“錫”作“鍚”。

⑤ 《滙編》第 27 頁錄“義順”作“順義”。

益源店（助銀式大員）
福有堂（助銀式大員）
永日堂（助銀式大員）
義和堂（助銀式大員）
東順昌①（助銀式大員）
紹利裝（助銀式大員）
鶏婆好（助銀式大員）
東勝和裝銀式大員
覞婆好（助銀式大員）
無名氏助銀式大員
南邑區慎修堂助銀式大員」

（南邑岑志順堂助銀式大員
南邑岑志慎堂助銀式大員
南邑岑晃傳堂助銀式大員
南邑黃慎修堂助銀式大員）②
南邑甘和合堂助銀式大員
南邑黎若彭助銀式大員
南邑葉潤深榮助銀式大員
東邑陳聯義堂助銀式大員
澳門和益店助銀式大員
澳門煥文店助銀式大員
澳門中興棧助銀式大員
澳門③合記茶棧助銀式大員
澳門生和店助銀式大員
澳門祥棧店助銀式大員
澳門海昌欄助銀式大員
澳門元吉店助銀式大員
澳門寶来欄助銀式大員
澳門益利店助銀式大員
潭洲④恒源店助銀式大員
潭洲超合店助銀式大員
長洲廣隆盛助銀式大員
路環燕合店助銀式大員

---

① 《匯編》第 27 頁錄“昌”作“堂”。

② 《匯編》第 27 頁對“南邑黃慎修堂助銀式大員”以上四名助銀者名錄及錢數全部漏錄，錯簡移後插進第 30 頁中間。

③ 《匯編》第 27 頁對“澳門合記茶棧助銀式大員”以下七名助銀的各店名前的“澳門”皆漏錄。

④ 《匯編》第 27 頁錄此及下一個“潭”字作“譚”。

路環王道生助銀式大員　　麻地長利店助銀式大員

南水泗益店助銀式大員　　九澳同信利助銀式大員

新兩合助銀壹員半　　仁棧店（助銀壹員半）①

同安福（助銀壹員半）　　茂合店（助銀壹員半）

友来興（助銀壹員半）　　興和店（助銀壹員半）

公和店（助銀壹員半）　　連昌店（助銀壹員半）

全利店（助銀壹員半）　　郭富開（助銀壹員半）

郭勝如（助銀壹員半）　　（郭星和助銀壹員半）

郭星長（助銀壹員半）　　郭星匯（助銀壹員半）

郭德旺（助銀壹員半）」

（馮新茂　馮新廣　馮開貴　馮開泰）②　馮新財　馮賢銀　馮興旺

陳永善堂　陳枝壽　陳枝多　陳兆可　陳品芳　梁開廣　梁富福

梁玉合店　張日和　張日順　張日發　張敬堂　盧悦開　盧金帶

樊旺根　樊旺彩　黄應添　黄德結　黄利好　黎旺勝　黎寬裕

周先③貴　李超華　布有齊　麥寧④德堂　信廉堂　石岐新萬生

石岐悦来店　南邑霍勝順　九澳張漢華　澳門大豐店

以上助銀壹員半　楊盛華壹両正　仁和店壹両正」

（益記店壹両正　仁和欄　利泰店　東信店）⑤　贊合店　同泰店

---

① 《匯編》第 28 頁對“仁棧店（助銀壹員半）”以下至“郭德旺（助銀壹員半）”等十四行的“助銀壹員半”以及“郭星和助銀壹員半”整行全部漏錄，而原碑文是清楚可見的。

② 《匯編》第 28 頁對“馮開泰”以上四名助銀店名及錢數全部漏錄，錯簡移後插進第 30 頁中間。

③ 《匯編》第 28 頁錄“先”作“圓”。

④ 《匯編》第 28 頁錄“寧”作“守”。

⑤ 《匯編》第 28 頁對“東信店”以上四名助銀者名錄全部漏錄，錯簡移後插進第 30 頁中間。

同源店　兩興館　恒升店　兩和店　道成館　陳道居　李義九
允成店　南生店　仁利店　廖普照①　東生店　廣利店　榮利店
悅興店　發利店　鴻勝店　泗利店　允利店　合興店　廣有興
廣泰隆　啟利店　連合店　維記店　信②合店　兩合店　萬福店
順隆店　裕盛店　東興店　利貞店　源棧店　成利店　寶源店」

（兩和店　同和灰店　潮元記　允成竹店）③　生泰店　品蘭店　怡順店
潮④學記　鉅⑤益店　永業堂　三益店　忠盛店　同芳棧　安興店
恒記店　和興店　義全店　春元茶棧⑥　福興隆　潮豐記　新源昌⑦
廣甡店　義合堂　茂勝堂　廣有利　勝利裝　兩順堂　永安隆
萬隆泰　生記茶棧　萬益公司　大興和　和記棧　泰德興　寶興隆
大利店　何運開　何大賢　何悅財　何均全　何連就」

（何貴金　何新開　何英華　何萬福）⑧　何新平　何萬多　何祥贊
何萬祥　何萬好　何悅旺　何有興　何萬德　何萬開　何旺連
何進明　何萬勝　何萬本　何男⑨記　何運⑩有　何祥多　何祥勝

---

① 《匯編》第 28 頁錄“照”作“燕”。

② 《匯編》第 28 頁錄“信”作“儀”。

③ 《匯編》第 28 頁對“允成竹店”以上四名助銀者名錄全部漏錄，錯簡移後插進第 30 頁中間。

④ 《匯編》第 28 頁錄“潮”作“朝”。

⑤ 《匯編》第 28 頁錄“鉅”作“銀”。

⑥ 《匯編》第 28 頁錄“茶”作“荼”。

⑦ 《匯編》第 28 頁錄“昌”作“店”。

⑧ 《匯編》第 28 頁對“何萬福”以上四名助銀者名錄全部漏錄，錯簡移後插進第 30 頁末。

⑨ 《匯編》第 28 頁錄“男”作“□”。

⑩ 《匯編》第 28 頁錄“運”作“之”。

何萬富　何亮叶[1]　何有慶　何萬興　黄裕嵩[2]　黄添就　黄乾廣
黄勝祥　黄意全　黄福高　黄敬寬　黄敬禮　黄意祥　黄意結
黄炳雲　黄意金　黄意銀　黄顯明　黄茂開　黄阿帶」

(黄枝有　黄枝喜　黄開金　黄開華)[3]　黄應添　(黄敬容　黄萬寬
黄阿有　黄枝榮　黄紹鴻　黄連和　黄德勝　黄開運　周意開
周傳給　周成發　周紹益　周紹祥　周榮財　周來有　周成彩
周乾喜　周志義　周安福　周興葵　周生貴　周枝發　周枝財
周枝添　周枝貴　周志順　周勝華　郭發平　郭福廣　郭泰日
郭紹明　郭星喜　郭結聯　郭應貴　郭泰和　郭其昌)[4]」

(郭錦聯　郭其裕　郭高明　郭德勝　郭高貴)[5]　郭結富　郭丁[6]有
郭高鳳[7]　郭德華　郭德興　郭德結　郭運甜　郭星有　郭福開
郭其光　郭高悦　郭應業　郭高懷　郭高枝　郭其貴　郭其章
郭其文　郭紹輝　郭星恒　郭運好　郭運喜　郭應長　郭應福
郭添瑞　郭倫開　郭高贊　郭高權　郭高齊　郭金帶　郭發益
郭進勝　梁顯有　梁明耀　梁明喜　梁　湧[8]　梁長和」

(梁意發　梁就合　梁容大　梁容勝)[9]　梁紹發　梁榮富　梁國彩

---

① 《匯編》第28頁録“叶”作“枼”。

② 《匯編》第28頁録“嵩”作“萬”。

③ 《匯編》第28頁對“黄開華”以上四名助銀者名録全部漏録，錯簡移後插進第30頁末。

④ 《匯編》第28頁對本欄祇録了第五名的“黄應添”，其餘四十名全部漏録。

⑤ 《匯編》第28頁對“郭高貴”以上五名助銀者名録全部漏録，其中前四名錯簡移後插進第30頁末。

⑥ 《匯編》第28頁録“丁”作“了”。

⑦ 《匯編》第28頁録“高鳳”作“新風”。

⑧ 《匯編》第29頁録“梁湧”作“梁□湧”。

⑨ 《匯編》第29頁對“梁容勝”以上四名助銀者名録全部漏録，錯簡移後插進第30頁末。

梁滿成　梁錦元　梁廣阜　梁進財　梁勝開　梁官玉　梁官麟
梁枝發　梁國雨　梁國德　梁容順　梁枝洪　梁觀帶　梁生宜
梁有旺　梁明喜　梁有照　梁財興　梁□興　梁元開　梁灌祥
梁多順　梁多明　梁長枝　梁榮爽　梁聯廣　盧彩興　盧彩有
盧彩發　盧彩志　盧恒開　盧連敬　盧明開　盧開財」

（盧彩富　盧彩銀　盧彩容　盧喜榮）[1]　盧喜貴　盧彩有　盧開旺
盧開連　盧就爽　盧彩枝　盧進基　盧連威　盧旺開　盧連彩
盧開華　盧開齊　盧開来　盧開泰　盧開和　盧連和　盧茂昌
盧元開　盧連科　盧連齊　黎耀福　黎富業　黎裕爽　黎耀興
黎耀利　黎福初　黎連德　黎就順　黎和壽　黎達新　黎應長
黎華益　黎有喜　黎有連　黎献[2]修　黎日明　黎富成」

（黎富葵　黎永培　黎德志　陳勝有）[3]　陳發有　陳見明　陳枝[4]美
陳業貴　陳帶妹　陳業喜　陳悦彩　陳悦盛　陳榮有　陳貴有
陳悦葵[5]　陳贊猷　陳勝吉　陳成就　陳鴻吉　陳炳勳　陳道勳
陳振高　陳有貴　陳明德　陳自德　陳明禮　陳華玉　陳昭亮
陳秀良　陳貴宗　陳大就　陳聽曉　陳振全　張金權　張興爽
張兆裕　張兆簡　張成高　張勝意　張崇義堂[6]　張茂安」

（張新喜　張旺葵　張金德　張開全）[7]　張財聽　張福慶　張就銀

---

① 《匯編》第 29 頁對“盧喜榮”以上四名助銀者名錄全部漏錄，錯簡移後插進第 30 頁末。

② 《匯編》第 29 頁錄“献”作“獻”。

③ 《匯編》第 29 頁對“陳勝有”以上四名助銀者名錄全部漏錄，錯簡移後插進第 30 頁末。

④ 《匯編》第 29 頁錄“枝”作“校”。

⑤ 《匯編》第 29 頁錄“葵”作另一其自造的形似字。

⑥ 《匯編》第 29 頁錄“張崇義堂”作“張崇堂”。

⑦ 《匯編》第 29 頁對“張開全”以上四名助銀者名錄全部漏錄，錯簡移後插進第 30 頁末。

張彩通　張廣叶①　張廣德　張財新　張運德　張旺連②　張勝乾
張進廣　張恒喜　張新發　張敬熙　馮賢明　馮啟益　馮興聯
馮開榮　馮廣開　馮現順　馮開滿　馮開華　馮就有　馮發義
馮玉麟　馮玉富　馮發開　馮玉華　馮新富　馮阿陳　李亞福
李羅勝　李成德　李成進　李華銀　李瑞輝　李雲瑞」

（李雲業　李成彩　李超益　李悅明）③　樊全旺　樊貴枝　樊長大
樊旺星　樊旺来　樊寬来　樊發順　樊景發　樊發新　樊錦財
樊新喜　樊新全　樊發好　樊運廣　劉開銀　劉發喜　劉發富
劉發明　劉發安　劉發堯　冼有財　冼仁財　冼開德　冼財聚
冼叶祥　冼財祥　冼叶福　冼初滿　冼叶来　冼就開　冼敬盛
吳廣發　吳寬満　吳廣順　吳華高　吳進禮　吳根廣」

（吳□廣　吳順廣　吳進廣　吳順合）④　吳有發　霍輝順　霍發喜
霍發珍　霍祖賢　霍開順　霍開結⑤　鍾繼富　鍾興財　鍾勝枝
鍾阿九　鍾興枝　鍾晶富　林彩喜　林滙祥　林長德　林朝亮
林連光　林道開　葉永茂　葉權茂　葉景茂　楊盛千⑥　楊盛枝
楊耀旋　鄭榮業　鄭　檀⑦　鄭敬枝　鄭泰富⑧　鄭泰星　杜新枝
杜進祥　杜炳翰　杜新和　杜新業　高富金　高富銀」

（高富爽　高富成　布正多　布正聰）⑨　莫國仁　莫錦隆　鮑啟明

① 《滙編》第 29 頁錄"叶"作"葉"。
② 《滙編》第 29 頁錄"連"作"遠"。
③ 《滙編》第 29 頁對"李悅明"以上四名助銀者名錄全部漏錄。
④ 《滙編》第 30 頁對"吳順合"以上四名助銀者名錄全部漏錄。
⑤ 《滙編》第 30 頁錄"結"作"傑"。
⑥ 《滙編》第 30 頁錄"千"作"干"。
⑦ 《滙編》第 30 頁錄"檀"作"壇"。
⑧ 《滙編》第 30 頁漏錄"鄭泰富"。
⑨ 《滙編》第 30 頁對"布正聰"以上四名助銀者名錄全部漏錄。

鮑玉林①　洪長喜②　洪長連　麥成錦　蔡　璧　龍美結　白權枝③　廖時記　蘇亮光　羅高賢　關橋帶　錢桂榮　鄧文選　朱礪石堂④

朱永義堂　南邑黎端宏　南邑黎國開　南邑黎敬記　南邑滙際堂　南邑泗勝堂　南邑何均盛　南邑黃澤楊　南邑蔡鵬府　南邑黃永昌堂　南邑梁元剛⑤　南邑李百年　東邑翟順利　東邑張清⑥亮　東邑王燦鋈⑦　東邑王秀枝　東邑方裕寬　東邑方宇宙　東邑蔡應嘉　以上各⑧助銀壹大員」

3.5a 重修上帝祖廟捐簽碑誌（四）＃附照錄文

地點：鑲嵌於今氹仔北帝廟內的大殿左壁（位居四碑右起往左的第四位）

年代：光緒八年孟春（1882年2月18日—1882年3月18日）

撰書並刻碑者：劉桂

說明：本碑為由右往左，依次排列，文意銜接，而且碑名皆同的組碑之末，故此，給本碑題加了（四）的序號。本碑前半為捐金者題名，其首行與上碑（三）末的“以上各助銀壹大員”連接，至“以上各捐銀壹中員”結束捐金者題名，最後再用進支統計以及題年書者署

① 《滙編》第30頁錄“林”作“芬”。
② 《滙編》第30頁錄“喜”作“善”。
③ 《滙編》第30頁錄“白權枝”作“白枝枝”。
④ 《滙編》第30頁錄“朱礪石堂”作“朱石礪堂”。
⑤ 《滙編》第30頁錄“元剛”作“天光”。
⑥ 《滙編》第30頁錄“清”作“倩”。
⑦ 《滙編》第30頁漏錄“鋈”字。
⑧ 《滙編》第30頁漏錄“各”字。

名等碑末內容作為四連碑的總結束。由此可見本次重修人數之多，進支浩大，中國傳統宗教信仰在澳葡殖民統治下的強大生命力，不容忽視。

附照：

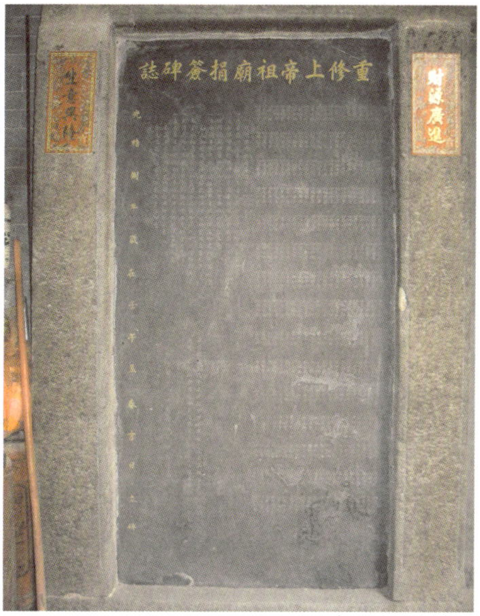

錄文：

重修上帝祖廟捐簽碑誌

東邑 蘇才樂	東邑 蘇浩田	東邑 蘇福貽	東邑 蘇鋈①機
東邑 蘇□祥	東邑 陳②□順	東邑 鄭晃恩	莞城 恒興店
莞城 怡興店	道教 隆記店	順邑 老廸記	順邑 曹裕球
順邑 何安記	順邑 鄭餘慶堂	順邑 鄭金潮	順邑 龍沛常
順邑 溫永懷堂	順邑 岑積善堂	香邑 李　撈	香邑 梁成就圍
香邑 蕭涵章」			

① 《匯編》第31頁錄“鋈”作“淦”。
② 《匯編》第31頁錄“陳”作“□”。

香邑劉連帶	張溪何廷有	張溪萬盛店	張溪蔭記店
會邑朱裔迴	會邑陳傳顯	會城大源店	會邑張顯沾
新安謝發貴	要邑佳　記	鶴邑梁崑石	清遠伍迎祥
肇慶巨源店	平步林受華	大良合記店	龍江遂綸店
大瀝均泰店	塩步永吉店	潭洲全昌店	張溪林東海
張溪輝記店」			

東岸黃富德堂	省城德昌店	省城同昌欄	省城安泰店
省城泰興店	省城□隆店	省城仁興店	佛山順隆店
佛山德昌店	佛山會德店	瀾石忠信店	香港岐茂店
香港永順和	江門天和店	江門同豐店	江門廣来店
江門聚源店	江門恒豐店	江門廣泰店	江門廣德店
江門正①記店」			

江門榮安欄	陳村綸豐店	陳村東和欄	陳村豐源欄
太平長記店	太平全興店	太平怡順店	太平利益店
石岐天合店	石岐同德店	石岐恭和店	石岐福興店
石岐廣和店	石岐均②興店	石岐宜勝店	石岐新和店
石岐三利店	石岐永益店	石岐厚③興店	石岐泰盛店

① 《匯編》第 31 頁錄“正”作“□”。
② 《匯編》第 31 頁錄“均”作“□”。
③ 《匯編》第 31 頁錄“厚”作“原”。

石岐忠和店」

石岐南順店　石岐萬盛店　石岐植記店　石岐萬德店

石岐廣生隆　石岐泗隆店　石岐秦亮明　石岐信隆店

石岐和利店　石岐劉榮記　澳門天益店　澳門新益店

澳門同發店　澳門永聚店　澳門新益棧　澳門安記店

澳門富綸店　澳門廣源店　澳門阜隆店　澳門福亨店

澳門悦昌店」

澳門祥盛店　澳門生益店　澳門和益店　澳門昇和店

澳門區萼樓　澳門其源店　澳門怡安店　澳門德勝店

澳門廣泰和　澳門茂利店　澳門新合益　澳門惠和欄

澳門永發店　澳門陳恒合　澳門義和店　澳門公昌店

澳門德興店　澳門忠盛店　澳門三益欄　澳門新合隆

澳門戴恒盛」

澳門鄧財記　澳門萬源店　澳門陳瑞成　澳門漱芳店

澳門煥文店　澳門三盛店　澳門義聚店　澳門鉅益店

澳門泗隆店　澳門沛牲店　澳門英泰店　澳門新棧店

澳門裕合店　澳門泰和欄　澳門三和欄　澳門盛記店

澳門源来店　澳門悦隆店　澳門易昌店　澳門大文堂

澳門兩合店」

澳門瑞昌店	澳門倫記店	澳門滙隆店	澳門寶来欄
澳門廣義店	澳門海□店	澳門生發店	澳門廣興店
澳門勝三和	澳門天福店	九澳鍾紹達	九澳鍾賢彰
九澳張漢玉	九澳傅維香	麻地南安泰	麻地廣利隆
麻地泗和棧	軍澳仁和順	路環恒益公司	路環聚源店
路環生合店」			

路環兩生店	斗門周榮遠	以上助銀壹大員	履合店	□和店
和利店	和記店	廣利店	南記店	怡茂泰
馨①美店	忠益店	□昌泰	廣泰店	敬和茶棧
榮記茶棧	萬昌隆	兆和隆	和文堂	蕭炳記
福泰棧」				

義生茶棧	澤記店	合利棧	廣昌店	鮐安店
泰盛店	梁沛霖	梁平光	梁澤財	梁日開
梁顯敬	梁彩銀	梁彩就	梁萬福	梁容順
梁文清	梁霞記	梁應華	梁　玲	張財華
張廣進」				

張廣安	張財富	張財榮	張財滿	張廣新
張財明	張財勝	張廣崇	張阿巢	張恒喜
張惠洪	張福貴	張福財	張興彩	盧連悅

① 《匯編》第 32 頁錄“馨”作“□”。

盧連好　　盧廷俊　　盧連德　　黎喜結　　黎裕安
黎就開」

黎應昌　　黎喜多　　黎錫元　　黎珠記　　馮發聰
馮禮發　　馮旺開　　馮發明　　郭德順　　郭運順
郭勝金　　郭成就　　郭莑①岡　　郭德貴　　周成業
周耀貴　　何廣華　　何安瀾堂　　何桀爽　　何成旺
何阿体②」

黄長勝　　黄茂蘭　　黄寬佳　　黄富建　　冼發爽
冼顯輝　　冼長元　　冼北林　　林發長　　樊貴和
樊七帶　　陳和開　　陳昌金　　霍發開　　曹錦標
楊孟清　　劉桀昌　　繆　勝　　吳德福　　杜和喜
馬啟和」

龍運亨　　吳金帶　　溫有福　　無名氏　　游上林
易星池　　麥作新　　李晃亭　　执妹嫂　　南邑甘合順堂
南邑甘沛記　　南邑高同聲　　南邑岑澤興　　□□□□章　　□□□□貽
□□□棠　　□□□玉堂　　東邑潘應乾　　東邑莫　氏　　順邑盧勝記
順邑鄭祥記」

龍江永和店　　香城李慶堂　　香城龐洪光　　張溪永和店　　省城洪昌店③

---

① 《匯編》第 32 頁錄"莑"作"奉"。
② 《匯編》第 32 頁錄"体"作"體"。
③ 《匯編》第 33 頁錄"店"作"□"。

□□德合□　□□□昌店　□□吉祥店　橫江煥芳店　陳①村秀□店

陳村天成店　陳村益盛欄　陳村永發店　江門勝来店　石岐永盛店

石岐聯和店　澳門勞②森記　澳門泗隆店　澳門新合源　澳門安昌店

澳門泰生欄」

澳門流記店　（澳③門）福亨店　（澳門）盛□□　（澳門）□□店

（澳門）□□店　（澳門）□□店　（澳門）□吉店　（澳門）□昌店

（澳門）□聚店　（澳門）阜隆店　（澳門）□利店　（澳門）富合店

（澳門）怡棧店　斗門和茂店　已④上各捐銀壹中員」。

謹將重修祖廟各欵進支數開列

一進各號行商衆信捐簽工金銀壹仟壹佰伍拾大員零六毫

一進各埠寶號行商紳士衆信喜捐緣部金銀壹仟伍佰叁拾肆大員零九毫

一進開投廟内舊料什物售銀壹拾叁大員零五毫

一進本環各號衆信喜捐奠土⑤工醮金銀壹佰柒拾貳⑥大員零七⑦毫

已上合共進收得實銀貳仟捌佰柒拾壹大員零七毫

一支重修祖廟各欵工料費用合共該銀壹仟捌佰陸拾捌大員⑧

---

① 《匯編》第33頁錄“陳”作“東”。

② 《匯編》第33頁錄“勞”作“盧”。

③ 《匯編》第33頁漏錄“澳門”，下同不另注。

④ 《匯編》第33頁錄“已”作“以”。

⑤ 《匯編》第33頁錄“土”作“工”。

⑥ 《匯編》第33頁錄“貳”作“二”，下同不另注。

⑦ 《匯編》第33頁錄“七”作“柒”，下同不另注。

⑧ 《匯編》第33頁錄“員”作“圓”，下同不另注。

一支開光進火[①]各欵費用合共該銀壹佰柒拾壹大員

一支奠土建醮賞格各欵費用合共該銀捌佰壹拾大員

已上合共支用銀貳仟捌佰肆拾玖大員

除支之外尚存銀貳拾貳大員零七毫

（錄按：以下三行文字為全碑正文之結尾，位於上文“已上合共進收得實銀貳仟捌佰柒拾壹大員零七毫”等句的左下角，現依式改豎排為橫排錄文）

本廟自創建至迄今，並無餘業，惟每年廟口外地值租銀多少，應給本環更務支消，歷来」無存。致於本廟司祝每年投銀多少，歸當年值理每年神功建醮支給應用。

碑上芳名　倘有错漏　祈為指示」

光緒捌年歲在壬午[②]孟春吉日立碑誌」

劉桂　敬書并刻」

3. 1b 北帝殿前鐘銘＊＃附照錄文

地點：懸掛於氹仔北帝廟正殿內右邊配套的座地木鐘架上

年代：道光二十四年孟冬（1844 年 11 月 10 日—1844 年 12 月 9 日）

送者：張新喜等

造者：萬明爐

說明：此鐘為大型鐵鐘，鑄送於道光二十四年孟冬（1844 年 11 月 10 日—1844 年 12 月 9 日），應是本廟始建落成之初配套之鐘。保存完好，銘文清晰，《滙編》第 40—41 頁首先著錄其銘文，但誤稱為“銅鐘”，且有一行銘文漏錄。如上文所云：眾碑毁而此鐘獨存，其原因複雜而益顯此鐘銘之研究價值。

---

① 《滙編》第 33 頁錄“火”作“入”。

② 《滙編》第 33 頁錄“午”作“年”。

附照：

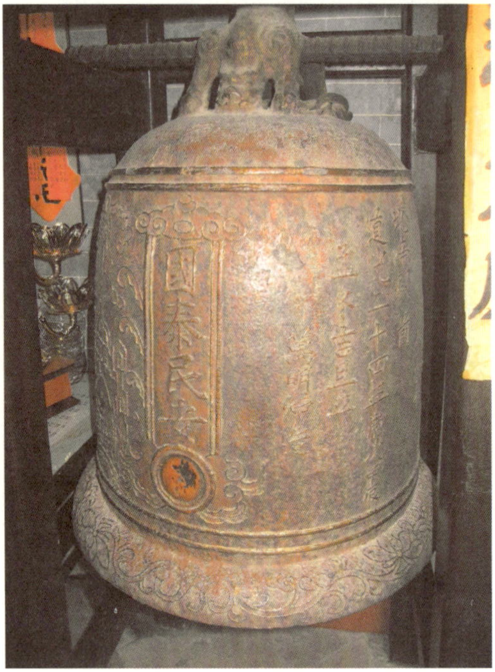

錄文：

風調雨順

沐

恩弟子

張新喜　張新福

張新發　陳慶泉

郭始隆　郭貴賢

梁科来　梁進舉

仝敬奉

北帝殿前

道光二十四年歲次甲辰

孟冬吉旦立

萬明炉造

國泰民安

（按：以上錄文為便於顯示原銘文的格式，故錄入方格中。據實物可見：上下兩邊款各豎書一行大字分列爐身的正面兩邊，錄在右左兩長方形中。正面銘文錄入中間大方格中，背面無文字，唯鐘的旁邊花紋中有“禹門”二字，寓“鯉躍龍門”之意。

3. 2b 北帝祖廟銅香爐銘＊＃附照錄文

地點：置於本廟北帝殿神案上

年代：光緒八年孟夏（1882 年 5 月 17 日—1882 年 6 月 15 日）

送者：沐恩黃敬寬等

造者：禪山義利

說明：《匯編》第 39 頁首先著錄此銘文，今附照片按格式再錄。

附照：

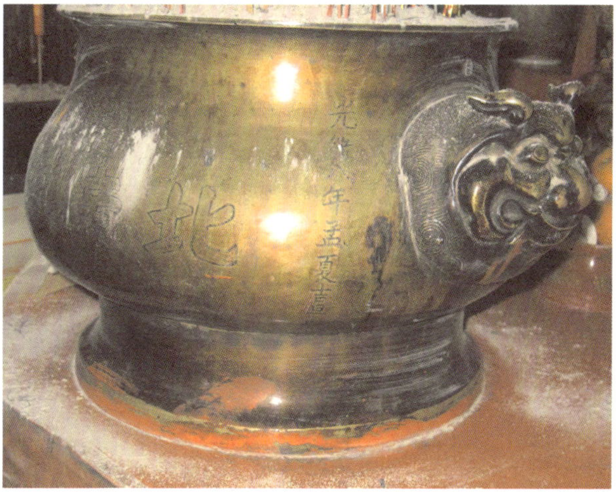

錄文：

光緒八年孟夏吉旦

廟祖帝北

沐恩

黃敬寬

黃　生

黃敬業

仝敬送

禪山

張北成

義利造

（按：以上錄文為便於顯示原銘文的格式，故錄入方格中。據實物可見：右邊上款豎書一行小字記年時，左邊為送造者題名，所供本廟大名大字一行橫書居正中。背面無文字。）

3. 3b 北帝廟奠酒石船刻字＊＃附照錄文

地點：置於本廟北帝殿神案前地上

年代：光緒八年季冬（1883 年 1 月 9 日—1883 年 2 月 7 日）

送者：聶巨蘭重修值事

造者：不詳

說明：石船爲花崗岩質地，保存完好。《匯編》未見著錄此銘文，今附照片按格式著錄。

附照：

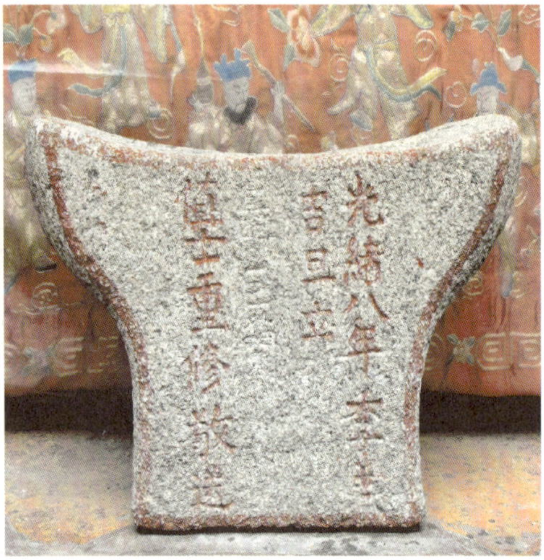

錄文：

光緒八年季冬 吉旦立 聶巨蘭 值士重修敬送

（按：以上錄文為便於顯示原銘文的格式，故錄入方格中。據實物可見文字皆在正面）

3. 4b 龍環北帝廟銅香爐銘＊＃（一）附照錄文

地點：置於本廟左側殿神案上

年代：光緒十二年夏日（1886 年 5 月 4 日—1886 年 7 月 30 日）

送者：信士成信押等

造者：佛山廣昌號

說明：《匯編》第 40 頁首先著錄此銘文，但是此香爐實為一對並列，正面的銘文全同，差別衹在於其一背面無字，其一背面有“同福堂置”四個大字。而《文物誌》氹仔卷第 339 頁補述本器（《匯編》第 40 頁原編號 TB5d）背面缺“同福堂置”四個字，並可能是據此而提出本器“不排除為後來仿造”的可能。但是，本書則認為仿造的必要性和可能性極少。這應是同時製作奉獻的一對香爐，都是“同福堂置”，故可以在第一個的背面不加“同福堂置”，而衹在第二個的背面署上此四字也可代表前器亦“同福堂置”。今將這背面無字者作為居先加標（一），將背面無字者作為居後加標（二），以使錄文全面準確反映兩器的實況。今附照按格式先錄（一）之銘文。

附照：

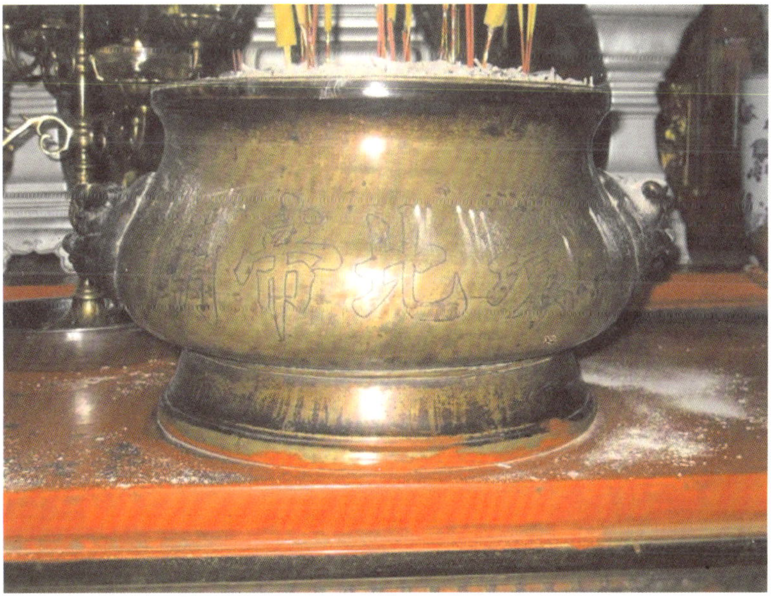

錄文：

光緒丙戌年夏日吉旦

龍環北帝廟

信士

信成押

道豐店

仝敬酧

佛山

廣昌號造

3.5b 龍環北帝廟銅香爐銘＊＃（二）附照錄文

地點：置於本廟北帝殿左側殿木神案上

年代：光緒十二年夏日（1886 年 5 月 4 日—1886 年 7 月 30 日）

送者：信士成信押等

造者：佛山廣昌號

說明：《滙編》第 39 頁衹錄 3.4b 而漏錄此銘文，《文物誌》氹仔卷第 403 頁補充錄述本器背面之文而將其與 3.4b（《滙編》第 40 頁的原編號 TB5d）混為同一編號 TB5d 之器，並將上器判定為“不排除為後來仿造”之品。今將兩者同列為真品，用（一）、（二）區別之。現附新照片並按格式再完整著錄其銘文。

附照：

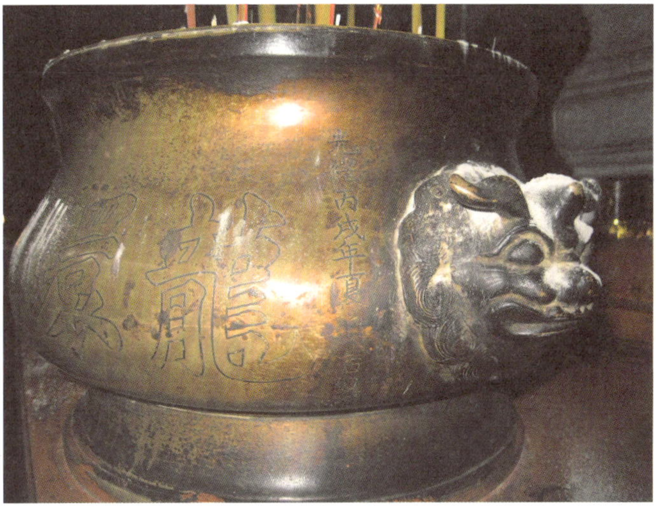

錄文：

光緒丙戌年夏日吉旦

龍環北帝廟

信成押

信士

道豐店

全敬酹

佛山

廣昌號造

同福堂置

（按：以上錄文為便於顯示原銘文的格式，故錄入方格中。據照片及實物可知，“同福堂置”為其背面正中的文字。“龍環北帝廟”為其正面正中的文字，其兩旁豎行的以右為上款，左為下款。）

3. 6b 北帝廟玄天上帝三腳鼎爐銘＊＃附照錄文

地點：置於本廟北帝殿前的天井地上

年代：光緒十六年孟春（1890 年 1 月 21 日—1890 年 2 月 18 日）

送者：南邑沐恩信士財合號等

造者：合記爐

說明：《匯編》第 41 頁首先著錄此銘文，今附照按格式再錄。“南邑”即广东省南海縣。

附照：

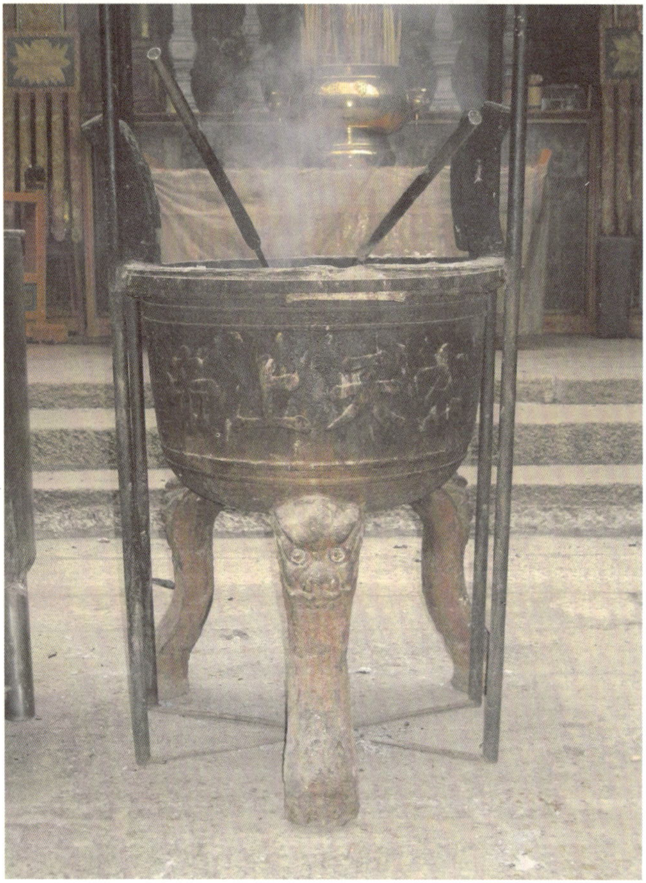

錄文：

南邑

光绪十六年

沐恩信士

財合號

蔡遇千　聶柏恒

蔡啟鍾　聶德厚堂

蔡連鍾　區詒麟

衆等□□

合記爐造

玄天上帝

孟春吉旦立

（按：以上錄文為便於顯示原銘文的格式，故錄入方格中。據照片及實物可知，由“沐恩信士”至“合記爐造”七行為背面的文字。其餘為正面的文字。“衆等□□”的“□□”原為破爛填補處，估計其文應為“敬送”）

3.7b 北帝廟北帝殿銅香爐銘＊♯附照錄文

地點：原置於本廟北帝殿神案上（今未尋見）

年代：光緒二十四年（1898 年 1 月 22 日—1899 年 2 月 9 日）

送者：沐恩弟子何英長等

造者：澳門長發棧

說明：《匯編》第 40 頁首先著錄此銘文，今按同類的格式再錄。

錄文：

光緒貳拾四年

北帝殿

沐恩弟子何英長

澳門長發棧　敬

（按：以上錄文為便於顯示原銘文的格式，故錄入方格中。按同類的香爐銘文格式著錄。）

3. 8b 北帝廟玉虛宮銅香爐銘 * ♯ 附照錄文

地點：原置於本廟北帝殿（今未尋見）

年代：光緒二十四年六月（1898 年 7 月 19 日—1898 年 8 月 16 日）

送者：沐恩廣發店等

造者：澳門長發棧

說明：《匯編》第 40 頁首先著錄此銘文，今按同類的格式再錄。

録文：

長命富貴	光緒廿四年六月吉旦立 玉虛宮 沐恩廣發店簡端偕男比培敬送 澳門長發棧造

（按：以上錄文為便於顯示原銘文的格式，故錄入方格中。按同類香爐銘推知，“長命富貴”為其背面的文字。其餘為其正面的文字。）

3. 9b 北帝廟玉虛宮五供之塔形錫香爐銘 * ♯ 附照錄文

地點：原應置於本廟北帝殿神案上（今被棄置於三婆廟右室地上）

年代：不詳。可能同上爲光緒二十四年六月（1898 年 7 月 19

日—1898年8月16日）

送者：不詳。可能同上爲沐恩廣發店等

造者：不詳。可能同上爲澳門長發棧

說明：玉虛宮為北帝所居宮名之一，故今北帝廟的器物及楹聯文字多有提及玉虛宮者。本五供的錫香爐銘有玉虛宮之名，足證其原為本廟之物。現本廟北帝殿神案上有同類型而完好的五供，可能是此殘破廢棄者的替補。這套五供廢棄後如何被弄到三婆廟，有待進一步的研究探討。

附照兩幀：

①現本廟北帝殿神案上的玉虛宮新五供

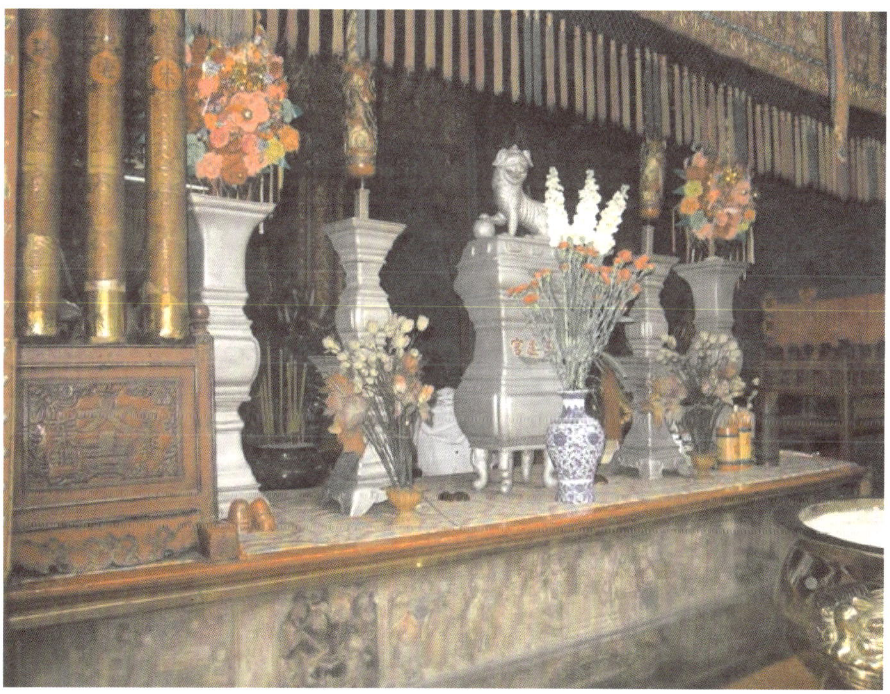

②被棄置於三婆廟右室地上的破舊玉虛宮五供

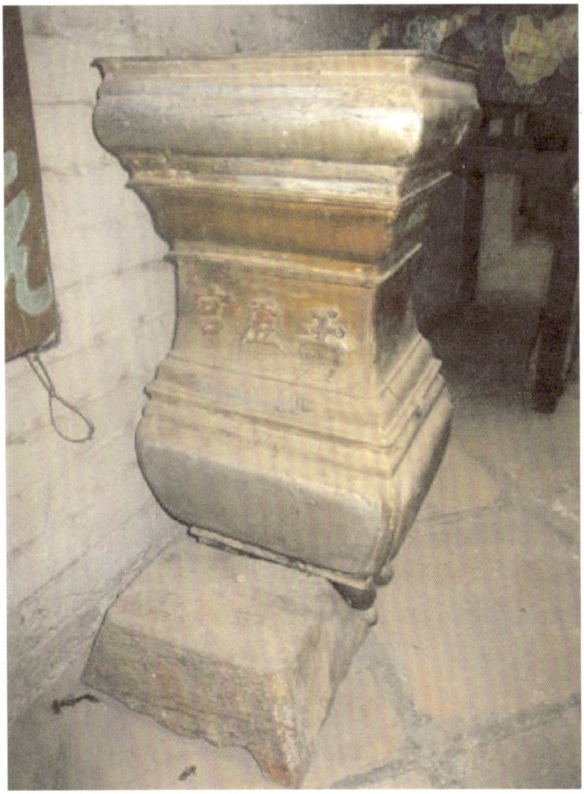

錄文：

宮虛玉

（按：以上錄文為便於顯示原銘文的格式，故錄入方格中。銘文衹有“玉虛宮”三字位於香爐的正面腰部，其餘無文字。）

4. 三婆廟

三婆廟位於今氹仔飛能便度街（R. Fernando Mendes），該處本來是氹仔最大的古居民點“龍頭環”的東端，背山面市，為一座三殿並列的中小型廟宇。在氹仔島上是廟齡第四的古廟。其始建之碑已被挖毀，蹤影全無。現存兩塊基本完整的清代重修碑記：其一為咸豐九年（1859 年 2 月 3 日—1860 年 1 月 22 日）《重修三婆廟碑記》，其二為同治三年（1869 年 2 月 11 日—1870 年 1 月 30 日）《三婆廟碑記》。據其所載，可推定本廟所奉祀的三婆神靈的出處來源以及創建本廟的時間和緣起過程。有掌故書稱本廟“始建於道光廿三年（一八四三年）”，[①]實為片面誤讀咸豐九年《重修三婆廟碑記》所致，因為原碑文所記道光廿三年之事為香山縣人鄭上舉從賴恩爵水師往南洋剿滅海盜，得三婆神顯靈而接神回澳港永祀的過程。至於“及後神又顯靈，自擇於龍灣而立廟焉”的具體時間，此碑文並未明言。但在同治三年《三婆廟碑記》則明確記載說：“自道光廿五年立廟，至今已多歷年所。”似乎可以證明本廟建立年份實在道光二十五年（1845 年 2 月 7 日—1846 年 1 月 26 日）而非二十三年（1843 年 1 月 30 日—1844 年 2 月 17 日）。

但是文德泉神父 1982 年的葡文著作 *PAGODES DE MACAU* 一書曾經記載其見過三婆廟内殘存“唯一值錢的東西就那古鐘，上面用中文刻著道光二十四年（1844）字樣”[②]。更兼筆者考定鄭煒明 1984 年開始調研搜集的六塊殘碑碎片，實分屬三個碑刻，今並作了重新的拼合復原錄文。不但證明其第一塊碑是咸豐九年（1859 年 2 月 3 日—1860 年 1 月 22 日）《重修三婆廟碑記》同時同名而異實的另一碑刻的殘片，而且推斷其與另外兩碑被破壞的時間都是在 1984 年以前。其中咸豐九年（1859 年 2 月 3 日—1860 年 1 月 22 日）《重修三婆廟碑記》的殘存部分的第四行有殘文“甲辰之歲，神則顯應，自擇於龍環之麓，坐辰戌……”之句，可進一步證明咸豐九年碑的“及後神又顯靈，自擇於龍灣而立廟焉”的具體時間就是在“甲辰之歲”即道光二十四年（1844 年 2 月 18 日—1845 年 2 月 6 日）之中，則本廟之建成在道光二

---

① 見陳煒恆《路氹掌故》46 頁。

② 原文見文德泉：*PAGODES DE MACAU*，澳门政府教育文化司（DIREÇÃO DOS SERVIÇOS DE EDUÇÃO E CULTURA）1982 年。中文引自范維信譯：《澳門眾廟》（PAGODES DE MACAU），載《文化雜誌》中文版第 56 期 194 頁，澳門文化局 2005 年版。

十四年可謂鐵案如山不可搖。

4.1a 創建三婆廟碑記＊（亡缺）簡介

地點：原應鑲嵌於三婆廟內壁

年代：道光二十四年（1844 年 2 月 18 日—1845 年 2 月 6 日）

立碑者：不詳（可能是鄭上攀等人）

撰書者：不詳

說明：凡正規建廟者必有鼎建廟碑，此乃有無數證據可資證明。上文已據本廟現存的清咸豐九年（1859 年 2 月 3 日—1860 年 1 月 22 日）《重修三婆廟碑記》等推斷其始建年及相關的歷史情況。此碑應是記載了氹仔商漁在中國官方的支持下建此公眾之廟宇以及本廟的財產與所屬等等的史實，不利於葡人對氹仔的侵佔及與葡人勾結的一些澳門華人對此公眾之廟宇的產權之竊取，因而被故意挖毀。其被挖毀的具體時間當在 1981—1984 年以前，因為本澳學者鄭煒明於這段時間開始進行調研時已不見此碑。

4.2a 重修三婆廟碑記＃附照錄文

地點：鑲嵌於今氹仔飛能便度街三婆廟神殿左側牆壁

年代：咸豐九年孟冬（1859 年 10 月 26 日—1859 年 11 月 23 日）

立碑者：永安堂眾商漁船值事等

撰書者：不詳

說明：此碑是本廟現存最早而又完整的碑刻，本澳學者鄭煒明從 1984 年起，率先對本廟及本碑作了較全面系統的研究，其所作及錄文見《匯編》第 7—10 頁，論文見同書第 169—173 頁的《氹仔咸豐九年重修三婆廟碑所涉史事考》。本書現再附新照片並按格式完整點校著錄其碑文。

附照：

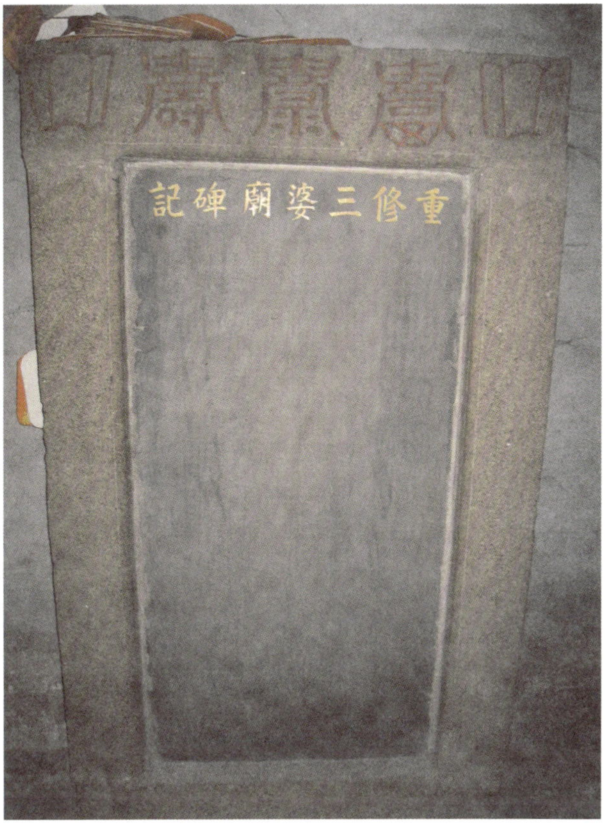

錄文：

碑框上橫石右起橫刻三個道教古符篆體大字，改錄作楷書為：

壽　祿　福

（按：以下碑題原為大字楷書，右起橫書通欄。碑序及題名皆左起豎書。現皆改錄作左起橫書）

重修三婆廟碑記

從來拖船來往，必藉神力以匡扶；廟貌輝煌，每因人心之振奮。我等家居澳港，舟泊龍灣，風雨調和，災祥預告。揆厥原由，皆」清惠三婆暨列神之力所至也。爰考靈神到任之初，起自鐵城鄭諱上攀，於道光廿三年，歲在癸夘，從提憲賴印恩爵大人剿滅琼南洋[1]匪，功成奏凱。」舟至雷州白沙港內，舟人䟫[2]起異心，齊聲附和，幸賴應殲匪数十，始知改悔。各勇力求鄭翁接神囬港永祀香煙[3]，及後神又顯靈，自於龍灣而」立廟焉。廟坐辰向戌，兼乙申，錦水長流，青山環繞，中有石室，天然位置，神得其所。人皆樂從，合眾捐資，未幾而鳩工告竣。由是有求皆應，眾志抒誠矣。迨」至咸豐五年乙夘歲，海寇猖獗，逼近本沙，我拖多被搶奪，而神或憑人以告誡，或遊鎮以銷災，丁巳歲，拖奉差遣[4]至梧州擊[5]賊，又蒙默祐，共獲安康，」恩同再造。時維戊午，各見地方狹隘，眾擬增其式廓，於左右側另立客廳，以為遊人憩息之所。蒙值理[6]郭裕堂等不辭勞苦，沿簽建造，择於戊午歲」 月 日 時進火崇陞。自是民康物阜，浪靜波恬，我等得以安居樂業，守分營生，靈神之厚澤，及[7]眾信之功德，可並垂於不朽矣！故集同人敬卜」吉日，將始末原由，銘於石中，以令[8]後人，知所向戴焉。」

罟拖漁船題銀開列左：」

（按：以下題名原為自右往左排列，且自上而下分十八欄，首欄首行即位於"罟拖漁船題銀開列左"句之左。今皆按欄改錄作左起橫排，於每欄結尾處加"」"標示）

---

① 《匯編》第7頁及《碑刻集》第1015頁錄"洋"作"清"。

② 此字《匯編》第7頁及《碑刻集》第1015頁錄作"徙"，文意不通。又《匯編》第169頁的附錄《氹仔咸豐九年重修三婆廟碑所涉史事考》則說："徙（案應作徒）"，其實亦不通文意。而且其第13頁的"三婆廟殘碑"之三（即本文增補改錄的《三婆廟鼎建碑記♯》的殘餘部分）有"雖一時船內陡起異心"之句，正與此句"舟人䟫起異心"相互印證，說明此字應為"陡"而非"徙"的異體。"陡起異心"意為突然生起異心。

③ 《匯編》第7頁及《碑刻集》第1015頁漏錄"香煙"。

④ 《匯編》第7頁錄"遣"作"遺"，並在第170頁的附錄《氹仔咸豐九年重修三婆廟碑所涉史事考》說："遺（案應作遣）"，其實原碑文用電腦放大清楚可見其為"遣"而非"遺"。

⑤ 《碑刻集》第1015頁錄"擊"作"□"。

⑥ 《匯編》第7頁及《碑刻集》第1016頁錄"理"作"里"。

⑦ 《匯編》第8頁及《碑刻集》第1016頁錄"及"作"乃"。

⑧ 《匯編》第8頁錄"以令"作"以今"，而《碑刻集》第1016頁則錄作"從今"。

周祥意題銀式拾大元①　陳蔭業題銀拾大元　冼開盛題銀拾大元
馮金財題銀拾大元　梁發登題銀八大元　黃成和題銀八大元
馮順益題銀六大元　馮貴長題銀六大元　陳悅喜題銀六大元
陳慶全題銀六大元　郭高順題銀六大元　郭旺禮題銀六大元
何連旺題銀六大元　林利桼②題銀五大元　林利能題銀五大元
李昭明題銀五大元　李信琼題銀五大元　樊長容題銀五大元
周新貴題銀五大元　周新賢題銀五大元　周祥昇題銀五大元
陳結禮題銀五大元　盧喜珍題銀五大元　周勝懷題銀五大元
黃長權題銀四大元　陳澤祥題銀四大元」③

陳治福　陳治德　陳治富　陳朝有　陳瑞和　陳瑞成
樊長開　樊長惟　樊有發　樊發恒　樊發貴　吳柏旺
吳發喜　何就金　何興好　何才鳳　張日爽　張美成
張財貴　張新喜　張新發　黃禮開　黃禮枝　黃祐廣
黃祐才　鍾金喜　杜見富」

郭琼開　郭永和　郭琼珍　郭運連　郭運順　郭運來
郭進喜　郭振美　郭高華　郭高樹叔④　郭耀華　梁容興
梁容祥　梁容田　梁發新　梁滿業　梁高有　梁高才
梁香富　郭宜就　周祥恩　周祥月　冼才荣　冼長結
冼發爽　盧喜發　盧發德」

盧發就　張日開　以上各題銀四大元　黎就財　黎富業

---

① 原右左排列，下同不注。
② “桼”，筆者定其為“泰”的異體，《碑刻集》第1016頁錄作“彔”的近似字。
③ 《碑刻集》第1016頁錄題名至此，加注說：“以下469捐獻人名略”。
④ 《滙編》第8頁漏錄“叔”字。

黎富順　黎祥枝　黎生爽　盧全香　盧信滿　盧喜結
盧喜荣　盧喜和　盧喜猷　盧連銀　吴富貴　吴啟銀
吴成就　吴福有　吴新滿　吴大爽　吴運就　吴其旺
吴其祥　黃賢福」

黃權福　黃景福　黃就才　黃廣有　黃祐科　黃祐平
黃明和　黃星意　黃初賢　黃就新　黃就有　張日喜
張新有　張財福　冼敬祥　何開見　何連發　何平滿
何東爽　何廣才　何就祥　何就有　何祥勝　何世金
樊長高　樊旺利　樊長多」

郭丁貴　郭運喜　樊長業　郭運甜　郭高其　郭高茂
郭登橋　郭進惟　郭耀發　郭琼滿　高長生　高富維
鄭宏叶　梁長枝　梁富金　梁國有　梁允全　梁發甜
霍發聰①　霍先有　霍先茂　陳亞王　陳結義　陳旺明
馮彩結　馮達廣」

馮東有　馮達俊　馮福廣　馮田簡　馮金聚　馮開長
布枝喜　布有進　羅有枝　周成發　鐘全金　彭德發
冼財順　黎富滿　梁長順　馮枝平　周意來　張日結
以上各題銀叁大元　陳長財　陳長發　陳應全　陳開柏
陳賛開　陳琼開　陳發勝」

陳新多　陳新成　陳秀發　樊全發　樊全有　樊全銀②
樊旺昇　樊有荣　盧急才　盧急和　盧急成　盧喜金
盧長銀　盧信添　盧連長　盧開就　盧喜高　盧喜鳳

---

① 《滙編》第9頁錄“聰”作“旹”。
② 《滙編》第9頁錄“樊全發　樊全有　樊全銀”的“全”字皆作“金”。

郭耀才　郭祥禮　郭振福　郭始勝　郭德龍　郭德興
郭振寬　郭振昇　郭振邦」

郭昇有　郭高賛　郭振茂　郭宜添　郭高壽　郭高勝
郭禮合　郭禮順　林敬枝　林敬金　林敬全　林見全
梁開就　梁德有　梁國賢　梁治廣　梁開結　梁開星
梁長業　梁枝發　梁紹南　何就好　何就結　何運高
何大才　何祥多　何祥和」

何有彩　何來金　何來銀　何就連　何學華　何爵開
張新福　張發積　張意添　張勝權　張才有　張達貴
周乾錦　周祥連　周成旺　周勝有　周旺貴　周勝華
周勝結　周日源　鄭泰銀　高長荣　高長連　高發月
高富有　高長活　吴啟結」

吴月盛　吴其爽　彭振德　冼勝和　冼長昇　冼才容
冼達科　冼開懷　冼達享　楊懷德　霍肇廣　黎富周
黎富宏　黎富千　黎富葵　黎發有　黎發賛　黄朝珍
黄明輝　黄高賢　黄就銀　黄就和　黄茂開　馮枝好
馮琼有　馮彩乾　馮貴多」

馮貴金　羅有勝　以上各題銀弍大元　郭高平　郭高成
郭德泰　郭高連　霍迪金　霍茂堂　樊亞娣　梁貴源
吴富才　張日寬　盧順利　周有銀　黄帶喜　以上各題
銀壹両正　梁振才　梁貴發　梁富銀　梁開成　梁現成
梁兩順　梁和賛　梁貴聽①」

① 《匯編》第9頁錄“聽”作“旹”。

梁國發　梁爽裕　梁見德　梁澤生　梁耀才　梁開連
郭應全　郭平好　郭高樹　郭丁有　郭振多　郭振來
郭旺結　郭滿貴　郭運芝　郭高源　郭星德　郭振如
郭開滿　郭敬耀　郭明業　郭明泰　周乾敬　周惠見
周祥禮　周祥林　周志昌」

周志義　周泰貴　周芝旺　周乾富　鄭泰連　鄭泰廣
鄭泰金　鄭泰來　鄭賛受　馮東成　馮東□　馮貴利
馮彩結　黎連德　黎芝有　黎全大　黎才就　樊啟有
樊全有　樊長喜　樊永喜　樊景高　樊合泰　樊長元
樊長寬　樊發業　張日和」

張勝意　張喜福　張喜受　張國滿　張現發　張旺葵
林文滿　林生枝　林永福　林永昌　林朝寬　林華全
林華金　黃開昭　黃生華　黃富開　黃明結　黃芝金
黃高亮　黃明坤　黃志來　黃就福　黃廷秀　黃和意
吳月良　吳長來　吳就能」

吳就益　吳迪秀　何連銀　何茂銀　何運高　何萬享
何治勝　何平賛　何祥荣　何連發　何萬年　何萬益
何志全　何萬本　何運喜　何大滿　何祥鳳　冼達賢
冼奢旺　冼開就　冼才就　冼才合　冼連廣　冼勝滿
冼才結　冼就有　盧顯順」

盧顯和　盧長利　盧信益　盧信運　盧信葉　盧連德
盧開旺　盧長寬　盧有合　盧全貴　盧全才　盧茂枝
盧連昌　盧全亨　盧茂業　盧喜連　盧全興　盧信聽[1]

---

① 《匯編》第10頁漏錄“聽”。

盧喜眷　李展開　李幹才　鍾其開　鍾昌富　鍾昌貴
陳新合　陳福喜　陳亞蘇」

陳達顯　陳喜運　陳子浩　陳志琼　陳賛連　陳振泉
陳結維　霍萬有　高宙有　高枝來　布有來　布有德
杜新枝　杜新業　以上各題　銀壹大元　值事樊長明二元」

咸豐九年歲次己[①]未孟冬穀旦[②]永安堂眾商漁[③]船值事（按：下居中接以下三行）

周祥意　何玩廣　馮金財　陳蔭業
羅英發　冼開盛　林利柰[④]　黃高賢[⑤]
等仝立」

4.3a 重修三婆廟碑記＊♯碎片三塊錄文拼合復原

地點：原碑鑲嵌於今氹仔飛能便度街三婆廟神殿左側牆壁，其碎片原為鄭煒明收藏，現衹有三塊收藏於氹仔的路氹歷史館

年代：咸豐九年（1859 年 2 月 3 日—1860 年 1 月 22 日）

立碑者：潭仔信士值理等

撰書者：不詳

說明：此碑以及下文的 4.4a《重修三婆廟碑記》♯和 4.6a《重修三婆廟碑記》♯的殘餘碎片原皆為鄭煒明於 1993 年以前搜集，原有八片，經其拼合為六片，然後再將殘碑文字逐片著錄於《匯編》第 10—

① 《匯編》第 10 頁錄“己”作“巳”。

② 《匯編》第 10 頁漏錄“穀旦”。

③ “商漁”原為豎行中間的兩字橫排並列，《匯編》第 10 頁及《碑刻集》第 1016 頁誤錄作“漁商”。

④ 此字《匯編》第 10 頁仍漏錄，《碑刻集》第 1016 頁仍錄作“彔”的近似字。

⑤ 《匯編》第 10 頁及《碑刻集》第 1016 頁將兩行值事交叉合併錄作一行。

15 頁。並且將經其拼合後的前五片殘碑拍照附載於其書末第 175－177 頁。由於當時的拍攝工具及印刷技術所限，書中所載有關照片的文字相當模糊，勉強可讀。最近，鄭煒明還將其現存的五塊殘片捐給新設於氹仔的路氹歷史館收藏，其中有一片（即《滙編》第 175 頁的“三婆廟內各殘碑照片一、二”之一）已公開展出。這樣，鄭煒明就既保存了珍貴的歷史文物的殘餘，又為有關研究奠下了良好的基礎。

殘碑碎片的研讀及拼合，實為難度極高而且非常費時吃力之工作，但卻又是極有挑戰性和吸引力的工作。經筆者反覆研究《滙編》之錄文及其所附照片，發現有必要在鄭煒明的基礎上作進一步的研究補正。現先作如下幾點說明：

①現本廟神殿右側尚存鑲嵌石碑的一個底座和碑框上橫，當即此咸豐九年碑的遺痕。[①] 此遺痕及殘碑斷片的存在，可以推斷挖毀此碑之事，當為 1993 年之前不久發生的。

②《滙編》第 12－13 頁的錄文將此殘碑列作“三婆廟殘碑四”，而其書末第 175 頁的“三婆廟內各殘碑照片一、二”之一，實為此殘碑的照片。由此導致其第 177 頁的“三婆廟內各殘碑照片四、五”之四，實為其第 10－11 頁的“三婆廟殘碑一”。其他各殘片的錄文編號與照片的編號也因此而錯亂。

③《滙編》第 175 頁的“三婆廟內各殘碑照片一、二”，是試圖將兩塊無關的殘碑拼合。因為第一片的第八行已有“爰敘巔末，刊泐貞珉，俾垂傳於不朽云爾！是為（序）”之句，而第二片的第一行祇有“為序”兩字，按其現在的拼合，是把“為序”兩字接於第一片的第四行“神靈所感，無不革面而革心。具此靈威，而鄭君”句之下。這樣，又把第二片的第三至六行的題名部分都接於第一片的第六至八行的序文之下，因此鑿枘不合。實際上第二片首行的“為序”兩字表明其為

---

① 鄭煒明最近推測此碑框底座“應為重修或創建碑之底部，故推測年代不晚於咸豐九年”。見鄭煒明主編：《路氹文物誌》之氹仔卷第 236 頁，此書為澳門民政總署 2004 年的“氹仔、路環兩島文物研究計劃第一階段調查”的研究項目成果。

另一碑的序文結尾，其第二行現無文字，應是提行另起而且衹有一句居於已殘缺的上部碑中，按慣例其文大致是：……題銀（或助銀）芳名列左。而現存的第三行以下的各行人名，就是位於其左下部分的捐助名錄。

④另外，第一片的第三欄的捐助名錄結尾已有“以上各題銀弍大員”的結語，而第二片的第二欄的捐助名錄中間卻有“上已（按可能是“已上”之誤錄）助銀弍大員”的結語，錢數既相同而行文又有“以上”和“上已（或已上）”之異，故可作兩者非同屬一碑之又一鐵證。

⑤經反覆研究，筆者認為第175頁的第一片與第176頁的第三片同屬一碑。另外，在第15頁有錄文而缺照片的第六片也應是同一碑的捐助名錄的結尾殘存部分。

⑥至於第177頁的第四片與第五片，即第11頁錄文的第一與第二，則為另外兩碑的殘餘。而其中第四片其實應與前述第175頁的“三婆廟內各殘碑照片一、二”的第二片為同一碑。第二片的“為序”兩字應接於本片的第七行的“□□之□，再建客廳一所，以為詣廟燃香者肅”等屬於本碑序文的最後一行文句之下。因而其“為序”之後空隔兩行的題名部分，正好與本片第八行的“邑人楊汝瑚海珊撰并書”之後空隔一行的題名部分可以相接。

⑦有鑑於上述情況，本文將按如下步驟進行：首先，逐一對屬於同一《重修三婆廟碑記》的三片殘碑錄文作新的點校補正，然後再將此三片殘碑錄文拼合復原為一。其次，逐一對屬於另一《重修三婆廟碑記》的兩片殘碑錄文作新的點校補正，然後再將這兩片殘碑錄文拼合復原為一（見下文4.4a《重修三婆廟碑記》♯）。最後，對其餘另一碑的一塊殘片（即《匯編》第11頁“三婆廟殘碑二”及第177頁的“三婆廟內各殘碑照片四、五”之五）錄文及照片（見下文4.6a《重修三婆廟碑記》♯），另作新的錄文點校補正。

(1)《重修三婆廟碑記》殘碑之一錄文校點補正。

說明：《匯編》第12—13頁將本片列為“三婆廟殘碑四”的錄文，並將其照片載於第175頁的“三婆廟内各殘碑照片一、二”之一。現在照片所見的殘存碑文已比《匯編》的照片及錄文之缺損进一步加深，本校點補正是用現照片對比《匯編》的照片及錄文，凡《匯編》有而今缺的文字加〔 〕號，筆者推測補充的文字加［ ］號，有疑問者加（？）號。至於各行下半部分所缺全部文字不知其數，皆加［……」］表示。對其錄文的具體漏誤則隨文於本頁下加注說明。

附照：①原載《匯編》第175頁的照片兩張（按：這兩張照片是要把無關的兩塊殘片拼合在一起，對此下部無關的另碑殘片，下文另作著錄復原，詳情見下文4.4a《重修三婆廟碑記》♯的錄文復原）

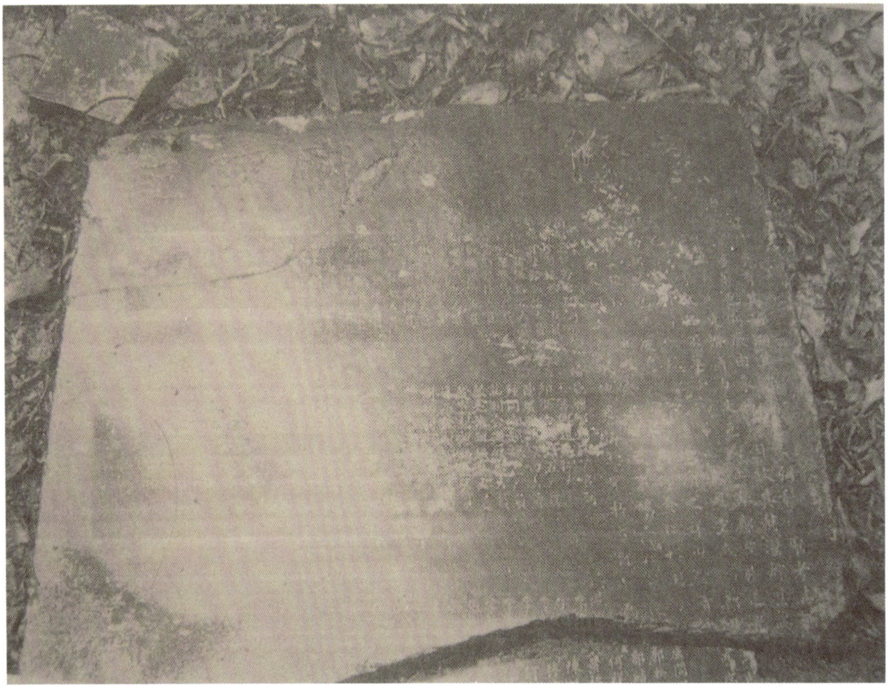

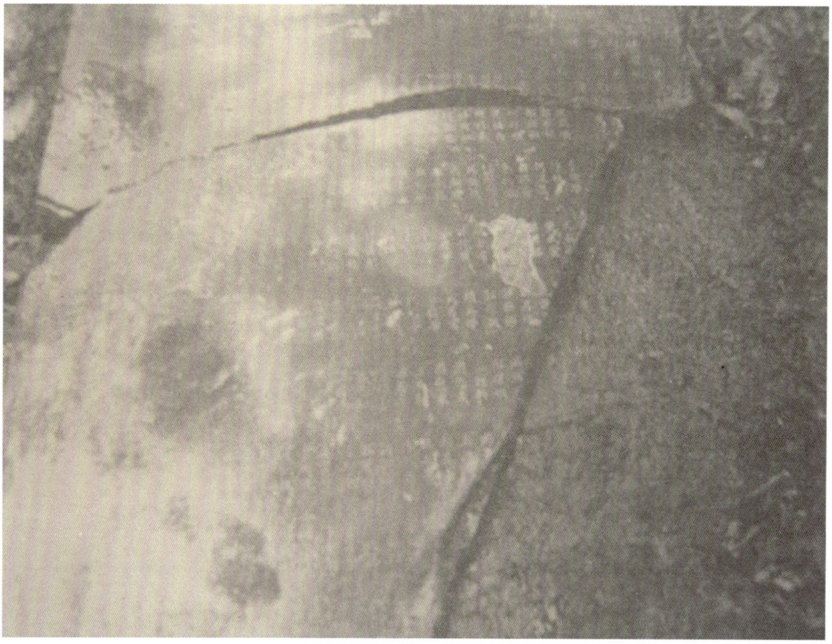

②現藏於路氹歷史館的本殘片實物照片之一（該館朱杏桂小姐提供）

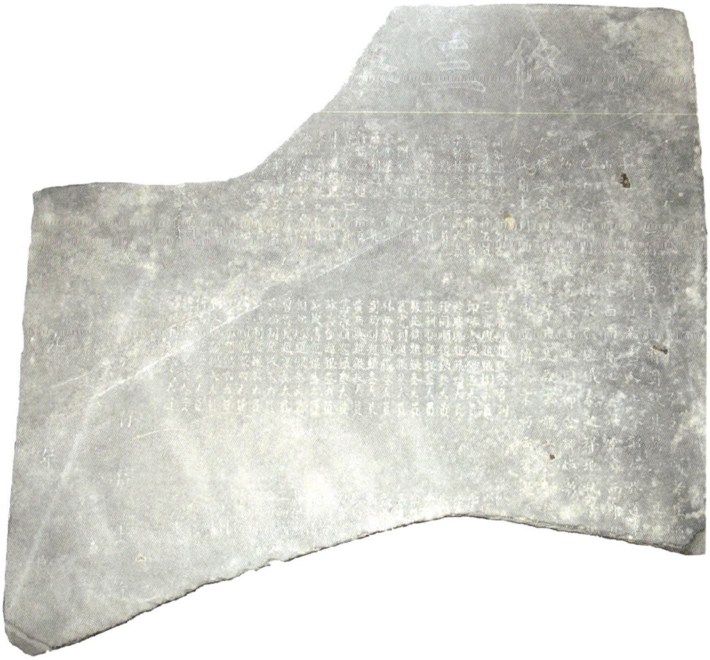

（按：與《匯編》的照片比對，可知其缺了左上角有裂文的一角。）

③現藏於路氹歷史館的本殘片實物照片之二（該館朱杏桂小姐提供，此片應接於上片的左上角，原本雖然有裂紋，但仍連接在一塊）

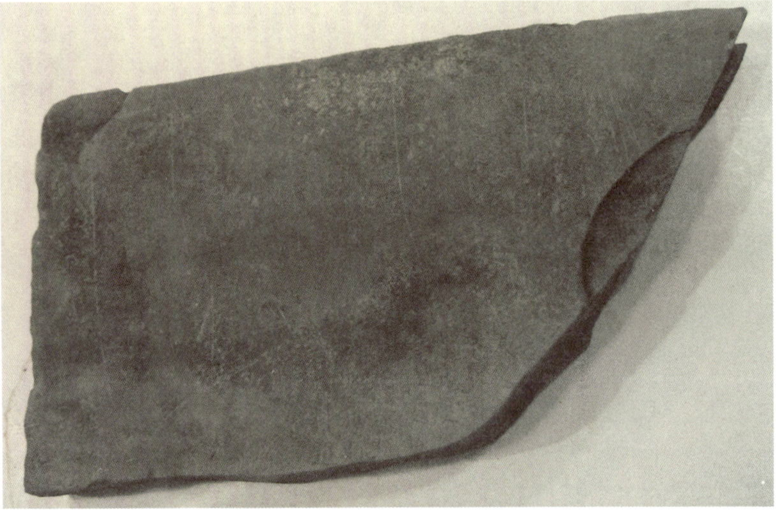

（按：與《匯編》的照片比對，可知其為上照已缺的左上角有裂文的一角。《匯編》的照片下部為無關的另碑殘片，下文另作著錄和拼合）

以上兩碎片重新拼合（兩片拼合處加“/”表示）錄文點校補正：

重修三婆/廟碑記

竊聞事有其始，溯其始則歷久彌彰。廟考其源① ［……］

清惠三婆廟也。溯厥由來，廉府固欽其赫濯；綜其異［……］

數十年之兵燹潛消。由是邑人上攀鄭君於道光［廿三年……②］

① 《匯編》第12頁錄“其源”作“上原”。

② 據《匯編》第7頁的《重修三婆廟碑記》有“起自鐵城鄭諱上攀，於道光廿三年，歲在癸夘（卯），從提憲賴印恩爵大人剿滅琼（瓊）南洋匪，功成奏凱……”本行以下的缺文，當有部分與之同，故作此擬補。

神靈所感，無不革面而革心。具此靈威①，而鄭君②［接神回港……③」］

兼乙辛之原。門環綠水，已鍾鐵嶺之祥；地枕青［山……」］

維勤。斯時也，共慶鳥革翬④飛，同仰⑤金輝煥⑥彩。及［……」］

衆信與值理郭裕堂等共襄厥事，鳩工庀⑦材。復［……」］

爰敘巔末，刊泐貞珉⑧，俾垂傳於不朽云爾！是為［序］。」

商船題銀芳名開列左	歸邑艚⑨船題銀芳名列⑩	歐（陽□）［……」］
姜奇珍題銀弍拾五員	王勝興題銀捌大員	李（□□）［……」］
黎添有題銀弍拾大員	邱勝合題銀五大員	李（□□）［……」］
李新有題銀拾五大員	陸廣勝題銀四大員	李（□□）［……」］
張茂銀題銀拾大員⑪	鍾同順題銀叁大員	李（□□）［……」］
張廣富題銀拾大員	莊行合題銀叁大員	李東（□）［……」］
梁啟恆題銀拾大員	嚴先發題銀叁大員	李義（□）［……」］
冼開福題銀拾大員	戴寬利題銀叁大員	張鳳（□）［……」］
郭金業/題銀拾大員	林兩盛題銀叁大員	張義勝［……」］
羅美利題銀拾大員	劉兩利題銀叁大員	張意順［……」］
澳門新福和行題銀拾員	黃兩興題銀叁大員	廖兩順［……」］

① 《匯編》第12頁錄“威”作“感”。

② “君”原殘下半，《匯編》第12頁錄作“尹”，按第二行有“邑人士攀鄭君”，則此處可推定為“鄭君”而非“鄭尹”。

③ 據《匯編》第7頁的《重修三婆廟碑記》的相應部分有“各勇力求鄭翁接神囬港永祀香煙……”本行以下的缺文，當有部分與之同，故作此擬補。

④ 《匯編》第12頁錄“翬”作“暈”。

⑤ 《匯編》第12頁錄“仰”作“佈”。

⑥ 《匯編》第12頁錄“煥”作“換”。

⑦ 《匯編》第12頁錄“庀”作“凡”。

⑧ 《匯編》第12頁漏錄此字，其後附勘誤表有補。

⑨ 《匯編》第12頁漏錄此字。

⑩ 《匯編》第12頁誤將此句列入第一欄的第二句。

⑪ 《匯編》第12頁漏錄“張茂銀題銀拾大員”。

陳村會昌發題銀七大員
陳枝滿題銀五大員
陳大荣題銀五大員
冼振運題銀五大員
何/玩廣題銀五大員
李/福華題銀五大員
梁文/禮題銀五大員
琼泰利題/銀五大員
石岐同興渡題/銀四大員
石岐源和渡題/銀四大員
郭泰安題/銀叁大員
料船[④]林聚利題/銀式大員
料船有利料題/銀壹大員

傅永順題銀叁大員
蘇義合題銀叁大員
蘇盛昌題銀叁大員
賴[②]松勝題銀叁大員
曾廣利題銀叁大員
吴[③]福利題銀式大員
吴兩利題銀式大員
傅發順題銀式大員
新安泰題銀式大員
何文勝題銀式大員
何萬孚題銀式大員
鍾存順題銀式大員
龔[⑤]信利題銀式大員

刁喜順［……」］
蘇德合［……」］
蘇德昌[①]［……」］
蘇洪盛［……」］
王兩盛［……」］
王兩源［……」］
劉宏利［……」］
林廣合［……」］
黄上利［……」］
洪許順［……」］
以上各題［……」］
銀式大員［……」］

潭仔信士值（理）［……」］

咸豐/九年歲［次己未□□穀旦勒石］

(2)《重修三婆廟碑記》殘碑之二錄文校點補正。

說明：《匯編》第12頁將本片列為“三婆廟殘碑三”的錄文，但將其照片載於第176頁的“三婆廟内各殘碑照片三”。《匯編》曾在錄文之後加注說“此為余據兩件碎片之文理字體重新勘合之殘碑”。經筆者反覆研究，認為此片應是第一片序文的下缺部分。例如，本片第四

---

① 《匯編》第13頁漏錄“蘇德合”和“蘇德昌”。
② 《匯編》第13頁錄“賴”作“順”。
③ 《匯編》第13頁錄“吴”作“安”。
④ 《匯編》第13頁錄“料船”作“船料林振利”。
⑤ 《匯編》第13頁錄“龔”作“興”。

行的“[□□□□□□□] 甲辰之歲，神則顯應，自擇於龍環之麓，坐辰戌]”等字句，其結尾的“坐辰戌”與第一片第六行之首的“兼乙辛之原”正好連接為一句：“坐辰戌兼乙辛之原”[①]。又本片第五行的“[……□□□□□□□。□魯] 褒之神錢，鴻都廣聚；因公輸之鬼斧，鴻匠”等字句，其結尾的“鴻匠”與第一片第七行之首的“維勤”也正好連接為一句：“鴻匠維勤”。

本校點補正用現照片對比《匯編》的照片及錄文，凡《匯編》有而今缺的文字加〔 〕號，筆者以意推測補充的文字加［ ］號，有疑問者加（？）號。至於各行上半部分所缺全部文字不知其數，皆加［……］表示。對其錄文的具體漏誤則隨文於本頁下加注說明。

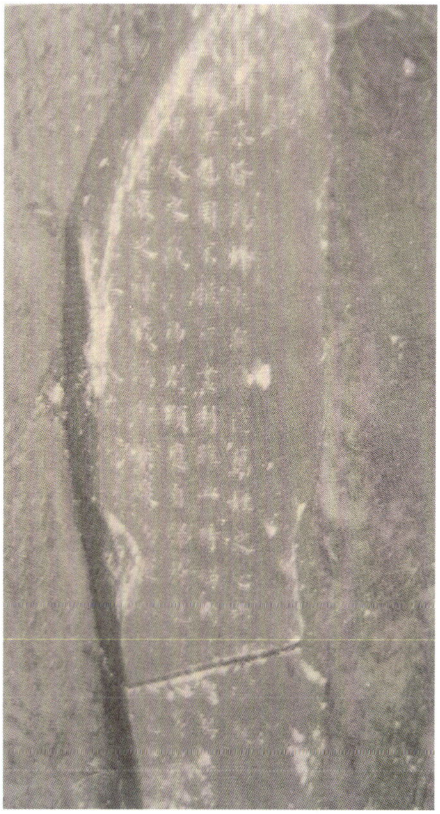

附照：①本殘碑原載《匯編》第 176 頁的照片

（按：此件實物的上面的一大截藏於路氹歷史館，下面的一小截已不見）

① 與本碑同年的另一完整的《重修三婆廟碑記》有“廟坐辰向戌，兼乙申”之句，又同治三年的“三婆廟碑記”也有“三婆廟自擇吉地起建，坐辰向戌，兼乙申之原”之句，皆與此大同小異，可證“坐辰戌兼乙辛之原”是合符修建三婆廟的事實而又通順的慣用之語句。

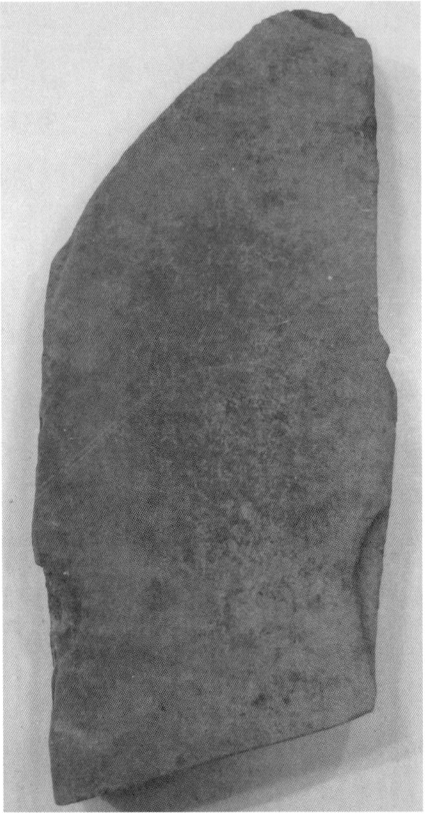

②現藏於路氹歷史館的殘片實物照片（該館朱杏桂小姐提供，《匯編》照片中的下面接合的小塊實物歷史館無收藏））

本片錄文點校補正：

[……] 建 [□□?]

[……□□□□] 抑且有求皆應，烽火無驚；萬姓之心香共注，凱歌屢奏。」

[……□□□□□] 或厥渠魁，罔不推行盡利。雖一時船內陡起異心，皆為」

[……□□□□□□□] 甲辰之歲，神則顯應，自擇於龍環之麓，坐辰戌」

[……□□□□□□□。□] 魯[①]褒之神錢，鴻都廣聚；因公輸之鬼斧，鴻匠」

[□□。…… □□□□□□□□] 怎 [illegible] 召夫豈可縷 [□□□□□□□□□□□□□]」

（……補按：以上第五行的殘文當有誤錄，惜照片模糊，無法校對。以下所缺之行數應與第一片及第三片殘碑所存的部分行數相應，詳情可看下文所作的《〈重修三婆廟碑記〉之三片殘碑的錄文拼合》）

(3)《重修三婆廟碑記》殘碑之三錄文校點補正。

說明：《匯編》第 15 頁將本片列為“三婆廟殘碑六”的錄文，但

① 《匯編》第 12 頁錄此作一自造而形近“魯”的怪字，筆者因晉代魯褒有名著《錢神論》傳世，當為本碑文“神錢”之出典，遂定此怪字為“魯”的殘損變異。

書末並未附載其照片，路氹歷史館亦沒有收藏其實物及照片，故無從校對其文字。經筆者反覆研究，進一步認為此片各行文字應屬第一片的題銀芳名的下缺部分。正如上文《“三婆廟殘碑”錄文校點補正》的第 3—5 點說明已對此作了論證，故不再贅論。唯可補充說明一點，本片殘碑現存最後一欄的結語為“以上各題一銀（譚按：應是“銀弌”的誤錄）中員”，與第一片的題銀芳名的第三欄的結語為“以上各題銀弌大員”的行文格式相同，估計在此殘片所殘缺的部分中應有一結語為“以上各題銀弌大員”。而且此片現存的行數有十八行，與第一片的題銀芳名的各欄完整的二十二行相接近，故可推定其為第一片的題銀芳名的下缺部分。

本校點補正祇能就《匯編》的錄文作研究分析，凡筆者以意推測補充的文字加［　］號，有疑問者加（？）號。至於各行上半部分所缺全部文字不知其數，皆加［……］表示。對其錄文的具體漏誤則隨文於本頁下加注說明。

本片錄文點校補正：

［……］［□□□　□□□　□□□　□□□］

［……］［□□□　□□□　□□□　□□□］

［……］［□□□　□□□　□□□　□□□］

［……］［□□□　□□□　□□□　□□□］

［……］［□□□　□□□　□□□　□□□］

［……］［□□□　□□□　□□□　□□□］

［……］新福利　連□□　［□□□　□□□］

［……］兩益店　福記□　［□□□　□□□］

［……］源利店　□和店　［□□□　□□□］

［……］［□□□］　□合店　［□□］店　陳建猷

［……］［□□□］　義盛店　［□□］店　何海源

［……］［□□□］　□□店　□和店　唐道館

[……]〔□□□〕　□□店　□□店　以上各題[①]
[……]〔□□□　□□□〕　□和店　銀弍（按：或壹?）中員」
[……]〔□□□　□□□〕　華新店
[……]〔□□□　□□□〕　□合店
[……]〔□□□　□□□〕　□利店
[……]〔□□□　□□□〕　兩合店
[……]〔□□□　□□□〕　□□□
[……]〔□□□　□□□〕　□□□
[……]〔□□□　□□□〕　□□店
[……]〔□□□　□□□〕　□□店
[……]〔□□□　□□□〕　永□泰
[……]〔□□□　□□□〕　□記店

（4）《重修三婆廟碑記》之三片殘碑的錄文拼合復原。

根據以上三片殘碑錄文的復原研究，現將原三片殘碑的錄文按同類的碑文格式加以拼合復原，見附録一。

4.4a 重修三婆廟客廳碑記#碎片兩塊錄文拼合復原

地點：原鑲嵌於三婆廟神殿內壁，其碎片原為鄭煒明收藏，現已捐藏於氹仔的路氹歷史館

年代：咸豐九年（1859 年 2 月 3 日—1860 年 1 月 22 日）

立碑者：不詳

撰書者：邑人楊汝瑚海珊撰并書

說明：本碑現在衹存兩塊碎片，上文在“4.3a 重修三婆廟碑#碎

① 《匯編》第 15 頁錄作“以上各題一”，既不通順亦不合碑文之例，應是錯移下行之“一（按：原應大寫作弌或壹）”於此。

片三塊錄文拼合復原”的第六点已指出：至於（《匯編》）第 177 頁的第四片與第五片，即第 11 頁錄文的第一與第二，則為另外兩碑的殘餘。而其中第四片其實應與前述第 175 頁的“三婆廟內各殘碑照片一、二”的第二片為同一碑。第二片的“為序”兩字應接於本片的第七行的“［戊午］之［歲］，再建客廳一所，以為詣　廟燃香者肅”等屬於本碑序文的最後一行文句之下。因而其“為序”之後空隔兩行的題名部分，正好與本片第八行的“邑人楊汝瑚海珊撰并書”之後空隔一行的題名部分可以相接。下面分兩步，先將兩塊殘碑碎片錄文附照逐一校正，然後再兩者拼合復原。

（1）楊汝瑚撰書的“三婆廟殘碑一”的錄文附照校錄復原。

說明：《匯編》第 11 頁將本片列為“三婆廟殘碑一”的錄文，但將其照片載於第 177 頁的“三婆廟內各殘碑照片四、五”之四。經筆者反覆研究，進一步認為此片應為《新建三婆廟客廳碑記》的殘碑，因其第三行殘文提及“癸卯之歲，奉　賴軍門恩爵剿捕瓊南”，其第五行殘文又提及“咸豐丁巳，拖繒堵禦梧州，神又扶持默助”，這與前述咸豐九年的“福祿壽”《重修三婆廟碑記》及《重修三婆廟碑記》三片殘碑所記之事大同小異，故既可肯定是屬於與之不同的另一《重修三婆廟碑記》的殘碑，又可推定其年代在“咸豐丁巳（即咸豐七年，1857 年 1 月 26 日—1858 年 2 月 13 日）”之後。再據其第五行殘文提及“再建客廳一所，以為詣　廟燃香者肅”，可推斷此碑為專記此次“再建客廳　·所”的人事題名碑。還可擬其碑題爲《新建三婆廟客廳碑記》。又據“福祿壽”《重修三婆廟碑記》中提及“時維戊午，各見地方狹隘，眾擬增其式廓，於左右側另立客廳，以為遊人憩息之所，”與本殘碑的“再建客廳一所，以為詣　廟燃香者肅”大同小異，故可以推斷其前的“□□之□”應為“戊午之歲（即咸豐八年，1858 年 2 月 14 日—1859 年 2 月 2 日）”。由此可以進一步推定本殘碑建立年代應與前碑相同，立於咸豐九年（1859 年 2 月 3 日—1860 年 1 月 22 日）。

本校錄復原用現照片對比《匯編》的照片及錄文，並模擬同類的碑文格式加以補充其殘缺之文。凡《匯編》筆者以意推測補充的文字加［　］號，有疑問者加（？）號。至於各行上半部分所缺全部文字不知其數，皆加［……］表示。對其錄文的具體漏誤則隨文於本頁下加注說明。

附照：①本殘碑碎片原載《匯編》第 177 頁的照片

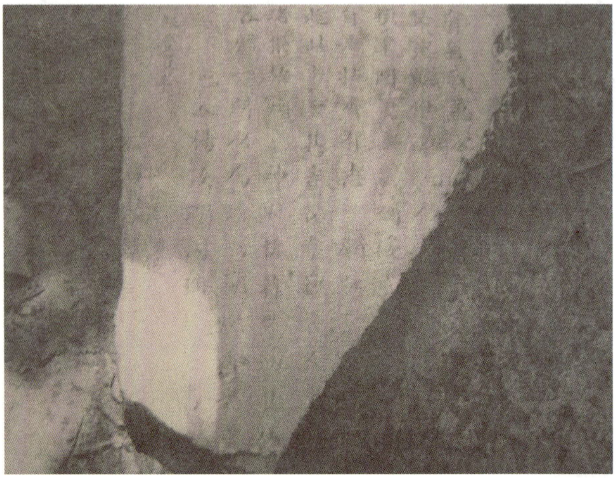

（按：此件實物藏於路氹歷史館）

②現藏於路氹歷史館的本殘碑碎片實物照片（該館朱杏桂小姐提供）

本殘碑碎片錄文補正：

［重修三婆廟客廳碑記］

［……」］

［……考（?）］[①] 知其源，則傳聞有自。我邑潭仔［龍頭環」?］

［三婆廟（?）[②] ……］績鐵嶺，亦著其聲靈，匪惟過化，存［……」］

［……邑人上攀鄭君於道光廿三年[③]］癸卯之歲，奉　賴軍門恩爵剿捕琼[④]南［洋匪，功成奏凱……」[⑤]］

［……］則載而奉祀焉。自是拈香有志　廟趾無［……」］

［……］允作金城之障，趁此卜云其吉，棟宇巍峨，各耳（?）［……」］

［……］土，咸豐丁巳，拖繒（艚?）堵禦梧州，神又扶持默助，其他［……」］

［戊午］之［歲］[⑥]，再建客廳一所，以為詣　廟燃香者肅［……

① “知其源”之前加擬補“考（?）”，乃據《重修三婆廟碑記》殘碑之一有“廟考其源”而擬。

② “我邑潭仔”之後加擬補“［龍頭環］”，並另提行加擬補“［三婆廟］”，乃仿照《重修上帝祖廟捐簽碑誌》（一）的第二行末尾至第三行起首的文字句式：“茲我潭仔龍頭環真武」上帝廟……”而擬。

③ 《滙編》第 7 頁《重修三婆廟碑記》有“起自鐵城鄭諱上攀，於道光廿三年，歲在癸夘（卯），從提憲賴印恩爵大人剿滅琼（瓊）南洋匪，功成奏凱……”本行以上的缺文，當有部分與之相同，故作此擬補。

④ 此字《滙編》第 11 頁徑錄作“瓊”，但依三婆廟其他各碑之例皆作“琼”，故推斷其原文應作“琼”。

⑤ 《滙編》第 7 頁的《重修三婆廟碑記》有“……剿滅琼（瓊）南洋匪，功成奏凱……”本行以下的缺文，當有部分與之相同，故作此擬補。

⑥ 《滙編》第 6 頁原錄作“□□之□”，《滙編》第 7 頁的《重修三婆廟碑記》有“時維戊午，各見地方狹隘，眾擬增其式廓，於左右側另立客廳，以為遊人憩息之所。”可推定本殘碑下文的“再建客廳一所”即前碑“於左右側另立客廳”之一，故可進一步推定“□□之□”應為“戊午之歲”。

是為序」]

　　邑人楊汝瑚海珊撰并書」

　　[□□題銀芳名開列左]

　　[□□□題銀□□大員……]　李勝隆題銀壹員半　勝合店題銀三大員　[……」]

　　[□□□題銀□□大員……]　蕭奕記 [題銀□□員（?）]　昌利店題銀 [□大員?]

[……」]

　　[□□□題銀□□大員……]　可義合 [題銀□□員（?）]　[□□□題銀□大員（?）]

[……」]

　　[□□□題銀□□大員……]　[□□□題銀□□員?]　[□□□題銀□大員?]

[……」]

　　[……」]

　　[咸豐九年歲次己未□□穀旦……等同立]

（2）楊汝瑚撰書的"三婆廟殘碑五"的錄文附照校錄復原。

　　說明：《匯編》第13—14頁將本片列為"三婆廟殘碑五"的錄文，但將其照片載於第175頁的"三婆廟內各殘碑照片一、二"之二，實際是誤把此片作為第一片的下部分而將兩者連接。筆者上文已論證第一片應與照片三及錄文六連接，並作了拼合復原，詳見上文4.3a，此處不贅。

　　本校點補正用現照片對比《匯編》的照片及錄文，並模擬同類的碑文格式加以補充其殘缺之文。凡《匯編》筆者以意推測補充的文字加[　]號，異體字首次出現時注正體字加（　）號，有疑問者加（?）號。至於各行所缺文字不知其數，加[……]表示。對錄文的漏誤則隨文於本頁下加注說明。

附照：①本殘碑原載《匯編》第 175 頁的照片

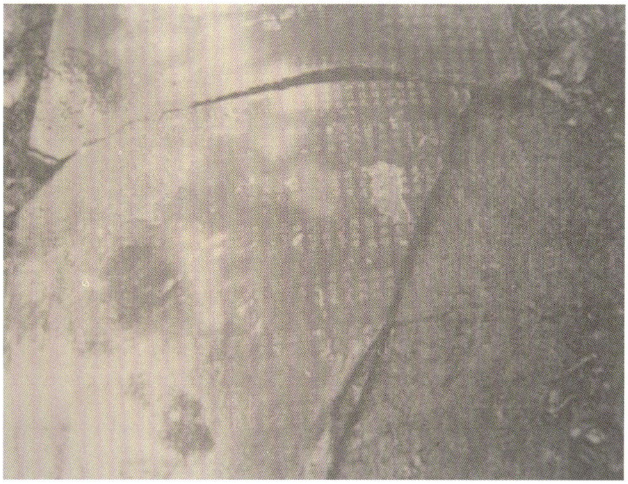

②本殘碑現藏於路氹歷史館的照片

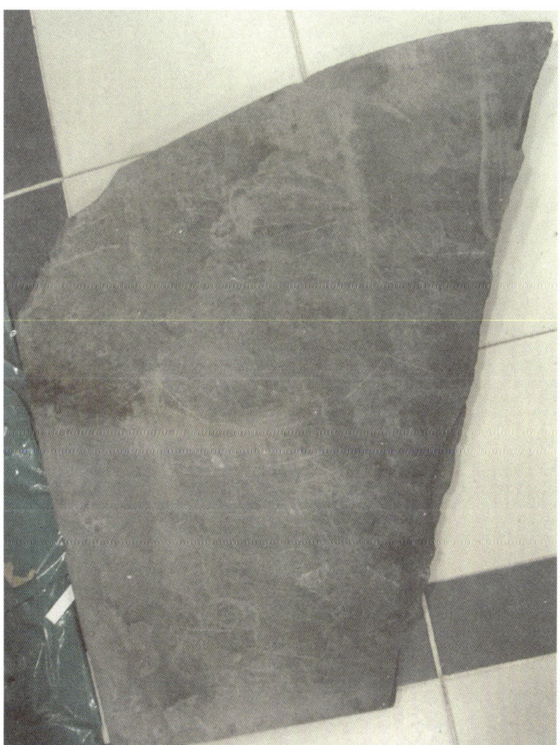

本片錄文點校補正：

［重修三婆廟客廳碑記］

［……」］

［……。是］為序。」

［……］盧開順　李茂榮　冼□□　［□□□　□□□　□□□］

［……］郭發祿　陳枝多　冼①永彩　［□□□　□□□　□□□］

［……］郭結聯　何進嵩　黃成靈　［□□□　□□□　□□□］

［……］何祥順　張興齊　梁興勝　冼就□　［□□□　□□□］

［……］黃福高　郭德順　□□□　郭高葉　［□□□　□□□］

［……］陳枝長　已上②助銀二大員　□□□　樊發好　周成［□］

［……］林錦桃　馮新茂　馮就有　郭瓊開　郭運順　［□□□］

［……］何張勝　馮新廣　陳悅有　關喬帶　容利料　周貴□

［……］陳枝秀　郭成福　黎要申　何有富　周志義　吳德□

［……］黃長亞　郭星平　李昭□　黎福帶　周意來　郭星喜

［……］□開順　郭□□　李昭連　周福安　□□□　杜進明

［……□□□　□□□　□□□　□□□］　吳□□　盧志□

［……］□開結　周成彩　馮恆發　林□福　郭高亮　林彩澧

［□□□　□□□　□□□］　郭錦聯　梁□□　［……］

［……］盧富悅　冼運彩　周日寬　［□□□］　劉新榮

［已上助銀□□□?］　［□□□　□□□］　郭發瑞　已上助銀壹中員

［……］盧富連　冼友彩　［□□□　□□□］　郭有聯

［□□□　□□□　□□□　□□□］　李文安

［……］□□發　冼貴彩　［□□□］　郭其幹　冼□聚

① 《匯編》第 14 頁錄“冼”作“洗”。

② 《匯編》第 14 頁錄“已上”作“上已”，下同不注。

[□□□	□□□	□□□]	吳見 [□]	李□開
[□□□	□□□	□□□]	□瑞興	盧□□
[□□□	□□□	□□□]	□□拖	梁□□
[□□□	□□□	□□□]	郭星和	盧彩□
[□□□	□□□	□□□]	陳□□	黃錦□
[□□□	□□□	□□□]	吳□□	□□□
[□□□	□□□	□□□]	杜□□	□□□
[□□□	□□□	□□□]	林彩喜	陳明□
[□□□	□□□	□□□]	劉發堯	□旺民
[□□□	□□□	□□□]	□□□	梁廣阜
[□□□	□□□	□□□]	冼仁□	

(3) 楊汝瑚撰書的碑文之兩片殘碑的錄文拼合復原。

根據以上兩片殘碑錄文的復原研究，現將原兩片殘碑的錄文模擬同類的碑文格式加以拼合，見附録二。

4.5a 重修三婆廟碑記＊＃錄文點校

地點：鑲嵌於今三婆廟神殿左側牆壁

年代：同治三年（1864 年 2 月 8 日—1865 年 1 月 26 日）

立碑者：不詳

撰書者：沐恩弟子郭裕堂盥手敬勒

說明：雖然本碑簡陋得連碑題也沒有，但卻在亂世中顯示了立碑者虔誠的宗教信仰及其無私奉獻，反對貪污盜竊，功成自退，清白自守的氣節。其中說道："此乃公辨，並無半點欺騙瞞匿，倘有私心，仰望神明鑒察。"這種精神，值得表彰，以繼續激勵傳統的正氣，以壓抑至今仍然無孔不入的貪瀆邪風。

附照一幀：

重修三婆廟碑記①

伏以」

神威顯赫，溷州早著聲靈；」

母德覃敷，海角咸瞻惠澤。此」

三婆之廟，商民漁戶，各處捐資，立廟於前。而龍頭環中客商漁蛋，復為擇地創建，藉」為保護，以供香火者也。獨是鳩工伊始，均藉水陸捐簽；創造落成，度支僅足。每歲酧」

恩恭祝及七月盂蘭，仍賴眾信樂題，乃能舉手。所幸商漁踴躍，義助多金。自道光」廿五年立廟，至今已多歷年所。遞年支化外，有

① 原碑無題。

餘錢者，小則存貯生息，多則置」鋪及地。予向在環中貿易，蒙眾公舉辦理，眾口一詞，義難除卻。自管理後，共計」有十餘年。自顧年邁無能，誠恐有悞公幹，懇為另舉賢能接辦。爰將歷年數目」及所置鋪地交出，勒石永垂不朽，日後數目與予無涉，希為查核。此乃公辦，並」無半[1]點欺騙瞞匿，倘有私心，仰望」

神明鑒察。茲抄各欵錄目備於左。」

計開

一　三婆廟自擇吉地起建，坐辰向戌，兼乙申之原。」

一　買受馮宅鋪地一段，起造約銀叁伯両。[2] 現批張溪粱姓開張水悦隆，除地租銀拾員，實收租」銀柒拾員。

一　買受林宅填築廟右吉地壹段，價銀弍拾両。[3]

一　買受蕭宅鋪連地計價銀壹伯捌拾両正。[4]」

一　買受敬信堂鋪連計價銀壹伯壹拾叁両正。[5]」

旹」

同治三年　月　日穀旦　沐恩弟子郭裕堂盥手敬勒」[6]

4.6a 重修三婆廟碑記＊＃碎片之五錄文補正復原

地點：原鑲嵌於三婆廟神殿內壁，其碎片原為鄭煒明收藏，現已捐藏於氹仔的路氹歷史館

年代：不詳，同治十三年（1874 年 2 月 17 日—1875 年 2 月 5 日）之後不久。

---

① 《匯編》錄“半”作“塵”字。

② 《碑刻集》錄“叁伯両”作“□伯”。

③ 《碑刻集》錄“弍拾両”作“□拾□”。

④ 《碑刻集》錄“捌拾両正”作“捌拾□正”。

⑤ 《碑刻集》錄“壹伯壹拾叁両正”作“壹伯壹拾□□”。《匯編》錄作“壹伯壹拾叁両”。

⑥ 《碑刻集》誤注“（碑存路環）”，此廟此碑實在氹仔。

撰書者：不詳

立碑者：不詳

說明：《匯編》第 11 頁將本片列為“三婆廟殘碑二”錄文，並加注說：“此為余據兩件碎片之文理字體重新勘合之殘碑。”但將照片載於第 177 頁的“三婆廟內各殘碑照片四、五”之五。經筆者反覆研究，進一步認為此片應為上述各碑之外的另一《重修三婆廟碑記》的殘碑碎片。據其第三行殘文提及“……甲戌之年，地捲濤飛，風吹海立，飄……”因涉及本廟建修年代範圍的“甲戌之年”有同治十三年（1874 年 2 月 17 日—1875 年 2 月 5 日）及其前的（1814 年 1 月 21 日—1815 年 2 月 8 日）年和其後的（1934 年 2 月 14 日—1935 年 2 月 3 日）年。前者已超出本廟的創建之年的道光二十五年（1845 年 2 月 7 日—1846 年 1 月 26 日）三十一年之多，故可排除。而後者則超出了現存本廟最後一次重修的同治三年（1864 年 2 月 8 日—1865 年 1 月 26 日）七十年之多，且清已亡而進入民國多年了，故也可排除。又因本碑在“……甲戌之年，地捲濤飛，風吹海立，飄……”的下一行即說：“……廟落成，斯時董事者……”可推斷此廟的重修落成是在“……甲戌之年，地捲濤飛，風吹海立，飄……”的天災對本廟大破壞之後不久之事，由此進一步推定本碑年代：約同治十三年（1874 年 2 月 17 日—1875 年 2 月 5 日）之後不久。

因為路氹歷史館沒有收藏此碎片的實物及照片，故本校點祇能就《匯編》的照片及錄文作研究復原，模擬同類的碑文格式補充其殘缺之文。凡《匯編》筆者以意推測補充的文字加［ ］號，有疑問者加（？）號。至於各行上半部分所缺全部文字不知其數，皆加［……］表示。對其錄文的具體漏誤則隨文於本頁下加注說明。

附照：原載《匯編》第 177 頁的本殘碑碎片照片

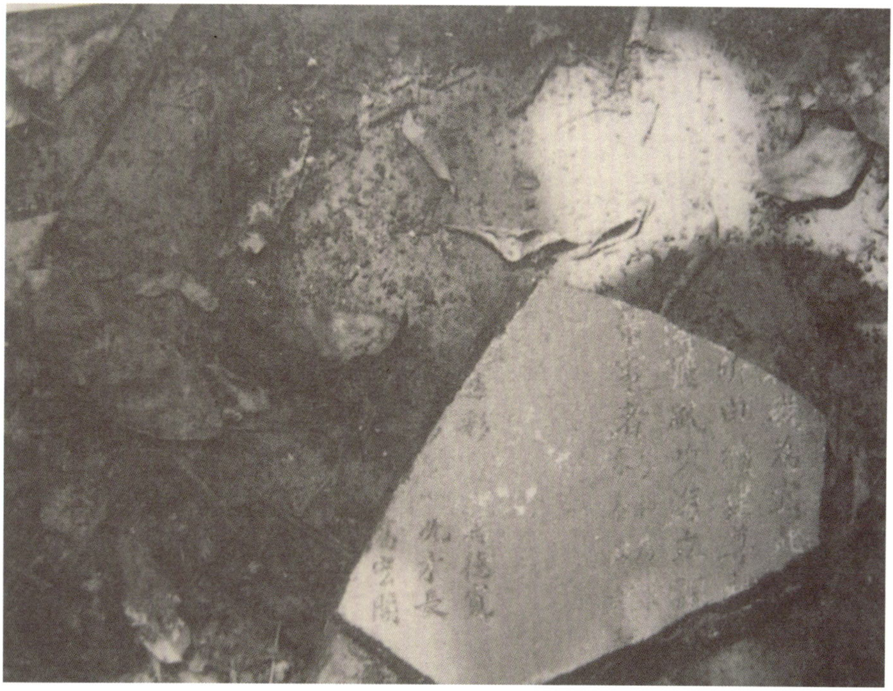

本片錄文點校補正復原：

［重修三婆廟碑記］

[……」]

[……] 小戎行，道出康莊，睹巍峨 [……」]

[……] 靂，譴乃壬人，遂安反側 [……」]

[……] 處既久，世世奉祀，於我為宜，此 [……」]

[……] 玉弩，而峰溪沙地，所有續建，尊神 [……」]

[……]，甲戌之年，地捲濤飛，風吹海立，飄 [……」]

[……] □廟落成，斯時董事者珍和店　東□□

東泰店　新和□

[……] □ □□□ □□□ □進彩 馮德寬 □□□ [……」]
[……] □ □□□ □□□ □□□冼①才長 □□□ [……」]
[……] □ □□□ □□□ □□□ 高宏開 □□□ [……」]
[……」]

[□□□□年歲次□□□□穀旦……立」]

4. 1b 創建三婆廟鐘銘＊（亡缺）簡介

地點：原應懸掛於今氹仔飛能便度街三婆廟內

年代：約道光二十五年（1845 年 2 月 7 日—1846 年 1 月 26 日）或其後不久。

送者：不詳

造者：不詳

說明：鄭煒明 1984 年調研已不見此鐘。凡建廟之始，必立碑置鐘，以記功德而傳之永久。今不過一百五十年而碑毀鐘亡，應是有人蓄意破壞的結果。

4. 2b 三婆廟香爐銘＊（亡缺）簡介

地點：原應置於今氹仔飛能便度街三婆廟內神案上

年代：約道光二十五年（1845 年 2 月 7 日—1846 年 1 月 26 日）或其後不久。

送者：不詳

造者：不詳

① 《匯編》第 11 頁錄“冼”作“洗”。

說明：凡建廟之始，必有香爐等以供祭祀，今不過一百五十年而所有金屬祭器不存，應是有人蓄意破壞盜竊的結果。今存本廟的三足大鐵圓鼎爐乃取自已亡毀的魯班廟之物。鄭煒明 1984 年調研已不見此爐。

4.3b 三婆廟錫五供香爐銘＊（亡缺）簡介

地點：原應置於今氹仔飛能便度街三婆廟內神案上

年代：約道光二十五年（1845 年 2 月 7 日—1846 年 1 月 26 日）或其後不久。

送者：不詳

造者：不詳

說明：凡同類廟之始建，必有錫五供等祭器之設，今不過一百五十年而所有金屬祭器不存，應是有人蓄意破壞盜竊的結果。現存本廟右室的錫五供香爐銘有“玉虛宮”三字，乃北帝廟之物。而正殿神案上的五供則是無題銘的新器。鄭煒明 1984 年調研已不見錫五供等祭器。

附照（三婆廟神案上的新五供）：

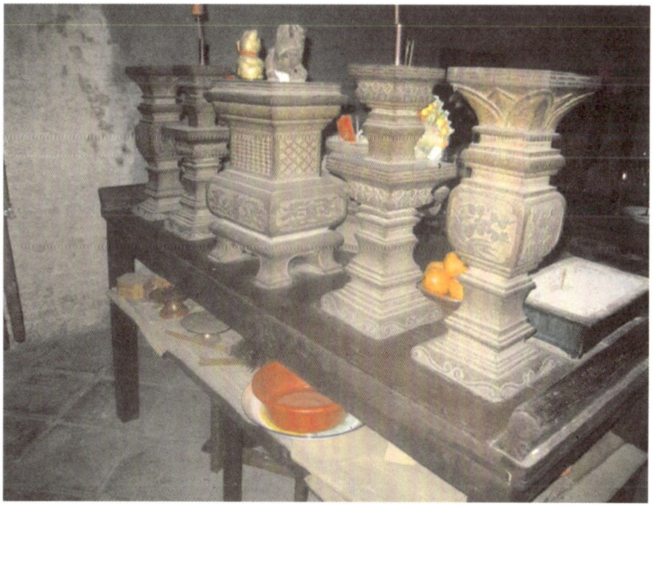

5. 觀音岩廟

觀音岩廟是位於今氹仔北安碼頭馬路（Fstrada de Ponte de Pac On）的一座單間小型廟宇，其始建碑不見，而且是否曾有始建碑亦難斷定，唯據其廟正門的花崗岩石刻門額之上款："同治辛未年仲冬吉立"，可推定本廟始建年代為清同治十年辛未仲冬（1871 年 12 月 12 日—1872 年 1 月 9 日），[①] 而時下澳門坊間流行的一些文藝及掌故類書則多衹簡單定本廟建於清同治十年（1871），而沒有考慮同治十年仲冬有九天是在 1872 年 1 月，因此在沒有其他更具體證明時，不便確定其在西元哪一年。

5. 1a 觀音岩廟"鐫表悃誠"碑附照錄文點校

地點：鑲嵌於今觀音岩廟內的神殿右壁

年代：光緒二年季夏（1876 年 7 月 21 日—1876 年 8 月 18 日）

撰書者：不詳

立碑者：不詳

說明：本碑為重修值事廷合店等記述本次修廟的原因及商民值事捐金助修的情況，特別解釋由於為首的值事廷合店因受風災而無法詳列收支賬目的具體原因，並以自行額外多捐"銀弌十餘両"以及發誓保證："維我值事，自願清心。倘有懷私，神明監察。如能公直，福有攸歸。"由此可知本碑原題名為《鐫表悃誠》的原因，更可知其雖為民間集資創建的小廟，但是主事者都要講求"公直"，否則便不能求福而是買禍。

---

① 見鄧景濱、葉錦添：《澳門名勝楹聯輯注》，澳門楹聯學會 1998 年版，第 276 頁；陳煒恆：《路氹掌故》，臨時海島市政局 2000 年版，第 48 頁。

本書認為，之所以有人要如此公開立碑作出神聖莊嚴的表白，應當不祗是對個人的操守自我表白，而是對當時已經出現的一些日益嚴重的各種侵吞竊取官公廟產財物的情況提出了嚴正的反對和警示，真可謂時窮乃見節義，世亂方知真人。因為澳葡於咸豐元年（1851 年 2 月 1 日—1852 年 2 月 19 日）已以武力侵佔氹仔島，又於同治三年（1864 年 2 月 8 日—1865 年 1 月 26 日）以武力侵佔路環島。故此可知，上述兩廟碑所立之時，恰在氹仔島及路環島被葡萄牙人逐步以武力侵佔之後不久，並且是葡萄牙人於 1879 年組成離島政府之前不久。而根據澳門半島以及整個中國的歷史情況來看，凡在改朝換代、政權易手之際，必然有一些奸商、劣紳、土豪、流氓、地痞，乃至一些抵擋不住財富誘惑的貧民百姓如魯迅筆下的阿 Q、小 D 之類的人，會趁火打劫，侵吞瓜分官公之產。而本屬官公的廟宇產業財物正是被各色各樣的人乘機以各種方式進行搶掠竊取霸佔、化官公為私有的對象目標。

附照兩幀：

①本碑碑題右上角照片

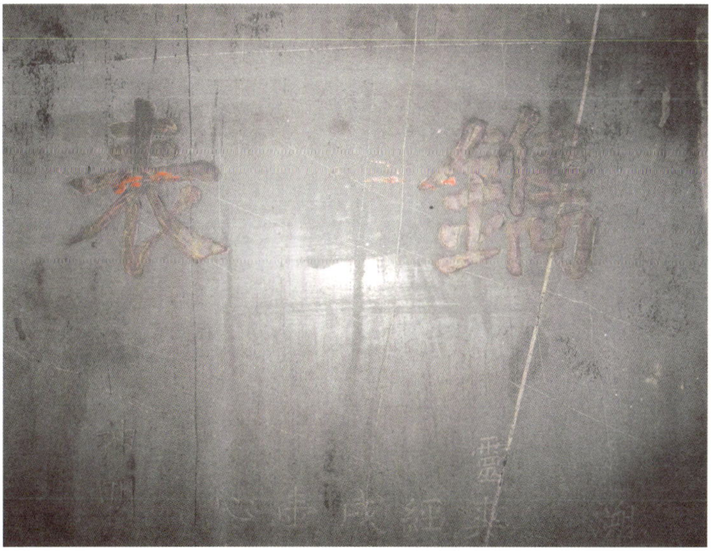

②本碑碑文右上角照片

錄文點校補正復原：

鐫表悃誠[1]

溯自草萊未辟，岩石厂[2]然。瞻茲棟宇維新，珠宮儼若，波恬萬頃，砥柱迴瀾，」靈爽千秋，商民沐德。仰維始創，眾樂解囊，幸得勷勷，裒成集腋。惟我值事十有七人，始既竭誠，終宜盡力，乃助金未經收妥，而廟貌已幸落成。是以難列清單，未經公覽，数存廷合，銀待收齊而後清算進支，俾得眾情指示。[3] 豈料歲逢甲戌，」時值中秋，潮漲滔天，颶風拔樹，廷合傾倒，什物漂流，遠近咸知，数難追究。

① 《碑刻集》將《匯編》所擬之題“觀音岩廟碑”作碑題，而將本碑的原題“鐫表悃誠”列入碑文作首句。

② 《匯編》錄“厂”作空白無字（後附勘誤表補上），《碑刻集》錄作“廠”。其實古代的“厂”字音 an，是庵的古異體，今與“廠”的簡化字同形而使《碑刻集》誤錄作“廠”。

③ 《匯編》錄“……清算進支，俾得眾情指示”作“……清算，進俾得眾情指示”，《碑刻集》錄作“……清算，俾得眾情指示”。

但約畧以計，除題助工金之外，尚不敷銀」壹百餘両，每一[1]值事加捐銀五両，共加捐得銀八十五両，仍不敷銀弍[2]拾餘両，已經廷合自行捐出，維我值事，自願清」心。倘有懷私，」神明鑒察。如能公直，福有攸歸。」

值事芳名列左：」

廷合店　廣萬祥　珍和店　東合店　廣興店　同德店　合利店　仁興店　進利店」
遠德店　天泰店　新和店　恒源店　同和店　和勝店　宏昌店　新東泰」

光緒二年歲次丙子季夏月上浣[3]（1876年7月21日—7月30日）吉日修觀音岩廟值事等謹白」[4]

6. 魯班廟

魯班是清末澳門半島及氹仔島流行的一個神靈，信仰者為土木房屋製作等建築方面的工匠，他們奉魯班為本行業的始祖師。澳門半島及氹仔島有魯班廟之創建，反映了有關行業在本地的興旺發達。本廟應在今氹仔飛能便度街三婆廟附近，但是本廟及其所有碑鐘等物皆亡（毀）於1984年以前，蹤影全無。目前僅能根據歷劫之後僅存於三婆廟左室的原魯班廟的一個三足大鐵鼎爐，推想三婆廟附近曾有此廟之規模及其應有之各種廟宇必備之物。姑且對其應有的一些亡毀的文物作記錄簡介，聊以備忘和供大家參考。

近讀陳煒恆文提及三婆廟對面的"益隆炮竹廠"舊址中央"還有

① 《匯編》錄"一"作空白無字，《碑刻集》錄作"□"。
② 《匯編》錄"弍"作"兩"，《碑刻集》錄"弍"作"□"。
③ 《碑刻集》錄"浣"作"澣"，上浣即上旬。
④ 《碑刻集》誤注"（碑存路環）"，此廟此碑實在氹仔。

一家小廟，工人稱之為‘師傅廟’。相傳澳門過去的炮竹行業僅此廠設有專門的‘師傅廟’”。① 又據李鴻章幕客程佐衡《勘地十說》載：“潭仔土名三沙，中一小山，具牛形，曰牛山，名上沙。過峽處，南與大山相連。葡人圖作圓點者誤，俟詳分圖。西一島孤立，與牛山隔水，曰千門山、曰十字門山，名西沙。……次早重至牛山，望西沙南麓僅茅屋二三十椽，牛山下有關帝、天后兩廟，棟宇相連，光緒七年重修。從牛山關帝廟回街西南，循長隄行至小橋，約千步。東皆秧田，西爲沙灘。過橋爲街道，四百步至天主堂斜巷。又二百步，至大圍場。又四百九十餘步，至大街盡頭觀音巷。通埠廟宇六，曰關帝、曰天后、曰北城侯供魯班、曰三婆、曰觀音、曰北帝……”② 由此可以推斷，魯班在清代又被稱為“北城侯”，其廟俗稱為“師傅廟”，現在殘存於“益隆炮竹廠”舊址中央的小廟，應是破壞了原來的大廟另建的結果。筆者補述于 2011 年元月。

6. 1a 鼎建魯班廟碑記＊＃（亡缺）簡介

地點：鑲嵌於原魯班廟內壁

年代：光緒十三年八月十九日（1887 年 10 月 5 日）以前③

撰書者：不詳

立碑者：不詳

---

① 參見陳煒恆：《澳門叢稿》，澳門傳媒工作者協會 2008 年版，第 168 頁。

② 原件載台北中研院近代史所編印：《澳門專檔》（一）第 136 號，1993 年版。參見同前引中國第一歷史檔案館等編《明清時期澳門問題檔案文獻匯編》（三）第 337—338 頁，筆者略改標點。

③ 筆者原來祇據鐵鼎爐的銘文紀年推算此廟建年，現據程佐衡來澳門地區調查報告的時間推斷。

6. 1b 鼎建魯班廟鐘銘＊♯（亡缺）簡介

地點：懸掛於原魯班廟內

年代：光緒十三年八月十九日（1887 年 10 月 5 日）以前

送者：不詳

造者：不詳

6. 2b 魯班廟鐵鼎爐銘＊♯附照錄文

地點：原應置於魯班廟內

年代：光緒二十一年六月（1895 年 7 月 22 日—1895 年 8 月 19 日）

送者：新逢益衆伴

造者：合記

說明：本爐為化寶的三足大型鐵鼎爐，現存三婆廟，是清代氹仔島曾有魯班廟的唯一物證，故其歷史研究價值非一般的鼎爐可比。

附照兩幀：

①本鐘銘開頭部分照片

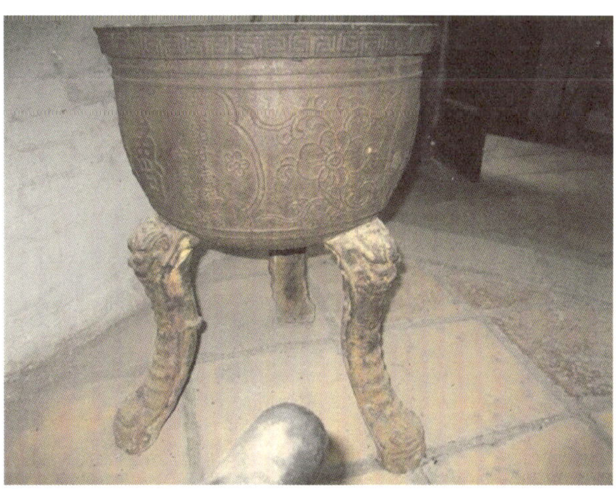

②鼎爐全照

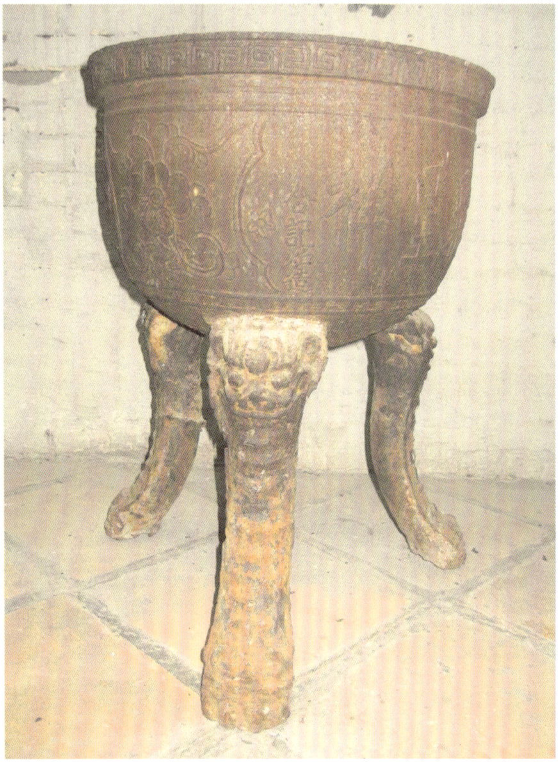

錄文：

背面		正面		
合記炉造	寶鼎呈祥	新逢益衆伴仝敬送	魯班廟	光緒廿壹年夏 六月吉旦

（按：以上錄文為便於顯示原銘文的格式，故錄入方格中。據照片可見：“魯班廟”及其右左兩邊的上下款為正面銘文，“寶鼎呈祥”及“合記炉（爐）造”為背面銘文。）

7. 永壽社土地廟

土地社神是中國最古老的是一個神靈，是明清官方推行於全國城鄉的流行信仰。至今土地社稷壇仍然遍布澳門半島、氹仔島以及路環（九澳）島。而清代的土地古廟在澳門半島有多間尚存，氹仔島及路環島則一間也看不見。這是令人奇怪的，因為兩島皆有很多陸地居民，土地社稷神壇應普遍存在。現據曾置於北帝廟北帝殿內的永壽社銅香爐銘可以推定北帝廟附近有間名為永壽社的土地廟，但是本廟及其所有碑鐘等物在鄭煒明於 1984 年調研時都已不見了。目前僅能根據歷劫之後僅存這個銅香爐推想此廟之規模及其應有之各種廟宇必備之物。姑且對其應有的一些亡毀的文物作記錄簡介，聊以備忘和供大家參考。

7.1a 鼎建永壽社土地廟碑記＊♯（亡缺）簡介

地點：原應鑲嵌於今氹仔地堡街嘉妹前地北帝廟附近的永壽社土地廟內壁

年代：不詳（肯定在清代）

撰書者：不詳

立碑者：不詳

7.1b 鼎建永壽社土地廟鐘銘＊♯（亡缺）簡介

地點：置於今氹仔地堡街嘉妹前地北帝廟附近的永壽社土地廟神案

年代：不詳（肯定在清代）

送者：不詳

造者：不詳

7.2b 永壽社錫香爐銘＊♯附照錄文

地點：原置於今北帝廟附近的永壽社土地廟神案，曾置於本廟北帝殿內的門口土地神案上

年代：不詳（肯定在清代）

送者：不詳

造者：不詳

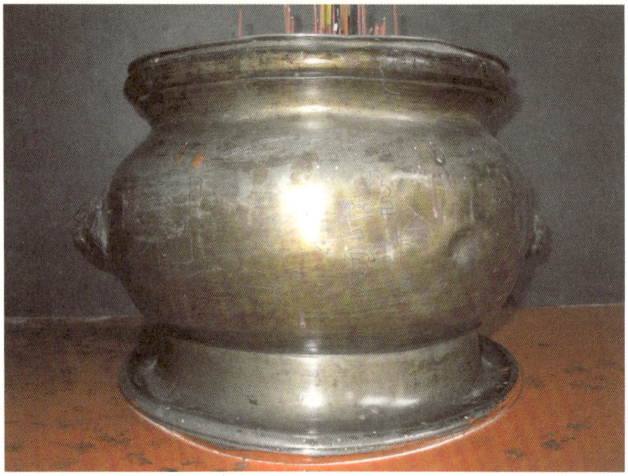

說明：本香爐雖小，其銘文則是清代氹仔島曾有土地廟的唯一物證，故其歷史研究價值非一般香爐可比。

附照一幀：

錄文：

社壽永

8. 觀音堂

本觀音堂位於今氹仔飛能便度街，雖然與澳門半島三大古禪院之一的普濟禪院之古名同，卻祇是現存清代最晚的一間小型佛堂，陳設簡單，不見建廟碑鐘等。唯一有銘文證實其建於清末的文物，就祇有一個有銘記为光緒二十八年（1902 年 2 月 8 日—1903 年 1 月 28 日）的石香爐。最近一些學者以此證本廟建於其時。甚至政府出資修建本

廟後所掛的金屬銘牌，也用此說。故筆者曾計劃衹簡介此石香爐，但據前文補述所引李鴻章幕客程佐衡《勘地十說》載“大街盡頭觀音巷”，此巷之所以名叫“觀音巷”，應是得名於本龍頭灣通埠的六間廟宇中之一的觀音堂廟。據此加上本石香爐為證，可以想見本廟亦建於光緒以前，在當時的規模應該與三婆廟、天后宮等相當，決不至於像今天所見的樣子。今之觀音堂，應是在其部分遺址上另建得结果。故應照其他廟壇之例，補記其建廟碑鐘等。

8. 1a 鼎建觀音堂（廟）碑記＊♯（亡缺）簡介

地點：鑲嵌於原觀音堂（廟）內壁
年代：光緒十三年八月十九日（1887 年 10 月 5 日）以前
撰書者：不詳
立碑者：不詳

8. 1b 鼎建觀音堂（廟）鐘銘＊♯（亡缺）簡介

地點：懸掛於原觀音堂（廟）內
年代：光緒十三年八月十九日（1887 年 10 月 5 日）以前
送者：不詳
造者：不詳

8. 2b 觀音堂石香爐銘＊♯附照錄文

地點：置於今氹仔觀音堂神案上
年代：光緒二十八年（1902 年 2 月 8 日—1903 年 1 月 28 日）
送者：陳明德
造者：不詳

說明：本香爐雖小，其銘文則是清代氹仔島曾有土地廟的唯一物證，故其歷史研究價值非一般香爐可比。

附照一幀：

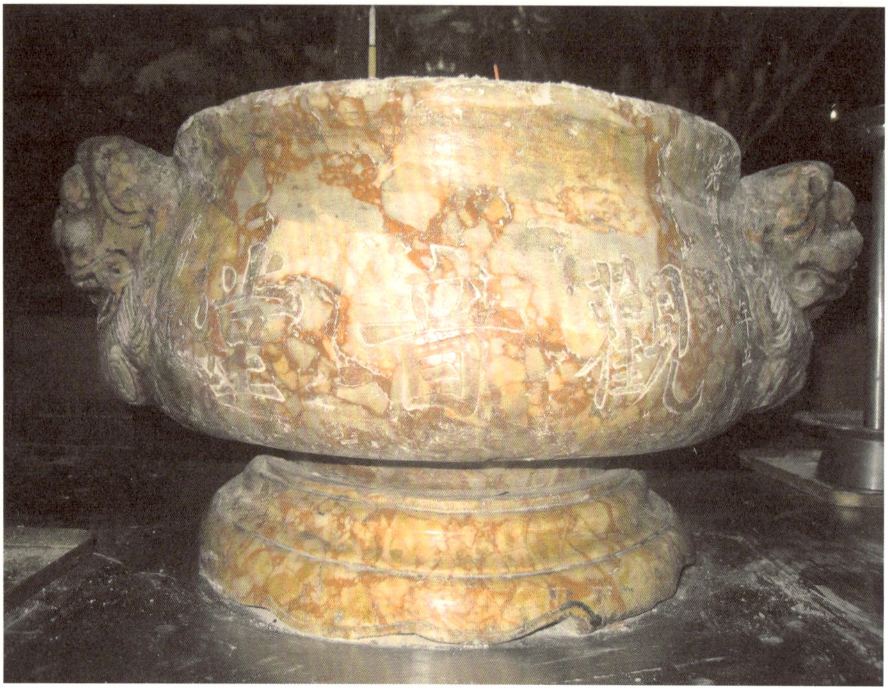

錄文：

光緒弍十八年立

堂音觀

陳明德敬送

（按：本爐質料形制與天后宮 2.4b 的香爐大同小異。而且同是陳明德送）

二、九澳（路環）島

1. 天后古廟

路環的天后古廟位於今路環民國馬路旁的天后廟前地（Largo Tin Hau Miu），始建於清康熙十六年（1677 年 2 月 2 日—1678 年 1 月 22 日），是本島古廟中最古老而又最大型的官廟。但是，從《匯編》可知，至少由 1984 年鄭煒明開始調研起，本廟之鼎建記事碑、鐘以及廟中原有清乾隆十八年（1753 年 2 月 3 日—1754 年 1 月 23 日）、道光六年（1826 年 2 月 7 日—1827 年 1 月 26 日）、道光二十二年至二十三年（1842 年 2 月 10 日—1844 年 2 月 17 日）等一系列大型重修記事題名碑記等金石文物大都蕩然無存。筆者認為，其原因與澳門半島的古官廟相同而惡果遠過之。故本書在對路環的天后古廟這一本島最古老而又最大型的官廟的滄桑巨變的典型分析中聯繫澳門半島同類廟宇的情況，特別是結合該廟現存的近現代兩塊重修碑的分析，推斷其古碑刻之所以被挖毁得一乾二淨，實應因為這些碑刻記載了中國官方行使主權管治九澳（路環）而建修此官廟，並使其擁有得到官方明確認可和保障的龐大的廟宇房地產等財富的史實，不利於葡人對九澳島的侵佔及與葡人勾結的一些澳門華人對此官廟的財物及產權之竊取，而被人故意毁碑滅跡的。

由 1984 年至現在本廟尚存的修廟記事及題名碑刻，就祇有民國十六年（1927 年 2 月 2 日—1928 年 1 月 22 日）的《重修天后聖母古廟碑記》、1963 年的《重建天后聖母古廟碑記》以及 1981 年的《公元一九八一年辛酉年重修天后古廟碑誌》。[①] 其中提及本廟建修歷史的有：

---

① 這三碑不在本書收錄的年代範圍，而《匯編》載 1927 年碑於第 129－132 頁，載 1963 年碑於第 132－156 頁（共有捐助題名碑五塊），載 1981 年碑於第 128－129 頁，可供參考。

（1）民國十六年（1927年2月2日—1928年1月22日）的《重修天后聖母古廟碑記》不提本廟道光年以前的鼎建及重修史，而祇提本廟道光年間重修以來至本次重修的情況說：

> 自道光丙戌年（1826年2月7日—1827年1月26日）中，人擇地而增建，迨至癸卯（1843年1月30日—1844年2月17日），合境勸捐以重修，大厥規模……從此則雨順風調，河清海晏，咸歌大有，共樂昇平……惟經風雨飄零，塵封寶座……爰集同人，勸捐踴躍，以冀集腋成裘，勖勷美舉。經始於同治癸酉（1873年1月29日—1874年2月16日），鳥革再奐；繼則民國癸亥（1923年2月16日—1924年2月4日），燕瓦重新。

其所以完全不提本廟道光以前之鼎建及重修史，有一個原因，就是當時本廟尚有一些歷劫而未毀盡之碑有提及這些鼎建及重修史。

（2）1963年的《重建天后聖母古廟碑記》是一大型組碑，雖然現存有五塊之多，但都祇是互相連接記錄捐助題名部分的碑，其第一塊碑的首句即為"茲將各鄉善信喜捐工金銀芳名開列於左"，其後各碑接續為捐工金銀及其他供品財物等等之芳名，第五塊碑的末句為"壹玖陸三年歲次癸卯孟秋吉日立"。按照各建修廟宇的組碑通例，則可以肯定：在目前所見的第一塊碑前面，至少有一兩塊碑是"碑序"部分，專門記述本廟以往的鼎建及重修歷史以及本次重建的原因、目的、意義，發起和組織此次如此大規模的重建的一大套值事或理事會的成員芳名錄等等。由此可以進一步推定，本次重建組碑中的起首部分的記事碑，以及由1927年至本年重建後尚有一些歷劫而未毀盡之碑，皆在本年重建以後至1984年以前被毀滅，而且較大可能是在1981年的重修中毀滅。

（3）1981年的《公元一九八一年辛酉年重修天后古廟碑誌》卻比民國十六年（1927年2月2日—1928年1月22日）的《重修天后聖

母古廟碑記》更清楚具體地記述了本廟自清康熙十六年（1677 年 2 月 2 日—1678 年 1 月 22 日）至 1963 年以及至其本年的建修歷史。其在本碑的序文起首說：

> 本廟創建於康熙十六年，迄今三百〇三年，在三世紀過程中，經乾隆十八年重建，道光廿二年擴建，同治一年重建（譚按：應照 1927 年碑所載，此次重建在同治十一至十二年，並非同治一年，本廟現存多種石刻器物有同治十一年的題記可證），一九六三年重建（譚按：漏了 1927 年的重建），可見前賢愛護公物之熱心，歷久不變。
>
> 本會同人鑒於前賢創業之精神，經三世維修而擴建之熱心，本廟得以重保原貌，現在本廟日久欠修……同人等為保存天后古廟文物古跡起見，發起募捐……現已竣工，謹刻石以誌，聊表鳴謝。

此碑由於記録有“本廟創建於康熙十六年”，“經乾隆十八年重建”等說法，是目前所能見到最早的而且是唯一被人引作研究依據之碑刻。那麼，本碑撰寫者提出這些說法，肯定是其當時所見知的本廟以往的碑刻等文物中有文字記錄同類之說。如上所述，民國十六年（1927 年 2 月 2 日—1928 年 1 月 22 日）的《重修天后聖母古廟碑記》不提本廟道光以前的鼎建及重修史，故不可能為本碑撰寫者提供上述說法的依據。有可能直接或間接提供依據的，就祇有 1963 年的《重建天后聖母古廟碑記》及其以前的一些歷劫而未毀盡之碑刻鐘銘。而且這些可以為本碑之說提供依據的碑刻鐘銘，卻在“為保存天后古廟文物古跡起見”的本次重修之同時或其後的短時期內，連同不是文物古跡的 1963 年《重建天后聖母古廟碑記》的碑序部分一起永遠失蹤了。當然，這裡還存在各種可能和理由，導致了“為保存天后古廟文物古跡起見”而毀滅了一些重要的“文物古跡”以及一些重要的現物新跡的怪現象。

時過境遷已近三十年了，雖然往者已不可諫，但是來者猶可追也。但願尚在的知情者能為公眾與歷史作出說明，以免將之變成永遠不解的歷史之謎留給後代。

在此，還可以根據民國十六年（1927年2月2日—1928年1月22日）的修廟碑記中"澳門督憲大人囉哋哰咕囉哋吜吐（該碑刻同時附載其葡文的官銜和姓名為"GOVERNADOR－RODRIGO－RODRIGUES"）[1] 喜捐西紙銀貳佰伍拾大員正"的記載，看出一些前人忽視的問題。因為這是目前所知"澳門地區"以澳門總督官銜署名捐款參與中國廟宇重修的唯一碑記，此事雖為一些掌故書文不加分析地作為可喜可樂的趣事轉載，但其實質是中華國土淪陷、中國官廟慘遭敵官染指的國恥標誌。並不信奉中國天后的澳督此舉"喜捐"的"西紙銀貳佰伍拾大員"，其在同碑的葡文對譯中記為"＄300"，實非小數目，已遠超以往信奉天后的明清中國官員在澳門半島的官廟建修碑記中個人所捐助工金的錢銀數目，亦為本次其餘的個人最高捐款"壹佰大員"兩倍半。這顯然應如俗語所謂"黃鼠狼給雞拜年"，這除了在宗教上收買人心以鞏固對氹仔、九澳兩島的侵佔的戰略意圖之外，可能還隱藏有當年葡國貪官與中國奸商劣紳勾結分肥之秘，有待進一步的研究探討。筆者之所以把這一大膽懷疑提出，實因此一小心求證的揭秘工作要涉及很多前人沒有留心研究的澳葡政府官員的歷史檔案，非筆者個人力所能及，期待有興趣有能力的中外學者共同探索。

1.1a 鼎建天后宮紀事碑＊（亡缺）簡介

地點：原應鑲嵌於今天后古廟的內壁

年代：清康熙十六年（1677年2月2日—1678年1月22日）

---

[1] 此人即第109任澳門總督，其全名為RODRIGO JOSE RODRIGUES，其官定通行的中文譯名為羅德禮，任期為1923年1月5日至1925年10月17日。而本廟的此次重修始於1923年，至1927年季春告成，羅德禮的捐款當在其上任不久。

撰書者：不詳
立碑者：不詳

說明：凡正規建廟者必有鼎建碑，此乃有無數證據可資證明。據現存本廟《公元一九八一年辛酉年重修天后古廟碑誌》所載。此碑應是記載中國官方行使主權管治九澳（路環）而建此官廟的史實，不利於葡人對九澳的侵佔及與葡人勾結的一些澳門華人對此官廟的產權之竊取，而被故意挖毀。其被挖毀的具體時間當在 1981—1984 年以前，因為鄭煒明於這段時間開始進行調研時已不見此碑。聊記此以備忘並供參考。

1. 2a 重修天后宮碑誌*（亡缺）簡介

地點：原應鑲嵌於今天后古廟的內壁
年代：乾隆十八年（1753 年 2 月 3 日—1754 年 1 月 22 日）
撰書者：不詳
立碑者：不詳

說明：凡正規修廟者必有修建碑，此乃有無數證據可資證明。此碑之具體情況同 1. 1a 碑。

1. 3a 重修天后宮碑誌*（亡缺）簡介

地點：原應鑲嵌於今天后古廟的內壁
年代：道光六年（1826 年 2 月 7 日—1827 年 1 月 26 日）
撰書者：不詳
立碑者：不詳

說明：同 1. 1a 碑。

1.4a 重修天后宮碑誌＊（亡缺）簡介

地點：原應鑲嵌於今天后古廟的內壁

年代：道光二十二年至二十三年（1842 年 2 月 10 日—1844 年 2 月 17 日）

撰書者：不詳

立碑者：不詳

說明：同 1.1a 碑。

1.5a 重修天后宮碑誌＊（亡缺）簡介

地點：原應鑲嵌於今天后古廟的內壁

年代：同治元年（1862 年 1 月 30 日—1863 年 2 月 17 日）

撰書者：不詳

立碑者：不詳

說明：同 1.1a 碑。

1.1b 天后宮鼎建鐘銘＊（亡缺）簡介

地點：原應縣掛於今天后古廟的內壁

年代：康熙十六年（1677 年 2 月 2 日—1678 年 1 月 22 日）或稍後

送者：不詳

造者：不詳

說明：凡正規建廟者必有鼎建碑及相應的鐘、爐等物，此乃有無數證據可資證明。鐘、爐等物上的文字雖然簡短，畢竟也是記錄參予該廟創建而奉獻某一物件的人和時間、意圖、目的等的重要資料。但是現在衹有距離本廟創建近百年的乾隆二十八年（1763 年 2 月 13 日—1764 年 2 月 1 日）古鐘留存。今不過三百年而這些古鐘、爐等物的蹤影全無，應是被人竊取或破壞的結果。其被竊取或破壞的具體時間當在 1981—1984 年以前，因為鄭煒明於這段時間開始進行調研時已不見此鐘。聊記此以備忘，並供參考。

1.2b 天后宮天后康公洪聖案前鐵鐘銘＊附照錄文

地點：懸掛於今天后古廟中庭右側座地鐘鼓架

年代：乾隆二十八年仲冬（1763 年 12 月 5 日—1764 年 1 月 2 日）

送者：眾信弟子杜亮海等

造者：萬德爐造

說明：《匯編》及《碑刻集》等皆稱本鐘為“銅鐘”，其實應為鐵質巨鐘[①]。本鐘基本保存完好，衹有小部分銘文缺損，是本島及氹仔島保存完好而最古的廟宇文物。即使連澳門半島的眾多廟宇在內，本鐘也衹是排在普濟禪院與蓮峰廟現存的五個明末清初的古鐘之後，名列第六。因此，此鐘對於本島的廟宇研究史，具有重要的學術價值。尤其是在本廟前述古碑鐘爐等皆已亡毀的情況下，此鐘獨存，是僥倖還是別有原因，值得深思。本書在氹仔天后宮的簡介以及其後的 2.1b 天后宮鐘銘的研究說明中已指出了氹仔與九澳這兩大乾隆古鐘歷劫而不毀的原因。此處不再贅言。

由此鐘銘可以推想乾隆二十八年時本廟的規模，以及本鐘所在之正神主殿是以“天后娘娘”居中位，而以“康公主帥”及“洪聖大王”

① 《文物志》路環卷第 216 頁已改正為鐵鐘。

分居其右、左兩傍之位。

附原器照片兩幀：

①銘文前部舊照

②銘文後部新照[1]

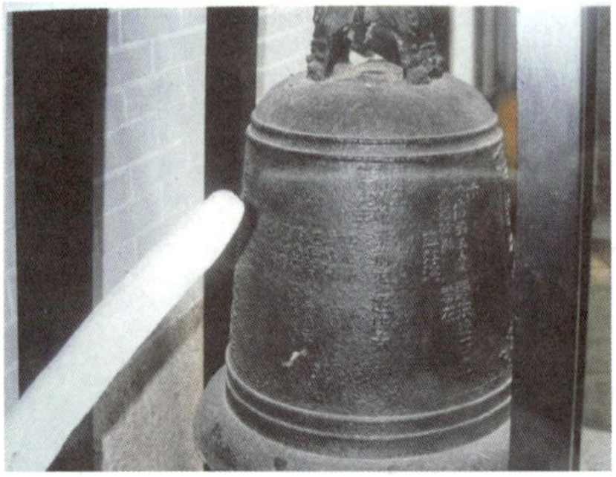

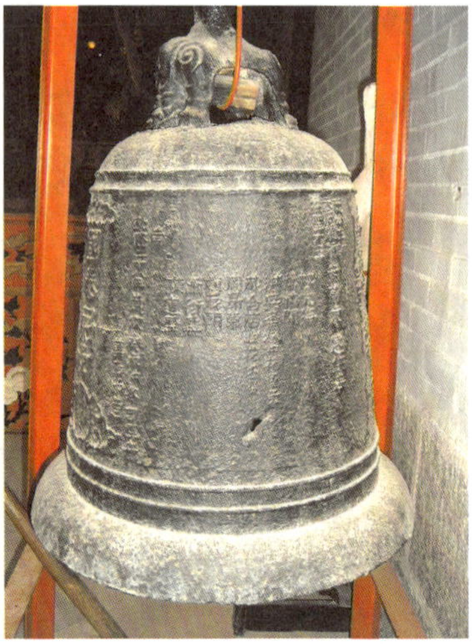

錄文：

風調雨順

沐

恩眾信弟子虔[2]鑄洪鐘一口重

壹百餘觔　敬在

鹽灶灣

康公主帥

天后娘娘　案前永遠供奉

洪聖大王

杜亮海

蕭協開[3]

洪興圣[4]（收□花□□員）

成合店（收□花□□員）

周昂東

劉茂朝

蕭衍盛[5]

陳道盛[6]

旹

乾隆二十八年歲次癸未仲冬吉旦立

萬德[7]炉造

國泰民安

---

① 《文物志》路環卷第218—223頁載有此鐘新照多幀，可以參考。

② 《匯編》錄“虔”作“處”。

③ 《匯編》錄“開”作“興”。《碑刻集》同此。

④ 《匯編》錄“洪興圣”作“洪□□”。《碑刻集》同此。

⑤ 《匯編》錄“蕭衍盛”作“蕭□盛”。《碑刻集》同此。

⑥ 以上一行題名《匯編》錄作橫排兩行，然後另起一行加括注說：“（下有細字兩行，已蝕，不能辨認）”。《碑刻集》則錄作橫排一行，另起一行加括注同此。其實這兩行在鐘上是位於“洪興圣”與“成合店”之下的兩行，因衹有部分字隱約可見，暫錄如此。

⑦ 《匯編》錄“德”作“□”。《碑刻集》同此。

（按：以上錄文為便於顯示原銘文的格式，故錄入方格中。據照片、實物及慣例可知："風調雨順"為上邊款，[1]"國泰民安"為下邊款。"圣"、"炉"為"聖"、"爐"的俗體字。）

1.3b 天后古廟奠酒石船刻字＊附照錄文

地點：置於本廟天井拜亭上

年代：道光六年（1826 年 2 月 7 日—1827 年 1 月 26 日）

送者：沐恩弟子李貴青、李漢青

造者：不詳

說明：此器銘文《匯編》最早著錄。[2]此器與氹仔 2.3b 天后宮奠酒石船同為道光年間的文物，而早二十多年，雕刻簡單而有特色。

附照一幀（暫缺）[3]：

錄文：

<table><tr><td>奉
弟
子
李
漢貴
青
敬</td><td>恩沐</td><td>道
光
六
年
吉
旦[4]</td></tr></table>

---

① 《匯編》第 165 頁始著錄此鐘銘，而將此上邊款與下邊款並錄於首行。《碑刻集》第 1033 頁同此。

② 《匯編》第 127 頁始著錄此器銘文，然而誤稱為"石鼎"。《文物志》路環卷第 259 頁改稱為"奠酒石"，其照片說明又稱"石酒船"。

③ 《文物志》路環卷第 261—262 頁有其新照三幀，可供參考。

④ 《匯編》第 127 頁錄上款"道光六年吉旦"作"道光六年吉日"，《文物志》路環卷第 259 頁作"道光六年季冬吉旦"，皆失準。又《匯編》錄下款的"李貴青、漢青"作"李貴清、李漢清"，《文物志》路環卷錄作"李貴渼、漢青"，亦皆失準。

（按：以上錄文為便於顯示原銘文的格式，故錄入方格中。據實物照片可知：其上款和下款刻於兩旁的斜邊。“沐恩”橫刻於上邊左端。）

1.4b 天后古廟奠酒石船刻字 * 附照錄文

地點：置於本廟天井拜亭上

年代：道光六年季秋吉旦（1826 年 10 月 1 日—1826 年 10 月 30 日）

送者：沐恩弟子福新塘

造者：不詳

說明：此器銘文《匯編》最早著錄。[①] 與氹仔 2.3b 天后宮奠酒石船同為道光年間的文物，而早二十多年，有雕刻更複雜的龍雲而有特色。

附照一幀（暫缺）[②]：

錄文：

敬	新		旦吉秋季年六光道	恩	
奉	福			弟	沐
	塘			子	
		門	禹		

（按：以上錄文為便於顯示原銘文的格式，故錄入方格中。據實物照片可知：其上款和下款刻於兩旁的斜邊。“道光六年季秋吉旦”橫刻

① 《匯編》第 127 頁始著錄此器銘文，然而誤稱為“石鼎”。《文物志》路環卷第 250 頁改稱為“奠酒石”，其照片說明又稱“石酒船”。

② 《文物志》路環卷第 257—258 頁有其新照三幀，可供參考。

於上邊。[1] 另左下部有“禹門”，象徵鯉魚跳龍門就可以變成龍了。）

1.5b 天后古廟奠酒石船刻字＊附照錄文

地點：置於本廟天井拜亭地上

年代：道光六年季冬吉旦（1826 年 12 月 29 日—1827 年 1 月 26 日）

送者：沐恩弟子李雲利塘

造者：不詳

說明：此器銘文《匯編》最早著錄。[2] 此器與氹仔 2.3b 天后宮奠酒石船同為道光年間的文物，而早二十多年，雕刻更複雜的龍雲而有特色。

附照一幀（暫缺）[3]：

錄文：

李　　旦吉冬季年六光道　　恩
送雲　　　　　　　　　　　弟沐
利　　　　　　　　　　　　子
塘
敬

---

① 《文物志》路環卷第 255 頁作“道光六年季冬吉旦”，當是受下一器的影響而誤，《匯編》原錄正確。因為季冬與季秋雖然衹差一季度，但在公曆則已可能進入第二年初，故要力求準確。

② 《匯編》第 127 頁始著錄此器銘文，然而誤稱為“石鼎”。《文物志》路環卷第 250 頁改稱為“奠酒石”，其照片說明又稱“石酒船”。

③ 《文物志》路環卷第 253—254 頁有其新照三幀，可供參考。

（按：以上錄文為便於顯示原銘文的格式，故錄入方格中。據實物照片可知：其上款和下款刻於兩旁的斜邊。“道光六年季冬吉旦”横刻於上邊。此器與上文本廟 1.4b 奠酒石船同時而略早一季，且有造型雕刻相似的龍雲。）

1.6b 天后元君殿三足大銅香爐銘＊♯附照錄文

地點：置於本廟天后元君殿神案前地的石爐磡上

年代：同治十一年仲春（1872 年 3 月 29 日—1872 年 4 月 7 日）

送者：沐恩弟子周泰華等

造者：佛山蘇永成爐

說明：此器銘文《匯編》最早著錄，《碑刻集》亦載。[①] 觀此大器可推想當年本廟的香火鼎盛。

附照一幀（暫缺）[②]：

錄文：

同治十一年仲春吉旦
天后元君
沐恩弟子周泰華
男 輝聯 順帶
輝爵 天帶
光耀 高帶
孫 光興 阿秋
仝敬奉
佛鎮蘇永成爐造

① 《匯編》第 165 頁始著錄此器銘文，《碑刻集》第 1034 頁亦載。

② 《文物志》路環卷第 25—58 頁有其新照四幀，可供參考。

（按：以上錄文為便於顯示原銘文的格式，故錄入方格中。據實物照片可知：其上款“同治十一年仲春吉旦”及“天后元君”為正面，其餘為背面及下款之文。《滙編》及《碑刻集》都將此銘文統一改作左起橫排。《滙編》的錄文較正確，而《碑刻集》將上款移到下款的倒數第二行，既不合本爐銘的實際，也不合本廟同時期的各種文物上的落款格式。）

1.7b 天后宮龍鼎銘＊♯（暫缺）錄文校對復原

地點：原應鑲嵌於今天后古廟的內壁

年代：同治十一年（1872 年 2 月 9 日—1873 年 1 月 28 日）

送者：香邑全福堂敬送

造者：不詳

說明：此器銘文《滙編》最早著錄，《碑刻集》亦載。① 但目前筆者已找不到此器原物，而《文物志》路環卷亦不載。姑且試就上述兩書的錄文作簡略的校對復原。

照片（暫缺）

錄文：

香邑全福堂敬送	宮后天	同治十一年吉旦

① 《滙編》第 165－166 頁始著錄此器銘文，《碑刻集》第 1034 頁亦載。

（按：《匯編》及《碑刻集》都將此銘文統一改作一樣字體左起橫排。以上錄文乃根據同期同類的銘文格式推斷本器的格式，為便於顯示原銘文的格式，故錄入方格中。其上款“同治十一年吉旦”，《匯編》的錄文次序與本錄相同，以“天后宮”居中，而兩旁為上款及下款。而《碑刻集》則將上款移到下款的最後一行，既不合本爐銘的實際，也不合本廟同時期的各種文物的落款格式。據此銘文以及本廟現存與之同年之不少文物可知：本廟在眾多官民信眾的支持下進行了相當規模的修建；本廟其時仍用官方的正稱“天后宮”。）

1.8b 天后古廟大門口一對石獅墩座刻字＊＃附照錄文

地點：分刻於本廟正門前兩邊的一對石獅墩座

年代：同治十一年（1872 年 2 月 9 日—1873 年 1 月 28 日）

送者：沐恩信士本灣及南海順德二邑

造者：不詳

說明：這對石獅墩座刻字《匯編》最早著錄。[①]《碑刻集》及《文物志》路環卷皆不載，這可能是認為其不是清代的文物吧。筆者認為其右獅墩座刻字上款“壬申歲”（按：《匯編》錄作“壬中歲”）應為同治十一年（1872 年 2 月 9 日—1873 年 1 月 28 日），因為這一年本廟有最大規模的重建工程，其後的壬申為民國時期的 1932 年，以及澳門地區將要回歸祖國的 1992 年。其前的壬申為嘉慶十七年（1812 年 2 月 13 日—1813 年 1 月 31 日），乾隆十七年（1752 年 2 月 15 日—1753 年 2 月 2 日），康熙三十一年（1692 年 2 月 17 日—1693 年 2 月 4 日）。所有這些壬申年中，有重修工程的就衹有乾隆十七年（1752 年 2 月 15 日—1753 年 2 月 2 日）了。由於本廟現存的匾額、楹聯、香爐、神案

① 《匯編》第 127 頁始著錄其銘文，《碑刻集》第 1034 頁亦載。

以及石酒船等文物上的同治十一年壬申的題記實在太多了，所以判定這對石獅應為同治十一年之物。而由“本灣及南（海）順（德）二邑”的“沐恩信士”共同奉獻這一對石獅作為鎮守本廟大門的神物，既是當年一大壯舉盛事，也充分反映本灣居民與南海順德二縣居民的歷史與現實的密切關係。

録文：

（右獅方墩座正面）：

壬申年
天后廟重修
落成誌慶

（左獅方墩座座正面）：

沐
恩信士　本環
南
順　二邑敬送

（按：《匯編》將以上兩獅座的題刻都統一改作左起横排錄在一塊，令人無法看清其原為分開的。為便於清楚顯示原銘文的格式，故分别錄入兩個方格中。據此題刻以及本廟現存與之同年不少文物可知，本廟在眾多官民信眾的支持下進行了大規模的修建，其中主要是本島及廣東珠三角等縣之信眾。本刻中的“南順二邑”就是指廣東省的南海與順德二縣。又本刻表明其時已將本廟“天后宮”改稱為“天后廟”。）

2. 觀音古廟

觀音古廟位於今路環中街大廟巷，始建於嘉慶五年（1800 年 1 月 25 日—1801 年 2 月 12 日），是一間中小型古廟。

2.1a 倡建觀音廟碑記*（亡缺）簡介

地點：原應鑲嵌於今路環中街大廟巷觀音古廟內壁
年代：嘉慶五年（1800 年 1 月 25 日—1801 年 2 月 12 日）
撰書者：不詳
立碑者：不詳

說明：凡正規建廟者必有鼎建碑，此乃有無數證據可資證明。其被挖毀的具體時間當在 1981—1984 年以前，因為鄭煒明於這段時間開始進行調研時已不見此碑。現祇能據下 2.2a 碑末所載而知其廟之建年應有此碑，聊記此以備忘並供參考。

2.2a 重修觀音古廟碑記　附照錄文

地點：鑲嵌於今觀音古廟內左側牆壁
年代：道光十九年孟秋（1839 年 8 月 9 日—1839 年 9 月 7 日）
撰書者：不詳
立碑者：經理值事廣隆廠等

說明：此碑鑲嵌於今路環觀音古廟殿內左側牆壁，《匯編》第 105—110 頁首先著錄，《碑刻集》第 1011—1014 頁沿襲之，而錄文皆有誤漏。今據照片按原格式著錄補正。原碑題右起橫書，正文及捐助題名皆右起豎書，現錄文皆改為左起橫排。

附照片兩幀：

①右上中部分

②左下角部分

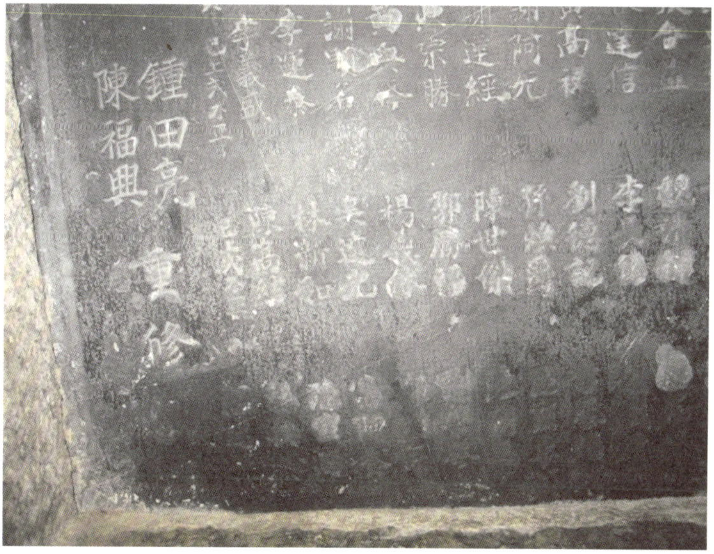

錄文：

重修觀音古廟碑記

嘗聞寶座騰輝，遍滿大千世界；蓮基煥彩，遙開億萬生靈。由是山隅海隧（澨），莫不盡叨隆庇。咸恩覃孚，澤被均沾。福蔭盖□，□□□」

而盡誠，斯亦因誠而佑人，所謂神靈而人傑也。茲我塩灶湾靈感」

觀世音菩薩，佛法慈悲，四海遂慶安瀾；恩光普照，萬民式隆厚德。溯自邇年，石山創建以來，被風雨傾頹，難供神像莊嚴，敗瓦①□□，□□」神靈赫奕。惟獨力難持，衆擎易舉，庶集腋可以成裘。予等自己亥年，闔山通沙舖戶、船戶，爰集同人，發簿沿僉，捐題重修。效用②□□」以施采，③ 繪畫真容以描相。俟庀工既成，工匠告竣，龕則式④玉相金，樑則鼎新鞏固，廟貌重新，神人共樂。俾眾信等士農工商，□□」利美休，堆金積玉，屡中貨財生殖，將見威靈赫濯；並庶廟宇，光輝恩德，巍峩將與碑而俱聳，盖監碑于⑤此日而戴德萬年，獲福⑥□□」矣，是為序。」

今將芳名簽題開列於左」（按：芳名按捐助工金銀多少爲序，自右往左排列。又自上而下，共分 12 欄）

石山（小字右左橫排）廣隆大廠助工金銀壹佰五拾大員

李日龍助工金銀拾大員

布興賛助神楼銀八両四錢正

謝雍華助工金銀七大員

---

① 《匯編》第 106 頁漏錄“瓦”字。

② 《匯編》第 106 頁錄“效用”作“□□”。

③ 《匯編》第 106 頁錄“發簿沿僉，捐題重修。效用□□以施采”作“簿洽簽捐，題重修□□□□以施采”。

④ 《匯編》第 106 頁錄“式”作“二”。

⑤ 《匯編》第 106 頁錄“于”作“示”。

⑥ 《匯編》第 106 頁錄“獲福”作“□□”。

陳大信助工金銀五大員半

徐義利助工金銀五大員

陳世韜助工金銀五大員

福勝塘助工金銀五大員

萬新塘助工金銀五大員

義興店助工金銀五大員

李崙和助工金銀四大員半

李荣利助工金銀四大員

鄧利成助工金銀四大員

黄联昌助工金銀四大員

新合興助工金銀四大員

賴秀蘭助連州墨碑壹張

謝勝利助工金銀叁大員半

蘇建昭助工金銀叁大員半

張昌賔助工金銀叁大員半

李有彛助工金銀叁大員

鍾田亮助工金銀叁大員

日興塘助工金銀叁大員

永合店助工金銀叁大員

和合塘助工金銀三大員

壽合塘助工金銀三大員

劉萬勝助工金銀三大員

福新塘助工金銀弍大員半

陳沛携助工金銀弍大員半

蘇大豐助工金銀弍大員半

陳嘉興助工金銀弍大員半

梁信全助工金銀弍大員半

林茂棠助土金銀弍大員半
六合塘助工金銀弍大員
張賢書助工金銀弍大員
張雙興助工金銀弍大員
陳義豐助工金銀弍大員
高業成助工金銀弍大員
葉新元助工金銀弍大員
澳門灶灣渡助工金銀弍大員
江門泗源店助工金銀弍大員
林秋才助工金銀弍大員
周香贊助工金銀弍大員
布明好助工金銀弍大員
福盛塘助工金銀弍大員
新泗和塘助工金銀弍大員
勝合塘助工金銀弍大員

聚和塘助工金銀弍大員
閏興塘助工金銀弍大員
李賢達助工金銀壹両二刅七分正
何義益助工金銀壹両二刅六分正
李賢輝助工金銀壹両二刅四分正
周昌蕃助工金銀壹両壹錢二分正
李奕和助工金銀壹員半
黎悅興助工金銀壹員半
鍾宏秀助工金銀壹員半
石岐新合餉渡助工金銀壹員半

周昌猈助工金銀壹員半

李高茂助工金銀壹員半

興利塘助工金銀壹員半

和利塘助工金銀壹員半

李奕與助工金銀九錢二分正

梁得如助工金銀九錢二分正

崔恒記助工金銀九錢正

麥天源助工金銀八錢二分正

彭華錦助工金銀八錢二分正

鄭沛勳助工金銀壹大員

李福昌助工金銀壹大員

李雲龍助工金銀壹大員

李雙貴助工金銀壹大員

順合塘	周遇連①	黄廣源	李映葵	就合塘
林元合	孔正元	孫裕利	陳福興	肖源茂
鍾宏彩	鍾宏璋	鍾立成	李永魁	盧信合
何鳳安	何鳳紳	黄新元	梁錦華	梁聯②爽
布長有	周香協	已上助銀壹大員		

梁擇明	冼雄信	冼琼闲	冼琼宏	布明高
郭進就	布有和	周旺勝	盧長勝	黄明就
不有富	周泰連	同合店	和明合③	張和合
冼長富	冼長星	孔恒豐	李奕昌	李泉盛

① 《匯編》第108頁錄“連”作“昌”。
② 《匯編》第108頁錄“聯”作“錦”。
③ 《匯編》第108頁錄“合”作“店”。

李高東　何勝①德　已上助銀壹大員

陳廷儒　李維華　李德信　李荣合

江門　餉　渡已上助銀壹大員　黃進皆五叨六分

李成茂五叨三分　鍾宏茂五叨正　何才秀壹大員

何阅協五叨正　何敬協五叨正　黃其能五叨正

馮茂勝四叨正　劉德璋　謝善和

劉大順　黃義興　談郁利　談廣就　黃泰興

蒙義利　何成合　徐和合　孫廣與　已上助銀壹中員

李茂富　黎亞用　廖遠利　胡德利　談成就　談就利

談源和　許恒興　談源利　談美利　談扶順　談與利

談扶利　談源益　談耀利　盧敬有　鄭萬元　許進道

談合興　談巨就　闵②兩和　陳闰合　三勝塘

何得③利　葉益元　黃立與　李孺謙　已上助銀壹中員

永安堂　郭官喜　盧信茂　高発廣　馮採權　黃茂廣

冼穎芝　吳顯銀　孔同益　李長聚　李儀謙　張昌堯

(賴?)永滋堂　李茂(貴?)④　李貴青　李闰海　布明泰

布有発　布初五　馮芝昌　馮芝彩　黃德週　黃德輝

梁旺益　何貴有　冼行賛　梁興賛　已上助艮一中員

陳九才　李美利　布有才　布有珍　布有金　林尚元

冼德阅　吳天竒　陳朝玉　鄭明利　吳英福　關海蘭

---

① 《匯編》第108頁漏錄“勝”字。

② 闵，下同不另注。

③ 《匯編》第109頁錄“得”作“德”。

④ 《匯編》第109頁錄“（賴?）永滋堂　李茂（貴?）”作“□永滋堂　李茂□”。

徐勝利　郭新能　郭旺維　高生喜　冼德明　張泰勝
霍基明　順成店　黃生利　喜記店　三合店　黃成利
義合店　孔傳明　同興店　已上助銀一中員

郭生喜①　廣生堂　英記店　鄧天榮　林悅合②　已上壹中員
許文合　談康利　談利益　周福明③　已上三夘正
萬順富二夘六分　李賢達二夘六分　李燦鵬④二夘五分　陳永茂二夘五分
關珍合　歐亞珠　談合益　容達信　黃高祿　謝阿先⑤
謝達經　陳宗勝　黃奐癸⑥　謝顯名　李運泰　李義盛
已上弍夘正

黃□勝　李達□　□合店　吳就勝　陳德富　霍建荣　郭亞和
關□□　周　□　周　□　冼潤□　陳□□　高金月　馮玉堂
冼才㒯　談朝朔　黃永慶　魏清新　李長□　劉德記　孫煥爵
陳世傑　郭勝福　楊義修　吳達光　林新和　陳高結　已上弍夘正

□□□　□□□　□□□　□□□　梁□□　陳□□　馮玉□
黃□□　林□□　黃□□　□□□　黃□□　吳□□　□聚□
□乾□　□□□　李春□　陸□卓　陳朝立　謝樂春　□□□
□阿養　陸□□　□興□（已上□分正?）⑦

---

① 《滙編》第 109 頁錄“喜”作“堂”。

② 《滙編》第 109 頁錄“鄧天榮　林悅合”作“鄧□□　林□合”。

③ 《滙編》第 109 頁錄“談康利　談利益　周福明”作“談康□　談利□　周福□”。

④ 《滙編》第 109 頁錄“李賢達”作“李□□”。又錄“李燦鵬”作“李□鵬”。

⑤ 《滙編》第 109 頁錄“先”作“光”。

⑥ 《滙編》第 109 頁錄此名作“黃□發”。

⑦ 以上兩欄簽捐名錄殘缺甚多，尤以末欄最為嚴重。《滙編》第 110 頁完全不錄，衹加括注稱：“（以下兩排名號已脫落）”。《碑刻集》第 1014 頁亦稱：“（以下兩行名號殘缺）”。

嘉慶五年始建廟宇石山值理　陳璠兆[1]　張賢書　周遇彩　謝紹崙
李有發　周茂達　仝立」[2]

<table>
<tr><td></td><td>廣隆廠　徐義利　陳大信　李有發</td><td></td></tr>
<tr><td>道光十九年歲次己亥
孟秋吉旦經理值事</td><td>六合塘　李崙和　周昌発　鍾田亮
李日龍　謝雍華　陳世韶　謝勝利</td><td>重修」[3]</td></tr>
<tr><td></td><td>張賢書　張興雙　李荣利　陳福興</td><td></td></tr>
</table>

（譚按：以上錄文為保持原式而將字體縮小）

2.1b 創建觀音廟鐘銘*（亡缺）簡介

地點：原應懸掛於今觀音古廟
年代：嘉慶五年（1800 年 1 月 25 日—1801 年 2 月 12 日）或稍後
送者：不詳
造者：不詳

說明：凡正規建廟者必有鼎建碑及相應的鐘、爐等物，此乃有無數證據可資證明。鐘、爐等物上的文字雖然簡短，畢竟也是記錄參予該廟創建而奉獻某一物件的人和時間、意圖目的等等的重要資料。今不過兩百年，而這些古鐘、爐等物的蹤影全無，應是被人竊取或破壞的結果。其被竊取或破壞的具體時間當在 1981—1984 年以前，因為鄭煒明於這段時間開始進行調研時已不見此鐘。聊記此以備忘並供參考。

---

① 《碑刻集》第 1014 頁錄“陳璠兆”作“陳　兆”。
② 《匯編》第 110 頁將此分三行錄，《碑刻集》第 1014 頁將此分兩行錄。
③ 《匯編》第 110 頁將此分五行錄，《碑刻集》第 1014 頁進一步錯簡竄亂，分四行錄文如下：

<table>
<tr><td rowspan="3">道光十九年歲次己亥
孟秋吉旦經理值事</td><td>值事：</td><td>廣隆廠　徐義利　陳大信　李有發　李日龍　謝雍華</td></tr>
<tr><td></td><td>陳世韶　謝勝利　六合塘　李侖和　周昌發　鍾田亮</td></tr>
<tr><td>重修：</td><td>張賢書　張雙興　李荣利　陳福興</td></tr>
</table>

2. 2b 觀音古廟銅香爐＊附照錄文

地點：置於今觀音古廟神案上

年代：道光十八年（1838 年 1 月 26 日—1839 年 2 月 13 日）

送者：陳沛攜等眾信

造者：不詳

說明：此器銘文《匯編》最早著錄，《碑刻集》亦載，皆作左起横排。①但目前筆者已找不到此器原物，而《文物志》路環卷亦不載。姑且試就上述兩書的錄文並按照同時同類香爐銘文格式作復原。

照片（暫缺）

錄文：

道光戊戌年□□
陳沛攜②
福安店
大信店
嘉興店
鍾宏店
義發店
眾信仝敬
送

2. 3b 重修觀音古廟鐘銘＊附照錄文

地點：現懸掛於今路環觀音古廟內左側座地鐘鼓架

年代：道光十九年孟秋（1839 年 8 月 9 日—1839 年 9 月 7 日）

送者：經理醮首林茂唐等

造者：萬明爐

---

① 《匯編》第 112 頁始著錄此器銘文，《碑刻集》第 1033－1034 頁亦載。

② 《碑刻集》漏錄“攜”字。

說明：此為鐵鐘，《匯編》第 111 頁誤稱為“觀音古廟銅鐘”，而且錄文誤漏了其正面之文的起首題年部分。《碑刻集》第 1035 頁亦沿襲《匯編》之誤漏，故在目錄中將此“觀音古廟銅鐘銘文”加括注為“年代不詳”。《文物志》路環卷上冊第 333－337 頁雖仍誤稱其為“銅鐘”，但年代已據本鐘銘正面之文補正清楚寫明：“道光十九年孟秋吉日敬送”。今據照片按原格式著錄。

附照兩幀：

①銘文前部

②銘文後部

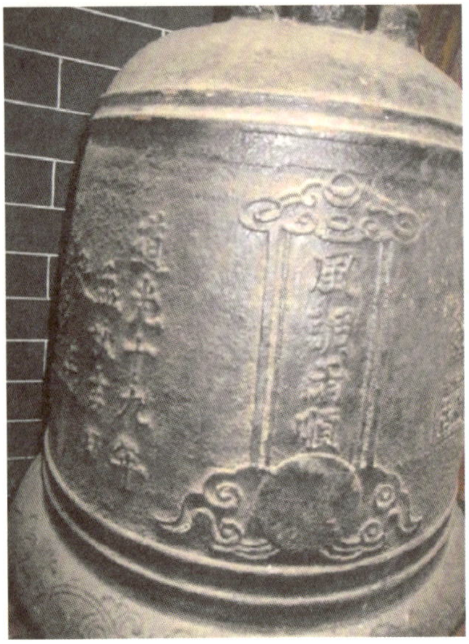

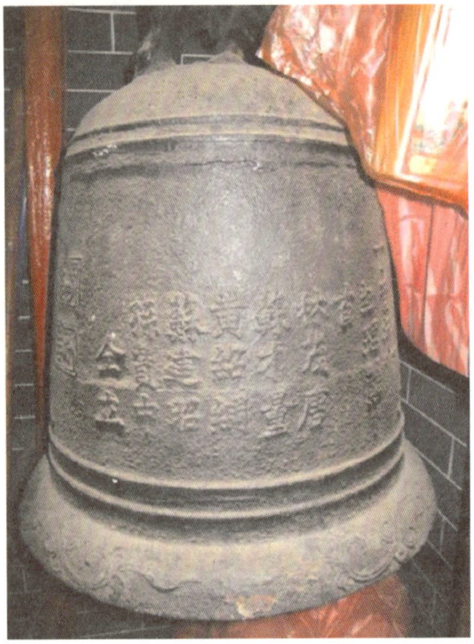

鐘銘錄文：

風調雨順
道光十九年
孟秋吉日
敬送①
觀音菩薩②
案前③
鐘壹
座
萬明炉造
國泰民安
丁酉年④
經理醮⑤
首
林茂唐
蘇才量
黃紹綱
蘇建昭
孫寶中
仝立

（按：以上錄文為便於顯示原銘文的格式，故錄入方格中。據實物照片可知：“道光十九年”至“萬明炉造”為正面，“丁酉年”至“仝立”為背面。）

2. 4b 觀音古廟奠酒石船刻字＊簡介轉述考證

地點：刻於本廟神案前的地上奠酒石船上

年代：道光十九年（1839 年 2 月 14 日—1840 年 2 月 2 日）

送者：沐恩弟子石山廣隆廠李日龍

造者：不詳

說明：此器刻文《滙編》等未加著錄，《文物志》路環卷上冊第

① 《滙編》及《碑刻集》皆漏錄以上內文及上邊款。

② 《滙編》及《碑刻集》皆將“觀音菩薩”錄作“觀音□□”，《碑刻集》還將此行與其後三行合錄為一行作“觀音□□□前鐘壹座”，又將其背面的邊款“國泰民安”移作正面的內文首句，置於“觀音□□□前鐘壹座”之前一行。

③ 《滙編》將“案前”錄作“□前”。

④ 道光的“丁酉年”為道光十七年（1837 年 2 月 5 日—1838 年 1 月 25 日）。

⑤ 《碑刻集》將此句以下共八行合錄為一行。

350頁始加記錄並稱其為“約50年左右”之物。但筆者據本廟道光十九年的《重修觀音古廟碑記》（本書編號2.2a）題名的起首載有“廣隆大廠助工金銀壹佰五拾大員，李日龍助工金銀拾大員”，又本碑結尾“道光十九年歲次己亥孟秋吉旦經理值事”之下的名單中右左兩行並列為首者亦為“廣隆廠”與“李日龍”等，與本器刻字的下款“沐恩弟子石山廣隆廠李日龍敬”完全吻合。因此，本器雖然沒有上款題刻其年代，但可以推定其為道光十九年（1839年2月14日—1840年2月2日）奉獻之物，距今已一百多年了，應為注意保護的歷史文物。但因目前筆者未找到此器原物拍照，而《文物志》路環卷亦不載此物之照片，現祇能就《文物志》所錄載的文字簡介作以上的轉述和考證。

3. 譚仙聖（公）廟

譚仙聖廟俗稱譚公廟，位於今路環十月初五街，所祀譚仙聖為廣東流行的神靈。本廟始建於同治元年（1862年1月30日—1863年2月17日），雖然是後起的中小型廟宇，但位居要津，門前至今有可以演神功戲的大廣場。其靠山座南向北，西側對橫琴島，目前香火甚盛。

3.1a 倡建譚仙聖廟碑記*（亡缺）簡介

地點：原應鑲嵌於今路環十月初五街譚仙聖廟內壁

年代：同治元年仲冬（1862年1月30日—1863年2月17日）

撰書者：不詳

立碑者：不詳

說明：凡正規建廟者必有鼎建碑，此乃有無數證據可資證明。其被挖毀的具體時間當在 1964 年或以後至 1984 年以前，因為鄭煒明於這段時間開始進行調研時已不見此碑。現衹能據 1964 年《路環譚仙聖廟重修碑記》所載而知其廟之建年及應有此碑，聊記此以備忘並供參考。

3.2a 重修譚仙聖廟碑記＊＃（亡缺）簡介

地點：原應鑲嵌於今路環十月初五街譚仙聖廟內壁

年代：光緒二十三年（1897 年 2 月 2 日—1898 年 1 月 21 日）

撰書者：不詳

立碑者：不詳

說明：同 3.1a 碑。

3.1b 創建譚仙聖廟鐘銘＊附照錄文

地點：現懸掛於今路環譚仙聖廟內左室座地鐘架

年代：同治元年仲冬（1862 年 12 月 21 日—1863 年 1 月 18 日）

送者：沐恩弟子盧全興等

造者：佛山信昌爐

說明：此為鐵鐘，《匯編》第 125 頁誤稱之為“譚仙聖廟銅鐘”，而《碑刻集》第 1034 頁亦沿之。《文物志》路環卷下冊第 330 頁已改稱其為“其它金屬”。今據照片按原格式著錄

附照一幀：

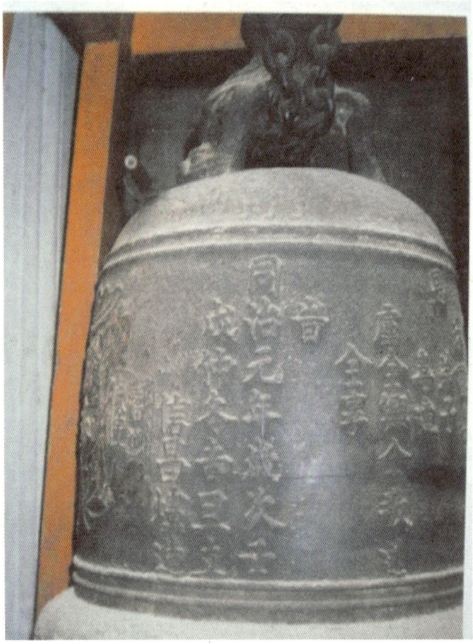

錄文：

風調
雨順
沐
恩
弟子
喜連
盧全興　仝敬送
全亨
旹
同治元年歲次　壬戌仲冬吉旦立
佛
山　信昌炉造
國泰
民安

（按：以上錄文為便於顯示原銘文的格式，故錄入方格中。據照片、實物及慣例可知："風調雨順"為上邊款，"國泰民安"為下邊款。《匯編》第 125 頁始著錄此鐘銘，其格式基本正確。而《碑刻集》第 1034 頁將此上邊款與下邊款並錄於首行。）

3. 2b 譚公仙聖香爐銘＊＃附照錄文

地點：置於本廟正殿神樓正中

年代：光緒二十五年孟秋（1899 年 8 月 6 日—1899 年 9 月 4 日）

送者：沐恩弟子菜園眾信等

造者：澳門聚興

說明：此為陶爐，現置於本廟正殿神樓正中，《匯編》第 125 頁衹稱之為“譚仙聖廟爐”，而《碑刻集》第 1034 頁則改稱之為“譚仙聖廟銅爐”。《文物志》路環卷下冊第 382 頁已明確指出其為陶爐，衹有放爐的“底座處是銅”。今據照片按原格式著錄

附照一幀（亦可參見《文物志》路環卷下冊第 384 頁的照片）：

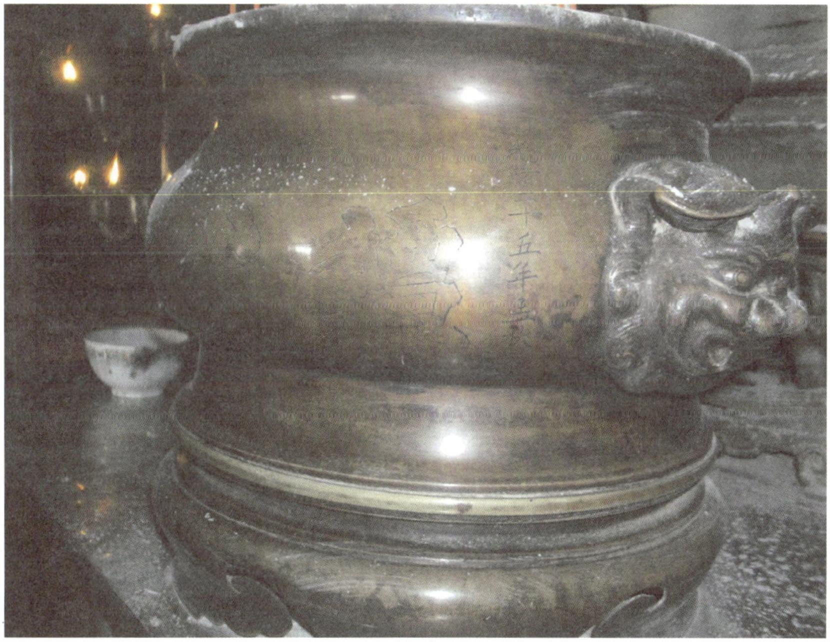

錄文：

光緒二十五年孟秋吉日
聖仙公譚
沐
恩弟子菜園眾信敬送
澳門聚興造

（按：以上錄文為便於顯示原銘文的格式，故錄入方格中。據照片、實物及慣例可知：“譚公仙聖”四個大字為本香爐所祀之神名。這為本廟通稱“譚仙聖”又俗簡稱“譚公”提供了清代的來源根據。《匯編》第 125—126 頁始著錄此爐銘，其格式基本正確。而《碑刻集》第 1035 頁將上邊款移入下邊款的兩行中間。格式完全亂了。）

4. 三聖宮

三聖宮位於今路環船人街，所祀主神為金花娘娘、觀音大士及華光大帝，這樣的搭配組合為“三聖”，是為廣東流行的民間小廟形式。本廟坐東向西，正對橫琴島。其始建於同治四年臘月（1866 年 1 月 7 日—2 月 14 日）以前，是後起的小型廟宇。

4. 1a 倡建三聖宮碑記＊＃（亡缺）簡介

地點：原應鑲嵌於今路環船人街三聖宮內壁

年代：同治四年臘月（1866 年 1 月 17 日—1866 年 2 月 14 日）以前

撰書者：不詳

立碑者：不詳

說明：凡正規修廟者必有重修碑，此乃有無數證據可資證明。其被挖毀的具體時間當在 1964 年或以後至 1984 年以前，因為鄭煒明於這段時間開始進行調研時已不見此碑。現祇能據本廟所存同治四年乙丑臘月（1866 年 1 月 17 日—1866 年 2 月 14 日，即农歷十二月）的雲板銘文推斷本廟之建年及應有此碑，聊記此以備忘並供參考。

4. 1b 三聖宮雲板銘文＊＃附照錄文

地點：現懸掛於今三聖宮門內左側樑上

年代：同治四年臘月（1866 年 1 月 17 日—1866 年 2 月 14 日）

送者：沐恩弟子黎連有

造者：隆盛爐

說明：本雲板雖小，其銘文則是本廟有關始建年的鐵證，故其歷史研究價值非一般同時代同類型的雲板可比。

附照一幀：

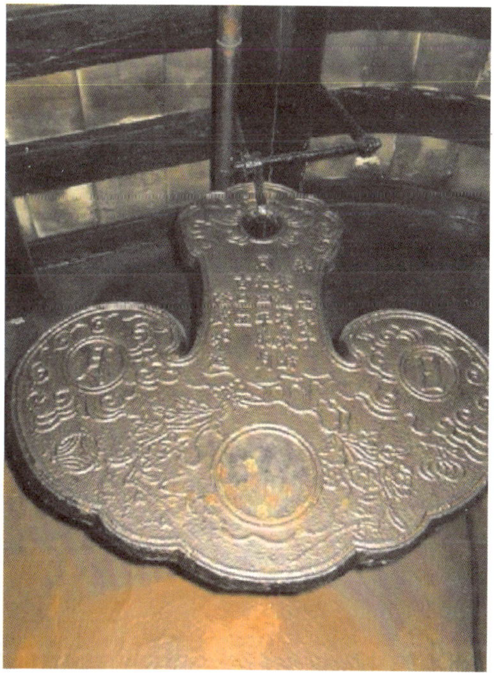

錄文：

沐恩弟子
黎連有敬酧
同治四年臘月
吉旦立
隆盛炉造
日
月

（按：以上錄文為本雲板正面的文字，背面沒有字。為便於顯示原銘文的格式，故錄入方格中。《匯編》及《碑刻集》皆未錄此銘，《文物志》路環卷下冊第 288—290 頁始著錄此雲板，然未錄文。）

5. 三聖廟

三聖廟位於今路環九澳村的九澳灣，其地因有本廟而被稱為“三聖灘”。所祀主神為“洪聖大王”、“關聖帝君”及“譚公先師”，這樣的搭配組合亦名為“三聖”，也是廣東流行的民間小廟形式。其正式建廟大約在同治以前，是後起的鄉村單間小型廟宇。

5. 1a 倡建三聖廟碑記＊＃（亡缺）簡介

地點：原應鑲嵌於今路環九澳村的九澳灣三聖廟內壁
年代：約在同治以前
撰書者：不詳
立碑者：不詳

說明：凡正規修廟者必有重修碑，此乃有無數證據可資證明。其被挖毀的具體時間當在 1964 年或以後至 1984 年以前，因為鄭煒明於這段時間開始進行調研時已不見此碑。現祇能據本廟所存光緒九年癸未（1883 年 2 月 8 日—1884 年 1 月 27 日）《新建三聖廟碑記》之序文云：“茲我九澳灣立有洪聖神也，由來古矣。迨至同治初年，人倡建增，勸捐重修，迄今多歷年所。”推斷本廟之建年在“同治初年”以前應有此碑，聊記此以備忘並供參考。

5. 2a 三聖廟石橫額＊附照錄文

地點：現砌在本廟門外右邊地上石欄中（原應鑲嵌於本廟的正門

之上）

年代：光緒八年孟秋（1882年8月14日—1882年9月11日）

撰書者：不詳

建立者：不詳

說明：一般的廟宇石門額本書不收錄，但是這一石門額有其獨特之處和研究意義，因為它原本是鑲嵌於本廟的正門之上，由於光緒戊申年（1908年2月2日—1909年1月21日）的重修才被現額取代。後來被砌在本廟門外右邊地上石欄中，是廢物利用而已。據《文物志》路環卷上冊第121頁載光緒戊申年的石門額"長56、寬210.5cm"，第125頁載本石門額"長35—36.2、寬116.5cm"。故此，筆者進一步認為，本廟戊申年的重修乃兼擴建，故新門額的長寬皆比舊物增加了將近一倍，因此，此石門額雖被當廢物，但在史學研究者看來卻是很有研究價值的文物。希望有關管理人員注意把它保護好。

附照一幀：

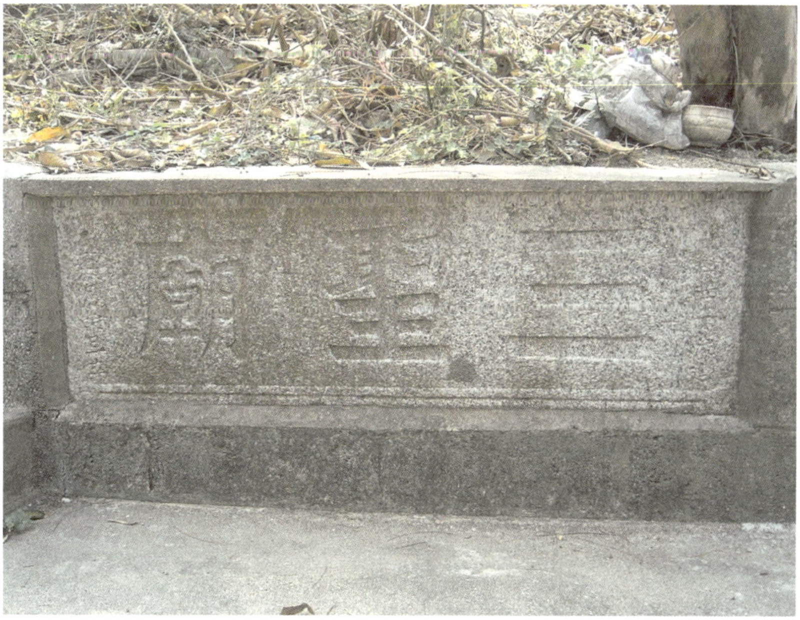

錄文：

光緒壬午歲建

三聖廟

孟秋月穀旦立

5.3a 新建三聖廟碑記　♯附照錄文

地點：現鑲嵌於本廟內壁

年代：光緒九年季春（1883年4月7日—1883年5月6日）

撰書者：未署不詳（可推知與同為“嘉應劉玉”，參見6.1a碑的說明）

建立者：新建廟值事鍾賢彰等

說明：本碑既記錄本次修廟的人事，也簡單提及以往的建修史，是本廟的重要文物。據本碑記之序文云：“茲我九澳灣立有洪聖神也，由來古矣。迨至同治初年，人倡建增，勸捐重修，迄今多歷年所。以夫廟也，尊崇關聖、洪聖、譚公列位先聖。”由此可知該廟所在之地名“九澳灣”。又知該灣居民建立對“洪聖神”的信仰是“由來古矣”。但是由對一神發展為“尊崇關聖、洪聖、譚公列位先聖”的以“三聖”為主的本廟之建立，則是“迨至同治初年”，纔有“人倡建增”。由此進一步推知在此之前，九澳灣充其量衹有單祀一神的洪聖廟，發展到增加創建一間以“關聖”為首的“三聖廟”，則是該灣居民已為定居陸地的商工農等為主導成分的反映。對本碑記全文《匯編》最早著錄於第92—97頁，《碑刻集》第1026—1027頁改以其碑序的小題為碑名，衹錄載其序文及少數捐金題名。現附照片並重新按照原文格式作補正復原的錄文。

附照一幀：

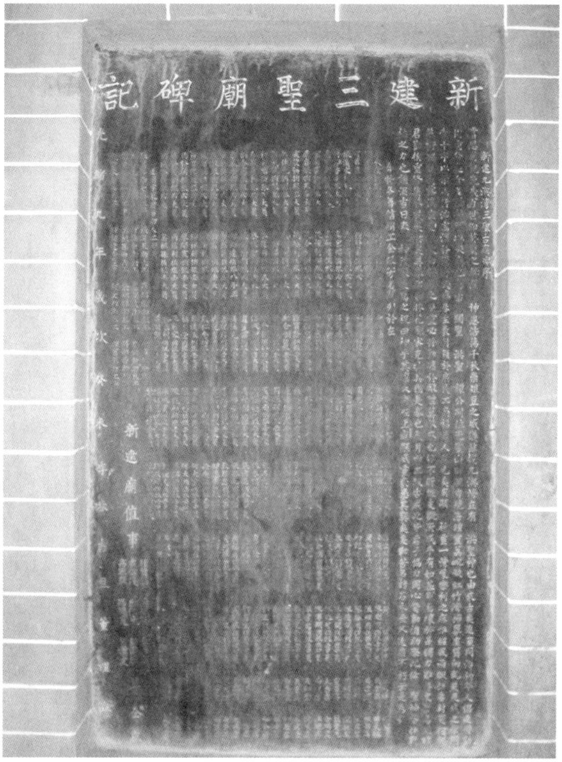

錄文：

新建三聖廟碑記

新建九澳灣三聖古廟碑序①

嘗思廟貌巍峨，百世仰英靈之赫濯；神恩浩蕩，千秋崇俎豆之威儀。茲我九澳灣立有洪聖神也，由來古矣。迨至同治初年，人倡建增，

① 《碑刻集》第 1026 頁不錄原碑的大題“新建三聖廟碑記”，改用此小題“新建九澳灣三聖古廟碑序”為全碑之題。

勸」捐重修，迄今多歷年所。以夫廟也，① 尊崇關聖、洪聖、譚公列位先聖。山川毓秀，鏡海鍾靈。荔畹凝紅，竹灣擁翠。座巽向乾，兼辰戌之原。門」當十字，以示周行。沛高澤於彌海，式廓春生；敷利賴於庶民工商，福壽人間。允矣！② 廟顯神靈，一灣蒙樂利之庥。惟經風雨飄搖，塵封寶相，覩」③ 茲桁樑蝕剝，水滴空庭，既欲仰赫濯之聲靈，必將勤墉於殿陛④，莫敢廢也。非不所能支，觀厥成乎有如基則，勿壞於是；獨力維持，眾擎易舉。諸」君勸捐重修。集腋成裘，共襄美舉，即如採花釀密⑤，克壯其猶。是舉也，⑥ 閱月而工竣告成，此皆君子協力同心，贊勷捐助，際此仰　聖神蔭扶默」佑之力也。謹涓吉日奉神陞⑦殿，爰為之祝曰：神乎其凜，大觀在上；廟顯威靈，式憑其爽矣。爰勒芳名諸石，永垂久遠，庶不朽云，是為引。」

今將各善信捐工金銀芳名開列於左：」

（錄按：以下題名原自右而左豎排22—23行，自上而下分9欄，現各欄改作自左而右橫排，欄末句加“」”，各欄間空隔一行）

同敬堂捐銀叁両⑧柒刄四分⑨　　張漢萍捐銀五大員

何萬益捐銀叁両壹刄叁分　　張漢文捐銀四大員

傅維香捐銀叁大員　　高宏開捐銀叁大員　　盧彩富捐銀叁大員

盧喜舉捐銀叁大員　　盧茂發捐銀叁大員　　邱仕光捐銀叁大員

郭成就捐銀叁大員　　和利塘捐銀弍大員　　和盛店捐銀弍大員

---

① 《碑刻集》第1026頁錄此句作“迄今多歷年所矣。夫廟也，”《匯編》第93頁錄此句作“迄今多歷年所以　夫廟也。”

② 《匯編》及《碑刻集》錄此句作“沛高澤於彌海，式廓春生敷利，賴於庶民工商，福壽人間，允矣。”

③ 《碑刻集》漏錄“覩”字。

④ 《匯編》及《碑刻集》錄“陛”作“陞”。

⑤ 《匯編》衹錄原文“密”而不加注（蜜），《碑刻集》徑錄作“蜜”。

⑥ 《匯編》及《碑刻集》錄此句作“克壯其猶足舉也。”

⑦ 《碑刻集》錄“陞”作“升”。

⑧ 《碑刻集》漏錄“三両”。

⑨ 《碑刻集》於此加“（以下略）”，並省略了其後的“捐助芳名”。

洪合店捐銀式大員	郭成全捐銀式大員	盧彩葉捐銀式大員
盧茂來捐銀式大員	盧喜根捐銀式大員	盧喜乾捐銀式大員
馮發開捐銀式大員	馮發贊捐銀式大員	馮德發捐銀式大員①」

馮德寬捐銀式大員	馮有星捐銀式大員	鍾賢彰捐銀式大員
高宏貴捐銀式大員	高宏暢捐銀式大員	高彩禮捐銀式大員
冼福利捐銀式大員	冼合利捐銀式大員	冼發利捐銀式大員
樊義利捐銀式大員	周發昌捐銀式大員	郭運喜捐銀式大員
梁擇財捐銀式大員	張福蔭捐銀式大員	鍾紹達捐銀八刅正
鍾紹彰捐銀壹大員	鍾漢彰捐銀壹大員	鍾祥利捐銀壹大員
廖開業捐銀壹大員	周信利捐銀壹大員	葉祖孫捐銀壹大員」

新松興塘捐銀壹大員	招利塘捐銀壹大員	和順塘捐銀壹大員
和勝塘捐銀壹大員	盧喜彩捐銀壹大員	盧彩銀捐銀壹大員②
合和店捐銀壹大員	邱榮忠捐銀壹大員	謝富隆捐銀壹大員
新合欄捐銀壹大員	贊利欄捐銀壹大員	信合欄捐銀壹大員③
信成押捐銀壹大員	道豐館捐銀壹大員	梁涵光捐銀壹大員
義記店捐銀壹大員	興記店捐銀壹大員	張松金捐銀壹大員
張漢玉捐銀壹大員	福有堂捐銀壹大員	冼彩容捐銀壹大員
鄭泰利捐銀壹大員	盧明開捐銀壹大員」	

盧明贊捐銀壹大員	周學滿捐銀壹大員	周意開捐銀壹大員
周意□捐銀壹大員	周意有捐銀壹大員	周意好捐銀壹大員④
周□□捐銀壹大員	周□□捐銀壹大員	周□□捐銀壹大員

① 《匯編》漏錄“馮德發捐銀式大員”。

② 《匯編》此後各句與下兩欄的一些文句互易錯置，應是手民排版出錯。今已糾正。

③ 《匯編》漏錄此句。

④ 《匯編》以下漏錄了數句，今已補錄。

周□□捐銀壹大員　周□□捐銀壹大員　周保發捐銀壹大員
周保祥捐銀壹大員　周保南捐銀壹大員　周保德捐銀壹大員
周祥錦捐銀壹大員　周祥安捐銀壹大員　盧□□捐銀壹大員
盧□□捐銀壹大員　盧□□捐銀壹大員　盧□□捐銀壹大員
陳悦好捐銀壹大員　陳兆和捐銀壹大員　陳兆貴捐銀壹大員
楊紹連捐銀壹大員　張松林捐銀壹大員」

郭瑞琼捐銀壹大員　陳紹琼[①]捐銀壹大員　馮發義捐銀壹大員
馮進開捐銀壹大員　馮新廣捐銀壹大員　馮開順捐銀壹大員
郭星亮捐銀壹大員　郭星恒捐銀壹大員　郭琼珍捐銀壹大員
郭昆明捐銀壹大員　郭潤明捐銀壹大員　李維亨捐銀五刅正
張名彪捐銀壹中員　張永鎮捐銀壹中員　張清亮捐銀壹中員
張勝乾捐銀壹中員　張勝意捐銀壹中員　鍾應彰捐銀壹中員
徐廣仁捐銀壹中員　何大宏捐銀壹中員　何大均捐銀壹中員
羅錦桊捐銀壹中員　許汝良捐銀壹中員　張啟祥捐銀壹中員
陳明德捐銀壹中員[②]」

梁容開捐銀壹中員　安茂店捐銀壹中員　廣和店捐銀壹中員
和記店捐銀壹中員　安隆店捐銀壹中員　泉興店捐銀壹中員
源棧店捐銀壹中員　東合欄捐銀壹中員　蕭配元捐銀壹中員
蕭永福堂捐銀壹中員　何阿辛捐銀壹中員　溫英勝捐銀壹中員
興石店捐銀壹中員[③]　廣厚隆捐銀壹中員　茂盛塘捐銀壹中員
廣福店捐銀壹中員　黃阿華捐銀壹中員　福昌店捐銀壹中員
滿源堂捐銀壹中員　兩利店捐銀壹中員　義祥店捐銀壹中員
羅仁濟堂捐銀壹中員　布懷合捐銀壹中員　梁滿有捐銀壹中員」

---

① 《匯編》將“琼”皆錄作“瓊”。
② 《匯編》將此“員”錄作“元”。
③ 《匯編》漏錄此句。

黄榮興捐銀壹中員　陳財有捐銀壹中員　陳桂有捐銀壹中員
陳發有捐銀壹中員　陳德開捐銀壹中員　陳見開捐銀壹中員
陳兆可捐銀壹中員　陳傳顯捐銀壹中員　陳君嵩捐銀壹中員
郭應寬捐銀壹中員　郭振美捐銀壹中員　郭運順捐銀壹中員
郭高贊捐銀壹中員　郭高生捐銀壹中員　盧彩銀捐銀壹中員
盧彩容捐銀壹中員　鄭閏開捐銀壹中員　馮新富捐銀壹中員
馮新茂捐銀壹中員　梁日開捐銀壹中員　黎開泰捐銀壹中員
吳世發捐銀壹中員　梁滿桂捐銀壹中員」

合利塘中元　吳世昌中元　吳世熙中元　周紹祥中元
周紹榮中元　寶昌店中元　大吉店中元　兩順店中元
天和堂中元　義豐店中元　余應龍中元　黄如清中元
李阿四中元　張盈昌中元」

成合塘中元　謝火嬌　錦昌店　生昌店　溫阿萬　藍貴光　佘瑞茂
溫觀興　錦成店　永興隆　和泰店　怡安店　財合店　發利店
怡隆店　萬興店　廣益店　財益店　進利店　泗合店　廣東店
彭道館　以上捐銀壹刄八分」

建廟宇眾信幫助人工開列：

（錄按：以下題名原位於碑文左上角，自右而左豎排4行，自上而下分4欄，現各欄改作自左而右横排，欄末句加"」"，各欄間空隔一行）

張漢萍助七拾五工　邱仕光助五拾工
鍾賢彰助拾式工半　張漢文助拾式工」

張漢玉助六工　鍾錦彰助六工　葉祖孫助六工　鍾紹達助四工半」

羅錦榮助叁①工　廖開叢助叁工　張松勝助叁工　何大均助叁工」

① 《匯編》錄此以下"叁"字皆作"三"。

徐廣仁助叁工　　李成勳助叁工　　傅維香助叁工　　鍾富彰助工半」

（錄按：以下除題年之外的值事題名原位於碑文左下角，即在上面的助工題名之下）

鍾賢彰　葉祖孫　傅維廣

新建廟值事　盧信茂　邱仕光　張漢萍　等仝立」

高宏開　馮德寬　張漢文

光緒九年歲次癸未季春吉旦董理立」

6. 觀音廟

觀音廟位於今路環九澳村內的半山間，其地現在仍然較偏僻。其建廟在光緒七年（1881年1月30日—1882年2月17日），是很後起的鄉村單間小型廟宇。

6.1a　新建觀音廟碑記＃附照錄文

地點：現鑲嵌於今九澳村觀音廟內左壁

年代：光緒七年（1881年1月30日—1882年2月17日）

撰書者：嘉應劉玉湍

建立者：未署不詳（可推知與5.3a碑同為鍾賢彰等人，參見以下6.1a碑的說明）

說明：本碑既記錄本次修廟的人事，也簡單提及以往的建修史，是本廟的重要文物。據本碑記的撰書者為"嘉應劉玉湍"，可以推定本村多為來自本省"嘉應"的客家移民，他們既是觀音的崇信者，也是關帝等三聖乃至列聖的崇信者。故他們既是本廟的"新建"者，也是兩年後的三聖廟的"新建"者。因為參與"新建"本廟的鍾賢彰、張漢萍、張漢玉、張漢文、鍾錦彰、鍾富彰等人，在兩廟的"新建"碑上皆有題名。而且兩碑的行文格式完全相同，刻工字體完全相同，故可推知兩碑的撰書者應為同一人。《匯編》第 91 頁最早著錄此碑，《碑刻集》第 1025－1026 頁改以其碑序的小題為碑名。現附照片並重新按照原文格式作補正復原的錄文。

附照一幀：

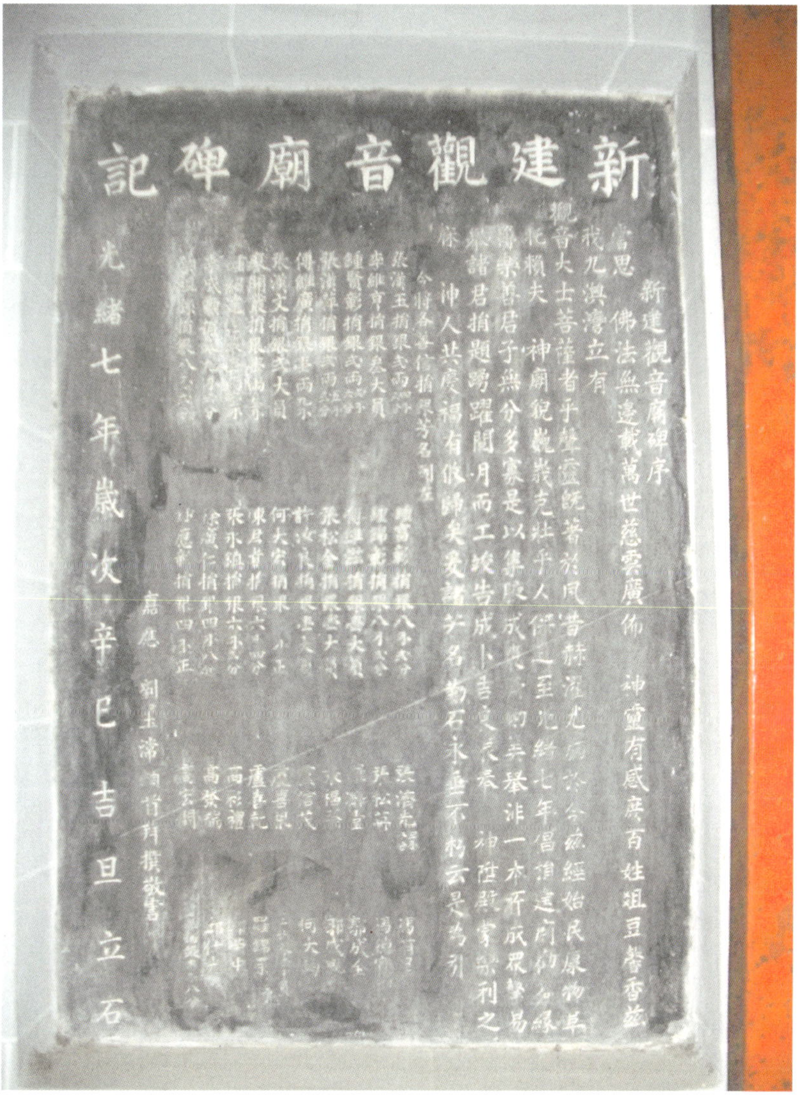

錄文：

新建觀音廟碑記

新建觀音廟碑序①

嘗思　佛法無邊載萬世，慈雲廣佈；神靈有感庶百姓，俎豆馨香。② 茲」我九澳灣立有觀音大士菩薩者，乎聲靈既著於夙昔，赫濯尤炳於今茲。經始民康物阜，托賴夫神；廟貌巍峨，克壯乎人傑。迨至光緒七年倡捐③建廟，勸簽緣」簿，樂善君子，無分多寡，是以集腋成裘，厥襄美舉。非一木所成，眾擎易」舉，諸君捐題踴躍，閱月而工竣告成。卜吉良辰，奉　神陞殿，蒙樂利之」庥，神人共慶，福有攸歸矣。爰諸芳名勒石，永垂不朽云。是為引。

今將各善信捐銀芳名列左：

（錄按：以下題名原自右而左豎排 10 行，自上而下分 4 欄，現各欄改作自左而右橫排，欄末句加“」”，各欄間空隔一行）

張漢玉捐銀弍両四办弍分④　　李維亨捐銀叁⑤大員

鍾賢彰捐銀弍両弍办六分⑥　　張漢萍捐銀弍両五办弍分⑦

傅維廣捐銀壹両九办⑧　　張漢文捐銀弍⑨大員

---

① 《碑刻集》第 105 頁不錄原碑的大題“新建觀音廟碑記”，改用此小題“新建觀音廟碑序”為全碑之題。

② 《匯編》第 91 頁及《碑刻集》第 1025 頁將“佛法無邊載萬世，慈雲廣佈；神靈有感庶百姓，俎豆馨香”錄作“佛法無邊載萬世，慈雲廣佈。（或；）神靈有感，庶百姓俎豆馨香”。使原來對偶工整之句參差不齊。

③ 《匯編》及《碑刻集》皆漏錄“捐”字。

④ 《碑刻集》將“捐銀弍両四办弍分”錄作“捐銀　四錢　分”。

⑤ 《碑刻集》漏錄“叁”字。

⑥ 《碑刻集》將“捐銀弍両弍办六分”錄作“捐銀　錢六分”。

⑦ 《碑刻集》將“張漢萍捐銀弍両五办弍分”錄作“漢萍捐銀　五錢　分”。

⑧ 《碑刻集》將“捐銀壹両九办”錄作“捐銀壹九錢”。

⑨ 《碑刻集》漏錄“弍”字。

廖開叢捐銀壹両叁㓛[①] 鍾兆達捐銀壹両壹㓛[②]
李成勳捐銀九㓛弍分[③] 葉祖孫捐銀八㓛弍分」[④]

鍾富彰捐銀八㓛弍分[⑤] 鍾錦彰捐銀八㓛弍分[⑥]
傅維滋捐銀壹大員 張松金捐銀壹大員
許汝良捐銀壹大員 何大宏捐銀七㓛正
陳君嵩捐銀六㓛四分 張永鎮捐銀六㓛弍分[⑦]
徐廣仁捐銀四㓛八分 鍾應彰捐銀四㓛正」

張濟光捐銀三㓛八分 張松英 羅仁濟堂 張福蔭 盧信茂 盧喜根
盧喜乾 高彩禮 高發瑞 高宏開」

馮有星 馮德寬 郭成全 郭成就 何大均 已上捐銀壹中員
羅錦荣三㓛[⑧] 邱荣忠 邱仕光 已上捐銀壹㓛八分」

嘉應 劉玉滞[⑨]頓首拜撰敬書

光緒七年歲次辛巳吉旦立石

（錄注：凡小字皆作雙行並排）

---

① 《碑刻集》將"捐銀壹両叁㓛"錄作"捐銀壹 錢"。
② 《碑刻集》將"捐銀壹両壹㓛"錄作"捐銀壹 壹錢"。
③ 《碑刻集》將"捐銀九㓛弍分"錄作"捐銀九錢 分"。
④ 《碑刻集》將"捐銀八㓛弍分"錄作"捐銀八錢 分"。
⑤ 《碑刻集》將"捐銀八㓛弍分"錄作"捐銀八錢 分"。
⑥ 《碑刻集》將"捐銀八㓛弍分"錄作"捐銀八錢 分"。
⑦ 《碑刻集》將"捐銀六㓛弍分"錄作"捐銀六錢 分"。
⑧ 《匯編》及《碑刻集》皆將"已上捐銀壹中員 羅錦榮三㓛"錄作"已上捐銀壹中員三錢 羅錦宗"。
⑨ 《匯編》及《碑刻集》皆漏錄此字。(《匯編》留了一空白字位，而《碑刻集》沒留空)。

7. 大王廟

大王廟位於今路環黑沙村，其地現在仍然較偏僻。本廟建於光緒二十八年仲冬（1902 年 11 月 30 日—12 月 29 日），是目前所知清代最後起的鄉村單間小型廟宇。據《倡建大王廟碑記（一）》所述：其所奉祀的"大王爺爺"之神廟，起源於"過路灣黑沙村舊有社壇，云奉大王爺爺之祀，竊惟埽地而祭，王者有郊祀之儀；不屋而壇，庶民有祈賽之典……"由此可見，所謂"大王爺爺"之神實為此地村民對普通的土地社神的尊稱，並且是一个很典型的將露天的"舊有社壇"，改建為一間土地神廟的例子。有掌故書稱"該廟祀奉的大王爺爺即水神洪聖大王"，① 顯然未讀懂此碑文而混淆了海陸兩大王的區別。

7. 1a 倡建大王廟碑記（一）#附照錄文

地點：現鑲嵌於本廟入門內的右壁

年代：光緒二十八年仲冬（1902 年 11 月 30 日—1902 年 12 月 29 日）

撰書者：未署不詳

建立者：倡建總理彭子昌等

說明：本廟入門內右左兩邊牆壁對立鑲嵌了一對碑，因為兩者碑題相同，格式相同，在右者有頭無尾，在左者有尾無頭，而且後者之頭的內容與前者之尾銜接，故可斷在右者為碑（一），在左者為其接續的碑（二）。《匯編》第 98—104 頁最早著錄這兩塊碑文，《碑刻集》第 1031—1033 頁衹錄了碑（一）而不錄碑（二），而且將碑（一）改以

① 陳煒恒《路氹掌故》第 75 頁。

其碑序的小題為碑名，並在其目錄的第 45 頁對碑（一）的碑序小題加括注說：“（年代不詳)”。這應是因為《匯編》把這兩塊碑分別擬題為“黑沙村大王廟碑記”及“黑沙村大王廟光緒二十八年碑記”，使人以為這是兩塊不同年代的碑，前者不知年代，後者纔有紀年。至《文物志》路環卷上冊第 250 頁雖然沒有明確講清兩碑的關係，但實際上已經把它們作為同時的一組碑放在一起著錄和介紹。現附照片並重新按照原文格式，對兩碑加（一）（二）的序號，以分別先後作補正復原的錄文。

附照一幀：

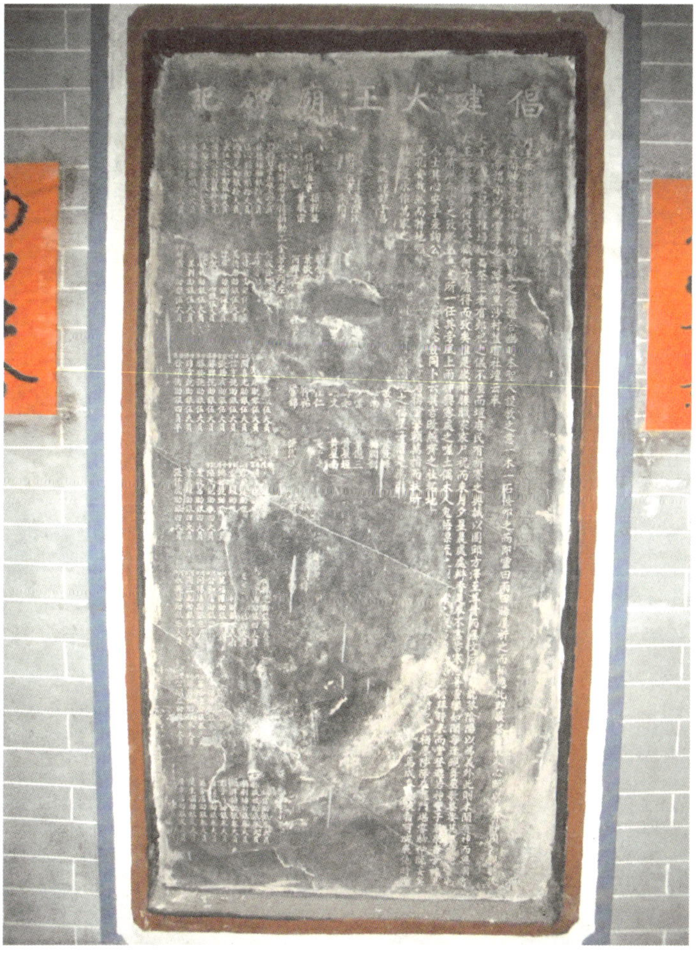

錄文：

倡建大王廟碑記[1]（一）

香邑過路灣黑沙村倡建

大王爺爺廟勸捐小引

蓋聞神無大小，準有功則祀之條；道合幽明，本聖人設教之意。一木一石，倏[2]叩之而即靈；曰雨曰暘，屢祈之而輒應。此即敬恭自我，人心既以為有神，故知視聽從，」[3]

天帝謂亦以為當享也。過路灣黑沙村舊有社壇，云奉

大王爺爺之祀，竊惟埽[4]地而祭，王者有郊祀之儀；不屋而壇，庶民有祈賽之典。誠以圜邱[5]方澤，至尊貴而無文；后稷句龍，答陰陽以為義。外此，則未聞有神而無廟者。」

大王爺爺降神何代，受職何方，靡得而考矣！惟是歲時膢[6]臘，家家尸[7]祝而來；月夕星晨，處處瓣香是奉。不盡咨寒怨暑，靈響如聞；每逢覡[8]舞巫歌，婆娑其下。神之靈也，維有歷年，宫之攺歟！若[9]無處所，一任其旁風上雨，神輿露處之嗟，土偶木人，鬼語漂流之□〔嘆?〕。□□□□□□□□□。□〔然?〕瞻拜時來而堂登邈，若神

---

① 《碑刻集》不錄此題，改以序文小題“香邑過路灣黑沙村倡建大王爺爺廟勸捐小引”為額題。

② 《碑刻集》錄“倏”作“翛”。

③ 《匯編》及《碑刻集》錄“故知視聽從”作“故□視聽□”。

④ 《匯編》及《碑刻集》錄“埽”作“掃”。按“埽”另有不同於“掃”的圍堵之義，故不可徑錄作“掃”。

⑤ 《匯編》及《碑刻集》錄“圜邱”作“園邱”。按：“圜邱”本作“圜丘”，避孔子諱改“丘”作“邱”。《辭源》釋“圜丘”為“古時祭天的圓形高壇”。與本碑文所述“圜邱”意同。故不可錄作“園邱”。

⑥ 《匯編》漏錄“膢”字。

⑦ 《匯編》及《碑刻集》錄“尸”作“戶”。按：《辭源》釋“尸祝”為“一尸，代表鬼神受享祭的人；祝傳告鬼神言辭的人。”與本碑文所述“圜邱”意同。故不可錄作“戶祝”。

⑧ 《匯編》漏錄“覡”字。

⑨ 《匯編》錄“若”作“羌”，《碑刻集》則錄作“嗯”。今按文意推斷應為“若”。

豐于衆，衆齒于神，里人士其心安乎？爰詢公議，□□□□。〔衆志?〕僉同，卜云其吉。改燕齊之社，拓地十□，□□□□。□□□□，□□□□〔館?〕。□□〔不?〕栖塵，陟降在庭，門堪容駟。神既妥矣，民孔安哉！然而特地經〔營?〕□□□□□□□□□□□〔石?〕構，重擎賴萬指而扶所望，□□□□□□□□□□□□□□□□□□□□□□□。〔聚土?〕於焉成□〔阜?〕，集腋自可成裘。他時座」結莊嚴，永作萬家之上□；□□□□□□□，□□□□□〔闔境?〕之福星云爾。是為引。」

倡建總理　彭子昌①
□□□　□□□　□□□　葉敬昌　葉敬璋（以下殘缺）
黎　□　□□□　□□□（李耀）南　駱潤釗（以下殘缺）
□□□　□□□　□□□（關）少棠　黃億三　劉文（卿）（以下殘缺）
□□□　□□□　□□□　李輝如　黃星垣　尹錫棟（以下殘缺）

勸捐值事
李澄波　張□□　何□□　□□□（周）翊文　黃星南　陳□□（以下殘缺）
李□□　容□□　何□□　劉仕仁　張仟成　遂合店（以下殘缺）
朱伯賡　關喜光　關洛臣
駱學敬
孫程萬

倡捐值事
葉敬宗　葉敬倫　石公酙　張仟祐　湯慶華　郭□□（德）順塘（以下殘缺）
何輝元　程學華　湯常錦　張漢萍　新（合順）順利塘（以下殘缺）

謹將各善信捐助工金芳名列左：」

（錄按：以下題名原以捐款多少為序，自右而左豎排9行，自上而下分7欄，現各欄改作自左而右横排，欄末句加“」”，各欄間空隔一行。凡在各題名前的小字地名原皆作兩字並列佔一格，而其的大字居其中。殘缺文而可推知錄文者加括號。）

駱積厚堂助銀弍拾大員　　林德銘助銀拾大員

① 以下碑文多有殘缺及叠字，前人所錄較凌亂，現盡量依式著錄。

區心銘助銀拾大員　　□□馮焯光助銀拾大員

□□東江火船助銀拾大員　　香港廣運公司助銀拾大員

九江朱怡安堂助銀拾大員　　香山李耀南助銀拾大員

□□劉仕仁助銀伍大員」

何成發助銀（伍大員）　　佘達才（助銀伍大員）

佘達晶助銀伍大員　　義德店助銀伍大員

譚興店助銀伍大員　　義生公司助銀伍大員

駱學楠助銀伍大員　　香港廣美利助銀伍大員

新會趙靄然助銀伍大員」

（甘竹元□號）助銀伍大員　　九江朱伯賡助銀伍大員

九江關喜光助銀伍大員　　甘竹信亨號助銀伍大員

新會張藉宸助銀伍大員　　香港勝興號助銀伍大員

香港勝發號助銀伍大員　　香港錦章號助銀伍大員

香邑徐準衡助銀四員半」

澳門太平火船助銀四大員　　南海關洛臣助銀四大員

香山容蘭溪助銀四大員　　新會黃星垣助銀四大員

香港鴻裕號助銀四大員　　新會陸茂記助銀四大員

葉敬昌助銀四大員　　葉敬璋助銀四大員

張仟成助銀四大員①」

① 《碑刻集》漏録"張仟成助銀四大員"。

（□□）何輝元助銀四大員
（□□□□□）助銀四大員
（□□□□□）助銀四大員
（□□）□　　村助銀四大員
河口萬福隆助銀四大員
河口公和店助銀四大員
河口同得店助銀叄①大員
河口周三記助銀叄大員
河口永興昌助銀叄大員」

（□□□□□助銀叄大員）
（□□□□□助銀叄大員）
（□□□□□助銀叄大員）
（□□□□□助銀叄大員）
（□□□□□助銀叄大員）
新會尹錫②棟助銀叄大員
江門昌隆渡助銀叄大員
南海梁秀發助銀叄大員
甘竹公順益助銀叄大員」

□焯雲助銀叄大員
郭盛枝助銀叄大員
順利塘助銀叄大員
松興塘助銀叄大員
彭了昌助銀叄大員
滙源店助銀叄大員
遂合店③助銀叄大員
茂生欄助銀弍④大員
廣章店助銀弍⑤大員」

---

① 以下凡“叄”字《碑刻集》皆作空缺而不錄，且將新此前“助銀叄大員”的三店錯插入捐“助銀四大員”之列。

② 《滙編》錄“錫”作“鍚”。

③ 《滙編》及《碑刻集》錄“店”作“合”。

④ 《滙編》錄“弍”作“叄”。

⑤ 《滙編》錄“弍”作“叄”。

7.2a 倡建大王廟碑記（二）＃附照錄文

地點：現鑲嵌於本廟入門內的左壁

年代：光緒二十八年（1902 年 11 月 30 日—1902 年 12 月 29 日）仲冬

撰書者：未署不詳

建立者：倡建總理彭子昌等

說明：參見上文 7.1a 碑的說明。

附照一幀：

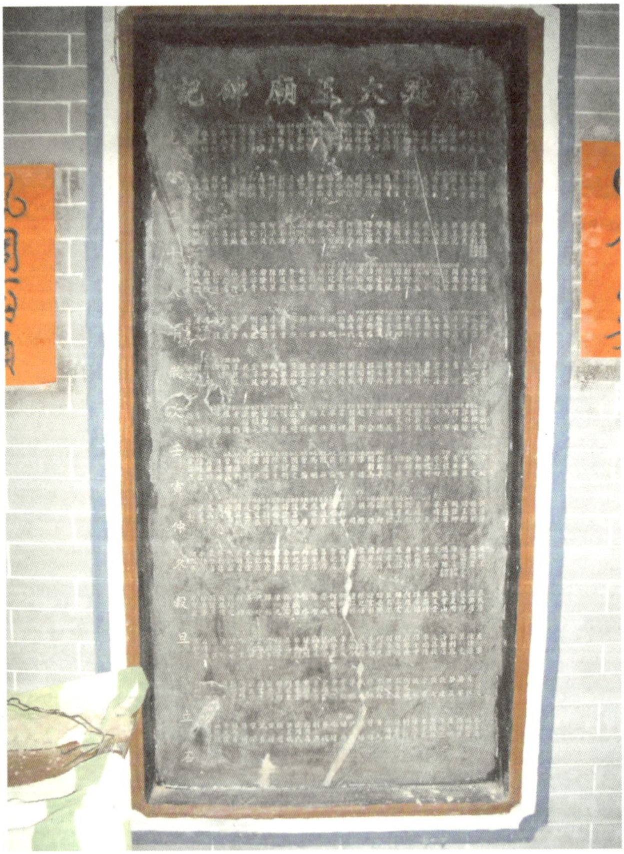

錄文：

（錄按：上碑尾以“廣章店助銀式大員”句止，本碑起首兩段助銀題名為“和濟……源興塘以上各助銀式大員……合利塘　以上各助銀壹員半”句止”，可知本碑為前碑之續碑。碑文原為右起豎書往左成一欄，再自上而下共分十四欄，現改為左起橫書，於各欄尾處加“」”，另欄隔行另起開頭。人店名之前的小字地名及人店名之後的小字銀錢數原文皆右左並列）

倡建大王廟碑記（二）

和　濟	周　成	梁　南	新會容儉卿	新和利
澳門泰興店	廣生欄	安濟店	新會李翹燊	澳門和昌行
澳門廣茂欄	澳門桊生公司	澳門泰和店	江門順棧店	九江鄧細蘇
九江關聯桂堂	九江馮善葆	九江馮克昌	九江關少棠	鶴邑王靜如
香港裕和隆	香港廣怡英	香港永同吉	香港敬和店	九江馮積遠堂
九江馮崇慎堂①		九江馮遇安堂	岑炳奇	張喜彩
福合塘②	廣信館	公信館」		

澳門悅棧店	香港鄧社有	新會長盛堂	九江劉文卿	鶴山李錫光
九江梁拔庸	五花氏	香港黃梅三	東莞周翊文	九江吳溢生
周開滿	周開聰③	周開攜	周開發	義和店
新合順	駱學敬	葉敬倫	葉敬宗	湯常錦
湯慶華	石公酙	何日發	盧瑞昌	和順塘
源興塘	以上各助銀式大員		葉錦標	程學華

① 《匯編》漏錄此名。
② 《匯編》錄“塘”作“堂”。
③ 《匯編》錄“聰”作“旹”。

永順隆　合勝隆　合利塘　以上各助銀壹員半」

陳木旺助銀壹員三毫　廣合利助銀壹員式毫　樊其爽　樊其光　樊其忠
合順堂　楊盛興　黎儀福　盧華貴　盧開祿
梁業才　何大連①　湯德錦　葉鳳標　何留意
葉鎮□　張芝有　蔡　滿　蔡　福②　吳明潘
義和塘　永泰隆　曾梁氏　有利棧　陳紀三
茗馨樓　廣隆廠　和昌店　安和店　和生店
鍾炳麟　新茂隆」

齊合裝　寶利船　李齊合　泮沙同興店　鴉岡源盛店
梁村容兆銘　新會潘　昇　新會朱箕盈　新會鄭階平　新會潘若林
新會鍾炳焜　新會潘達志　新會潘耀臻　新會鍾梅超　新會陳輝林
新會盧達朝　新會潘廷建　新會林疇啓　盧開旺　楊盛其
黃長葉　陳枝振　陳枝菓③　廣隆盛　黎勝貴
盧就喜　裕安押　盧就嵩④　郭勝滿　郭勝德
九江鄧成記　九江黃積厚堂」

九江宏綸店　九江永盛店　澳門德棧店　澳門廣生店　江門寶興隆
江門江安店　江門泰興隆　順德協恭堂　順德黃硯洲　順德黃協頤
河口廣吉祥　河口裕德西棧　河口廣興店　河口廣榮安　無名氏

① 《匯編》錄“大”作“火”。
② 《匯編》漏錄此名。
③ 《匯編》錄“菓”作“果”。
④ 《匯編》錄“嵩”作“高”。

佛山鄭興和	譚　瑞	黄　勝	郭　勝	郭　松
蔡華照	蔡筱堂	李沐生	湯啓源	劉鑑光
吴　氏	廣福安	劉堯階	黄　保	馮直溪
廣鳴盛	麗華店」			

潘安懷	六和店	麥公立	盧　梡	廖①達泉
霍長添	黄賢珍	陳枝結	何開福	陳昇廣
陳昇富	周安邦	郭明好	盧開年	劉新盛
新錦隆	盤蘇氏	謝廣盛	安昌店	陳玉堂
黄國維	黄興廣	周啓添	恒安押	余澤廷
梁益三	南海陳桂芬	澳門郭②天生	澳門何□□	陳丁長
劉阿来	傑阿□」			

陳啓明	香邑鄭揮照	香邑鄭佩餘③	新會何　順	新會馮　照
新會黄　明	新會謝炎炳	唐家劉新盛	新會趙仕泮④	新會黄義燊
新會陳　長	新會鍾　德	新會李　金	新會趙　霞	新會郭錫開
新會容　祥	新會黎　烈	新會文　維	新會鄧　有	新會葉　旺
新會歐陽純	新會陳　乾	新會陳　祐	新會甘均和	新會歐陽毛
新會歐陽海	新會黄　德	新會陳　聰	新會黄　衢	新會何　亨
李　煥	郭　貴」			

① 《匯編》録“廖”作“盧”。
② 《匯編》録“郭”作“何”。
③ 《匯編》録“餘”作“余”。
④ 《匯編》録“泮”作“萍”。

新會 李鉗	新會 李雲	新會 文棟臣	盧華勝	新會 黃煜生
李文田	梁禮軒	余①紹文	余錦亮	保安 晏檯
吳發亮	九江 余鳳亭	九江 關樹南	九江 陳藉	九江 梁貞
九江 張芬	九江 張海	九江 關祥	九江 馮明	九江 曾詢
九江 關矩之	九江 吳剑	九江 陳景生	九江 關虛谷	九江 黃鈄
九江 關潤	九江 祥源利	九江 曾湖記	日勝塘	萬興塘
九江 億珍店	九江 黃慎昌」			

張漢萍	鍾應彰	關玉衡	關任卿	王獲臣
梁晴波	香山 鄭崑	葉瑞芳	香山 劉兆彭	南邑 關壽山
番禺 李瑞徵	鶴山 張增	馮標	甘竹 胡揚	鶴山 李朗
東邑 李輝如	南邑 徐順志	南邑 曾溢泉	香港 盧容勝	新會 文庸
香港 俊昌棨	新會 楊雲球②	香港 永裕誠	香邑 楊穎祥	香港 均益泰
香港 友生店	香港 周其蘭	香山 李麗堂	廖開叢	朱昌裕
梁星庸	鄭敬常」			

黃億三	馬同益	以上各助銀壹大員		燦合店助銀七毫半
德順堂③助銀六毫		葉洪	勝記塘	李成德堂
廣順隆	李顯福	英泰店	鏘隆店	同興店
黎錕堂	葉利店	西昌店	雲記店	昌盛店
福安店	兩益店	和記店	杏春樓	聯興店

① 《匯編》錄“余”作“佘”，下同不注。

② 《匯編》錄“球”作“求”。

③ 《匯編》錄“德順塘”作“順德堂”。

裕成店	安記店	大元堂	義利店	生和店
發利店	來合店	永利店	泗利店」	

泰盛店	就興店	益安押	葉更有	朱肇山
張玉堂	朱顯時	傅榮錦	何應元	鍾亮寬
張名□	鍾亮發	鍾富彰	陳記保	鍾仁彩
何進德	何進明	李成	徐有	葉水
豐盛店	裕源店	陳光	譚祿	尹玲
吳榮	何均	何培之	梅誠信	關遂英
梅濂源	岑賢敬」			

左宗	陳鏡源	莫堯	新利店	海源店
兆昌棧	李鵬清	保全堂	廣勝隆	鍾自祥
同安店	何陸氏	普生堂	廖宏恩	朱遜堂
李吉人	伍學美	傅維廣	張世英	鍾亮開
黎長開	吳就添	楊盛平	盧啓多	盧啓英
盧開華	布來	譚金水	潘普	蕭伍
呂傅①錦	英和店」			

盧賢述②	黃江	潘荃	梁星	歐達
張七	余燦	施松	劉鳳祥	麥念篪③
覃雄業	覃樹林	陳橋	戴成	梁錦
李華祐	覃炳光	覃穡業	覃家樂	覃顯業
覃本業	劉貳來	鍾玉彬	張更福	梅其生
羅天帶	馮怡遠堂	湛記文	張文	□海

① 《匯編》錄“傅”作“佳”。
② 《匯編》錄“述”作“祿”。
③ 《匯編》錄“篪”作“虒”。

□　會　　關耀□　　」

馮惠泉	鴻發店	羅輔臣	高　明	潘雨①三
梁鶴林	麥子成	陳天來	劉　片	薛來運
廖維財	黄　九	曾　錫	陳　培	尹　球
鍾　均	鄧　運	華　棧	利永興	怡興②昌
歐周氏	梁美成	張　進	黄　聘	葉　貞
覃　深	吳　涓③	楊合秀	黄大俊	四珍樓④

以上各助銀壹中員」

光緒二十八年歲次壬寅仲冬穀旦立石

7. 1b 大王廟石香爐銘 *　♯附照錄文

地點：現置於本廟神案前地上

年代：光緒二十八年仲冬（1902 年 11 月 30 日—1902 年 12 月 29 日）

送者：沐恩弟子陳桂芬

造者：不詳

說明：《匯編》第 98 頁始著錄此香爐銘，而《碑刻集》沒錄。《文物志》路環卷上冊第 236—239 頁有簡介及圖錄。現附照再按原銘格式錄文。

---

① 《匯編》錄“雨”作“兩”。

② 《匯編》錄“興”作“與”。

③ 《匯編》漏錄“涓”字。

④ 《匯編》錄“四珍樓”作“和珍樓”。

附照一幀：

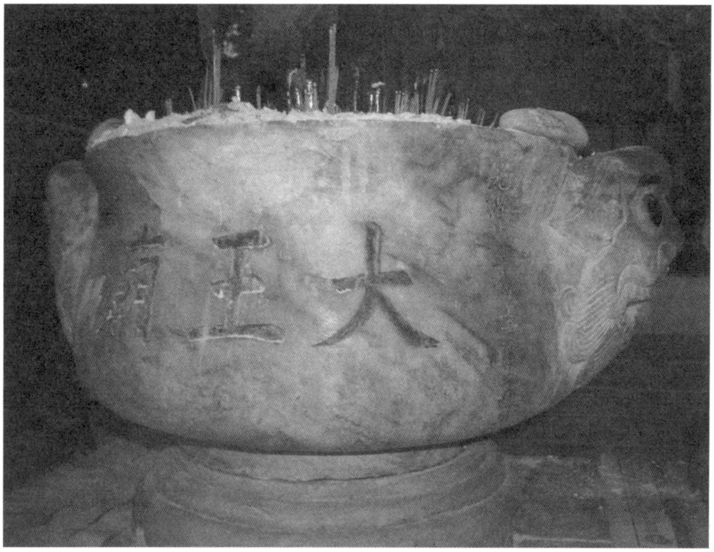

錄文：

光緒廿八年歲次壬寅仲冬穀旦

廟王大

沐

恩弟子陳桂芬敬送

参考文獻（按公開發表的先後排列，本研究常引用者加注對其之簡稱）

〔清〕杜臻：《粵閩巡視紀略》，《四庫全書》版。

〔清〕屈大均撰：《廣東新語》，中華書局 1985 年版。

〔清〕暴煜修、李卓揆纂：《香山縣志》，乾隆十五年（1750）刻本。

〔清〕祝淮修、黃培芳纂：《香山縣志》，道光八年（1828）刻本。

黃文寬：《澳門史鉤沉》，（澳門）澳門星光出版社 1987 年版。

元邦建、袁桂秀：《澳門史略》，（香港）中流出版社 1988 年版。

蕭國健：《澳門碑刻錄初集》，（香港）顯朝書室 1989 年版。

《宋書》，載《二十五史》，上海古籍出版社、上海書店縮印本 1991 年版。

印光任、張汝霖原著，趙春晨校注：《澳門紀略校注》，澳門文化司署 1992 年版。

鄭煒明編：《葡佔氹仔路環碑銘楹匾匯編》，（香港）加略山房有限公司 1993 年版。（本書對其簡稱：《匯編》）。

鄧聰、鄭煒明主編：《澳門黑沙：田野考古報告專刊》，澳門基金會、香港中文大學出版社 1994 年版。

黃漢強、吳志良主編：《澳門總覽》，澳門基金會 1994 年版。

蕭國健：《香港的歷史與文物》，（香港）明報出版社 1997 年版。

林明德：《澳門的匾聯文化》，（台北）財團法人中華民俗藝術基金會 1997 年版。

黄啓臣：《澳門通史》，廣東教育出版社 1999 年版。
黄鴻利：《澳門簡史》，（香港）三聯書店 1999 年版。
鄭煒明主編：《路氹史專題研究》（“澳門特別行政區民政總署與香港大學饒宗頤學術館合作研究計劃之氹仔、路環歷史第一階段專題研究計劃”之成果），香港大學，2004 年版。
鄭煒明主編：《路氹文物志》之路環卷（兩大冊，“澳門特別行政區民政總署與香港大學饒宗頤學術館合作研究計劃之氹仔、路環兩島文物研究計劃第一階段調查”之成果），香港大學，2004 年版。（本書對其簡稱：《文物志》路環卷）
鄭煒明主編：《路氹文物志》之氹仔卷（一大冊，“澳門特別行政區民政總署與香港大學饒宗頤學術館合作研究計劃之氹仔、路環兩島文物研究計劃第一階段調查”之成果），香港大學，2004 年版。（本書對其簡稱：《文物志》氹仔卷）
吳志良、楊允中主編：《澳門百科全書》（修訂版），（澳門）澳門基金會 2005 年版。
劉托：《濠鏡風韻澳門建築》，文化藝術出版社 2005 年版。
譚世寶：《澳門歷史文化探真》，中華書局 2006 年版。
譚世寶：《金石銘刻的澳門史——明清澳門廟宇碑刻鐘銘集録研究》，廣東人民出版社 2007 年版。

跋

本書是澳門文化局資助研究和出版的學術研究項目，本爲2006年出版的《金石銘刻的澳門史——明清澳門廟宇碑刻鐘銘集錄研究》續篇，原定于2007年出版，但是由于一些不足爲外人道的意外原因，本書稿在出版社耽擱了三年多，至去年才由新的責任編輯張賢明先生接手重啓編輯出版工作。本人在作最後定稿時，發現有不少新的資料和新的成果需要吸納，故對全書再作修訂處理。時隔三年多，既要溫故，又要知新。去年，應澳門理工學院李向玉院長之聘請，加入澳門地方志的研究編纂工作，故對本書的校補定稿工作時斷時續，進行了近一年時間。承蒙澳門文化局有關主管人士和出版社編輯以及各師友的寬容催促和幫助，終于殺青定稿。

詩聖杜甫有“新詩改罷自長吟”之習，史學大師陳寅恪出版的多部大作皆以“稿”爲名。本書雖然已是經過多番改罷之“定稿”，而實際仍爲“自長吟”之草稿，其所謂“定”只是相對的暫定而已，應繼續修改則是絕對需要而且永無止境。修改固應出于己手，更要來自他筆。本書之出版的一個主要作用就是拋磚，以求引出今時與後世的方家之玉。

常言道，受人滴水之恩，當涌泉相報。在此書即將出版面世之際，筆者有必要用傳統的方式表達對各方面的由衷敬謝之意。

敬謝天地鬼神，佑我華夏斯文不喪。金石銘刻，永存史證。

敬謝山東大學與澳門理工學院，爲我提供良好的安身立命、著書立說之所。

敬謝香港大學國學大師饒公宗頤老先生，再次爲拙稿惠賜墨寶題名。

敬謝中國人民大學歷史檔案文獻學專家劉耿生教授、澳門文化局《文化雜志》中文版主編黄曉峰博士分别給拙稿賜序。

敬謝香港大學饒宗頤學術館學術研究主任鄭煒明博士給筆者提供有關研究的新成果及相關資料作參考。

敬謝筆者的博士研究生胡慧明、碩士研究生王曉冉幫助筆者作一些資料收集和校對樣稿的工作。

敬謝廣東人民出版社責任編輯張賢明先生的良好編輯工作。

敬謝妻子洪光慧無微不至的内助。

對于其餘師友的各種巨細關心幫助，恕難一一具名致謝，統以一言的“衷心感謝”，以作“涌泉相報”之意，敬祈笑納。天長地久有時盡，此泉綿綿無絕期。

譚世寶稿於澳門金石齋
年過耳順歲在辛卯仲春

天津市教育科学规划课题成果（BKE220013）

健康中国背景下 “医防融合”继续教育研究

刘冬莹◎著

天津出版传媒集团
天津科学技术出版社

序　一

我从事基层医疗卫生工作三十年，见证了我国基层医疗卫生的发展、困境与改革创新，深知全科医生“医防融合”继续教育在健康中国战略中的重要意义！长期以来，这一领域缺乏系统性研究，鲜有能将政策导向、学术创新与实践需求熔于一体的系统性研究和著作。正因如此，当《健康中国背景下“医防融合”全科医生继续教育研究》的书稿置于案头，我深感欣喜！

本书的独特价值，首在其“顶天立地”的学术品格。作者以“健康中国”战略为纲，紧扣国家政策，构建起“需求分析-模式创新-效果评估-政策优化”的完整逻辑链，体现了鲜明的政策敏感性。与此同时，书中调研数据充足，体现了扎根于中国大地的实践研究，这种“上接天、下连地”的写作思路，在同类研究中殊为难得。

本书在“医防融合”这一核心命题上实现了三重突破：一是理念突破，跳出“治病”与“防病”的二元对立及不兼容，提出“以健康结果为导向”的全科医生能力框架，将临床诊疗、预防干预、资源协调整合为“三位一体”的素养模型；二是方法突破，创造性应用柯氏模型、CIPP模型等传统评价工具，构建出适配中国基层场景的评价体系；三是路径突破，为破解工学矛盾、师资短缺、区域失衡等顽疾提供了可操作的路线图。

书中对“人工智能时代全科医生角色重塑”的前瞻探讨尤具启发性。当数字技术正在颠覆传统医疗卫生生态时，作者未陷入“工具至上”的迷思，而是清醒地指出：AI的价值不在于替代医生，而在于解放医生——让全科医生从重复性劳动中抽身，回归“以人为本”的健康管理本质。这种技术理性与人文关怀并重的视角，为未来教育模式转型提供了重要参照。

在此，我向医疗卫生管理者、医学教育工作者、基层全科医生推荐此书：对于政策制定者，希望它是优化继续教育制度的“决策工具箱”；对于教育工作者，希望它是破解课程开发难题的“方法论指南”；对于全科医生，希望它是职业成长从技术赋能到人文修炼的“进阶路线图”。

健康中国建设，重点在基层，难点在基层，希望也在基层。本书的出版填补了全科医学继续教育研究领域的空白，更让我们看到：当学术研究真正扎根实践沃土时，能够迸发出蓬勃的力量，这种力量终将化作全科医生脚下的道路，托举起基层医疗卫生的明天。

中国医师协会全科医学分会 名誉会长

主任医师、教授　杜雪平

2025 年春

序　二

自两年前我校承担“十四五”规划重点课题《健康中国背景下医防融合全科医生继续教育研究》以来，这部论著的孕育便承载着医学教育者的使命与期待。作为卫生健康类高等院校的校长，我始终秉持这样的教育理念：医学教育的根本价值不仅在于知识传承，更在于精准回应人民群众最迫切的健康诉求。在健康中国战略纵深推进的新时代背景下，基层医疗卫生服务体系的提质增效已然成为关乎全民健康福祉的关键命题。而全科医生队伍的素质提升，正是破解这一命题的核心密钥。本书的问世，恰为医学院校如何立足社会需求、赋能基层医疗提供了兼具理论深度与实践智慧的解决方案。

刘冬莹教授团队一直扎根基层，足迹遍布全国社区卫生服务中心，与基层卫生工作者联系密切，通过深度田野调查构建起医防融合教育的立体认知图景。本书不仅承载着基层医疗工作者的真实心声，更凝聚着“校地协同、教研相长”的实践智慧。这种“从临床实践中来，到教育创新中去”的研究范式，为医学教育研究树立了价值标杆。

本书的学术创新主要体现在三大维度的突破：其一，理论建构的系统性，提出“医防融合能力三维框架”与“分层培训机制”，为院校优化全科医学课程体系提供了科学依据；其二，实施路径的创新性，通过构建“政策牵引—教育赋能—实践反馈”的联动模型，为医学院校参与区域医疗改革提供了可复制的实施路径；其三，教育实践的前瞻性，关于人工智能时代全科医生继续教育发展方向的思考，为院校数字化教育改革提供了方法论研究方向，助力培养“懂临床、善预防、通技术”的复合型人才。

尤为值得强调的是，本书为卫生健康类院校履行社会责任提供了三重启示：在价值层面，通过“健康结果导向”的课程重构，破解了长期存在的医防分离困局；在机制层面，创新性设计“政产学研用”五位一体的继续教育联合体，实现了教育供给与基层需求的无缝对接；在质量层面，基于 CIPP 与柯氏模型的整合应用，构建了动态反馈的质量监测体系，使培训效果可测量、可优化。

作为卫生健康类院校的教育管理者，我向全国同行推荐这部著作。对于决策者而言，书中呈现的“需求侧改革”思维为医学教育改革提供了战略视角；对于研究者而言，其创建的“理论建模—实证分析—对策研制”三维研究框架具有方法论启示；对于教学实施者而言，开发的模块化课程包与虚实结合的实训体系可直接转化应用。

健康中国建设既需要培养“能防善治”的全科医生，更需要构建“没有围墙的医学教育”。本书不仅是学术研究的智慧结晶，更是医学院校服务社会的宣言书。期待这部著作能成为撬动医学教育变革的支点，让知识的清泉浸润基层医疗的沃土，让教育的光芒照亮健康中国的征程。

全国卫生职业教育教学指导委员会副主任委员

天津医学高等专科学校校长、教授　张彦文

2025 年春

作者自序

“健康中国”的宏伟蓝图,不仅是一个国家的战略宣言,更是对每一位医疗卫生工作者的使命召唤。在这一背景下,全科医生作为基层医疗的“守门人”和医防融合的“践行者”,其能力提升与角色重塑已成为推动全民健康覆盖的关键支点。然而,如何通过科学、系统的继续教育赋能这支队伍,如何将“预防为主、防治结合”的理念真正转化为基层实践,始终是萦绕在我心头的重要课题。

我是一名教育工作者,从事医学教育近 30 年,从 1997 年开始接触全科医学教育。那时刚参加工作不久,和多位领导、专家一起,为全科医学在我国的起步发展贡献自己的力量, 直至 2010 年。之后的七年,虽然岗位变动了,但始终关注基层卫生服务和全科医学教育的发展,2017 年底重新回来,直至今日。

一晃又是七年, 我担任天津医学高等专科学校继续教育学院院长,兼任天津市全科医学教育培训中心负责人和天津市家庭医生团队能力建设质量控制中心主任, 努力推动着区域基层卫生服务能力提升。记得 2021 年中国医师协会第六届全科医生培训高峰论坛暨第十八届社区卫生与全科医学学术年会在天津举行,我受到全科医学分会杜雪平会长的邀请,在“医防结合人才培养”分论坛做“省级培训中心如何培养全科医防结合人才”的主题发言。这个讲座开启了我从“医防结合”到“医防融合” 培养全科医生的深度思考与实践。

2022 年天津市教育科学规划领导小组办公室征集教育科学规划重大、重点课题选题(津教科规划办〔2022〕3 号),我提交了《健康中国背景下全科医生“医防融合”继续教育研究》的选题推荐,并成功入选当年课题指南,经申报,该课题于 2022 年 11 月获批。本书为该课题的核心研究成果。

记得很早以前看到过一位从业十余年的全科医生说的一段话：我们面对的不只是疾病，更是复杂的生活环境、薄弱的健康意识和碎片化的服务体系。但现有的培训往往只教我们“治病”，却很少教我们如何整合资源去防病。这番话让我意识到，全科医生的继续教育绝非简单的知识更新，而是一场关乎医疗服务模式转型的能力革命。多年来，我们见证了发达地区“数字赋能”的智慧培训模式，也目睹了偏远山区因资源匮乏导致的“供需错配”。我们为那些将医防融合理念融入日常实践的创新案例喝彩，也为一些流于形式的“打卡式培训”感到忧虑。这些鲜活的一线经验，逐渐凝聚成本书的核心关键：如何构建以健康结果为导向、以实践转化为根基的全科医生继续教育体系。

本书根据研究设计总体划分为十章：

第一章，导论，介绍了研究设计与研究价值。

第二章，研究综述，介绍了研究相关概念、研究背景、国内外研究与实践，以及对专家访谈进行分析。

第三章，全科医生医防融合能力指标体系构建，详细论述了本研究的核心成果之一“全科医生医防融合能力指标体系”的构建过程（该章委托兰晓霞副教授组织完成）。

第四章，基于指标体系的继续教育项目体系设计，依据指标体系，系统分析与设计医防融合全科医生培训与继续教育项目，划分为十一个类别。

第五章，全科医生医防融合继续教育现况调查，针对天津市全科医生医防融合能力现状和继续教育开展情况进行了系统调研与分析。

第六章，乡村医生医防融合认知现状与培训需求，专门研究了乡村医生这一特殊专业群体医防融合认知与能力现状，并就其继续教育现存问题与发展策略进行深入探讨。

第七章，全科医生医防融合继续教育项目典型案例，重点选取具有特色和代表性的继续教育项目进行详细介绍。

第八章，全科医生继续教育评价研究，探讨全科医生继续教育评价的适宜方法，以及本课题所开展的延伸性效果评估实践。

第九章，医防融合全科医生继续教育实践模式构建，基于项目实践进行回顾性研究，构建具有推广价值的继续教育实践模式，统筹分析政府部门、专业院校、临床培训基地各自的角色定位。

第十章，破局与立新：系统重构与未来路径，针对“医”与“防”的深度融合、分层培训、政策助推、课程内容结构失衡、人工智能时代的适应性、师资队伍能力断层等问题进行探讨。

本书并非纯粹的理论演绎，而是扎根中国大地的行动研究，其中多数研究数据虽然来自天津市，但始终秉持开放的视角，特别是专门调研了全国的乡村医生这一特殊群体，虽然他们还不是全科医生。书中融入了我多年的实践心得，也融合了管理者、教育者、全科医生和社区居民多方视角的思考，最终要回答一个根本问题：继续教育如何从“政策要求”转化为“内生动能”，让全科医生真正成为健康中国的“细胞级引擎”。

在写作过程中，我也深切感受到这一领域的快速变革。人工智能辅助诊疗、元宇宙模拟训练、大数据精准评估等新技术正在重塑教育形态；紧密型医共体建设、“三医联动”改革等政策红利为继续教育注入新动能；而新冠疫情更以残酷的方式验证了医防融合的现实紧迫性。这些变化也让我时刻警惕内容的“保质期”——书中观点或许会因时代发展而需修正，但其中贯穿的“问题导向”与“人文关怀”，希望能为后续研究者提供持续对话的基础。

感恩能多年从事“基层卫生服务能力提升”这样有意义的工作，让我倾情投入其中。2024 年 5 月，我主持的《天津市家庭医生团队能力提升研究与实践》获得第三届“中国社区卫生协会科学技术奖”。本书则是又一项有意义的成果，我想献给所有参与全科医学教育的师资和在基层一线默默耕耘的全科医生。当您翻开书页时，或许会发现某些段落正是每日面对的困惑，某些建议恰好是想要尝试的创新。若能为您提供一丝启发、一缕共鸣，便已实现了本书的价值。

在此，衷心感谢对本研究给予大力支持的各位领导、专家，感谢参与全科医生医防融合继续教育项目的各位来自临床、院校的专家学者，也特别感谢课题研究团队各位老师的辛勤付出，特别是天津医学高等专科学校兰晓霞、杨朝晖、宋兴、付莹几位老师，分别在指标体系构建、文献研究、延伸性效果评估实践、文本校对等方面做出的贡献。也感谢家人的理解，让我在多个挑灯夜战的时刻感受到温暖的力量。

健康中国之路，道阻且长；医防融合之责，重若千钧。愿我们以教育为火种，以实践为薪柴，共同点燃基层健康的希望之光。

作者

2025 年 2 月于天津

目　录

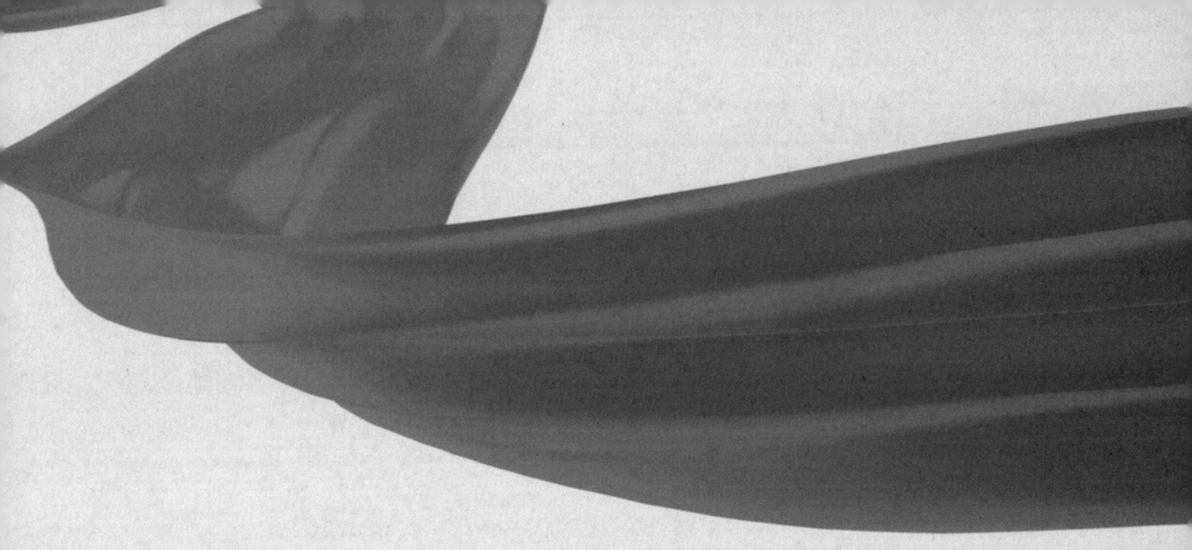

第一章

导论

2016 年，中共中央、国务院印发的《“健康中国 2030”规划纲要》提出了以“预防为主、防治结合、关口前移、促进资源下沉”的指导性意见。2018 年，国家下发的《关于做好 2018 年国家基本公共卫生服务项目工作的通知》要求推动“医防融合”。2024 年，《国务院办公厅关于推动疾病预防控制事业高质量发展的指导意见》提出要“整体谋划疾控事业发展、系统重塑疾控体系、全面提升疾控能力，更好发挥疾控事业在国家整体战略中的重要作用，提出“到 2030 年，完善多部门、跨地区、军地联防联控机制，建成以疾控机构和各类专科疾病防治机构为骨干、医疗机构为依托、基层医疗卫生机构为网底，军民融合、防治结合、全社会协同的疾控体系”的工作目标。在人才培养方面，首次提出“建立公共卫生专业技术人员和医疗机构临床医生交叉培训制度，探索人员双向流动。加强临床医务人员疾控相关知识技能培训和公共卫生人员临床相关知识技能培训”。

医防融合主要是指医疗服务与疾病预防控制工作的深度融合。从功能角度讲，它是将疾病的治疗和预防工作有机整合，打破医疗机构和疾控机构之间的壁垒。比如，在日常医疗工作中，医生不仅治疗疾病，还要对患者进行健康风险评估、疾病筛查等，为患者提供综合的健康服务。从服务流程方面看，医防融合包括对个体全生命周期的健康管理。一个人从出生后的预防接种，到成年后的慢性病筛查，再到老年疾病预防等各个阶段，医疗和预防服务都应该是紧密衔接的，形成一个连续的服务过程,以达到提升整体人群健康水平的目的。

全科医生是医防融合的重要实践者。作为人民健康的守门人,全科医生不仅要具备疾病诊断和治疗能力,还应具备疾病预防与控制、健康教育与宣传、重点人群健康管理、处理突发公共卫生事件等公共卫生服务能力,不断强化公共卫生思维,强化疾病的群体防控理念。家庭医生签约服务是实践医防融合的重要抓手,基层医疗的医防融合是以维护居民健康为中心,以家庭医生签约服务为切入点,切实履行基本医疗和公共卫生服务职能,为居民提供健康管理服务的医疗与预防相融合的一种模式。国家对医防融合全科医生培养体系构建虽有方向性指导意见,但尚缺乏详细具体的操作措施。

我国全科医生的学历背景主要为临床医学专业,学历教育和毕业后教育都存在医防割裂现象,加之相关继续教育的欠缺,全科医生的公共卫生知识与技能必然与实践工作需求不相匹配。因此,转变全科医生培养模式,强化医学教育的“医防融合”已成为当务之急。本书侧重从继续教育角度,探讨如何通过开展全科医生继续教育,不断提升其“医防融合”实践能力,以弥补学历教育和毕业后教育的不足,为全科医生继续教育工作开展提供参考。

1.研究内容

1.1 主要目标

(1)建立能完整体现健康中国视域下全科医生医防融合能力的衡量标准,为全科医生继续教育的开展建立一个统一的参照蓝图,明确全科医生应具备的核心能力。

(2)系统分析全科医生医防融合继续教育现状、存在问题和继续教育需求。

(3)结合全科医生医防融合岗位能力标准和继续教育现状,进行继续教育项目的系统设计,开发系列继续教育项目,建立全科医生医防融合继续教育项目体系。

(4)开展全科医生医防融合继续教育实践,探索具有推广价值的实践模式。

(5)建立全科医生继续教育项目评价体系,尝试开展延伸性效果评估,深入探讨继续教育对全科医生临床行为的影响,以及由此产生的绩效变化、医疗健康结果等。开展继续教育项目评估,建立全科医生医防融合继续教育项目持续改进机制。

1.2 研究对象

本研究的研究对象为全科医生,其实更确切地讲,是在基层医疗卫生机构提供医疗卫生服务的全科医生和乡村医生,基层医疗卫生机构包括城市社区卫生服务中心、乡镇卫生院和村卫生室。国内有关全科医生继续教育的研究大多笼统地以“全科医生”为研究对象,而政府卫生投入水平和社会人口城乡二元化结构的现状很难在短时间内改变,并且城乡居民的医疗保险不同,疾病谱和死亡谱有一定的区别,居民对于基本医疗和公共卫生服务的需求也不尽相同。其实,不同社会群体和不同人口群体之间同样存在健康服务的不平等, 差异不可避免,本研究重点以天津地区的全科医生为研究对象,兼顾乡村医生。面向乡村医生的研究则兼顾了东、中、西部多地区。

本研究的研究假设和学术观点如下。

(1)全科医生对于签约服务对象健康有着贯穿一生、不可或缺的持续影响力。

(2)全科医生的知识、技能、态度和素质会因为接受继续教育而发生变化,继续教育是不断提升其岗位胜任力的重要途径。

(3)全科医生的培养在医疗卫生系统内不是孤立的,它是提高医疗可及性、质量和可持续性战略的重要组成部分,会受到整体医疗系统和社会层面改革的影响。

(4)全科医生应了解并能够应对影响健康的社会决定因素。全科医生不仅仅需要了解患者诊断出的病情或者治疗的情况,还需不断强化公共卫生思维,通过各种健康决定因素之间的复杂相互作用的角度了解患者的健康状况。

(5)全科医生医防融合方面知识及技能的提升需要以标准先行,细化全科医生医防融合继续教育研究。目前,全科医生岗位胜任力的模型构建等理论研究方面,缺乏继续教育视角的全科医生医防融合能力评价模型研究。本研究以社区医疗保健的实际工作为出发点,以继续教育视角构建健康中国背景下全科医生医防融合能力的评价模型,并以此为基础构建培训项目,聚焦于面向不同区域、不同服务群体的全科医生医防融合能力的提升,扩展了全科医生岗位胜任力的模型构建理论,并将理论研究成果应用于继续教育实践。

(6)全科医生医防融合继续教育与临床医学学历教育、全科医生毕业后教育的历史、现状与发展密切相关;随着学历教育、毕业后教育医防融合教改的实施,继续教育“补短板”的功能会持续下降,“拓优势”的功能会持续提升。

1.3 思路框架与主要观点

(1)本研究分为五个层次,研究内容层层递进。

1) 国内外全科医生医防融合继续教育现状研究。梳理国内外有关全科医生医防融合培训与继续教育教学内容、教学模式、教学方法的相关文献,了解该领域的研究与教育实践现状、进展与政策走向。

2)健康中国视域下全科医生医防融合能力指标体系构建。将研究重点放在“防”的部分,构建健康中国视域下全科医生医防融合能力内涵概念、能力指标体系与综合评价指数。

3)全科医生医防融合继续医学教育现况调查。从需求方视角,以全科医生为调查对象,从医防结合的理念、医防结合知识技能的现状、医防结合的工作实践、医防结合教育培训需求四个方面开展调查研究。从提供方视角,通过相关专家和培训管理者访谈,了解全科医生继续医学教育中医防结合教育培训现状与存在的主要问题。

4)医防结合全科医生培训与继续教育项目设计实施

第一步,结合全科医生医防融合能力指标体系,开发“医防融合”

全科医生继续教育项目。

第二步,完善课程设置。内容上,把握好知识专业性与广博性的优先次序,合理融入伦理学、管理学、卫生法律法规、心理学、社会学等健康与社会生态关系的内容。形式上,面向细分的全科医生群体,将课程内容模块化,形成相对独立的培训项目并建立项目之间的联系。

5)医防结合全科医生继续教育评价研究。探索建立医防结合全科医生培训与继续教育项目评价与改进机制。以 CIPP 评价模式作为评价体系构建的理论依据,从背景评价、输入评价、过程评价和结果评价四个部分,建立评价指标体系。

(2)本研究的研究重点与难点。

1)实现"医"与"防"的深度融合。首先,需要应用医防融合的思路进行继续教育内容的系统设计。其次,需要有具备医防融合理念和能力的师资。第三,医疗卫生领域关注点从"疾病"转向"健康",关注点更加多元化。不仅关注患者的生理健康,还要从心理、社会和家庭等方面对患者进行诊疗;应对新出现的威胁,更多参与到慢性病或传染性疾病的群体预防和控制影响的工作。第四,干预手段更加多样化。除了传统的用药,还包括各类适宜技术、健康教育、营养处方、运动处方、心理咨询与治疗等,所以需要多学科的融入。

2)基于实践基地现状,兼顾受训学员学历、工作时间和职称不同这些个体差异,制订培训计划,培养同质全科医生,促进其公共卫生服务能力。兼顾不同地区的差异进行课题成果推广。

3)将研究成果转化为政策层面的应用,完成政府决策咨询报告,为相关工作提供直接的技术支持。

4)研究过程的质量控制,特别是在实证研究中的数据质量、数据处理。

2.研究方法与技术路线

本课题采用质性研究、量性研究、实证研究相结合的研究方法,具体包括以下方法。

文献研究法：以全科医生、继续教育、医防融合等为关键词进行文献检索与分析研究。文献类型包括图书、期刊，文献来源于万方、CNKI 等中文数据库，以及 Springer、EBSCO、Elsevier、Pubmed、Wliey 等外文数据库。

回顾性分析：对本研究团队 2020 年调研数据，从医防融合视角进行再分析，为后续调研奠定基础。

访谈法：分别选取熟悉基层卫生人才培养的相关专家、管理者进行个别访谈。采取半结构访谈方式进行，设计半结构访谈提纲，培训访谈人员。被访谈者纳入条件：具有高级职称，从事全科医学教育培训工作不少于 5 年，专业方向为全科医学或全科医学教育。重点了解开展医防融合全科医学教育培训研究与实践情况，以及相关思考。收集医防融合全科医生能力评价指标体系条目，通过筛选、整合、调整等步骤，形成评价指标体系的 Delphi 专家咨询草案。

问卷调查法：通过查阅相关文献和专家访谈资料，研究设计调查问卷。征求相关领域专家意见，对问卷进行修改，形成调查问卷初稿。通过预调查，检验问卷调查可行性，并对预调查发现的问题做进一步改进，设计制定形成《医防融合全科医生教育培训现况调查》。通过问卷形式面向全国开展调查，研究样本量不少于 500 份。

Delphi 专家咨询法：遴选临床医学、全科医学、公共卫生、健康教育、医学营养学等专业领域的 10 余名专家学者开展两轮专家咨询，分别确定两轮专家积极系数、权威系数；通过依次计算两轮专家对各个指标重要性、可操作性和敏感性权重得出各个指标的综合系数，对综合系数值小于 7.5 的指标进行删减，最终确定医防结合全科医生能力指标体系测试版，采取模糊综合判断法来确立各指标的权重值。

实证研究法：试点开展教育培训项目实践，并对实践过程与效果进行评估。

统计分析法：建立数据库，利用 SPSS 22.0 统计软件对问卷进行信度和效度检验，统计分析方法包括描述性分析、参数检验、多因素分析等，了解全科医生医防结合理念、培训需求等方面现况，并进行差异性分析，纳入标准为 0.05，剔除标准为 0.10。以 $P<0.05$ 为差异有统计学意义。

本研究也将交叉利用伦理学、管理学、卫生法律法规、心理学、社会学等健康与社会生态关系的多学科基础理论，创新全科医生医防融合继续教育项目设计思路。

以下为本研究的技术路线图：

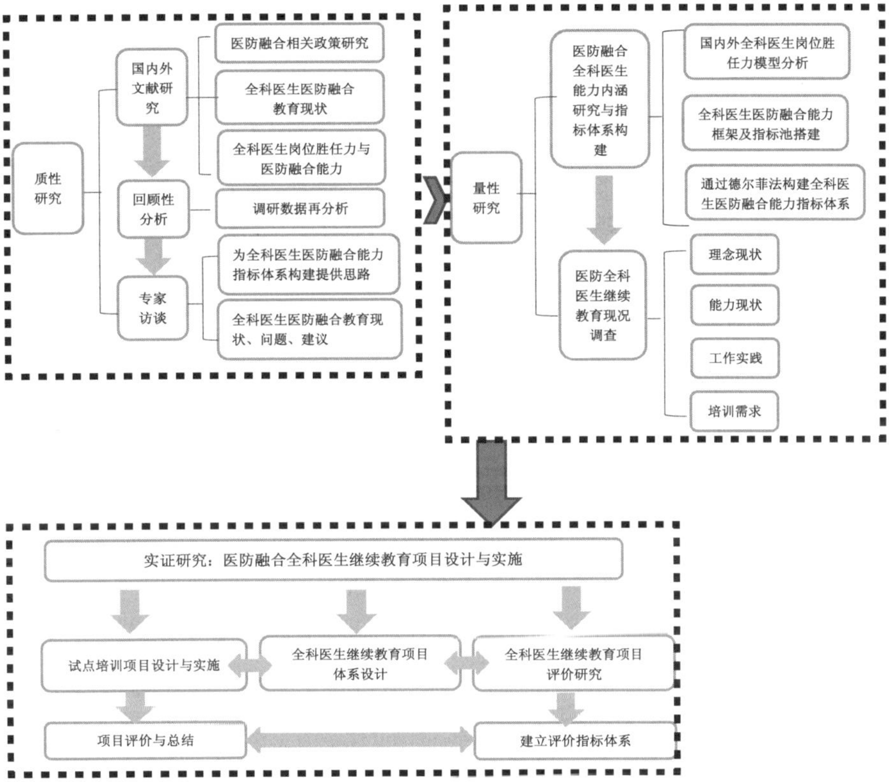

3.研究价值

3.1 学术价值

本研究通过专家咨询构建一套健康中国视域下全科医生医防融

合能力指标体系与综合评价指数，并初步应用，在建立整体指标体系框架基础上，将研究重点放在“防”的部分，建立两级指标体系与观测点。指标体系能够较完整地体现健康中国视域下全科医生岗位胜任力，明确全科医生医防融合的服务能力要求，扩展全科医生岗位胜任力的模型构建理论。

本研究以社区医疗保健的实际工作为出发点，结合全科医生医防融合岗位胜任力的衡量标准，开发继续教育与培训项目，聚焦于面向不同区域、不同服务群体的全科医生的岗位胜任力提升，形成具有可操作性的相关培训开发模式，本研究差异化的培训设计相对于我国相关研究更加微观细化。

本研究将 CIPP 评价模式作为评价体系构建的理论依据，应用到全科医生医防融合规范化培训效果评估中，纳入绩效变化、医疗健康结果和卫生系统影响等衡量标准，建立全科医生医防融合继续教育项目评价指标体系，丰富了全科医生培训评估理论的内涵。

3.2 应用价值

本研究制定了科学、合理、可行的全科医生医防融合能力评价指标，可以综合分析全科医生医防融合的服务能力、现状及其存在问题，为各级政府制定全科医生相关政策提供理论参考，为各医学院校研制全科医生教学大纲提供借鉴，为基层社区卫生机构对全科医生公共卫生职责的履行情况绩效考评提供依据。

全科医生医防融合培训与继续教育项目的实施，为全科医生继续教育机构开发、规划、管理、开展教育培训项目提供可参考、可利用的课程资源。

全科医生医防融合培训与继续教育项目评价与改进机制，其研究结果对其他相关培训机构开展全科医生继续教育的定期评估保障，达到一定水平的达标率具有借鉴价值。

第二章

研究概述

1.相关概念

1.1 健康中国战略

人民健康是民族昌盛和国家富强的重要标志，在中国共产党领导下，中国卫生健康事业的发展有力地促进了经济和社会的发展。党的十八大以来，我国的卫生健康事业取得显著成绩，医疗卫生服务水平大幅提高，居民健康主要指标总体优于中高收入国家平均水平[1]。随着工业化和城镇化的推进、疾病谱的演变、人口老龄化的加速、生态环境和生活行为方式发生变化，民众的健康意识显著增强，医疗卫生需求大幅度提升。在此背景下，党的十九大报告提出实施健康中国战略作为国家发展基本方略的重要内容，充分体现出维护人民健康的坚定决心。为积极应对当前突出的健康问题，必须关口前移、预防为主、防治结合，这是以较低成本取得较高健康绩效的有效策略，是解决当前健康问题的现实途径，是落实健康中国战略的重要举措。

在此背景下，2016 年 10 月《健康中国行动(2019—2030)》出台。其指导思想是以人民为中心，牢固树立"大卫生、大健康"理念，为人民群众提供全方位、全周期健康服务，追求整体全面的健康与生命周期的全程呵护，不单单是"治病"，更是"治未病"。过去，我国健康领域的方针主要强调"以治疗为中心"，把保障医疗服务需求、实现"病有所医"作为健康领域的核心目标；在新的形势下，这一政策目标已经不能适应迅速升级的健康中国战略需求，健康中国建设要向着“以健康为中心”和“病有良医”的过程目标，以及“全面健康”的终极目标迈进。因此，国家对于满足居民公共卫生服务的侧重点已向提供全面的健康管理和服务转变。坚持预防为主、防治结合的原则，以基层为重点，以改革创新为动力，中西医并重，建立健全健康教育体系，引导群众建立正确健康观，形成有利于健康的生活方式、生态环境和社会环境，促进以治病为中心向以健康为中心转变，提高人民健康水平[2]。

“共建共享、全民健康”是建设健康中国的战略主题，全民健康的实现是立足全人群和全生命周期两个着力点，面向全人群、全方位干预健康影响因素；面向重点人群，加强对心脑血管疾病、癌症、慢性呼吸系统疾病、糖尿病 4 类慢性病以及传染病、地方病等重大疾病防控，开展全生命周期健康服务。健康中国重大行动从健康知识普及、合理膳食、全民健身、控烟、心理健康、健康环境等方面综合施策，全社会多部门、多机构协作共同推进，以医防融合、医民融合为核心方式，以基层为重点，提供公平可及、系统连续的健康服务，形成有利于健康的生活方式、生态环境和社会环境，提高人民健康水平[3]。

基层医疗卫生机构及全科医生在这新一轮医疗改革中已承担起全生命周期健康管理的任务，基层医疗机构是实施行动的主战场，全科医生是居民健康的“守门人”。因此以基层为重点，推动医疗服务体系建设，强化基层医疗机构及全科医生能力建设，以医防融合为重点，我国卫生健康事业将获得长足发展，人民健康水平将持续提高。

1.2“医防融合”释义

“医防融合”是我国实施健康中国战略，从“治病为中心”转为“以健康为中心”的实践基础，是我国深化医改的一条重要线索，新冠疫情加速了“医防融合”体系建设。国家卫生健康委员会于 2018 年下发《关于做好 2018 年家庭医生签约服务工作的通知》，强调“家庭医生团队要对接签约居民的服务需求，提供医防融合、综合连续的医疗卫生服务”，这是医防融合概念首次出现在国家文件里，并重点强调要在基层医疗卫生机构的家庭医生签约服务工作中发挥作用[4]。

我国“医防融合”的研究与实践由来已久，只是在不同时期的表述不同，存在“医防合作”“防治结合”“医防结合”“医卫结合”“防治融合”等多个类似提法，不同名词从其文字和内涵上有部分重合和差异，但都是基于我国长期以来重治疗轻预防的背景中提出来的。

2008 年“中国结核病防治规划实施工作指南”提出了医疗卫生机构与结核病防治机构合作，首次提出“医防合作”。2017 年，国务院在中国防治慢性病中长期规划中提出加强“医防合作”，推进慢病防治管整体融合发展。这里的医防合作还停留在传染病及慢病专项疾病预防及医疗的合作上[5]。而“防治结合”和“医防结合”两个概念是比较偏重医疗的，是为了贯彻落实预防为主的卫生方针而对卫生系统提出来的具体要求。在新中国成立前就有“医防结合”抗疫运动案例[6]，有学者从宏观、中观、微观三个层面阐述了防治结合的内涵，但是这两种结合只限于医疗系统和预防系统协同防病的结合，没有考虑两个系统的工作模式和激励机制等问题[7]。“医卫结合”指的是医疗卫生和国家基本公共卫生服务的结合，专指在基层医疗卫生机构如何融合医疗实施国家基本公共卫生服务[8]。而“防治融合”是以预防为特点的公共卫生服务与以临床治疗为特点的医疗服务的相互融合，这个概念比较接近于“医防融合”，强调二者加强功能融合和相互支持[9]。从概念的演化中可以看出，是医疗系统和预防系统两个相对独立的部分逐步形成一个互通融合的整体的过程。

“医防融合”就是将“治病”和“防病”结合起来，即医疗、预防相互渗透，融为一体，通过医疗服务与预防服务有效衔接、同时提供、相互协同等形式，最大限度地减少健康问题的发生，有针对性地控制健康问题的恶化，提高医疗卫生服务的适宜性和有效性，实现“以健康为中心”的目标[10]。其中“医”和“防”的内涵得到了专家和学者的统一共识：“医”指的是医疗服务，而“防”指的就是预防服务，包含国家基本公共卫生服务。但是“融”如何将医疗服务和预防服务真正地融合起来，是医防融合的研究热点。

有学者表明医防融合需要多层面、多维度的融合,降低疾病发生率的同时,也要达到资源整合、提高效率的效果[11][12][13]。大致包括以下几方面的融合:①人员和机构融合。建立统一领导分管医疗和公卫工作的机构,加强人员协调联动管理,如家庭医生团队就是由临床医生、护士、公卫人员、乡村医生等组成。②服务内容融合。从宏观层面将公卫项目和临床多学科服务内容互相融合,从微观层面提高全科医生公共卫生服务能力,促进服务内容的融合。③考核和绩效融合。建立医防融合工作考核制度,将考核结果与绩效挂钩,确保医防融合的可持续性。④信息共享融合。医疗与预防系统信息互联互通,如临床医生在诊疗过程中就能通过信息系统为居民建立健康档案、录入随访信息等,实现信息共享融合。

1.3 “全科医生”释义

全科医生在国外又称为家庭医生(family physician, or family doctor),不同地域和国家对全科医生的定义有所不同,其服务功能也不完全一样。美国家庭医师学会(American Academy of Family Physicians, AAFP)定义为“家庭医生是经过家庭医疗这种范围宽广的医学专业教育训练的医师。面对病人与家庭成员,无论其性别、年龄或健康问题类型是生物医学的、行为的或社会的,家庭医生均能够以独特的知识、技能和态度,向家庭中的每个成员提供持续性与综合性的医疗照顾、健康维持和预防服务;由于家庭医生特殊的训练及其与病人家庭的相互作用关系,最具资格服务于每一个病人;在必要时,作为健康事务的组织者也适当地协调专科医师、卫生服务以及社区资源”。英国皇家全科医师学院(Koyal Colege of General Practitioners, RCCP)对全科医生的定义是“在病人家里、诊室或医院里向个人和家庭提供人性化、连续性医疗服务的医生。他承担对自己的病人描述的任何问题做出初步决定的责任,在适当的时候请专科医生会诊。为了共同的目的,与其他全科医生以团队形式一起工作,并得到医疗辅助人员、行政人员的支持。全科医生的诊断由生物、心理、社会几个方面组成，并为促进病人健康对其进行教育性、预防性和治疗性的干预”。全科医生的最高学术组织世界家庭医生组织(WONCA)将全科医生定义为“对个人、家庭和社区提供优质、方便、经济、有效的一体化基层医疗保健服务，进行生命、健康与疾病的全过程、全方位负责式管理的医生。其服务覆盖不同性别、年龄的对象及其所涉及的生理、心理、社会各层面的健康问题；并能在所有与健康相关的事务上，为每个服务对象当好首诊医生和健康代理人。这种全科医生的角色是在促进健康、预防疾病、提供治疗、照顾和减轻痛苦的以人为本的服务过程中训练成的”。

就以上概念来看，尽管不同国家或学术组织对全科医生的定义不同，但均体现出全科医生应是经过全科医学专门训练，工作在国家的基层卫生保健系统中，能较好地解决社区居民常见健康问题或所患疾病，适时提供预防服务并及时协调医疗资源，提供连续且综合的卫生保健服务的临床专科医师。全科医生服务的对象不仅是患病的个体，还关注病人的家庭和所在社区相关人群；所用的技术不局限于临床生理疾病的诊治和管理，更注重疾病的预防和康复；不仅治疗生理疾病，还关注病人的健康行为、心理和社区问题的解决。我国2011年颁布《国务院关于建立全科医生制度的指导意见》，该意见提出“全科医生是综合程度较高的医学人才，主要在基层承担预防保健，常见病、多发病诊疗和转诊，病人康复和慢性病管理、健康管理等一体化服务，被称为居民健康的‘守门人’”。

1.4 “继续教育”与“继续医学教育”

继续教育是指已经脱离正规教育，已参加工作和负有成人责任的人接受的各种各样的教育，是对专业技术人员进行知识更新、补充、拓展和能力提高的一种高层次的追加教育。继续教育包含四种含义：①继续教育是一种成人学历教育或非学历教育。②受教育者在学历上和专业技术上已达到一定的层次和水平。③继续教育的内容是新知识、新技术、新理论、新方法、新信息、新技能。④学习的目的是更新补充知识,扩大视野,改善知识结构,提高创新能力,以适应科技发展、社会进步和本职工作的需要。

继续医学教育(Continuing Medical Education,CME)是指完成基础医学教育、研究生教育、住院医师专业化培训后,在本专业内继续学习相关新理论、新方法和新技术的终身教育。继续医学教育是对专业知识、技能进行补充、更新、拓宽和提高的一种深层教育,其目的在于使医疗从业人员能够紧跟本领域的发展,促进业务水平不断提高。继续医学教育作为医学终身教育体系的重要组成部分,多数国家已形成一整套较为成熟规范的管理机制,建立起一系列保证继续医学教育质量的评估体系。我国自 1996 年将继续医学教育正式纳入政府工作,并相继制定系列管理制度。

针对不同地区、不同层次、不同专业类别的特点,继续医学教育形式越来越呈现出多样化趋势。从传统的开办培训班、学术会议,到开展成人学历教育、进修学习;随着科学技术的发展,借助互联网的远程教学、线上资源学习,越来越成为主流学习形式,医生们获得继续教育的途径被不断拓宽,现代化的教学设备、教学手段日新月异。随着人工智能发展迅猛,继续教育的学习形式发生了很大变化,具体体现为学习途径多元化、学习个性化、学习资源全球化、学习体验丰富化、学习管理高效化等特点。AI 助手能分析医务工作者的学习历史、成绩反馈及互动行为,智能推荐适合的学习材料和实践案例,规划个性化学习路径;能充当“智慧导师”,快速解答复杂医学理论和实际操作疑惑,通过模拟考试和即时反馈帮助发现并弥补知识漏洞。AI 技术可连接全球医学教育资源库,让医务人员轻松获取国际最新医学研究成果、临床案例和专家讲座,与世界顶尖医学人才交流切磋。AI 能构建逼真的医疗场景,使理论知识与实践技能无缝对接,提升学习的趣味性和沉浸感。2024 年国务院卫生健康委新出台的《继续医学教育学分管理办法(试行)》已明确,有计划的自学可获得学分。

全科医生继续教育属于继续医学教育范畴,继续医学教育的对象为现岗全科医生。我国现岗全科医生的培养途径主要有三个：一是“5+3”培养模式，即5年临床医学本科教育加3年全科规范化培训，这也是符合国际标准的全科医生培养模式，但培养周期较长，在我国起步较晚；二是“3+2”培养模式，即3年临床医学专科教育加2年助理全科医生培训，这是具有我国特色的全科医生培养模式，培养周期相对短些，对于缓解农村地区全科医生不足起到重要作用；三是根据国家颁布的全科医生转岗培训大纲，专科医生经过总时长12个月的培训并通过考核，成为全科医生。2019年转岗培训大纲修订，在二三级医院工作的专科医生通过培训可以加注全科医学专业。

在此背景下，全科医生继续教育研究需要充分考虑培训对象在专业成长过程中的差异性，“补短板”与“拓优势”相结合开展继续教育。对于临床医学专业背景的全科医生而言，开展“医防融合”继续教育，“防”是重点，“融”是关键点和难点。

2.研究背景

2.1 “医防融合”相关政策走向

2.1.1 试点阶段

2000年1月，原卫生部下发《关于发展全科医学教育的意见》，明确全科医学教育的发展目标和基本原则，提出了自2000年到2010年，以每5年为一周期，分三步建立起较为完善的全科医学教育体系。《意见》对分级培训网络、师资建设和对全科医学教育的学术研究都有所规定，是我国专门出台的关于全科医学教育的文件，这一阶段的目标是在符合条件的地区开展全科医学教育试点工作。此后，北京、上海、浙江等大城市率先响应，开展全科医生规范化培训试点。

2.1.2 雏形阶段

2009年，国务院颁布《关于深化医药卫生体制改革的意见》，我国开始实施全面“新医改”，加强卫生人才队伍建设是实现人人享有基本医疗卫生服务的重要一环，文件要求尽快实现基层卫生机构都有合格的全科医生，完善标准化的全科医学教育，将建立全科制度上升为国家战略。《意见》是我国首次关于全科医生制度建立的正式政策性文件，为全科医生制度的进一步发展提供了有力的政治支持与指导。《意见》提出加强对全科医生的整体教育培训，并将基层医疗卫生机构均配备合格全科医生作为努力目标。2011 年，国务院印发的《关于建立全科医生制度的指导意见》中对全科医生整体培训、执业方式等做出一整套合理设计概念。全科医生培养制度目前已经明确的顶层设计为“一种模式、两条路径、三个统一、四条渠道”。“一种模式”即规范的全科医生培养“5+3”模式；“两种路径”指“临床医学生毕业后规范化培训”和“临床医学专业学位研究生教育”；“三个统一”指统一全科医学规范化培养内容和方法，统一全科医学专业学位授予标准，统一全科医生执业准入条件；“四条渠道”指为过渡期培养的全科医生提供 4 条培养路径，即开展基层在岗卫生轮岗培训，强化定向培养全科医生的临床技能培训，提升基层在岗全科医生的学历层次，鼓励大医院医生从事基层工作。《指导意见》明确了建立全科医生制度的总体目标：到 2020 年在我国初步建立起充满生机和活力的全科医生制度，基本形成统一规范的全科医生培养模式和“首诊在基层”的服务模式，全科医生与城乡居民基本建立比较稳定的服务关系，基本实现城乡每万名居民有 2~3 名合格的全科医生，全科医生服务水平全面提高，基本适应人民群众基本医疗卫生服务需求。《指导意见》明确要以现代医学技术发展中的新知识和新技能为主要内容，加强全科医生经常性、针对性、实用性强的继续医学教育。加强对全科医生继续医学教育的考核，将参加继续医学教育情况作为全科医生岗位聘用、技术职务晋升和执业资格再注册的重要因素。2011 年 12 月，时任卫生部部长陈竺在全国医学教育改革工作会议上的讲话指出：加强卫生人员继续医学教育，要在继续教育内容改革上下功夫，以岗位胜任力为核心，加强供需对接，按需施教，增强继续教育活动的针对性和实用性。

2012 年，国家发展改革委等 5 部门联合出台《关于印发全科医生执业方式和服务模式改革试点工作方案的通知》，在文件的总体目标中明确指出探索推行防治结合的契约式全科医生服务，试点城市在思想上全科医生提供的服务有一定的一致性，主要体现在均按照“防治结合”为总体目标，为居民提供涵盖公共卫生与基本医疗服务为内容的服务。2015年，世界卫生组织发布《以人为本的整合型卫生服务全球战略》，提出卫生服务基本模式向预防为主、基层为基础、满足居民个人健康需求为核心的整合型卫生服务体系转型。随着经济社会发展、疾病谱的变化，我国慢性病高发、疾病经济负担居高不下。2016年，中共中央、国务院印发的《“健康中国2030”规划纲要》，首次把健康作为国家的中长期战略规划，提出了以“预防为主、防治结合、关口前移、促进资源下沉”的指导性意见；从“以治病为中心”转向“以健康为中心”，全方位、全周期维护和保障人民健康全面推进健康中国建设，公共卫生的重要地位日渐凸显，重视并加强预防医学教育已成为医学教育的首要任务之一。随着《“健康中国2030”规划纲要》的颁布，对全科医生提出了更高要求，全科医生薄弱的医防融合能力阻碍了卫生健康服务质量的提升，加大了医疗卫生健康服务的成本，发展继续医学教育是国家医学教育体系中的一项重要任务，是进一步提高全科医生医防融合专业素质和能力的重要途径。

从“新医改”到“健康中国”战略，国家对满足居民公共卫生服务的侧重点由提供基本的医疗服务向提供全面的健康管理和服务转变。因此，全科医生作为同时具备疾病诊疗和健康服务的提供者，在提供基层医疗卫生服务方面的重要性越来越强，全科医生的培养显得尤为紧迫。

2.1.3 法制阶段

2020年6月，我国出台《中华人民共和国基本医疗卫生与健康促进法》，第五十二条规定国家制定医疗卫生人员培养规划，建立适应行业特点和社会需求的医疗卫生人员培养机制和供需平衡机制，完善医学院校教育、毕业后教育和继续教育体系，建立健全住院医师、专科医师规范化培训制度，建立规模适宜、结构合理、分布均衡的医疗卫生队伍。第三十五条规定基层医疗卫生机构主要提供预防、保健、健康教育、疾病管理，为居民建立健康档案，常见病、多发病的诊疗以及部分疾病的康复、护理，接收医院转诊患者，向医院转诊超出自身服务能力的患者等基本医疗卫生服务。《中华人民共和国基本医疗卫生与健康促进法》从法律层面明确了全科医生培训体系构建规划，定义各级医疗机构职能，使卫生事业发展有法可依。在卫生与健康领域通过立法先行为基层整合型服务体系运转提供法律保障，建立健全全科医生培训制度，既是国家对实施健康中国策略的重要决策部署，也是卫生事业发展的法制要求。

2020 年 1 月，国家卫生健康委印发《关于加强新型冠状病毒感染肺炎疫情社区防控工作的通知》，明确指出社区防控是疫情防控的第一线。2020 年 2 月，中国医学科学院医学信息研究所调查显示，92.2%的基层医疗卫生机构正常开展医疗服务，超半数设立了发热门诊，超八成机构开展了预检分诊服务。以全科医师为主体的基层医疗机构在新冠疫情防控中发挥着重要的“网底”作用[14]。2020 年 2 月，国务院联防联控机制召开新闻发布会，明确基层医疗卫生机构不承担新冠感染的诊治，主要是做好排查，及时发现、隔离、报告和转诊病人或者疑似患者。2020 年，中国医师协会全科医师分会发布的《全科专业住院医师规范化培训内容与标准补充修订建议(针对 2019 年修订版)》，提出应在全科住培中增加突发公共卫生事件相关内容的培训，为完善全科住培标准指明了方向。

2020 年新冠疫情暴发以来，政府对整合型医疗服务体系建设和健康优先领域，如健康教育与健康促进、慢性病管理等预防服务的倾向，无疑将有利于卫生资源分配和各层面具体制度和机制建设。

同时，我国也出台了统一、规范性文件来对全科医生公共卫生相关职责进行明确界定。2024 年 2 月 24 日，发布《关于进一步完善医疗卫生服务体系的意见》中，提出要制定医疗卫生机构公共卫生责任清单，明确各类医疗机构公共卫生人员岗位职责和配备要求，并纳入绩效考核内容。同年11月发布的《全科医师参与公共卫生制度的实施》，明确全科医生应参与制定公共卫生计划与政策，提出专业建议；组织实施健康教育活动，提高社区居民的健康知识水平；开展健康筛查与评估，及时发现和控制疾病风险；收集和反馈社区健康数据，参与健康信息的分析与应用；在突发公共卫生事件中，协助制定应急预案，参与应急响应。

但我国尚无规范性文件明确全科医生承担的公共卫生工作相应的考核标准。全科医生承担着传染病防治、疾病监测、健康教育等公共卫生工作，但缺乏考核标准使全科医生对公共卫生职责的履行情况无法量化衡量[15]。另外，相关政策文件对医防融合全科医生培训体系构建做出了方向性的指导意见，但仍缺乏详细具体的操作措施。建议应该根据区域、城乡的特点，有针对性地制定面向不同服务群体的医防融合全科医生培训措施，对培育过程中出现的多层次、多形式特点结合具体情况形成布局合理的分层培训考核机制与规范。

最后，政策文件中缺乏立足于政府层面的继续教育培训的保障机制，如政府职能、资金保障等方面的规定内容很少。相关政策还应解决培训的时间和经费问题，如是否由政府提供部分费用给培训机构、教育平台或全科医生，让全科医生有时间和经费接受培训。

从“新医改”到“健康中国”战略，国家对于满足居民公共卫生服务的侧重点由提供“基本的医疗服务”向提供“全面的健康管理和服务”转变。全科医生作为同时具备疾病诊疗和健康服务的提供者，在提供基层医疗卫生服务方面的重要性越来越强。

2.2 基层卫生“医防融合”实践模式

基层卫生机构是推进医防融合工作的重要阵地，开展了大量的实践和探索。

2.2.1 依托国家基本公共卫生服务项目开展医防融合实践

2018年，在国家基本公共卫生服务工作的通知中，正式提出推进基层高血压、糖尿病医防融合试点工作，基层卫生机构开始了在基本医疗服务时融合基本公共卫生服务的新的服务模式。一项针对广州市11个区的基层医疗机构调查中，在开展日常医疗时最可以融合的公共卫生项目为健康教育、居民健康档案管理、慢性病患者健康管理、老年人健康管理[16]。还有研究者详细阐述了六种基本医疗卫生与公共卫生服务的整合模式，包括专业人员整合、服务人群群体和个体层面的整合、公共卫生机构增加基本医疗服务整合等模式[17]，可见基本公共卫生服务可以作为基层卫生医疗机构医防融合工作的窗口。但是这种融合还需要相关政策支持，如考核、绩效制度的支持，才能更好地维持下去。

2.2.2 依托家庭医生签约服务项目开展医防融合实践

从我国开展家庭医生签约服务开始，很多基层卫生机构在签约的工作中开展了医防融合的实践。重庆市从2016年开始建立医防融合式家庭工作室，建立定岗、定任务、定分配和优化服务内容、流程和渠道的服务模式，有效提升了居民的获得感和满意度[18]。上海市金山区通过医防融合家庭医生团队的专业技术搭配、明确团队医防融合的工作职责等方法，有效整合服务资源，提高了工作效率[19]。所以，探索一套可行的家庭医生团队为核心的医防融合一体化服务模式是基层卫生机构的发展方向。

这些研究都说明基层卫生机构的基本公共卫生服务和家庭医生签约服务可以作为医防融合的载体，通过医防融合提高医疗服务效果，提升患者满意度。

2.2.3 专项疾病医防融合实践

研究表明，很多基层卫生机构以慢病和传染病预防为切入点开展了医防融合的实践工作[13][20]。在慢病预防方面主要是以糖尿病和高血压预防与治疗为重点，建设慢病特色专科科室。有的机构从患者发现、诊治、管理和双向转诊几方面进行了医防融合的探索[22]。有的机构通过内科和全科门诊，从房屋设备、人员配置、医保两病报销和国家基本公共卫生服务融合等方面进行了探索。慢病人员是我国基层机构在未来主要的服务对象,为他们提供"防、治、管"一体化的健康服务是在建设健康中国背景下基层卫生机构的主要工作内容[23]。在疫情期间,基层医疗卫生人员不仅需要继续向辖区内居民提供全生命的健康管理服务,还要冲在疫情防控的第一线,完成疫苗接种、核酸筛查等服务。在传染病及突发公共卫生事件报告和处理基本公共卫生服务中规定,乡镇卫生院、村卫生室和社区卫生服务中心要协助开展传染病疫情和突发公共卫生事件的排查工作。新冠疫情让基层卫生机构在针对辖区内居民特点开展传染病防控得到了充分的实践[24][25]。

2.2.4 医共体医防融合实践

医共体的全称是医疗服务共同体,是以县级医院为龙头,整合县乡医疗卫生资源,实施集团化运营管理的一种模式。一些省市在医共体的基础上开展了医防融合的探索[26]。对于基层卫生机构来讲,在这种模式下,主要体现在家庭医生团队签约、双向转诊方面可以和疾病预防控制中心技术人员、专科医生进行深度沟通和合作,在人才培养和流动上有一定的促进作用,同时也可以在一定程度上提高居民的依从性和满意度[27]。除此之外,也有基层医疗卫生机构和公共卫生机构开放共享数据的模式研究,从长远来看,这种模式对我国基本公共卫生的服务质量有着重要的提升作用,但是研究表明基层卫生人员对医共体公共卫生建设积极性不高[28]。这种公共卫生+医共体医防融合模式,需要当地政府统一管理和协调,出台更多的政策调动积极性,才能真正促进基层卫生机构的医防融合服务的提升。

基层卫生医防融合的实践模式包括人员融合模式、服务融合模式、信息融合模式、绩效融合模式、管理融合模式等。很多基层卫生机构以慢病和传染病预防为切入点开展医防融合实践,在医共体模式下,通过家庭医生团队签约、双向转诊和专科医生、疾控人员进行深度沟通合作,在信息共享、人才培养和流动上有一定促进作用,提高居民依从性和满意度。

有研究分析了我国医防融合典型路径及实现机制,提出医防融合主体以“医院+疾控+基层医疗卫生机构”为主，融合路径有信息融合、管理融合、人员融合、服务融合、绩效融合、体系融合、资金融合；融合成效表现为服务能力提升、慢病管理能力增强。建议医防融合后续改革应重点关注资金融合和体系融合，兼顾既往融合路径，因地制宜采取创新举措，提升医防融合可持续性[29]。

3.医防融合全科医生教育国内外研究与实践

我国卫生体系基于急症诊治的特征构建，医疗救治体系与疾病预防体系分设，虽然“预防为主”是基本战略，但由于体制架构和机制设计的问题，实际工作中有比较固化的“重医轻防”倾向，不少研究发现，医防服务分离是我国基层卫生服务质量难以实现突破的主要瓶颈之一[30]。全科医生是持续性、综合性、协调性、个体化的医疗保健服务提供的承载者，稳定的全科医生队伍才是实现人人享有初级卫生保健的基石[31]。我国在 2020 年对全科医生的需求达到 30 多万，未来几年需要培养大量合格的全科医生。实现这样的目标，需要以全科医生队伍建设和全科医学人才培养目标的实现为依托。随着我国面临越来越多的复杂的相互依赖的健康问题和不断扩大的健康不平等，例如 COVID-19 的流行，全科医生培养模式的转变已成为医学教育的当务之急。与专科医生不同，全科医生不仅以疾病的治疗为服务内容，还要融合预防、保健、康复、健康教育和计划生育，对服务的全过程负责，不但需要全面的临床专业知识，还需要预防、保健、康复、健康教育和计划生育等方面的知识。

我国全科医生培训内容体系包括临床学科知识技能、社区医疗卫生知识和技能培养、全科医学基本理论和综合素质课程 3 个方面。其中，临床学科知识技能培养要求全科医学生在综合医院进行轮转，共 27 个月，系统学习临床多发病、常见病的诊断理论与基本知识。社区医疗卫生知识和技能培养方式为社区医疗机构科室老师“一对一”指导进行岗位训练。而全科医学基本理论和综合素质课程则是贯穿在整个全科医生的培训内容里面，保证培养出来的全科医生具有全科思维,满足全科医生在社区培养的实际要求。全科医生培养体系需要有全科培养基地的承载。在我国,主要有3类培训基地,分别为临床培训基地、基层实践基地、全科理论培养基地(主要为高等院校)。其中临床基地和基层实践基地缺乏统一的培养规范和标准[32],导致培养出来的全科研究生临床技能和素质参差不齐。屈伟(2021)面向基层公共卫生人员的调研中,48.9%受访者认为医防融合面临的主要问题主要是临床医生缺乏公共卫生知识和技能,38.9%受访者认为医防融合的工作与激励机制有待完善[33]。

有研究指出,我国的医防融合存在“以人民健康为中心”理念虚化、健康法制体系不完善、健康管理体系协同治理不足、公共卫生体系和医疗服务体系割裂、医防融合复合型人才匮乏、健康保障制度统筹不到位等问题。必须构建优质高效的整合型医疗卫生服务体系,健全高水平医防融合人才培养体系[34]。

3.1 国内相关研究与实践

以全科医生、继续教育、医防结合为关键词进行搜索,可以看到最早的研究是从 1992 年开始，直到 2012 年后对全科医生继续教育的研究才开始大幅增加,众多学者对我国全科医生培养现状、发展与问题给予更多关注,分别从培养体系、培训模式、政策制定、发展现状、激励机制等多个方面全方位地对我国全科医生培养问题进行研究。其中涉及医防结合最早的研究从 2018 年开始。我国医防结合全科医生教育相关研究主要分为两个方向:①高等院校将医防结合融入全科医学学历教育的研究。②我国全科医生医防结合培训开展现状、发展与问题,主要集中于基于基础实践基地的全科医生医防结合培训研究。

3.1.1 高等院校全科医学学历教育

我国高等医学教育自 20 世纪 50 年代初以来,一直沿袭苏联教育模式,采用较为单一的、过于强调专业教育的模式及与之相应的课程体系和教学内容,公共卫生医师与临床医师培养平行进行。《关于建立全科医生制度的指导意见》提出：全科医生是综合程度较高的医学人才，主要在基层承担预防保健、常见病及多发病的诊疗和转诊、病人康复和慢性病管理、健康管理等一体化的服务，被称为居民健康的“守门人”。普通高等医学院校培养的临床医学专业学生是未来从事社区卫生服务工作的主体，他们的预防医学知识与技能直接影响我国公共卫生服务事业的发展。而我国临床医学学历教育只注重疾病的病因、发病机理、诊断与治疗，往往忽视群体，专业教育早期分化，学生的学习兴趣早期固化，加之继续教育的欠缺，全科医生的预防知识与技能必然与实践工作需求不相匹配。

教学模式方面，2018 年，教育部提出“卓越医生教育培养计划 2.0”，推进以胜任力为导向的教育教学改革；2019 年，教育部、科技部等 13 个部门在天津联合启动“六卓越一拔尖”计划 2.0，全面推进新工科、新医科、新农科和新文科建设，提高高校服务经济社会发展能力。加快推进新医科建设，要求在“环境-社会-心理-工程-生物”医学模式下，继续加强“5+3”为主体的临床医学人才培养体系建设；同时不断优化服务生命全周期、健康全过程的专业结构，推动公共卫生、药学、护理、康复和医学技术等人才培养协调发展。构建新发展格局下“大医学”体系，应该重点落实“预防为主、防治结合”的原则，重点解决基层医疗卫生机构中健康管理和疾病管理衔接的问题，解决生命全过程、疾病发展全过程防治结合的问题[35]。为了贯彻落实国家卓越医生教育培养计划 2.0 的培养目标，福建省先行设立 4+4+3 模式卓越医师（临床医师和公卫医师）培养福建模式，学生毕业后直接授予医学博士（MD）和公共卫生硕士（MPH）[36]。

2018 年 7 月，北京协和医学院依托基础医学、临床医学、公共卫生与预防医学三个优势一级学科，开始建设群医学二级学科。该学科基本导向为根据不同群体健康和疾病的差异特点，应用多学科技术和方法，研究影响人群健康的相关因素，对某个群体疾病进行预防诊治活动，使群体乃至整个人类生命全程健康效益最大化，医疗卫生成本及资源分配最优化[37]。

教学内容方面，复旦大学医学院开展建立预防医学课程体系的探索[38]，使预防医学教育贯穿于临床专业人才培养全过程。以四川大学华西医学中心为代表的改革将流行病和卫生统计从卫生学中剥离开来分成三门课程，并在卫生学中融入社会医学的内容，将社会医学和卫生学有机结合[39]。

教学方法方面，林纬等人(2019)基于5G网络开展一系列医防融合的教育课程，现已开展有《常见慢性病流行现状及医-防整合的挑战和机遇》与《公共卫生与预防医学研究发展的方向与趋势》。通过5G网络技术实现医防融合教育是一种教学模式的新探索，不仅可以提升医学生学习的主动性和积极性，还可以培养并提高医学生的核心胜任力[40]。

刘春燕等人(2020)认为根据市场服务需求，基于产学研一体化的教学目标，实现高职医学生公共卫生教育与临床实践教学一体化的教学改革具有重要意义。其研究从职业院校医学生开展公共卫生与临床医学融合教育的必要性出发，探讨其融合教育面临的挑战，从而提出公共卫生与临床医学融合教育的途径[41]。

3.1.2 基于基础实践基地全科医生实践能力培训

3.1.2.1 培养岗位胜任力为核心

张爱华(2007)以社区卫生保健服务为切入点，提出临床医学与公共卫生整合达成广泛共识，而社区卫生保健服务是这一整合行动的最佳切入点，以医学和公共卫生教育、应用研究以及多部门多专业合作的社区防治作为整合的主要领域。加强社区教学基地建设，使学生在学习理论课的同时亲身到社区进行体验，融“教学”于“实践”对促进预防医学与临床医学的融合是一种行之有效的方式[42]。

2013年，宁波市在市卫计委的组织下，通过竞争上岗建立“1+X”的慢性病防治指导机构体系，临床防治机构和疾病预防控制机构医防联合开展基层全科医生慢性病诊疗规范化培训和基层社区卫生服务机构社区医生现场指导，有效提高了基层慢性病管理的能力[43]。

施丹丹(2020)提出了一套依托区域医疗中心的社区全科医生执业后培训机制构建路径，建立以业务需求为导向的医生培训与培养机制：要求培训内容符合社区应用情境，满足社区全科医生能力培养需求，同时确保培训形式切实可行[44]。

王军霞(2021)提出与预防医学专业学生不同，全科住培生需要掌握的预防医学内容应该紧密结合社区实际需求而设计，以实现医防融合的全科医学人才的培养和输出[45]。

3.1.2.2 优化培训内容

韩慧芳(2012)提出预防医学专业的预防医学教学要侧重流行病学和社会医学的学习，注意培养预防医学的思维方式，加大社会实践，培养基层预防能力。公共卫生人才应该分层次培养，即以大专和本科培养在社区工作的公共卫生护士，以公共卫生硕士培养高层次的公共卫生领导者，定期对基层卫生机构人员进行预防医学和应对突发公共卫生事件的培训[46]。

周娓等(2016)调研医务人员对预防医学教育培训的必要性认同度达 89.29%，92.26%希望接受慢性病防治相关知识培训，88.10%希望培训形式为专题讲座。调查显示，基层医务人员对预防医学知识培训需求较高，尤其是慢性病与传染病防治、健康教育和现场调查等方面。同时，该研究提出应加强疾控机构与医疗机构间的指导和服务关系，可组织疾控专业人员团队进社区开展促医防整合活动，也可安排临床医生到疾控机构开展学习调研[47]。

王岚(2021)建议将公共卫生专业知识，如流行病学、突发公共卫生应急处置知识纳入临床医生的培训考核内容，将临床专业知识，尤其传染病学纳入公卫医师的培训考核内容。全面提升我国医学专业技术人员的综合素养，提高公共卫生事件的应对能力[48]。

郭俊妨等(2021)调研了全科医生继续教育的形式及项目现状。调查问卷分析表明，远程教育、专家面授和学术交流三种形式较被医生认可，均占22%左右，说明全科医生更倾向于在传统教学模式的基础上利用现代化技术的培训模式。临床基本技能是全科医生最希望开办的继续教育项目，占14%。其次是慢性病预防治疗与康复、社区急诊急救和实用中医知识与技能，均占11%左右，说明社区医生更多关注疾病预防、诊断和治疗等与本职工作相关的医学知识。研究建议，社区医院可与培训基地建立长期合作关系，以保证培训质量。在培训课程上应多元化，掌握基础和临床医学知识的同时，还要了解社会学、心理学、政治、法律、社会经济学甚至宗教知识[49]。

陈国湘(2021)探索基于人工智能技术的全科医生培养模式，提出人工智能技术能够支持教育服务，丰富培养模式；整合海量医学资源，打造智慧医疗知识库；优化线上智慧医疗教学，赋能人才吸引[50]。

在培训内容结构方面。由于缺乏能够较完整地体现健康中国视域下全科医生岗位胜任力的衡量标准，尽管一些研究提出建议在全科医生培训中嵌入预防医学知识，但缺乏对全科医生医防结合培训内容中知识和技能体系系统性的整理与研究。另外，现有研究对于我国全科医生医防结合方面知识及技能的提升策略也鲜有涉及。

在实践基地作用方面。一些研究肯定社区卫生服务机构等实践基地在医防结合全科医生培养中的作用，这些研究于构建全科医生医防结合培训体系起到一定的参考作用。但由于研究内容上深度还不够，研究内容趋于同质化，缺乏如何结合实践基地现状，兼顾受训学员学历不同、工作时间和职称不同这些差异，促进其基本诊疗能力和公共卫生服务能力等方面的深入研究。

3.2 国外相关研究与实践

在国外，全科医学的发展较早，全科医生的培养体系已趋于完善，国外对全科医学教育的研究更多体现在以英国为代表的欧美国家在全科医生的培训模式方面。在欧美国家，全科医生的培养体系已趋于完善，通常采用的培养体系即高等医学教育、全科医生规范化培训、毕业后的继续教育培养，研究方向多在于对比欧美不同国家之间培养全科医生各阶段的差异[50]。

学历教育方面。美国实行精英医学培养模式，无论从事临床还是公共卫生工作，均需通过 8 年大学和医学院的学习，从事公共卫生工作必须首先是医学博士。美国公共卫生学士学位的获得率在 2003 年至 2015 年间增长了 662.0%。此外，在过去的 20 年中，美国提供本科公共卫生学位的医学院数量从 1992 年的 45 所增加到 2012 年的 176 所。攻读公共卫生专业的本科生人数，特别是攻读医学预科的学生人数的趋势表明，美国公众对公共卫生在临床实践中的兴趣和认可。近年对美国医学院入学考试(MCAT)内容增加了行为和社会科学、健康与社会之间的相互作用、营养健康等内容，大约 140 所获得认可的医学院要求学生至少接受 25 学时的营养教育。美国一些医学院医学课程越来越关注培养与患者合作以降低疾病风险的技能[51]。

岗位培训方面。国外对全科医学教育的研究，更多关注于欧美国家全科医生的培养模式[5,0]。美国已形成了规范化的培训制度。美国国家疾病预防控制中心会开办疫情情报服务培训班，面向从事公共卫生或临床工作的专业人员，教学内容囊括流行病学、卫生统计学、协作交流技巧、管理知识和技能、监测检测技术、方法学和教学技能、项目管理及督导评估等公共卫生专业技能。美国国家疾病预防控制中心还资助各类演习和教育训练活动[52]。英国非常注重全科医生在岗培训与教育。英国全科医生培训过程是连续的和强制性的，贯穿本科、实习、研究生和继续医学教育的各个阶段，培养的内容主要围绕全科医生 5 项必须掌握的技能来展开，培训课程的建立和发展往往基于一个具体而全面的能力框架，因此这些课程的内容是整体的，其中研究生水平专注于发展特定专业的临床和研究技能。英国全科医生的教育和培训标准由英国皇家全科医师学院和全科教育委员会共同制定和审核，各地区采取统一的纳入、准出标准进行培训和考核[32]。英国各地区教育和培训委员会 (LETB) 通过检查培训实践实施和培训师资质来管理培训质量。英国全科医生的知识、技能、态度和素质受到全科医生培训课程、培训组织和实施方式的影响[53]。

Dominic Patterson（2021）提出十二项有目的的全科医生培训原则，以提供对社会负责、以健康公平为重点的培训，原则肯定了全科医生应了解和应对当地和全球影响健康的社会决定因素。为了全面照顾患者，全科医生不仅仅需要了解患者诊断出的病情或者治疗情况如何，还要通过各种健康决定因素之间的复杂相互作用的角度，了解患者的健康状况[57]。Blaylock Pau(2020)阐述了全科医生和全科团队进行口腔健康培训方案[58]。Zhang Chunyu(2020)定性评价全科医生慢性非传染性疾病培训效果[59]。Manpreet Kaur(2020)开展调查评估研究厄瓜多尔全科医生和专科医生糖尿病护理和教育培训需求。Carroll A（2019）设计了面向贫困社区服务与服务不足的人全科医生的培训计划[60]。

虽然我国政府依靠中国医师协会来领导国家全科医生培训标准化，但值得考虑建立一个独立的机构，类似于英国皇家全科医师学院，促进学术发展，开展全科医生培训认证、培训项目的定期评估、全科医生培训师的认证以及专业委员会考试的组织等工作，以便在不同的机构和不同的培训计划中培养出受过同质培训的全科医生。国外对医防结合培训项目开发相关研究相对于我国相关研究更加微观细化，培训项目开发聚焦于面向不同病种、不同服务群体的全科医生的岗位胜任力提升，相关培训开发经验具有很强的可操作性。

3.3 国内外对比研究

3.3.1 我国开展医防融合全科人才培养目前存在的主要问题

3.3.1.1 全科医学学历教育存在医防割裂现象

新冠疫情暴发后暴露出我国基层全科医生缺少公共卫生知识及技能的融入和运用，缺乏疫病危机干预意识，缺少对突发公共卫生事件的应对经验等医防融合能力方面的欠缺[61]。溯其原因，主要由于我国全科医生学历教育培养普遍存在的医防割裂问题：人才培养目标方面，疾病预防、传染病控制、卫生监督与管理等能力要求较少；课程设置方面，临床医学课程占了较大比重，公共卫生相关课程较少，综合学科与专业课程的结合不足；教学方法，传统的封闭式课堂教学方法已无法满足全科医生的培养需求[62]。现行的临床医学执业医师资格分阶段考试（一阶段）医学基本知识考试中，预防医学仅占 5%~10%的比例；在《2019 年全国研究生招生考试临床医学综合能力（西医）考试大纲》中，对公共卫生知识和能力的考核基本无涉及[63]。

3.3.1.2 缺乏全科医生岗位培训医防融合知识及技能提升策略的研究

培养岗位胜任力为核心方面，张爱华（2007）以社区卫生保健服务为切入点，提出社区卫生保健服务是临床医学与公共卫生整合行动的最佳切入点[41]。施丹丹（2020）提出了培训内容符合社区应用情境，满足社区全科医生能力培养需求[44]。王军霞（2021）认为全科住培生需要掌握的预防医学内容应该紧密结合社区实际需求而设计[44]。优化培训内容方面，韩慧芳（2012）提出应定期对基层卫生机构人员进行预防医学和应对突发公共卫生事件的培训[46]。周娓等（2016）调查显示，基层卫生人员对健康教育、慢性病与传染病防治和现场调查等方面知识培训需求较高[60]。王岚（2021）建议将公共卫生专业知识，如流行病学、突发公共卫生应急处置知识纳入临床医生的培训考核内容[48]。郭俊妨等（2021）调研显示全科医生最需要开办的培训项目临床基本技能培训，其次是慢性病预防治疗与康复、社区急诊急救和实用中医知识与技能[49]。尽管一些研究提出建议在全科医生培训中结合社区需求，嵌入预防医学知识，但现有研究对于我国全科医生岗位培训医防融合知识及技能提升的具体操作策略鲜有涉及。

3.3.2 国外相关研究与实践对我国的启示

3.3.2.1 完善配套法律法规与政策文件

近年来，特别是 2020 年新冠疫情暴发以来，我国国家层面推进医防融合的政策文件主要有 10 个[61]，政府对整合型医疗服务体系建设和健康优先领域，如健康教育与健康促进、慢性病管理等预防服务的倾向无疑将有利于卫生资源分配[62]。但现有的政策文件较为零散，其对医防融合全科医生培训体系构建做出了方向性的指导意见，但还缺乏详细具体的操作措施。在贯彻《中华人民共和国基本医疗卫生与健康促进法》的过程中，应完善医防融合全科医生培养配套相关法律法规与政策文件。首先，全科医生承担着传染病防治、疾病监测、健康教育等公共卫生工作，但缺乏考核标准使全科医生对公共卫生职责的履行情况无法量化衡量[63]，建议对全科医生的公共卫生相关职责和全科医生承担的公共卫生工作相应的考核标准进行明确界定和规范。另外，建议应该根据区域、城乡的特点，有针对性地制定面向不同服务群体的医防融合全科医生培训措施，对培育过程中出现的多层次、多形式特点结合具体情况形成分层培训机制。其次，政策文件中缺乏立足于政府层面的培训保障机制，如政府职能、资金保障等方面的规定内容很少。美国国家疾病预防控制中心在组织全科医生医防融合培训开展中发挥作用，我国应明确相关政府机构在医防融合全科人才培养中的具体职能，相关政策还应解决经费问题，明确政府部门提供给培训机构不同类型培训经费标准的具体细则。最后，政策应发展公共卫生学术研究，建立支持公共卫生实践和学术的机制；对于健康公平研究和健康的社会驱动因素研究的在科研项目立项、适宜技术推广、科技成果申报等方面放宽条件。

3.3.2.2 构建医防融合全科医生学历教育培养体系

尽管人们越来越认识到社会因素的重要性，但国内医学教学通常仍然植根于生物医学模型，专注于疾病的诊断和治疗，而不是健康不良的原因。医防融合学历教育首先应从观念上转变，从培养体系机构改革。首先，确定人才培养目标。基层卫生人才培养是国家分级诊疗制度建设的重要支撑，也是初级卫生保健体系得以落实的关键。国外，如美国医学院已要求学生必修营养教育，建议加强临床医学和公共卫生学院之间的科教合作，针对医防融合人才需求，共同设计、共同制定“医防融合”的基层医疗卫生人才培养方案、课程体系和教学标准，共同培养医防融合型的全科医学人才。其次，完善课程设置。建议临床医学专业在医学院的前 2 年内包括关于公共卫生的独立必修课程，这些课程应与医学院的后续课程(免疫学、外科、妇产科、儿科、内科、老年病学等)联系起来;在公共卫生课程的教学过程中,还要把握好知识的专业性与广博性的优先次序,合理融入伦理学、管理学、卫生法律法规、心理学、社会学等健康与社会生态关系的内容,积极推进医学与多学科深度交叉融合。另外,应摒弃以往传统的封闭式教学模式,注重将启发式教学方法、讨论式教学方法应用于教学,应用结合创新的基于团队和基于项目的学习的教学模式。最后,美国医学院入学考试(MCAT)内容纳入预防医学内容,建议调整职业医师考试和研究生入学考试内容。将疾病预防和慢病管理的基本知识和技能纳入临床医学执业医师资格分阶段考试和专业学位研究生入学考试,并逐步提高临床执业医师考试与专业学位研究生入学考试中的公共卫生基本知识和技能分数占比[35]。

3.3.2.3 以标准先行,细化医防融合全科医生岗位培训管理和研究

全科医生医防融合方面知识及技能的提升需要以标准先行,细化医防融合全科医生岗位培训管理和研究。在培训管理方面。首先,建议建立完整体现健康中国视域下全科医生岗位胜任力的衡量标准,为全科医生培训建立统一的教育蓝图和核心能力。另外,虽然我国政府依靠中国医师协会来领导国家全科医生培训标准化,但值得考虑建立一个独立的机构,类似于英国皇家全科医师学院,促进学术发展,开展全科医生培训认证、培训项目的定期评估、全科医生培训师的认证以及专业委员会考试的组织等工作,以便在不同的机构和不同的培训计划中培养出受过同质培训的全科医生。其次,建议建立类似英国各地区教育和培训委员会 (LETB)的专门继续教育质量控制机构,对全科医生继续教育定期评估,保障达到一定水平的达标率。最后,培训师的角色是保证培训质量的关键。英国将培训师资质作为培训质控考核的内容,我国全科医生培训中,很多时候由专科医生担任培训师,对其不熟悉社区医防融合的工作环境,亟须从医防融合全科医生培养角度制定培训师的选拔标准,构建全科医学临床师资、社区师资、相关理论师资

组成的培训师队伍。

在研究方面,我国一些研究肯定了社区卫生服务机构等实践基地在医防融合全科医生培养中的作用,这些研究于构建全科医生医防融合培训体系起到一定的参考作用。但由于研究内容上深度还不够,研究内容趋于同质化,还应结合实践基地现状,兼顾受训学员学历不同、工作时间和职称不同这些差异,促进其基本诊疗能力和公共卫生服务能力等方面的深入研究。国外对医防融合培训项目开发相关研究相对于我国相关研究更加微观细化,建议相关研究以社区医疗保健的实际工作为出发点,结合全科医生岗位胜任力的衡量标准,开发培训项目聚焦于不同病种、不同服务群体的全科医生的岗位胜任力提升,形成可操作性相关培训开发经验。

4.关于“医防融合”的专家访谈分析

在文献研究之后,课题组遴选了几位行业专家开展了一对一访谈。受访者纳入条件为具有高级职称,从事全科医学教育培训工作不少于5年,专业方向为全科医学、临床医学、预防医学或全科医学教育。提前与受访者约定时间,并将访谈提纲发给受访者做准备,每个受访者访谈时间控制在40~60分钟。访谈通过腾讯会议视频方式进行,每次参会人员包括主访、受访专家、记录人员共1~2人。主访应具有中级及以上职称,具有医学相关专业背景。记录人员负责访谈结束后整理逐字稿,要保持信息完整。

访谈内容包括:①根据您的理解,为什么要加强医防结合基层卫生人才培养?②请您评价我国,特别是您所在地区基层卫生人员“医防结合”开展工作的能力现状,包括做得好的方面和存在不足的方面。③您所了解的为促进基层卫生人员“医防结合”能力提升,开展过哪些有价值的工作?④是否有一些特色培训或继续教育项目?请逐一描述,包括培训模式、内容、方法、效果等。您认为一位优秀的具有医防结合能力的全科医生,应具备哪些方面的能力和素质?描述越具体越好。针对目前全科医生的能力现状,您认为在教育培训方面我们可以做哪些工作?特别是在继续教育方面,您建议开发什么样的教育培训项目?关于医防结合基层卫生人才培养,您还有其他要谈的方面吗?

以下为整理后的主要专家观点。

4.1 我国基层卫生“医防融合”开展工作能力现状不足的方面

观点一:学校教育中“防”的部分不足,需要通过毕业后教育、继续教育进行补充。

观点二:全科医生继续教育的培养方向、培养重点、培养路径、培养模式等方面还不够明晰。每一年硬性要求让专业机构对全科医生进行医防融合的项目培训偏理论。层层都有的,国家搞、省级搞,地区搞,县市级搞,泛泛的。大家听着有点倦怠了,效果不好。

观点三:基层公共卫生人力资源的构成欠佳,存在知识与技能短板。

观点四:公共卫生服务与临床医疗服务信息分离,基层与省、市级医疗机构未实现信息互联互通。

观点五:大家千军万马去从事国家基本公共卫生服务,真正搞医防融合的机构不多。

观点六 :随着大医院全科医学科的成立,全科规培毕业生愿意到大医院工作,不愿意到基层。他们觉得在基层不像医生,没有一个好的职业环境,缺少职业成就感,特别是疫情以后,连工资都支付不到位。

观点七:规培生在大医院轮转时缺乏全科思路,基本按专科的技能、临床思维方法轮转,到全科后难以适应。

观点八:国家的考核标准和考核方式有待改进。

摘录:国家要求对慢性病人一年要完成四次随访不合理。一个医生管 2 000 多名病人,要随访 8 000 多次,可一年的工作日才有多少呢?所以大家都觉得是负担,弄虚作假的不少。每次疾控过来查慢病,考核全科医生的时候,不去考核这个医生用药是否规范,是不是按照上级标准,血压有没有控制好,是否转正。而是看考核是否三个月等间距地去查了一次，不管效果怎么样，就看表格上填满文字完成数量就行。临床医生就不愿意被他们督导，觉得他们都不会看病。病看得怎么样，那得看治疗效果，不能看跟患者打了几次电话，测了几次血压。

观点九："3+2"培养模式要突破不难，主要问题是基础不好、职业前景不好。在农村，讲防病，百姓的依从性不好。

观点十：全科医生的能力最重要的一个评价标准就是得到老百姓的认可，但目前这个水平还达不到。

4.2"医防融合"能力提升实践特色与观点

观点一：规范化的全科医生成长路径包括"5+3"模式和"3+2"模式。其中，"5+3"模式已系统化实施，各地落实较好；"3+2"模式有政策，实践不到位。可针对"3+2"模式中"2"的部分，以公共卫生为主进行系统设计，开展订单培养。

观点二：三年制的中医院校不少，很多中医院校毕业的学生就业率特别低，可以通过毕业后教育满足市场需求。通过两到三年的培训，培养中西医结合的全科医学人才。

观点三："3+2" 医防融合可以参考澳大利亚红苹果计划或其他国家或地区的标准。

观点四：要通过实地轮岗、轮转的方式培养他们的职业兴趣，先到预防医学科各个岗位去轮转以后，才能正式上岗当团队长。

摘录：真正医防融合的医学人才的技能培养，刚开始转型非常艰难。将随访与绩效挂钩，要求接诊慢性病人，特别是开过胰岛素的人，要完成随诊记录，要对用药的情况和药物改变的情况做具体指导。改变一般机构完成一份健康档案、完成一次随访就算一次工作量，不管真实与否，不管患者疗效与否，不管体重管理和腰围指数。岗前教育先从计划免疫开始轮转，到儿童保健科、妇幼保健科，最后才到全科诊室安排岗位。住院医师规范化培训在社区实践阶段模拟团队形式进行教学实践，社区护理专业研究生和全科规培生组建团队，配备护士和医生，在带教老师指导下按"六位一体"的基层卫生服务方向培养。

4.3 优秀的具有医防融合能力的全科医生应具备的能力和素质？

观点一：开展“助理全科医生岗位胜任力模型”研究，确定一级指标：基本医疗能力、公共卫生服务能力、医学人文能力、教育科研能力。

观点二：国家对基本公共卫生的硬性任务和考核指标，主要从疾控角度、预防医学角度、社会化角度、数据管理角度去设计。不能说发宣传资料、完成传染病报告、建立健康档案就是预防医学。对于临床医生而言，更重要的是把自己的技术和预防医学的公共卫生理念融合起来。基层的临床医生如果没有医防融合的理念和技能，很难满足百姓的就诊需求。近几年社区医院建设，更需要能力提升政策。

观点三：应对每个病人开展个性化指导，多从需方角度考虑问题，耐心倾听病人，从他(她)主诉中发现线索，拿出切实可行的个性化方案，包括生活方式的调整。要用全科医生的临床优势去完成公卫工作，在疾病的治疗过程中把预防医学的知识引出来，个性化地对疾病进行干预。

观点四：最终的考核目标应该是老百姓愿意找你看病。不用约他，他主动来参加体检，主动到大夫那里接受慢病管理随访管理，这才是一个真正的考核标准。所以从顶层设计上做到医防融合也很重要。

观点五：全科医生不光看病，更是综合型、复合型人才。要有医学背景，要有防病知识，要了解百姓的家长里短。目前培训的都是专业知识，专业知识不断更新，这方面的知识点是培训不完的，这就是全科医学的一个误区。因地制宜是全科的一大特点，强调地域性。除了高血压、糖尿病、两癌筛查等国家要求的内容，第二个就是有特色，调研当地需要啥。

观点六：①较强的临床诊疗能力及适宜的转诊能力；②健康人群与高危人群的健康管理能力；③慢性病人的系统管理能力；④人际沟通能力、人文关怀能力；⑤团队合作能力、管理能力。

4.4 关于教育培训项目开发的建议

观点一：把基本医疗的临床技能做一个支撑点，把预防医学的知识融入临床医学。把这些知识融入起来，形成复合式人才，比别人有优势、有特色、有能力。这样全科医生才能被老百姓认可，才有职业发展的空间。预防医学专家要去梳理临床上需要的预防医学的知识点，也就是提升看病能力的知识点，把它与临床技能融合起来。

观点二：未来不要从那些大的理论方面去开展培训，培训效果并不是很好。

摘录：可能就一个点，比如说用药管理，就给基层医生说透了，对高血压、糖尿病，该怎么用药管理。可能不需要教他健康管理这么大的内容，就是一个用药管理，一个随访，教他一个一个的技能，让他串起来，效果会比给他讲一个大的健康管理的知识好一些。特别是要具体化，把病人请过来，把他服用的药都拿来，就具体病例讲具体知识。今天说两个药，明天再说两个药，慢性病的常用药不外乎十几种。今天讲眩晕的用药，明天讲高血压的用药，一步一步来。这就是我们全科的教学培训模式不同于其他专科的地方。

观点三：建议少讲理论，多讲实践，越是到基层，越直接告诉他怎么去做是最好的。要请专科医生来讲，但专科医生的课件需要大改，需要用全科思维去设计。可以找优秀的全科学生带头提问老师，加强师生互动，营造良好氛围。

观点四：建议设计几个大的模块，把临床知识点、预防点和怎么去干，连在一起。

观点五：为什么说基层能力不行，因为没有实践机会，条件不具备，学习后过两天就忘了。慢病管理要想管好，首先去社区调研有没有药。

观点六：围绕 16 项基本公共卫生服务设计项目，需要进行调研。能力欠缺在哪方面，围绕共性问题加强这方面的培训。比如健康管理能力的培训。

观点七：培训方法包括：专题讲座、病例讨论、案例分析-PBL 教学、教学查房、门诊角色扮演教学、门诊带教、网络课程等；培训内容包括：临床思维方法与典型病例分析、社区常见病的临床诊疗及综合管理、妇儿保健、医患沟通、社区康复、公共卫生管理、全科医学科研、论文写作、心理卫生咨询服务等。

观点八：完善全科医生继续教育培训体系，进行长程、序贯、同质化的培训，可结合远程（网络）培训，分层级、分批次、分时段设置培训课程和培训形式，根据岗位需求有计划、有目的、有针对性地开展不同形式的继续医学教育项目。如高级职称者临床经验丰富、自学能力强，可安排自学（考核）、科研相关培训；初级、中级职称旨在提高临床水平，可安排互动学习、情景模拟训练等培训。

观点九：让每位全科医生掌握全部内外科疾病诊疗、预防、康复、管理技能等是不现实的，建议发展全科医生专长化的全科医生继续教育模式，将实现以“质”的提升弥补“量”的不足，为加强和改善全科医生岗位胜任力和基层医疗卫生服务能力开辟新途径。

参考文献：

[1]费太安.健康中国 百年求索——党领导下的我国医疗卫生事业发展历程及经验[J].管理世界，2011(11)：26-40.

[2]申曙光，马颖颖.新时代健康中国战略论纲[J].改革，2018(04)：1994-2022.

[3]陈华东，廖晓阳，刘长明等.《健康中国行动(2019-2030 年)》之重大专项行动核心要点解读与启示：全科医师视角[J].中国卫生事业，2020(12)：958-960.

[4]中华人民共和国国家卫生健康委员会基层卫生健康司.关于做好 2018 年基本公共卫生服务项目工作的通知 [EB/OL].[2022-04-16].https://www.cmu.edu.cn/cdtc/info/1008/1229.htm.

[5]王权，荣雪菁，李慧，等.突发公共卫生事件视角下我国医防融合政策回顾、现况与发展研究[J].中国医院管理，2022，42(02)：27-30.

[6]李建，沈志忠.医防结合：抗战时期晋绥边区农村抗疫运动研究——以 1942 年《抗战日报》为中心的考察[J].锦州医科大学学报(社会科学版)，2021，19(06)：38-41.

[7]苗艳青，孙华君，杜汋.防治结合：内涵、问题与实施路径[J].卫生经济研究，2022，39(10)：1-5.

[8]付航，王旭辉，唐尚锋，等.基本公共卫生视角下潜江市"医卫结合"模式研究[J].医学与社会，2015，28(10)：25-27，46.

[9]董佩，王坤，毛阿燕，等.我国公共卫生与医疗服务融合现状及对策[J].中国公共卫生，2020，36(12)：1686-1689.

[10]陈家应，胡丹.医防融合：内涵、障碍与对策[J].卫生经济研究，2021，38(08)：3-5，10.

[11]苏明阳，徐进，刘晓云，等.基本医疗卫生与公共卫生服务整合的国际经验及启示[J].中国卫生政策研究，2021，14(08)：67-73.

[12]周云鸿.基层慢病医防融合的探索[J].江苏卫生事业管理，2017，28(04)：152-154.

[13]单莹，马方恩，张立恒，等.县域医共体的医防融合实践进展研究[J].卫生经济研究，2021，38(09)：10-12，17.

[14]朱慧，丁建飞.新冠肺炎疫情防控下的全科医学人才培养思考[J].福建医科大学学报(社会科学版)，2021，22(02)：9-12.

[15]陈晔，杨威，梅宇欣，等.二级及以上医疗机构公共卫生职能承担现况调查[J].中国医院管理，2017，37(04)：15-17.

[16]王畅，刘慧，孙敏英，等.广州市基本医疗和基本公共卫生融合情况分析[J].中国公共卫生，2021，37(12)：1797-1799.

[17]李沙，丁明，邓云，等.医防融合模式下脑卒中高危人群健康管理的效果分析[J].湖北科

技学院学报(医学版),2022,36(1):39-42.

[18]王显君,唐智友,杨文梅,等.基层医疗卫生机构医防“五融合”健康管理服务模式研究[J].中国全科医学,2020,23(31):3924-3929.

[19]李丽芬,陈浩,刘毅,等.医防融合背景下我国基层医疗卫生机构卫生技术人员现状调查[J].医学与社会,2022,35(09):20-25.

[20]赵雅静,吴素雄.福建三明医防融合实践:局限与对策[J].中国卫生事业管理,2022,39(01):1-3,9.

[21]屈伟,陈浩,郑琪,等.医防融合视域下基层公共卫生人才队伍的建设与发展[J].中国卫生事业管理,2021,38(11):839-843+846.

[22]张然,郭岩,陈浩,等.医防融合背景下基层卫生技术人员的培训现状和相关知识需求调查[J].现代预防医学,2022,49(10):1912-1920.

[23]廉惠欣,张进军.北京市医防融合培训模式的构建与实践[J].健康体检与管理,2022,3(2):178-181.

[24]郭强,衡反修,束军.新型冠状病毒肺炎疫情背景下医疗卫生信息化建设思考[J].医学信息学杂志,2020,41(8):8-11,24.

[25]刘玉转,高昭昇,李翠华.基于全民健康信息平台的医防融合数据共享探索[J].中国卫生信息管理杂志,2022,19(4):518-522,562.

[26]吴红星,陈露,居益君.区域医疗健康大数据在医疗机构的实践应用[J].现代医院管理,2022,20(2):71-74.

[27]曾庆胜,张学武.信息化支撑下的医防融合[J].中国数字医学,2018,13(02):110-112.

[28]崔珑严,代高岚歆,陶红兵. 我国医防融合典型路径及实现机制研究——基于主题框架分析[J].卫生经济研究,2024,41(12):16-20.DOI:10.14055/j.cnki.33-1056/f.2024.12.015.

[29]于亚航,赵璇,李惠文,等.我国基层医疗卫生机构医防整合支持环境现况研究[J].中国全科医学,2021,24(01):52-59.

[30]杨慧敏,尹德卢,辛倩倩,等.我国基层全科医生队伍现状和继续医学教育内容需求分析[J].中华全科医学,2018,16(10):1591-1594.

[31]魏东海,唐凯琳,Hilary Brown,等.全科医生培养的中英比较[J].中国医院,2018,22(07):39-41.

[32]屈伟,陈浩,郑琪,等.医防融合视域下基层公共卫生人才队伍的建设与发展[J].中国卫生事业管理,2021,38(11):839-843,846.

[33]丛凡超,贾仓仓,李志光. 中国式现代化进程中医防融合的发展路径研究 [J]. 卫生经济研究, 2024, 41 (10): 6-9. DOI:10.14055/j.cnki.33-1056/f.2024.10.003.

[34]刘莹,靳光付,王建明,等.新医科背景下的预防医学教育改革思考[J].中华预防医学杂志,2020,54(06):593-596.

[35]陈刚.建设创新型卓越医学人才培养体系——医防融合医学人才培养体系[J].福建医药杂志,2021,43(01):1-2.

[36]杨维中,冷志伟,单广良,等.群医学:弥合预防医学与临床医学裂痕的新兴学科[J].中华医学杂志,2020,100(26):2001-2005.

[37]叶葶葶,傅华,夏昭林,等.改革预防医学课程体系、教学内容和教学方法,培养防治结合的新型医生[J].上海预防医学杂志,2001(10):454-455,465.

[38]李宁秀,何廷尉,刘朝杰,等.我国非预防医学专业预防医学的教学改革[J].中国卫生事业管理,2001(03):159-160,178.

[39]林纬,程雪松,陈研,等.基于5G网络开展医防融合教育的医学教育模式新探索[J].创伤与急诊电子杂志,2019,7(01):1-4.

[40]Chunyan Liu et al. Analysis of the Integrated Education Methods of Public Health and Clinical Medicine for Medical Students in Vocational Colleges[J]. Advances in Higher Education, 2020, 4(6).

[41]张爱华,肖婷婷,洪峰.医防结合培养实用性公共卫生人才[J].预防医学论坛,2007(10):954-955.

[42]崔军,李辉,励丽,等.医防联合开展社区医生慢病管理培训和指导的实践与体会[J].中国农村卫生事业管理,2017,37(09):1031-1033.

[43]施丹丹,雍刚,张戎,等.区域医疗中心建立社区全科医生持续能力培养模式的路径构建与建议[J].中华全科医师杂志,2020,19(06):532-536.

[44]王军霞,王权,严春泽,等.新型冠状病毒肺炎疫情下以全科医师岗位胜任力为目标的住院医师规范化培训的思考[J].中华全科医师杂志,2021,20(06):713-717.

[45]韩慧芳,段志光.公立医疗卫生机构医防关系研究——基于中部某省的调查[J].医学与哲学(A),2012,33(05):49-51.

[46]周娓,元国平,岑焕新.基层医务人员慢性病医防整合认知及相关需求调查[J].预防医学,2016,28(09):967-969.

[47]王岚,魏雄杰,文尚春,等.对构建我国医防结合的公共卫生体系的探讨[J].中国农村卫生事业管理,2021,41(04):292-295.

[48]郭俊妨,陈宜涛,林美爱.杭州市社区医院全科医生继续教育现状调查[J].中国高等医学教育,2020(02):41-42.

[49]陈国湘,李俊,韦华,阳婧,李广志,黄彬,苏拾香,曹聪.基于人工智能技术的全科医生

培养模式探索[J].中华全科医学,2021,19(02):167-170.

[50]何静.国内外全科医生继续教育文献综述[J].现代职业教育,2020(40):142-143.

[51]Rao Ravi,Hawkins Melissa,Ulrich Trina,et al. The Evolving Role of Public Health in Medical Education[J]. Frontiers in Public Health,2020.

[52]罗力,王颖,张天天.新时代疾病预防控制体系建设的思考[J].中国卫生资源,2020,23(01):7-13.

[53]魏东海,唐凯琳,Hilary Brown,等.全科医生培养的中英比较[J].中国医院,2018,22(07):39-41.

[54]GP Training practices in England: a description of their unique features based on national data.

[55]Training for purpose - a blueprint for social accountability and health equity focused GP training

[56]Blaylock Paul,Lish Rachel,Smith Malcolm. Oral health training for general practitioners and general practice teams.[J]. Education for primary care : an official publication of the Association of Course Organisers, National Association of GP Tutors, World Organisation of Family Doctors,2020,31(4).

[57]Zhang Chunyu,Fang Fang,Peng Mingqiang,et al. Qualitative evaluation of the general practitioner chronic non-communicable diseases training programme.[J]. BMC medical education,2020,20(1).

[57]O Carroll A,O'Reilly F. Medicine on the margins. An innovative GP training programme prepares GPs for work with underserved communities.[J]. Education for primary care : an official publication of the Association of Course Organisers, National Association of GP Tutors, World Organisation of Family Doctors,2019,30(6).

[58]朱慧,丁建飞.新冠肺炎疫情防控下的全科医学人才培养思考[J].福建医科大学学报(社会科学版),2021,22(02):9-12.

[59]陈刚.建设创新型卓越医学人才培养体系——医防融合医学人才培养体系[J].福建医药杂志,2021,43(01):1-2.

[60]周娓,元国平,岑焕新.基层医务人员慢性病医防整合认知及相关需求调查[J].预防医学,2016,28(09):967-969.

[61]刘志刚,薛文静,杨懿,等.我国医防融合理论与实践研究进展[J].卫生软科学,2022,36(03):3-6,12.

[62]刘明. 新时代 如何打造老年健康服务体系[N].健康报;2020-01-22.

[63]陈晔，杨威，梅宇欣等.二级及以上医疗机构公共卫生职能承担现况调查[J].中国医院管理，2017，37(4)：15-17.

第三章

全科医生医防融合能力

“医防融合”模式的提出亟待将“全科医学岗位胜任力”的研究向“医防融合能力评价及提高路径”上聚焦。但是以“篇名=‘全科医生’或‘家庭医生’”并且“摘要=‘医防融合’或‘医防结合’”并且“摘要=‘指标’或‘胜任力’或‘能力评价’”,时间范围不限,再通过阅读全文辨析研究内容,命中文献几乎为0,说明关于全科医师医防融合能力评价的研究领域几近空白。

本部分研究采用文献分析法分析“国内外全科医生岗位胜任力模型”的研究现状,总结“全科医师岗位胜任力的指标体系”的研究现状,以期为“医防融合能力评价的指标体系”构建提供依据。然后,通过半结构访谈,选择全科医学教育教学、基层医疗卫生机构管理人员、全科医学行业专家进行现场(线上)访谈,梳理出“全科医生医防融合能力指标池”。最后,基于“全科医生医防融合能力指标池”,采用置信职业行为(EPAs)的逻辑,通过专家德尔菲法构建“全科医生医防融合能力三级指标体系”,并通过实证研究对指标体系的应用效果进行评价。

1.全科医生岗位胜任力模型研究现状

胜任力 (Competencies) 是指一个人经过专业训练后,胜任特定岗位所应具备的所有品质的总和, 这些品质能够让其在特定的工作、职位或情境中表现出优异的绩效,是能区别绩效优异者与绩效一般者的潜在的、深层次的特质[1]。胜任力强调个人、岗位与组织的动态匹配关系，强调个体在工作中的表现和对岗位的适应程度。胜任力包含六大因素：动机、个人特质、自我认知、态度或价值观、知识和技能等[2]。胜任力的基本特点：①需要基于特定的专业或者工作岗位进行评价。②与绩效密切相关，应对绩优人员和绩平人员有区分能力。③胜任力是个人潜在动机意识与表象知识技能的有机结合，不只是个体特征的简单相加。④会随着时间、情景的迁移而变化，具有动态性和可变性。⑤胜任力应可观察、可测量、可分级，应有适当的方式进行评估[3]。

经典胜任力模型按照因素类别排列方式分为两种：第一种是冰山模型，其上层是以知识、技能构成“显性胜任力”，下层是以“其他因素”构成“隐性胜任力”，该模型认为显性胜任力能够用特定的方式测量，可以通过学习培训较易得到提升，而隐性胜任力是内在的，属于难以测量和改变的部分[4]。第二种是洋葱模型，该模型将各因素从外到内排列，依次为由知识与技能构成“表层”，社会角色与自我认知构成“中层”，个人特质与动机构成“里层”，由表及里逐步递进、层层深入，越靠近洋葱核心层就越稳定，也更加难以改变[5]。

全科医生胜任力是指在日常医疗服务中熟练精准地运用交流沟通技能、学术知识、技术手段、临床思维、情感表达、价值取向及个人体会，以使所服务的个人和群体受益[6]。本章通过文献研究法，分析国内外全科医师岗位胜任力模型的研究现状，总结“全科医师岗位胜任力指标体系或模型”特点，然后以置信职业行为(EPAs)的逻辑基础，突出“胜任基层全科医生岗位的应用能力”，构建与评价“全科医师医防融合能力指标体系”。

1.1 研究方法

本章采用文献研究法，分析国内外全科医师岗位胜任力及指标体系的研究现状。

1.1.1 检索策略

①搜索 Web of Science、Pubmed、Elsevier 数据库 2020 年 1 月至 2024 年 12 月发表的关于全科医生岗位胜任力的文章。检索策略：

(Title =‘competency’+‘competence’)and (Abstract =‘general practitioner’+‘family physician’)。②在世界家庭医生组织(WONCA)、澳大利亚皇家全科医师协会(RACGP)、英国皇家全科医师学会(RCGP)、加拿大家庭医师学会(CFPC)和美国毕业后医学教育认证委员会(ACGME)官网上查找下载关于全科医师岗位胜任力资料。③在知网、万方、维普、PubMed、Web of Science、百度文库、谷歌学术等数据库平台,检索策略为:“题名=‘全科医生’或者‘家庭医生’(精确匹配)”和“摘要=‘胜任’+‘胜任力模式’+‘岗位胜任’(精确匹配)”), 检索全科医生岗位胜任力评价指标体系相关的文献。

1.1.2 文献筛选标准

(1)纳入标准:①研究内容为全科医生/乡村医生/家医团队岗位胜任力评价指标。②研究内容为全科医生/乡村医生/家医团队岗位胜任力模型。③文献类型为论著或学位论文。

(2)排除标准:①重复文献,包括同一研究内容的文献刊登在不同的期刊,或同一研究团队文献同时收录于中国知网、万方数据知识服务平台或维普数据库, 或相同研究内容在期刊和学位论文中均有报道。②综述类不含全科医师岗位胜任力指标体系的文献。③非科研学术性文献,如卷首语、征稿启事、读者来信、报刊文摘、新闻消息、新闻访谈、会议纪要、政府公报等。④研究专科医生、护士等岗位胜任力的文献。⑤仅研究全科医师培养方案的文献。⑥未发表的灰色文献。⑦综述性文章。

(3)资料提取:由 2 名研究者独立完成信息提取。内容包括:作者、作者单位、发表期刊、发表时间、基金资助、研究方法、岗位胜任力评价指标构成、指标权重、研究方法、研究对象及样本量,是否经过信效度检验等。当有疑问或 2 名研究者意见不一致,通过咨询本课题组中的第 3 名研究人员解决。

(4)统计学处理:使用 NoteExpress 文献管理软件进行文献管理,采用 Excel 建立数据库,按要求提取文献相关信息。计数资料用频数和率表示，计量资料采样算术均数±标准差表示。国外研究现状进行描述性分析，国内研究现状采用文献计量分析与描述性分析相结合。

1.2.研究结果

1.2.1 纳入文献基本情况

在知网、万方、维普、PubMed、Web of Science、百度文库、谷歌学术等数据库平台，按“题名='全科医生'或者'家庭医生'(精确匹配)”和“摘要='胜任力'+'胜任力模式'+'岗位胜任'(精确匹配)”的检索式，初步检索到文献222篇，其中学术期刊206篇、学位论文12篇、会议文章2篇；中文文献120篇、英文文献102篇。发表年度范围为2003年至2024年，其中2017年至2020年文献迅速从11篇增至30篇，至2022年文献量下降至21篇。把时间限制在“2007年1月至2024年12月”，初步检索到文献85篇，按照文献纳入与排除标准，纳入外文文献2篇、中文文献33篇。但2篇外文文献是首都医科大学全科医学与继续教育学院和深圳市国际初级卫生保健研究所与卫生和计划生育能力建设及继续教育中心的研究结果。

进一步分析检索的文献，发现国外符合本文纳入与排除标准的研究文献发表时间较早，时间范围集中在20世纪90年代至21世纪前10年，迄今已经有了较为成熟的能力评价体系。但全科医生胜任力概念传入我国的时间较晚，国内关于全科医师岗位胜任力的研究是基于国外研究结果，结合国内实际情况进行了本土化改良。

1.2.2 国外全科医生胜任力研究进展

采用检索策略①和②，发现现代胜任力概念的提出可以追溯到1870年左右，此时西方欧美国家出现了大量由于医务人员的临床能力差、操作水平低下而导致的医疗质量问题，促使人力资源管理部门认识到，医务人员是一个以实践活动为主要特征的技术人员，对于人才的选拔和评价，不能局限于测量智力和基本知识，应注重其岗位的胜任力[7][8]。1973年，哈佛大学麦克利兰教授发表了题目为《Testing for Competency rather than Intelligence》的文章，被认为是现代胜任力领域研究的开端[9]。在全科医生方向的主要研究结果分析如下。

1.2.2.1 全科医生岗位胜任力的指标框架

Matsuda(1996 年)[10]认为全科医生必须具备临床医学、社会医学、信息科学等基础知识，还应具备管理、沟通等综合能力。Cheraghi-Sohi 等(2008 年)[11]认为,全科医生不仅要具备临床诊疗实践能力,还应具备对患者及时评估反馈和良好人际沟通的能力。Patterson 等(2013 年)[12]认为全科医生在任何情况下都应具备同情心和敏感性,掌握沟通技巧,有临床知识专长,有思考和解决问题与应对压力的能力,并认为全科医生不仅仅是聚焦学术和临床能力,更应具备综合能力。Hay 等(2007 年)[13]认为沟通能力、道德和法律责任、卫生服务能力,特定条件下应急处置能力，是全科医生的胜任力的基本框架。Williams(1998 年)[14]和 Amara 等(2010 年)[15]认为能处理患者精神健康问题是全科医生不可缺少的岗位胜任力。Abbott 等(2014 年)[16]发现,全科医师文化意识方面不足会阻碍其向土著居民提供跨文化咨询指导的信心,因此,跨文化知识是全科医生的一项重要岗位胜任力。

1.2.2.2 全科医生岗位胜任力的模型

(1) 世界家庭医师组织[17]。2002 年，世界家庭医师组织 (the World Organization of National Colleges, Academies and Academic Association of General Practitioners, WONCA) 将岗位胜任力应用到全科医学研究领域,并提出了 WONCA 全科医生核心胜任力模型,2011 年再次对该模型进行了完善。完善后的模型包括 6 方面核心岗位胜任力,即以人为中心照顾、初级卫生保健能力、综合处理能力、具体问题解决技能、以社区为导向、整体模块化,并提出在应用时要考虑情景、态度、科学三方面的背景情况。

(2)加拿大皇家内科和外科学会[18]。20 世纪 90 年代,加拿大皇家内科和外科学会(RCPSC),为了指导各专业医师的医学教育和实践,发布了 CanMEDS 框架,之后发布了 CanMEDS-FM 框架(CanMEDS-Family Medicine),并在 2017 年进行最后一轮修订。提出将医生分为 7

大核心胜任角色(即医学专家、沟通者、合作者、管理者、健康促进者、学者以及医生),同时要求全科医师具备较高道德水平,以良好的道德规范为居民及社会服务,并随时接受行业的监管。

《加拿大医生胜任力架构》7大核心胜任角色的内涵:①全科医学专家:能为患者及家属提供持久、互信、熟练、全面的诊疗服务,并能承担全科医生工作中的各种角色。②沟通者:能在就诊前、中、后主动与患者及家属沟通,并妥善预防和解决医患矛盾。③合作者:具有与病人及其家属、医疗团队、其他卫生专技人员等团队紧密合作的能力,共同诊疗护理病人。④管理者:能利用领导和管理技能,参与医疗保健组织,为患者提供优质服务。⑤健康促进者:能通过应用掌握的专业知识技能,改善个人及群体或社区的健康。⑥研究者:具有终身学习能力和意识、具备思考性的自我学习能力,并能够促进医学发展。⑦专业者:具有较好的职业素质,能恪守职业规范,按照符合伦理要求从事医学工作。

(3)英国皇家全科医师学会[19]。2010年,英国皇家全科医师学会(RCGP)发布了关于全科医生的培训课程,课程提出了全科医师应具备的能力及素质,2019年进行了修改完善。具体内容有:①了解自己并与他人相处:包括与患者建立良好关系、公平对待他人、秉承与展示符合医生的态度与行为等内容。②临床知识和技能的应用:掌握临床检查,熟悉临床诊疗程序、有循证思维、能准确解释结果并做出诊断、为不同患者提供临床护理服务、紧急护理服务等医疗服务。③管理复杂长期的病患:包括使长期处于疾病状态的人提高健康水平,能管理患者的并发症、能与同事及团队合作等。④在医疗卫生系统中出色工作:应具备终身学习及教学能力、组织管理和领导能力等。⑤以人为中心和社区为导向的照顾:应具备全科医学的整体观念,可以提供健康、疾病、康复全方位服务,能与所在社区建立良好关系等。

(4)美国毕业后医学教育资格委员会[20]。

1999年,美国毕业后医学教育认证委员会(ACGME)提出了医师应具备的六项岗位胜任力(即患者照顾、医学知识、基于系统的实践、基于实践学习和提高、职业素养与沟通),并在此基础上结合全科医师的工作特点,ACGME 联合美国全科医学委员会(ABFM)提出了全科医师的 6 项核心能力,并于 2015 年进行了最后修订。这 6 项核心能力具体包括:①患者照顾:按照生物-心理-社会医学模式,以患者为中心,提供可接受的、高质量且持续、协调的医疗服务。②医学知识:按照不同患者群体诊疗需求,掌握全科医生应具备的相关知识。③基于医疗组织实践:能够确保卫生保健系统高价值、高质量、可行性运行,具备对全科医生进行高效管理的能力,并能主动投身卫生保健系统的宣传工作,提高患者健康水平。④基于实践的学习和提高:能翔实引用科学证据,具备合理评价患者医疗质量的能力。⑤职业素养:能够始终把病患者的利益放在首位,对自己和同事保持高标准道德要求,能通过识别和妥善管理患者及患者家庭、社会、医疗行业和自身利益之间的潜在冲突来维持医患间的互相信任。⑥沟通:具备良好的人际沟通技巧,能与患者、家人以及其他卫生专业人员进行高效沟通与团队协作。

1.2.2.3 国外全科医生胜任力模型研究的特点

国外全科医生岗位胜任力的研究起步较早, 在 21 世纪初期就已经形成了较为系统和成熟的全科医生胜任力模型及指标体系,而且已经被政府官方机构用于全科医师岗位胜任力的评价,具有代表性的胜任力模型有 WONCA、RSPSC、RCGP 和 ACGME。就模型的具体内容而言,除了强调全科医生应具备医学专业诊疗知识与技能之外,还囊括了人际沟通能力、管理角色与协调能力、医患沟通、决策能力、循证医学思维和终身学习能力,同时强调以患者为中心,其最终目的是提高患者个体和人群的健康水平。 21 世纪后半期至今, 国外相关研究主要集中于全科医生的某岗位具体实践的效果。

1.2.3 国内全科医生胜任力模型的研究现状

1.2.3.1 文献计量研究

按照前文检索策略③并限定检索时间范围为“2007 年 1 月至

2024年12月”，按照文献纳入与排除标准，共纳入文献36篇(详见表1)。其中来自上海市嘉定区安亭镇黄渡社区卫生服务中心的文献5篇，江苏大学和上海医科大学的3篇，重庆医科大学和安徽医科大学的2篇；就文献的种类和期刊来源而言，硕士论文7篇，期刊学术论文26篇；项目基金支持为25篇，其中国家级基金为9篇；期刊来源前三位的依次为中国全科医学(10篇)、医学与社会(4篇)、中国初级卫生保健(3篇)；就文献发表的年份而言(见图1)，2020年文献数量最多，(13篇)，2022年居第二位(9篇)，2019年为3篇。三级指标体系有9篇，二级指标体系有18篇，各级指标有权重的为15篇，占比不到40%；对建立的指标体系有信效度检验的为24篇，信效度检验主要为专家咨询法的信度和效度检验。采用的研究方法为专家德尔菲法现场专家访谈(焦点小组会议、专题小组会议)、半结构专家访谈、行为事件访谈、问卷调查以及文献回顾法。专家德尔菲法的调查人数15~52人，中位数为24人，现场访谈人数5~9人，半结构访谈人数为45~38人，行为事件访谈人数为22~23人，问卷调查评价人数45~1350人，中位数为238人。

表 1　全科医师岗位胜任力研究的文献信息摘录列表

序号	作者	作者单位	期刊	年份	基金项目（级别）	指标构成	有无指标权重	研究方法（样本量）	信度效度检验
1	陆萍等	上海市嘉定区马陆镇社区卫生服务中心	中国全科医学	2020	是（局级）	一级指标：6 个 二级指标：13 个 三级指标：63 个	有	1.文献回顾 2.专题小组会议(5 人) 3.专家德尔菲法(31 名)	否
2	陆志敏等	上海市嘉定区马陆镇社区卫生服务中心	中国全科医学	2019	是（局级）	一级指标：6 个 二级指标：14 个	无	1.文献回顾(6 篇) 2.焦点小组(9 人) 2.深度访谈(5 人)	否
3	申正付等	安徽省高校人文社科重点研究基地	心理与行为研究	2019	是（国家级）	一级指标：9 个 二级指标：59 个	无	问卷调研(1 350 人)	是
4	刘佳琪等	上海工程技术大学	卫生经济研究	2018	是（局级）	一级维度：5 个 共计 35 个项目	有	问卷调查(286 份)	是
5	张馨瑶	福建医科大学	福建医科大学	2018	无	一级指标：5 个 二级指标：13 个 三级指标：51 个	有	1.文献分析法 2.专家德尔菲法(23 人) 3.问卷调查(155 份)	否

续表

序号	作者	作者单位	期刊	年份	基金项目（级别）	指标构成	有无指标权重	研究方法(样本量)	信度效度检验
6	刘红等	南京医科大学医政学院	中国全科医学	2017	是（省部级）	一级指标：6 个	无	问卷调查法(630 人)	否
7	韩颖等	山西医科大学管理学院	中国全科医学	2017	是（国家级）	一级指标：4 个 二级指标:11 个 三级指标:57 个	有	1.文献研究法 2.德尔菲法(38 人)	否
8	马志强等	江苏大学管理学院	中国全科医学	2022	是（国家级）	一级指标:4 个 二级指标:10 个	无	半结构式访谈(38 人)	否
9	马志强等	江苏大学管理学院	中国全科医学	2022	是（国家级）	一级指标:4 个 二级指标:14	无	问卷调研(380 名)	是
10	连国华等	上海市嘉定区安亭镇黄渡社区卫生服务中心	中国全科医学	2022	是（区级）	一级指标:6 个 二级指标:15 个 三级指标:48 个	有	专家咨询(52 人)	否
11	周冬冬等	同济大学医学院	中国初级卫生保健	2022	是（局级）	一级指标:4 个 二级指标:20 个 三级指标：44 个	无	问卷调研(152 人)	是

续表

序号	作者	作者单位	期刊	年份	基金项目(级别)	指标构成	有无指标权重	研究方法(样本量)	信度效度检验
12	吴远芳等	重庆医科大学	医学与社会	2022	是(国家级)	一级指标:12 个 二级指标:24 个	无	问卷调研(402 人)	否
13	吴远芳	重庆医科大学	硕士论文	2022	是(国家级)	一级指标:5 个 二级指标:12 个 三级指标:39 个	无	1.问卷调研(650 人) 2.专家德尔菲法(未报到人数)	是
14	王培蕊	江苏大学	硕士论文	2022	是(国家级)	一级指标:4 个 二级指标:23 个	无	1.专家德尔菲法(37 人) 2.问卷调研(335 人)	是
15	李妍君等	遵义医科大学	中华全科医学	2022	是(局级)	一级指标:3 个 二级指标:10 个 三级指标:28 个	无	1.专家访谈(17 人) 2.问卷调研(150 人)	是
16	金丽娇等	牡丹江医学院	牡丹江医学院学报	2022	是(省部级)	一级指标:3 个	无	1.专家德尔菲法(10 人) 2.问卷调研(183 人)	是

续表

序号	作者	作者单位	期刊	年份	基金项目(级别)	指标构成	有无指标权重	研究方法(样本量)	信度效度检验
17	许振伟	海南医学院	硕士论文	2021	否	一级指标:6 个 二级指标:60 个	无	1.专家德尔菲法(未报到人数); 2.问卷调研(238 名)	是
18	张旭等	中国医科大学	中华全科医师杂志	2021	是(局级)	鉴别胜任特征指标:3 项 基准胜任特征指标:10 项	无	行为事件访谈法(23 名)	是
19	刘畅畅等	华中科技大学同济医学院	医学与社会	2021	是(国家级)	一级指标:6 个 二级指标:16 个 三级指标:59 个	有	1.专家德尔菲法(15 名) 2.半结构访谈(45 名) 3.问卷调研(45 份)	是
20	刘晨等	深圳市卫生健康发展研究中心	中国初级卫生保健	2020	无	一级指标:6 个 二级指标:15 个 三级指标:31 个	有	专家德尔菲法(15 人)	是

续表

序号	作者	作者单位	期刊	年份	基金项目（级别）	指标构成	有无指标权重	研究方法（样本量）	信度效度检验
21	程兆辉等	重庆市卫生健康统计信息中心	医学与社会	2020	是（省部级）	一级指标：11 个 二级指标：22 个	无	问卷调研（408 人）	是
22	黄荣彩等	安徽医科大学	安徽卫生职业技术学院学报	2020	是（省部级）	一级指标：7 个	无	问卷调研（60 人）	是
23	刘玲等	华中科技大学	中国卫生统计	2020	是（局级）	一级指标：5 个 二级指标：23 个	无	问卷调研（195 份）	是
24	徐英姿等	上海市嘉定区嘉定镇街道社区卫生服务中心	中国全科医学	2020	是（局级）	一级指标：17 个 二级指标：59 个	有	专家德尔菲法（15 人）	否
25	张鑫岩	中国医科大学	硕士论文	2020	无	一级指标：6 个 二级指标：84 个	有	1.行为事件访谈法(18 人) 2.专家德尔菲法(30 人)	是
26	黄馨莹	中国医科大学	硕士论文	2020	无	一级指标：6 个 二级指标：63 个	有	1.行为事件访谈法（22 名） 2.专家德尔菲法(42 人)	是

续表

序号	作者	作者单位	期刊	年份	基金项目（级别）	指标构成	有无指标权重	研究方法（样本量）	信度效度检验
27	汤秀香等	上海市嘉定区嘉定镇街道社区卫生服务中心	中国初级卫生保健	2020	是（局级）	一级指标：3 个 二级指标：15 个	有	焦点小组会议法（8 人）	否
28	陆甜甜	新乡医学院	硕士论文	2020	无	一级指标：5 个 二级指标：13 个	无	问卷调查（439 人）	是
29	汤晓	上海工程技术大学	硕士论文	2020	无	一级指标：5 个 二级指标：30 个	有	1.问卷调研（183 人） 2.专家德尔菲法（40 名）	是
30	方金鸣等	武汉市第四医院	医学与社会	2020	是（局级）	一级指标：5 个 二级指标：23 个	无	1.专家德尔菲法（25 名） 2.问卷调研（195 人）	是
31	潘莹等	同济大学	中国全科医学	2019	无	一级指标：4 个 二级指标：13 个	无	问卷调查（48 名）	否
32	李皓等	北京理工大学	中国全科医学	2019	是（国家级）	一级指标：4 个 二级指标：15 个	无	专家德尔菲法（16 人）	否

续表

序号	作者	作者单位	期刊	年份	基金项目(级别)	指标构成	有无指标权重	研究方法(样本量)	信度效度检验
33	邵芊等	安徽医科大学	中国农村卫生事业管理	2020	是(省部级)	一级指标:4个 二级指标:25个	有	1.专家咨询(18名) 2.现场调查法(299名)	是
34	许国栋	中国人民解放军联勤保障部队第九六篘医院	中国社区医师	2023	无	一级指标:3个 二级指标:10个 三级指标:51个	无	专家德尔菲法(26人)	是
35	包玉华	南通大学附属医院	交通医学	2024	无	一级指标:4个 二级指标:19个 三级指标:55个	有	专家德尔菲法(25人)	是
36	张旭	中国医科大学附属第一医院	中国全科医学	2024	是(省部级)	一级指标:6个 二级指标:63个	有	专家德尔菲法(13人)	是

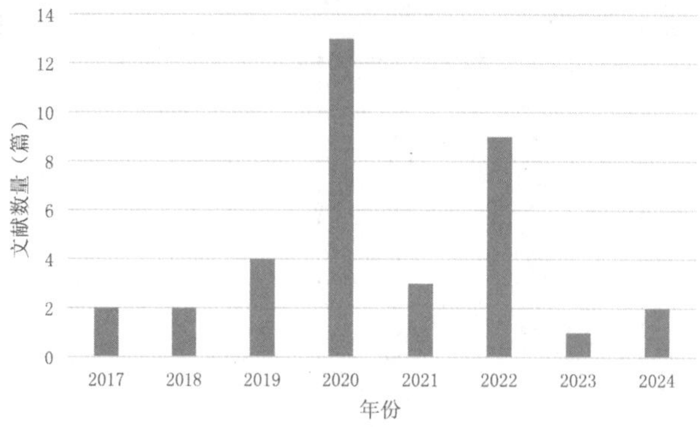

图 1　文献发表的年份

1.2.3.2 全科医师岗位胜任力研究内容的描述性分析

(1) 全科医生岗位胜任力评价的研究对象。在构建全科医生胜任力模型时,调查对象主要分为以下三类情况:第一类是仅调查全科医生本人,认为当事人对自己的岗位评价最接近实际,如蒋陆娟[21]等调查了江苏省某市的所有乡村医生胜任力、医患关系与工作满意度关系模型,刘佳琪[22]对上海市社区所有全科医生进行了调查。第二类是倾向于仅调查全科医生相关人群,认为可以更客观地进行岗位评价,如连国华[23]等选取全科医疗和管理领域专家 52 名,开展两轮专家咨询,对社区全科医生岗位胜任力评价指标体系进行筛选。刘畅畅[24][25]等从医学院校、基层医疗机构、卫生行政机构,遴选熟悉农村家庭医生研究领域的专家,构建农村家庭医生岗位胜任力指标体系。包玉华等[26]面向 3 个县级市全科临床工作者开展调研。张旭等[27]采用德尔菲法对 30 位从事全科医学领域的专家进行 2 轮咨询,确定中国助理全科医生岗位胜任力模型。第三类是先通过调查全科医师相关人群进行专家访谈建立指标池,再通过调查全科医师本人进行指标应用效果的评价,如方金明[28]选择 25 名相关领域的专家进行深度访谈, 然后选择 2005-2017 年 195 名参与武汉市全科医生转岗培训项目的学员为研究对象,调查时机选在刚刚完成全科医生转岗培训尚未进入自身工作岗位,以控制偏倚对结果的影响。再如苏芳[29]等选择广西相关乡镇卫生院卫生行政部门、乡镇卫生院管理人员、全科医生、护理人员、患者及家属等不同层次的相关人员建立广西乡镇卫生院全科医生岗位胜任力词典，再通过调查 12 所乡镇卫生院的 40 名全科医生作为访谈对象进行行为事件访谈，对胜任力指标体系进行了验证。董浩等[30]对 163 名全科医师住培学员、住培指导医师、住培管理人员进行调查，构建全科住培医师岗位胜任力素质模型。

(2) 全科医生岗位胜任力的研究方法。金丽娇[31]等基于探索性因子分析的方法构建了全科医生岗位胜任力评价指标体系，董海娜[32]等采用 Fuzzy 综合评价法构建了全科医生岗位核心胜任力评价指标。李一萱[33]等采用文献研究法、行为事件访谈法、层次分析法、德尔菲专家咨询法等构建了我国全科医师岗位胜任力模型。苏芳[34]等采用了比较系统的研究法构建了广西乡镇卫生院全科医生岗位胜任力模型，采用的方法包括：第一步，先采用文献研究方法编制广西乡镇卫生院全科医生岗位胜任力特征相关指标；第二步，通过问卷调查了解乡镇卫生院卫生行政部门、管理人员、全科医生等不同层次的相关人员对全科医生岗位胜任力的基本看法，拟定了广西乡镇卫生院全科医生岗位胜任力词典初稿；第三步，通过两轮德尔菲法确定胜任力词典；第四步，采用行为事件访谈来确定胜任力模型在绩优者和绩平者的鉴别力；第五步，采用核检表获取作为全科医生应该具备的最重要的胜任力特征，构建基准胜任力模型。邵芊[35]等采用多维度法、两轮德尔菲专家咨询法初步构建模型，然后通过现场调查对模型初稿进行修正与检验，认为构建的家庭医生团队胜任力模型可以为研究地区医疗卫生机构选拔、培养、考核和评价家庭医生服务团队的岗位胜任能力提供参考依据，还为未来家庭医生服务团队的发展指明了方向。可以看出，就构建的全科医师岗位胜任力指标体系的方法而言，从最初单一的研究方法，逐步向多元化方向发展，主要包括文献研究法、行为事件访谈法、层次分析法、德尔菲专家咨询法、问卷调查法等，而多元化方法综合应用可以提高构建模型的实用性，使得该领域的研究慢慢从理论向实践应用转换。

(3)全科医师岗位胜任力模型的评价指标。就全科医师岗位胜任力指标体系的研究结果而言，金丽娇[36]等构建了包含基本公共卫生服务、综合管理、基本医疗服务、人际沟通、良好的道德修养与职业责任感等6个一级维度的指标体系。董海娜[37]等构建了包括解决具体临床问题能力、以病人为中心照顾、基层卫生保健管理、在实践中学习与改进、以医疗服务系统为基础的执业能力和专业能力等6方面的全科医生岗位核心胜任力评价指标。苏芳[38]等构建了首诊服务能力、基层服务意识、基层沟通能力、应急能力、全科医学工作理念、自主学习能力、信息收集、关注细节、创新能力等9项一级指标体系。王晶[39]等构建了基本医疗服务能力、公共卫生服务能力、人文执业能力、教育学习能力4个一级指标、11个二级指标和57个三级指标的全科医师岗位胜任力指标体系，4个维度一级指标的权重分别为0.482 9、0.295 7、0.129 7、0.091 7。陆萍[40]等构建了由6个一级指标、13个二级指标、63个三级指标构成的家庭医生岗位胜任力指标体系，其中基本医疗服务能力、公共卫生服务能力、人文执业能力、人际交往能力、教育学习能力及综合管理能力6项一级指标的权重依次为0.350、0.053、0.119、0.187、0.146、0.146。李一萱[41]等构建的我国全科医师岗位胜任力模型涵盖基本医疗卫生服务、基本公共卫生服务、信息利用能力与管理能力、医学知识与终身学习、人际沟通与团队合作、职业素养等6项一级指标，以及60项二级指标。刘畅畅[42][43]等建立了包含6个一级指标、16个二级指标、59个三级指标的农村家庭医生岗位胜任力指标体系，其中6个一级指标按照权重由高到低依次为成就与行动(0.336 1)、冲击与影响(0.216 5)、认知(0.153 5)、协助与服务(0.123 9)、个人效能(0.098 7)和管理(0.072 2)。连国华[44]等最终构建的全科医师岗位胜任力的指标体系包括6个一级指标、15个二级指标、48个三级指标。其中，一级指标及其权重分别为临床业务能力(0.436 1)、公共卫生能力(0.244 5)、人文素养(0.110 4)、基本条件(0.085 7)、职业发展(0.082 7)、其他方面(0.040 6)。方金明[45]等构建了包含以患者为中心、职业素养、团队协作、解决问题、学习能力 5 个一级指标,23 个二级指标的全科医生岗位胜任力模型,马志强[46]等构建了签约服务情境下全科医生胜任力模型,该模型的指标体系由全科服务能力、人文执业能力、团队协作能力、学习发展能力 4 大维度、10 项胜任特征构成。邵芊[47]等构建了包括 4 个胜任力维度、25 个胜任力特征条目的适合中国家庭医生服务团队实际现状的胜任力模型,模型总 Cronbachα 系数为 0.964。

(4)全科医生岗位胜任力的研究方向。我国学者对全科医生职业胜任力的研究进行了探索实践,主要体现在三方面:①全科医生职业胜任力模型构建;②探索全科医生胜任力的影响因素;③全科医生胜任力的应用[48]。

1.2.3.3 国内全科医生胜任力模型研究的特点

我国尚未出台正式的全科医生能力标准，各研究团队构建全科医生岗位胜任力的指标体系，其特点表现在以下几个方面：①条目多,满足了指标的全面性,但实用性和简便性的考虑较少。②全科医生岗位胜任力指标体系,基本涉及其他国家的能力标准内容,同时结合中国全科医学实际发展情况与基层实践特点,指标涵盖广泛。③最常见的胜任力指标包括基本医疗服务能力、基本公共卫生服务能力、沟通能力等。其中专业知识与技能、医患沟通能力、职业素养这 3 项能力是国内外为应对“生物−心理−社会”医学新模式的挑战而做出的共同选择。而结合中国全科医生在社区还需承担一定的公共卫生方面的工作，中国的全科医生胜任力指标体系还着重强调了基本公共卫生服务能力。④理论研究多于实际运用研究,大多数研究只梳理了胜任力特征条目,对各个条目的权重进行探索的研究文献较少。⑤对规培合格后的全科医生的岗位胜任力尚未形成较为系统、实用的评价方式。

1.2.4 国内外全科医师岗位胜任力模型的区别与联系

世界家庭医生组织、英国、澳大利亚、美国、加拿大与我国的全科医师岗位胜任力模型的区别与联系，归纳为以下几个方面[49]。

(1)一级指标的表述上存在一定的差异，二级指标相互交叉，条目不等，但整体实质内容差别不大。

1)如各国模型在一级指标对专业知识、社区导向、人际沟通、职业素养等能力都有明显体现；

2)指标的内涵阐述基本相同，如在社区导向的要求中，各国胜任力模型均提出全科医生应以人群为着力点解决实际问题，增强预防意识，通过健康教育与健康促进等手段提高人群健康水平。在人际沟通能力中则要求全科医师能够与同事、卫生机构和其他专业人士共同合作，以保证高质量的医疗工作。职业素养能力则要求全科医生的行为规范及诊疗手段符合法律以及伦理道德要求，保障患者的高质量医疗服务，提高人群健康。

3)各国模型相应指标的级别可能有所不同。如在专业知识的内容阐述时，各国模型除了对临床知识和技能做出了全面细致要求，还均对“以人为中心”的全科医学核心理念做出了要求。但世界家庭医生组织和英国胜任力模型对全科医生“以人为中心”的理念作为一级指标，而澳大利亚、美国、加拿大和我国将其融入全科医生胜任力模型具体二级指标及内涵，并且我国模型将“以人为中心”的理念体现在若干一级指标下的若干二级指标中，如“全科医生临床思维”“以家庭为单位的照顾”“合理控制患者医疗费用”“与患者建立和发展良好的医患关系”“利他主义和奉献精神”等二级指标中均有涉及，这表明了各国在面对“生物-心理-社会”新的医学模式转变时所做出的应对有所侧重。

因此，我国全科医生岗位胜任力模型与世界家庭医生组织、澳大利亚、英国、加拿大、美国胜任力模型的主要内容基本相同或相似，各指标间虽然名称与描述上有所差异，但具体内涵相互交叉，并兼具我国全科医师的特点。

(2)各国胜任力模型在构建特点上有所不同

首先,从模型构建的出发点来看,世界家庭医生组织、英国、澳大利亚的胜任力模型注重以全科医师工作的重点内容作为着眼点,而美国、加拿大和我国的胜任力模型则注重从医师的整体工作切入进行构建,也就是在原有临床医师胜任力模型框架下,兼顾各自国情下全科医师工作特点和需要,补充和融入相关指标。

其次,从形式上看,世界家庭医师组织的胜任力模型是以树状的形式呈现的,该模型以全科医生的基本特征、工作领域和需要具备的能力分别作为树根、树干和树叶;澳大利亚胜任力模型是以五角星的形式展现的,五方面内容分别对应五角星的一角;而加拿大全科医生胜任力模型对全科医生的要求是通过7种角色来体现的,每种角色对应着不同的能力要求,这些形式使各国胜任力模型更加生动具体。

第三,从内容上看,各国模型均对全科医生的临床实践做出了明确要求,而美国、加拿大与我国全科医生胜任力模型对医学等理论知识更加重视,尤其是我国胜任力模型把“临床医学基础知识”“流行病学和医学统计学知识”“医学人文知识”“具备一定的外语知识”等理论知识的掌握作为二级指标进行要求,而国外模型在理论知识的要求中相对笼统简略,比如美国胜任力模型中要求的“全科医生能够适应当下不断增长的医学知识,坚持增加自身的知识储备,以应对不断发展的医学知识和专业技术”。

第四,我国模型在职业素养方面的要求更细致广泛,除涵盖了各国模型在职业素养方面的要求外,还对医师的仪表、基层服务意识以及奉献精神做出了要求,这些要求未在国外模型中体现。

最后,相比美国对全科医师“利用多学科团队资源对长期具有未分化的症状、体征或健康问题的患者进行治疗”的要求,以及英国全科胜任力模型中“特殊问题解决能力”中要求的“处理疾病的早期阶段和未分化的疾病,全科医师必须具备能够处理疾病的不确定性”的要求,我国全科医师胜任力模型强调不足,没有在二级指标体现。

(3)我国模型具备适用性,但仍缺乏成熟的实证研究

我国模型在构建时就充分借鉴了中国临床医师岗位胜任力模型及国外全科医学岗位胜任力模型,并参考了全科主治医师的岗位胜任力模型,模型构建时采用行为事件访谈法、德尔菲法等科学方法,并在全国范围内选取研究对象,根据我国全科医生的工作内容和不同国情进行补充和调整,具有指标多、内容涵盖广泛的特点[51]。如我国模型将奉献精神作为全科医生胜任力的指标之一,而上述国家模型少有涉及,原因可能是发达国家全科医生社会认同感和薪酬标准较高,其职业成就感也较高,而我国全科医生社会地位和职业成就感普遍不高,较难获得足够的职业认同感和职业成就感[51],因此奉献精神在我国模型中就显得尤为重要。再比如,中国医科大学于晓松团队[52]在指标体系里增加了人际沟通与团队合作核心能力,认为良好的人际沟通与团队合作能力是工作得以顺利进行的辅助条件,在具体指标条目增加“优生优育指导”“协助处理突发公共卫生事件”。但国内仍然没有一个相对完整的、公认的、通用的全科医师岗位胜任力模型,并且全科医生胜任力大多数研究只梳理了胜任力特征条目,缺乏成熟的应用实证[53]。

2.指标体系构建

2.1 指标体系的构建原则

为了使构建的指标体系满足科学化和规范化的要求,我们在构建指标体系时遵循以下基本原则。

2.1.1 全面性原则

构建全科医生医防融合能力评价指标体系,应首先从“全人”视角,从知识、技能、能力、素质等方面,多角度和多层次切入,全面地选取指标。从指标的内容上,本研究侧重“全科医生”的医防融合能力,因此,知识和技能层面的医防融合是必不可少的。具体来讲,具有医防融合能力的全科医生应该同时具备基层医学知识和预防医学知识,在技能和能力方面,除了具备首诊与转诊服务能力,还要具备康复指导、公共

卫生服务能力以及优生优育指导能力，同时应囊括患者关怀、医患沟通能力。除此之外，全科医生的医防融合能力还应体现在职业素养和基层服务意识方面。

2.1.2 导向性原则

指标的构建必须符合国家已颁布的政策文件对于“基层医疗卫生机构医防融合能力”的要求，如 2016 年，中共中央、国务院印发的《“健康中国 2030”规划纲要》，提出了以“预防为主、防治结合、关口前移、促进资源下沉”的指导性意见；2018 年国家下发的《关于做好 2018 年国家基本公共卫生服务项目工作的通知》，强调“家庭医生团队要对接签约居民的服务需求，提供医防融合、综合连续的医疗卫生服务”的具体要求。并结合学术界关注的热点和关键问题，构建的指标体系可对基层医疗卫生机构全科医生医防融合能力的提升有积极的导向作用。

2.1.3 动态性原则

随着健康中国的不断建设和基层医疗卫生机构改革的不断推进，以及人群健康素养的不断提升，全科医生的医防融合能力的要求并不是一成不变的，而是会受到不同地区的经济发展情况、社会环境等外部因素，及人群健康状况、老龄化社会等多重因素影响。并且，“医防融合”能力研究刚刚起步，其内涵也比较复杂，需要经过长期的实践和修正。因此，在构建指标体系时，应该持有长远的、发展的眼光筛选指标。此外，基于本研究所构建的指标体系投入实践应用时，需要对指标开展实时监测，根据实际情况及时纠偏。

2.1.4 可获得性原则

可获得性构建指标体系是应遵循的主要原则之一，在构建指标体系时，应厘清每个指标的可操作性，比如如何获取、从何处获取、是否可以获取、如何量化等问题。确保每个指标都有明确的数据来源，并较容易获得，否则可能会因为缺乏数据支撑，而无法在实践中应用。

2.2 全科医生医防融合能力指标体系研究思路与方法

按照形成备选“基层全科医生医防融合能力评价指标体系”（以下

简称“指标体系”)、确定指标体系、确定指标权重系数3个步骤进行。整体研究思路见图2。

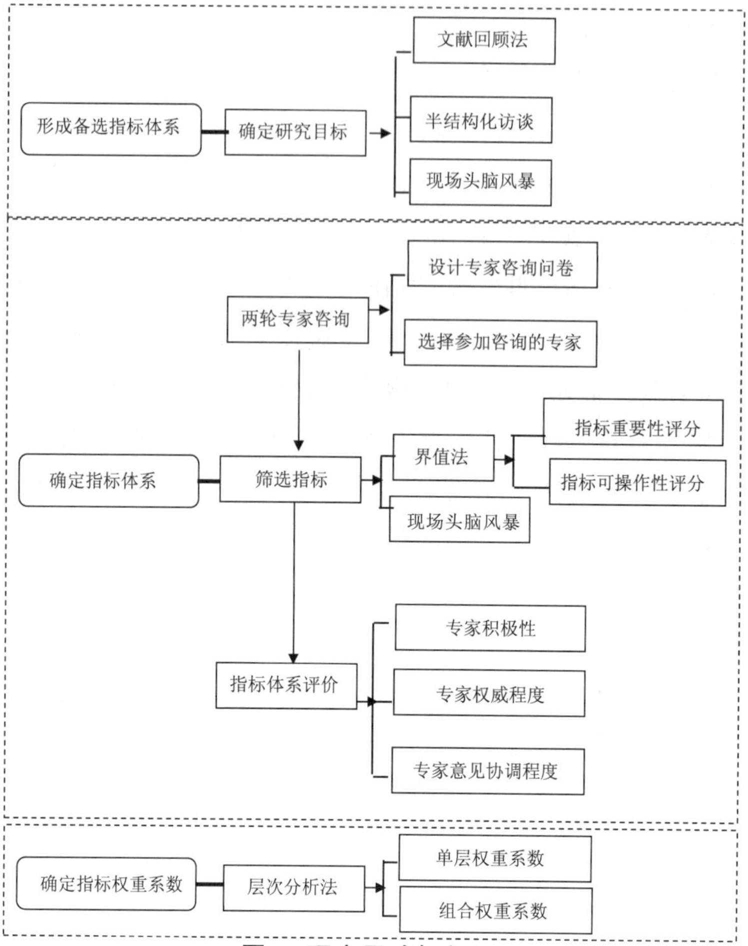

图2 研究思路框架图

2.2.1. 形成备选指标体系

2.2.1.1 文献回顾法

系统梳理国内外全科医生岗位胜任力的指标体系，在此基础上，结合医防融合能力内涵，筛选全科医生医防融合服务需求，构建“知识、能力、技能、素质”的医防融合能力的一级指标。

2.2.1.2 半结构化访谈

围绕“医防结合基层卫生人才培养”，重点关注“基层卫生人员医防结合”能力提升，邀请全科医学教育与实践领域的专家开展半结构化在线访谈，深入挖掘“优秀的具有医防融合能力的全科医生应具备哪些方面的能力和素质”。基于访谈结果，提炼全科医生医防融合能力评价的关键指标和要素，将其与通过文献梳理所筛选的指标相结合，增加指标的可信度和实际意义。

2.2.1.3 现场头脑风暴

进行两轮课题组成员头脑风暴，从文献回顾法和半结构化专家访谈的结果中，提炼基层全科医生医防融合能力评价的关键指标和要素，初步形成备选指标体系。

2.2.2. 确定指标体系

2.2.2.1 德尔菲专家咨询

研究通过电子邮件或微信进行文件传送，开展两轮专家咨询，每轮间隔 2~3 周。为保证结果的代表性，被咨询专家之间事先不进行沟通。第 1 轮主要收集专家基本信息，对“全科医生医防融合能力评价的备选指标体系”进行重要性、可操作性、熟悉程度和判断依据评分，并对指标进行修正，写出详细修改意见。结合第 1 轮专家咨询结果，课题组成员头脑风暴进一步修订指标，然后采用相同的方法完成第 2 轮专家咨询。

每个指标的重要性和可操作性均采用 Likert 5 级评分，要求专家给出 1~5 之间的整数作为分值，1 分为最不重要或操作性最差，5 分为最重要或操作性最好。

2.2.2.2 筛选指标

采用界值法筛选评价指标[6]，分别计算各指标“重要性评分”和“可操作性评分”均值界值和变异系数界值。均值界值=各指标平均得分-各指标平均得分 1 倍标准差，大于界值为优。变异系数界值=各指标评分变异系数均值+各指标评分变异系数 1 倍标准差，小于界值为优。

筛选方法：①指标同时满足上述 4 个标度界值要求，且专家无修改意见时，直接保留。②为防止重要指标被删除，第 1 轮专家咨询时，指标仅在同时不满足 4 个标度时才被删除,否则均先结合专家意见进行修改并暂时保留。当两轮专家咨询结果显示指标“重要性评分”的 2 个标度均不满足界值要求时,方删除该指标。③对于咨询结果中“建议增加的指标”,课题组根据指标与全科医生医防融合能力的相关性、重要性和可行性进行现场头脑风暴,确定指标名称和内涵,进行第 2 轮专家咨询,再根据“重要性评分”界值判断是否保留相应指标。

2.2.3 指标体系评价

本研究从专家积极性、权威程度和意见协调程度 3 个方面对专家咨询法建立的指标体系进行评价。

2.2.4 确定指标权重系数

采用层次分析法计算指标体系的权重系数[55]。主要步骤:①确定指标层次模型。②构建判断矩阵。③层次单排序及一致性检验,即对各层级指标计算层次单排序,并对结果进行一致性检验。④层次总排序及一致性检验,即根据层次单排序结果得到层次总排序,并计算结果的一致性。⑤计算指标权重系数,采用和积法计算指标权重系数,包括计算单层权重系数和组合权重系数。

3.确定全科医生医防融合能力指标体系

3.1 确定专家

2023 年 2-4 月,从全科医学教育管理和理论研究、全科医生、基层医疗卫生机构行政管理等 3 类人员中遴选咨询专家。遴选标准:①具有 5 年及以上全科医学领域的工作经验。②充分了解基层全科医生岗位工作内容,具有较高的学术水平。③积极参与课题,且能完成两轮德尔菲法的专家咨询。

3.2 评价指标及计算

3.2.1 专家积极性

用专家积极系数反映专家对研究的关注度,积极系数与关注度成正比。专家积极系数=(回收有效问卷份数/实际发放问卷数)×100%。

专家积极系数越高,表明专家对咨询的关注度越高。

3.2.2 专家咨询权威程度[56][57][58]

用专家权威系数(Cr)反映,该系数取决于专家自评熟悉程度(Ca)及判断依据(Cs),即 Cr=(Ca+Cs)/2。一般认为,Cr≥0.7,则专家意见较为权威,填写问卷更有说服力。

(1)专家自评熟悉程度(Ca):问卷中专家对指标的含义、内容等项目的熟悉程度的评分范围 1~5 分,1 分为很不熟悉、2 分为不熟悉、3 分为一般、4 分为熟悉、5 分为很熟悉,对专家自评结果按照表 2 的标准进行量化赋值,并计算算术平均数,即为专家对本研究的熟悉程度(Ca)。

表 2 指标熟悉程度量化表

熟悉程度	量化值
很熟悉	1.0
较熟悉	0.8
一般熟悉	0.6
不熟悉	0.4
很不熟悉	0.2

(2)专家自评判断依据(Cs):指专家对指标评分的主要判断依据,即专家是通过何种方法或渠道了解本研究的内容。分为“理论分析”“实践经验”“对国内外同行的了解”“直觉”,根据每一个判断依据对专家打分的影响不同分为大、中、小三个等级,并按照表 3 的标准进行量化赋值,计算其平均数,即为专家自评判断依据得分。

表 3 指标判断依据量化赋分表

判断依据	影响程度量化赋分		
	大	中	小
理论分析	0.3	0.2	0.1
实践经验	0.5	0.4	0.3
国内外同行了解	0.1	0.1	0.1
直觉	0.1	0.1	0.1

3.2.3 专家意见协调程度[59][60][61]

专家意见协调程度是指不同专家在填写问卷时的一致性，判断其是否存在差异，采用 Kendall's W 系数和 W 系数的卡方值。

Kendall's W 系数和 W 系数的卡方值，采用 IBMSPSS21.0 统计软件进行计算，其取值在 0~1 间，专家意见一致性与取值成正比，值越大则一致性越高。同时计算 Kendall's W 系数的卡方值，在 $P<0.05$ 时代表差异有统计学意义，并认为专家意见的协调程度具有一致性。

3.2.4 指标筛选的界值[62][63]

本研究采用界值法对指标进行筛选，首先计算各指标重要性评分的均数、标准差与变异系数。为了防止重要指标被删除，按照专家对重要性的打分，计算重要性均值的界值和变异系数的界值决定指标去留。

(1)均值界值=各项指标平均得分的均值−各项指标平均得分的 1 倍标准差，数值大于界值则为优。

(2) 变异系数界值=各项指标评分变异系数的均值+各项指标评分变异系数的 1 倍标准差，数值小于界值则为优。

筛选方法：①当指标同时满足上述界值要求，并且专家无修改意见时，可考虑直接保留，在“结果”处填“纳入”。②当指标同时不满足上述要求时，可考虑直接剔除，在“结果”处填“删除”。③其余指标需综合考虑重要性的均值与变异系数大小，并结合专家提出的修改意见决定是否修改，在“结果”处填“保留”。④增加指标时需要充分考虑专家意见，课题组再根据指标与全科医生医防融合能力的相关性、重要性、可行性原则讨论后取舍。

3.3 研究结果

本次调查共邀请 33 名专家参与问卷调查，研究领域集中在全科医学和社区卫生管理。其中，全科医学教育管理和理论研究者 9 人、各级医疗卫生机构全科医生 16 人、医疗机构行政管理者 6 人、全科医生且担任医疗机构行政管理者 2 人。33 名专家中，男 17 人、女 16 人；年龄平均范围 37~58 岁，平均 46 岁；工作年限范围 4~36 年，平均 18.4 年，其中有 10 年及以上工作年限的 30 人，占比 91%；高级以上职称 24 人，中级职称 8 人，初级职称 1 人；全部为本科及以上学历，其中硕士及以上学历 6 人，占比 18.2%。

3.3.1 专家积极系数

本次发放问卷 33 份，第一轮和第二轮有效问卷回收率分别为 100%(33 份)和 96.97%(32 份)，说明专家对本研究有很高的关注度。

3.3.2 专家咨询权威程度

本研究专家权威程度分析结果如表所示：一级指标的专家判断依据系数 0.74~0.89，熟悉程度系数 0.77~0.83，权威系数 0.76~0.83；二级指标专家判断依据系数 0.77~0.88，熟悉程度系数 0.71~0.83，权威系数 0.76~0.84。总体指标的专家自评熟悉程度 0.82，熟悉程度系数 0.78，权威系数 0.80。

表 4　评价指标的专家权威程度

指标层次	指标名称	判断依据系数	熟悉程度系数	权威系数
一级指标	A 知识结构方面的医防融合能力	0.74	0.77	0.76
	B 能力、技能、技术方面医防融合能力	0.89	0.77	0.83
	C 素质方面的医防融合能力	0.81	0.83	0.82
二级指标	A1 基层医学基础知识	0.77	0.75	0.76
	A2 预防医学基本知识	0.87	0.81	0.84
	B1 首诊与转诊服务能力	0.88	0.78	0.83
	B2 社区康复技术	0.79	0.83	0.81
	B3 公共卫生服务能力	0.81	0.72	0.76
	B4 优生优育指导	0.77	0.80	0.78
	B5 基层医学人文能力	0.80	0.75	0.77
	B6 思维能力	0.83	0.81	0.82
	C1 基层服务意识	0.84	0.77	0.81
	C2 职业素养	0.87	0.71	0.79
合计		0.82	0.78	0.80

3.3.3 专家意见协调程度

完成第二轮专家咨询后，三级指标和总体指标的重要性的Kendall's W 系数分别为 0.677、0.683，χ^2 值分别为 88.774、91.663，P 值均小于 0.001。可操作性的 Kendall's W 系数分别为 0.388、0.411，χ^2 值分别为 56.001、60.115，P 值均小于 0.001，详见表 5。说明经过两轮专家咨询，各指标的专家评分具有一致性且差异具有统计学意义，并且与第一轮专家咨询相比，评价结果一致性程度升高。

表 5　三级指标的 Kendall's W 系数

	重要性			可操作性		
	Kendall's *W*	χ^2	*P*	Kendall's *W*	χ^2	*P*
第一轮						
三级指标	0.421	45.33	<0.001	–	–	–
总体指标	0.485	73.901	<0.001	–	–	–
第二轮						
三级指标	0.677	88.774	<0.001	0.388	56.001	<0.001
总体指标	0.683	91.663	<0.001	0.411	60.115	<0.001

3.3.4 指标体系的筛选结果

3.3.4.1 第一轮专家咨询结果

本研究的均值界值为 4.27，变异系数界值为 0.14。根据前述的判定标准，第一轮专家咨询对于指标的修改建议如下。

(1)删除 2 个指标：“A3 中医学基本知识”和“A4 康复医学基本知识”。

(2)保留并修改 9 个指标：“B 技能方面医防融合能力”修改为“B 能力、技能、技术方面医防融合能力”；“A1 临床基础知识”修改为“A1 基层医学基础知识”；“B5 人文关怀能力”修改为“B5 基层人文能力”；“B1 医疗服务能力”修改为“B1 首诊与转诊服务能力”；“B32 社区诊断能力”修改为“B32 社区管理能力”，指标内涵修改为“能够分析社区居民健康状况、主要健康问题，了解社区需求及可利用资源，进行有效的社区管理”；“B34 健康管理与健康随访能力”修改为“B34 健康管理能力”;“B53 处理复杂问题的能力”修改为“B52 资源整合能力”,内涵为“面对难以沟通的服务对象,善于借助患者亲属、病友、家医团队等外部资源的帮助,及时解决问题、化解矛盾;能够与上级医生、同行加强交流、整合资源,弥补自身不足,提升服务质量”;“C26 团队合作意识与能力”修改为“C26 团队合作意识”,指标内涵微调为“能尊重、信任同事,使团队内部和谐相处,能主动与上级医院、其他团队建立良好的合作关系”;将“B51 倾听的能力”与“B52 沟通表达的能力”整合为“B51 倾听与表达能力”,指标内涵修改为“掌握倾听技巧,能充分引导与倾听服务对象诉说,具备共情能力,能安抚愤怒、忧伤等负性情绪。能与服务对象互动自如,能清晰表达自己的意见;了解当地风俗、方言,能通过通俗易懂的语言清晰表达学术性强的观点”。

(3)增加 3 个指标:增加 1 个二级指标“社区康复技术”,该指标对应的三级指标包括“制定常见病康复训练方案(是指能根据病人的特点制定个性化的康复方案,并督促病人积极进行康复,早日恢复生理功能或社会功能)”和“提供康复训练指导(是指能根据病人的特点制定个性化的康复方案,并督促病人积极进行康复,早日恢复生理功能或社会功能)”。在二级指标“B6 思维能力”下增加三级指标“B64 循证医学思维能力”。增加“B53 团队管理能力”,指标内涵为“作为家庭医生团队长,能够自如管理服务团队,分工协作开展工作,能与公卫医生建立良好协作关系”。

3.3.4.2 第二轮专家咨询结果

结合第一轮专家意见,制定了第二轮专家咨询问卷,指标层次结构见表 7。考虑到指标的实用性,第二轮增加了各项指标的可操作性评价打分,各级指标的筛选方法与第一轮相同。因此在第二轮指标筛选时,采用与第一轮指标筛选方法一致的界值法。删除指标的条件为同时不满足重要性评价的均值界值和变异系数界值以及可操作性的均值界值和变异系数界值。可以看到第二轮专家咨询结果一致性更高,重要性评价均大于4,且重要性评价变异系数在 0.02~0.19,较第一轮而言更小,说明专家对本指标体系的重要性意见更为统一。可操作性评价的算术均数都大于 4,变异系数维持在 0.03~0.19。

3.3.5 三级指标的内涵描述

对于全科医生医防融合能力评价指标体系的三级指标的内涵进行了描述并对其描述的合理性进行了两轮专家咨询,合理性评价均值界值为 4.10,变异系数界值为 0.16,结果显示合理性的均数和变异系数均符合纳入标准，说明专家对于三级指标内涵描述的合理性较高(详见表 8)。

表 6　专家咨询结果(第一轮)

指标层级	指标名称	均值	标准差	变异系数	结果
一级指标	A 知识结构方面的医防融合	4.88	0.33	0.07	纳入
	B 技能方面医防融合能力	4.94	0.24	0.15	保留
	C 素质方面的医防融合能力	4.88	0.33	0.07	纳入
二级指标	A1 临床基础知识	4.18	0.36	0.08	保留，修改名称
	A2 预防医学基本知识	4.76	0.50	0.11	纳入
	A3 中医学基本知识	4.10	0.33	0.17	删除
	A4 康复医学基本知识	3.78	0.54	0.19	删除
	B1 基层医疗服务能力	4.15	0.44	0.19	保留，修改名称及内涵
	B2 公共卫生服务能力	4.52	0.71	0.16	纳入
	B3 优生优育指导	4.58	0.56	0.12	纳入
	B4 基层医学人文能力	4.70	0.64	0.14	保留，修改名称及内涵
	B5 思维能力	4.94	0.24	0.15	保留
	C1 基层服务意识	4.88	0.33	0.07	纳入
	C2 职业素养	4.94	0.35	0.07	纳入
三级指标	A11 掌握合理用药及预防知识	4.88	0.42	0.09	纳入
	A12 掌握基层常见疾病诊疗与预防知识	4.48	0.76	0.17	纳入
	A13 掌握中医体质辨识与调护的基本知识	4.79	0.42	0.09	纳入
	A14 掌握全科医学基本理论	4.42	0.71	0.16	纳入

续表

指标层级	指标名称	均值	标准差	变异系数	结果
三级指标	A21 掌握流行病学与卫生统计学基本理论	4.58	0.66	0.14	纳入
	A22 掌握传染病预防控制理论	4.82	0.39	0.08	纳入
	A31 掌握中医辨证	3.88	0.33	0.17	删除
	A32 掌握中医针灸按摩理论	3.79	0.55	0.19	删除
	A41 掌握康复基础知识	4.16	0.66	0.14	删除
	A42 掌握康复疾病原理	3.58	0.66	0.14	删除
	B11 能从“全人”的视角开展基本医疗服务	4.70	0.53	0.11	纳入
	B12 掌握院前急救技术	4.64	0.65	0.14	纳入
	B13 掌握危重疾病识别技术并及时转诊	4.76	0.44	0.09	纳入
	B31 常见传染病的识别、报告、预防与控制能力	4.79	0.42	0.09	纳入
	B32 社区诊断能力	4.82	0.46	0.10	保留,修改名称及内涵
	B33 健康教育与宣传能力	4.39	0.75	0.17	纳入
	B34 健康管理与健康随访能力	4.76	0.44	0.09	保留,修改名称
	B35 处理突发公共卫生事件应急处置能力	4.91	0.29	0.06	纳入
	B41 优生优育指导能力	4.73	0.52	0.11	纳入
	B51 倾听的能力	4.82	0.39	0.08	保留,B51 与 B52 整合为“B51 倾听与保留,表达能力”,内涵微调
	B52 沟通表达的能力	4.70	0.53	0.11	

续表

指标层级	指标名称	均值	标准差	变异系数	结果
三级指标	B53 处理复杂问题的能力	4.85	0.36	0.08	保留，“B53”修改为“B52 资源整合能力”，内涵微调
	B54 建立长久、稳定医患关系的能力	4.61	0.56	0.12	纳入
	B55 能正确处理医学伦理问题	4.48	0.62	0.14	纳入
	B61 自主学习能力	4.45	0.56	0.13	纳入
	B62 创新工作能力	4.91	0.29	0.06	纳入
	B63 信息利用与管理能力	4.88	0.33	0.07	纳入
	C11 主动服务基层居民的意识	4.76	0.50	0.11	纳入
	C12 主动提供卫生服务的意识	4.94	0.24	0.05	纳入
	C13 主动控制居民看病费用的意识	4.58	0.50	0.11	纳入
	C21 全科医学工作理念	4.73	0.45	0.10	纳入
	C22 成就动机	4.79	0.42	0.09	纳入
	C23 心理调适能力	4.76	0.44	0.09	纳入
	C24 公正公平	4.85	0.36	0.08	纳入
	C25 应急能力	4.73	0.91	0.19	纳入
	C26 团队合作意识与能力	5.00	0.00	0.00	保留，修改名称为“团队合作意识”
	C27 法律法规意识	5.00	0.00	0.00	纳入

表 7　专家咨询结果(第二轮)

指标层级	指标名称	指标重要性			指标可操作性		
		均值	标准差	变异系数	均值	标准差	变异系数
一级指标	A 知识结构方面的医防融合	4.58	0.23	0.06	4.63	0.47	0.09
	B 能力、技能、技术方面医防融合能力	4.73	0.14	0.09	4.56	0.48	0.09
	C 素质方面的医防融合能力	4.79	0.23	0.02	4.43	0.64	0.15
二级指标	A1 基层医学基础知识	4.76	0.26	0.07	4.75	0.30	0.05
	A2 预防医学基本知识	4.85	0.40	0.04	4.56	0.53	0.10
	B1 首诊与转诊服务能力	4.73	0.23	0.05	4.50	0.62	0.13
	B2 社区康复技术	5.00	0.44	0.09	4.94	0.77	0.19
	B3 公共卫生服务能力	4.97	0.34	0.03	4.56	0.58	0.11
	B4 优生优育指导	4.97	0.14	0.09	4.88	0.64	0.14
	B5 基层医学人文能力	4.97	0.23	0.08	4.19	0.60	0.13
	B6 思维能力	4.70	0.25	0.07	4.63	0.66	0.15
	C1 基层服务意识	4.73	0.32	0.07	4.41	0.47	0.10
	C2 职业素养	4.76	0.66	0.06	4.77	0.57	0.13
三级指标	A11 掌握合理用药及预防知识	4.61	0.32	0.17	4.88	0.28	0.04
	A12 掌握基层常见疾病诊疗与预防知识	4.82	0.61	0.05	4.88	0.20	0.03
	A13 掌握中医体质辨识与调护的基本知识	4.88	0.56	0.07	4.55	0.74	0.16
	A14 掌握全科医学基本理论	4.73	0.29	0.07	4.72	0.32	0.05

续表

指标层级	指标名称	指标重要性			指标可操作性		
		均值	标准差	变异系数	均值	标准差	变异系数
三级指标	A21 掌握流行病学与卫生统计学基本理论	4.91	0.34	0.09	4.92	0.72	0.16
	A22 掌握传染病预防控制理论	4.73	0.32	0.17	4.63	0.41	0.08
	B11 能从“全人”的视角开展基本医疗服务	4.85	0.36	0.09	4.69	0.33	0.06
	B12 掌握院前急救技术	4.73	0.65	0.16	4.81	0.26	0.04
	B13 掌握危重疾病识别技术并及时转诊	4.82	0.34	0.14	4.69	0.40	0.07
	B21 制定常见病康复训练方案	4.67	0.19	0.08	4.41	0.66	0.14
	B22 提供康复训练指导	4.64	0.42	0.05	4.73	0.70	0.16
	B31 常见传染病的识别、报告、预防与控制能力	4.58	0.34	0.07	4.59	0.42	0.08
	B32 社区管理能力	4.82	0.04	0.07	4.44	0.66	0.14
	B33 健康教育与宣传能力	4.64	0.05	0.09	4.63	0.41	0.08
	B34 健康管理与健康随访能力	4.58	0.09	0.17	4.59	0.47	0.09
	B35 处理突发公共卫生事件应急处置能力	4.82	0.03	0.09	4.44	0.66	0.14
	B41 优生优育指导能力	4.85	0.09	0.16	4.28	0.67	0.15
	B51 倾听与表达能力	4.85	0.08	0.14	4.44	0.62	0.13
	B52 资源整合能力	4.91	0.07	0.08	4.63	0.35	0.06
	B53 团队管理能力	4.70	0.04	0.05	4.75	0.60	0.13
	B54 建立长久、稳定医患关系的能力	4.82	0.14	0.07	4.53	0.43	0.08

续表

指标层级	指标名称	指标重要性			指标可操作性		
		均值	标准差	变异系数	均值	标准差	变异系数
三级指标	B55 能正确处理医学伦理问题	4.82	0.09	0.07	4.41	0.57	0.12
	B61 自主学习能力	4.88	0.02	0.09	4.66	0.41	0.07
	B62 创新工作能力	4.88	0.02	0.09	4.58	0.64	0.14
	B63 信息利用与管理能力	4.91	0.02	0.09	4.93	0.58	0.13
	B64 循证医学思维能力	4.88	0.08	0.06	4.69	0.61	0.14
	C11 主动服务基层居民的意识	4.94	0.08	0.04	4.56	0.58	0.11
	C12 主动提供卫生服务的意识	4.88	0.07	0.08	4.66	0.46	0.09
	C13 主动控制居民看病费用的意识	4.85	0.12	0.05	4.75	0.61	0.13
	C21 全科医学工作理念	4.76	0.06	0.07	4.59	0.47	0.09
	C22 成就动机	4.88	0.11	0.07	4.67	0.70	0.16
	C23 心理调适能力	4.85	0.10	0.05	4.88	0.67	0.15
	C24 公正公平	4.52	0.06	0.07	4.64	0.62	0.13
	C25 应急能力	4.58	0.06	0.08	4.47	0.58	0.12
	C26 团队合作意识	4.70	0.06	0.11	4.63	0.52	0.10
	C27 法律法规意识	4.94	0.04	0.06	4.81	0.40	0.07

表 8　三级指标框架及内涵描述及合理性评价

一级指标	二级指标	三级指标	内涵描述
A 知识结构方面的医防融合	A1 基层医学基础知识	A11 掌握合理用药及预防知识	掌握基层常用药合理用药知识，以及非合理用药不良事件的预防知识
		A12 掌握基层常见疾病诊疗与预防知识	掌握基层常见疾病基本诊疗知识，以及常见疾病三级预防策略
		A13 掌握中医体质辨识与调护的基本知识	掌握中医学基本知识，掌握中医体质辨识与调护的基本知识,促进“治未病”
		A14 掌握全科医学基本理论	掌握以人、家庭、社区为单位的健康照护基本知识
	A2 预防医学基本知识	A21 掌握流行病学与卫生统计学基本理论	掌握流行病学与卫生统计学基本理论与知识，会运用流行病学与卫生统计学进行社区卫生问题的调查，并提出防控策略与措施
		A22 掌握传染病预防控制理论	掌握传染病基本知识及预防控制基本理论
B 能力、技能、技术方面医防融合	B1 首诊与转诊服务能力	B11 能从“全人”的视角开展基本医疗服务	以“健康”为中心,从“全人”的视角去进行基本诊疗活动,从生理、心理、家庭、社会多个维度去开展医疗活动,促进健康
		B12 掌握院前急救技术	掌握院前急救技术,通过院前急救实施提高医疗救治效率
		B13 掌握危重疾病识别技术并及时转诊	能够识别危重疾病,并能迅速做出反应并转诊,最大限度地去维护患者的生命安全

续表

一级指标	二级指标	三级指标	内涵描述
B能力、技能、技术方面医防融合	B2社区康复技术	B21 制定常见病康复训练方案	能根据病人的特点制定个性化的康复方案，并督促病人积极进行康复，早日恢复生理功能或社会功能
		B22 提供康复训练指导	能够提供基础康复训练指导服务，包括常见慢性病的康复指导以及残疾康复指导和训练
	B3公共卫生服务能力	B31 常见传染病的识别、报告、预防与控制能力	能识别传染病，能按规定时限和程序报告，能协助疾病预防控制中心追踪传染源、运送传染病病人至定点隔离机构，对隔离病人进行管理。社区居民医学观察和居家隔离指导。能够配合相关部门进行流行病学调查
		B32 社区管理能力	能够分析社区居民健康状况、主要健康问题，了解社区需求及可利用资源，进行有效的社区管理
		B33 健康教育与宣传能力	能够通过举办讲座、开展咨询、个体化教育等方式，向辖区内人群积极开展健康教育与健康促进服务
		B34 健康管理与健康随访能力	能够为社区居民建立健康档案，能够为儿童、老年、妇女、残疾人以及重性精神疾病患者等提供基本保健和健康管理与随访服务
		B35 处理突发公共卫生事件应急处置能力	掌握突发公共卫生事件的报告程序，及时报告突发公共卫生事件；掌握应急措施和处理原则，能够协助疾病预防控制机构或其他部门处理突发公共卫生事件。能协助或独立开展现场流行病学调查、能进行现场环境消毒

续表

一级指标	二级指标	三级指标	内涵描述
B 能力、技能、技术方面医防融合	B4 优生优育指导	B41 优生优育指导能力	能对育龄期妇女开始优生优育指导，掌握计划生育的医学知识，掌握优生优育相关知识，开展优生优育技术指导工作
	B5 基层医学人文能力	B51 倾听与表达能力	掌握倾听技巧，能充分引导与倾听服务对象诉说，具备共情能力，能安抚愤怒、忧伤等负性情绪。与服务对象互动自然，能清晰表达自己的意见；了解当地风俗、方言，能通过通俗易懂的语言清晰表达学术性强的观点
		B52 资源整合能力	面对难以沟通的服务对象，善于借助患者亲属、病友、家医团队等外部资源的帮助，及时解决问题、化解矛盾能够与上级医生、同行加强交流、整合资源，弥补自身不足，提升服务质量
		B53 团队管理能力	作为家庭医生团队长，能够自如管理服务团队，分工协作开展工作，能与公卫医生建立良好协作关系
		B54 建立长久、稳定医患关系的能力	理解、信任、尊重患者及其家属，能够赢得患者及其家庭的信任，与其建立相互信任、持久稳定的医患关系
		B55 能正确处理医学伦理问题	妥善应对医护过程中产生的伦理问题，维护患者知情权，有技巧地向患者传达负面消息

续表

一级指标	二级指标	三级指标	内涵描述
B 能力、技能、技术方面医防融合	B6 思维能力	B61 自主学习能力	能在实践中不断更新知识和专业技能，能认识到自身知识和技能的局限性，能主动进行临床前沿知识、理念的学习，积极参加继续医学教育与继续职业发展，具有终身学习的意识
		B62 创新工作能力	克服基层医疗设备的落后和信息缺乏的现状，在原有医疗设备的基础上进行大胆创新并主动学习新知识和新技术。在没有先进检测设备的情况下，能对患者进行紧急诊治
		B63 信息利用与管理能力	能够运用信息技术进行医疗活动与卫生服务，能对政策信息进行分析和归纳，了解我国医疗保险等相关医疗政策及法律法规
		B64 循证医学思维能力	能够利用数据库资源检索、分析有关医学文献及信息，能根据最新的医疗证据，以病人为中心去进行医疗实践活动
C 素质方面的医防融合能力	C1 基层服务意识	C11 主动服务基层居民的意识	有帮助或服务基层居民、满足居民医疗需求的渴望，有较强的把基层居民留在基层看病，缓解目前看病难、看病贵的意识
		C12 主动提供卫生服务的意识	能针对居民卫生服务需求，主动提供方便、快捷、经济、有效、综合、连续的卫生服务
		C13 主动控制居民看病费用的意识	能进行换位思考，有希望居民能在基层看病，从而方便居民和有效控制居民看病费用的服务意识

续表

一级指标	二级指标	三级指标	内涵描述
C 素质方面的医防融合能力	C2 职业素养	C21 全科医学工作理念	是指遵循全科医学“以人为本，以健康为中心”的原则，以整体医学观和系统的思维方法来维护和促进个人、家庭及社区的健康，重视临床各科的贯通，贯彻预防为主的思想，以维护和促进居民健康为最终目标
		C22 成就动机	能进行客观的自我评价，有正确的职业观和价值取向，能以成就推动工作的进行，能从日常工作中找到成就感
		C23 心理调适能力	具备良好的心理调适和抗压能力，具有耐心和耐力
		C24 公正公平	在医疗服务过程中，能够努力消除各种歧视，提供公平、公正的医疗卫生保健服务
		C25 应急能力	能处理一些突发的医疗卫生事件，有快速的反应能力和迅速处理问题的能力
		C26 团队合作意识	能尊重、信任同事，使团队内部和谐相处，能主动与上级医院、其他团队建立良好的合作关系
		C27 法律法规意识	了解国家卫生健康政策，熟悉与从业相关的法律法规，恪守职业医疗法律法规

4.确定全科医生医防融合能力指标权重

4.1.研究方法

采用层次分析法计算医防融合能力指标体系的指标权重，主要分为4个步骤：确定指标层次模型、构建判断矩阵、计算指标权重和一致性检验。

4.1.1 确定指标层次模型

将指标体系分为目标层、制约层、中间层，中间层下设三级指标层。

4.1.2 构建判断矩阵

参照Saaty1—9级标度对第二轮专家咨询问卷中各项指标重要性评分的平均值进行两两比较，构建两两比较判断矩阵(见表9)。表中i与j代表同一判断矩阵中两个不同的指标，Ai与Aj代表对应指标重要性评分的均值。

表9 Saaty1—9级标度、意义及量化值

Ai–Aj	Ai比Aj的重要程度	量化值
Ai–Aj ≤0.25	同样重要	1
0.25<Ai–Aj≤0.5	稍微重要/有优势	3
0.75<Ai–Aj≤1	比较重要/有优势	5
1.25<Ai–Aj≤1.5	十分重要/有优势	7
Ai–Aj≥1.75	绝对重要/有优势	9
Ai–Aj分别在上述标度的中间		2、4、6、8

4.1.3 计算指标权重

基于制约层、中间层和指标层分别构建的比较判断矩阵，逐一对指标量化并赋值后，选择和积法计算权重系数。

第一步：按列归一化，得出矩阵B(见表10)，$B=(b_{ij})_{min}$，其中

$$b_{ij}=\frac{a_{ij}}{\sum_{i=1}^{n}}(i,j=1,2,\cdots,n)$$

第二步，将矩阵 B 中的各元素按行相加，得到向量 C, $C=(c_1,c_2,\cdots,c_n)^T$,其中 $c_i=\sum_{j=1}^{n}b_{ij}(i,j=1,2,\cdots,n)$

第三步,对向量 C 归一化处理,得出特征向量 W, $W=(w_1,w_2,\cdots,w_n)$,其中 $Wi=\frac{c_i}{\sum_{k=1}^{n}c_k}(i,j=1,2,\cdots,n)$。

第四步,按照上述步骤及公式计算出其他各层各指标的单层权重系数。

第五步,计算各指标的组合权重。

4.1.4 层次排序与一致性检验

计算各级指标的组合权重后,分别对判断矩阵进行层次单排序及层次总排序的一致性检验。其中,层次单排序是指对于上一层某指标而言,本层次各指标对其重要性的影响程度。层次总排序则是基于层次单排序结果得出的,从最高层至最低层逐层依次进行,目的是获得层次结构中某一层指标对于整体指标体系的组合权重以及它们对上层指标之间的影响程度。

在研究中,通常引用一致性指数 CI,检验上述权重计算是否符合逻辑,一般认为,当 $CI<0.1$ 时,可能无逻辑混乱,结果可以接受。CI 计算公式为:

$$CI=\frac{\lambda_{max}-n}{n-1}$$

其中 λ_{max} 是最大特征根,计算公式为:

$$\lambda_{max}=\sum_{j=1}^{n}\frac{b_{ij}W_i}{nW_i}(i=1,2,\cdots n)$$

表 10　各层指标的层次排序与一致性检验

指标层级	指标名称	λ_{max}	*CI*	*RI*	*CR*
一级指标	A 知识结构方面的医防融合	3.000 0	0.000 0	0.520 0	0.0000
	B 能力、技能、技术方面医防融合能力				
	C 素质方面的医防融合能力				
二级指标	A1 基层医学基础知识	2.000 0	0.000 0	0.000 0	null
	A2 预防医学基本知识				
	B1 首诊与转诊服务能力	6.044 1	0.008 8	1.260 0	0.007 0
	B2 社区康复技术				
	B3 公共卫生服务能力				
	B4 优生优育指导				
	B5 基层医学人文能力				
	B6 思维能力				
	C1 基层服务意识	2.000 0	0.000 0	0.000 0	null
	C2 职业素养				
三级指标	A11 掌握合理用药及预防知识	4.121 9	0.040 6	0.890 0	0.045 7
	A12 掌握基层常见疾病诊疗与预防知识				
	A13 掌握中医体质辨识与调护的基本知识				
	A14 掌握全科医学基本理论				
	A21 掌握流行病学与卫生统计学基本理论	2.000 0	0.000 0	0.000 0	null
	A22 掌握传染病预防控制理论				

续表

指标层级	指标名称	λ_{max}	CI	RI	CR
三级指标	B11 能从“全人”的视角开展基本医疗服务	3.053 7	0.026 9	0.520 0	0.051 6
	B12 掌握院前急救技术				
	B13 掌握危重疾病识别技术并及时转诊				
	B21 制定常见病康复训练方案	2.000 0	0.000 0	0.000 0	null
	B22 提供康复训练指导				
	B31 常见传染病的识别、报告、预防与控制能力	5.195 4	0.048 9	1.120 0	0.043 6
	B32 社区管理能力				
	B33 健康教育与宣传能力				
	B34 健康管理与健康随访能力				
	B35 处理突发公共卫生事件应急处置能力				
	B41 优生优育指导能力	null	0.000 0	0.000 0	null
	B51 倾听与表达能力	5.195 4	0.048 9	1.120 0	0.043 6
	B52 资源整合能力				
	B53 团队管理的能力				
	B54 建立长久、稳定医患关系的能力				
	B55 能正确处理医学伦理问题				
	B61 自主学习能力	4.071 6	0.023 9	0.890 0	0.026 8
	B62 创新工作能力				
	B63 信息利用与管理能力				

续表

指标层级	指标名称	λ_{max}	*CI*	*RI*	*CR*
	B64 循证医学思维能力				
三级指标	C11 主动服务基层居民的意识	3.053 7	0.026 9	0.520 0	0.051 6
	C12 主动提供卫生服务的意识				
	C13 主动控制居民看病费用的意识				
	C21 全科医学工作理念	8.293 3	0.041 9	1.360 0	0.030 8
	C22 成就动机				
	C23 心理调适能力				
	C24 公正公平				
	C25 应急能力				
	C26 团队合作意识				
	C27 法律法规意识				

此外，还需引入平均随机一致性指数 RI，与 CI 共同度量判断矩阵是否具有较好的一致性。RI 取值见表。

表 11　平均随机一致性指数

	随机一致性 RI 赋值									
n 阶	1	2	3	4	5	6	7	8	9	10
RI 值	0	0	0.52	0.89	1.12	1.26	1.36	1.41	1.46	1.49

RI 阶数取 n，当 $n>2$ 时，计算公式为：

$$CR=\frac{CI}{RI}$$

CR 即为随机一致性比例，一般当 $CR<0.1$ 时，则可以认为判断矩阵通过一致性检验，其取值越小，一致性程度越高。

理论上，层次单排序具有一致性，可以认为该指标体系的层次总排序同样具有一致性，但为了保证研究方法的完整性和合理性，本文与检验层次单排序一致性采用相同的衡量指标和维度，对层次总排序也进行了一致性检验。层次总排序的 CR 计算公式为：

$$CR=\frac{\sum_{1}^{n} W_i CJ_j}{\sum_{1}^{n} W_i RJ_j}(j=1,2,\cdots n)$$

4.2.研究结果

4.2.1 指标层次模型确定

本研究将“基层医疗卫生机构全科医生医防融合能力”作为目标层，将知识结构、能力技能技术和素质方面的医防融合能力的 3 个一级指标作为制约层，10 个二级指标作为中间层，每个中间层下设若干指标（三级指标），形成指标层，利用 MindMaster 软件画出层次分析框架图（见图 3）。

4.2.2 构建判断矩阵

按照量化赋值标准及前述方法，对本研究的三级指标维度的判断矩阵进行量化并赋值，详见表 12 至表 24。

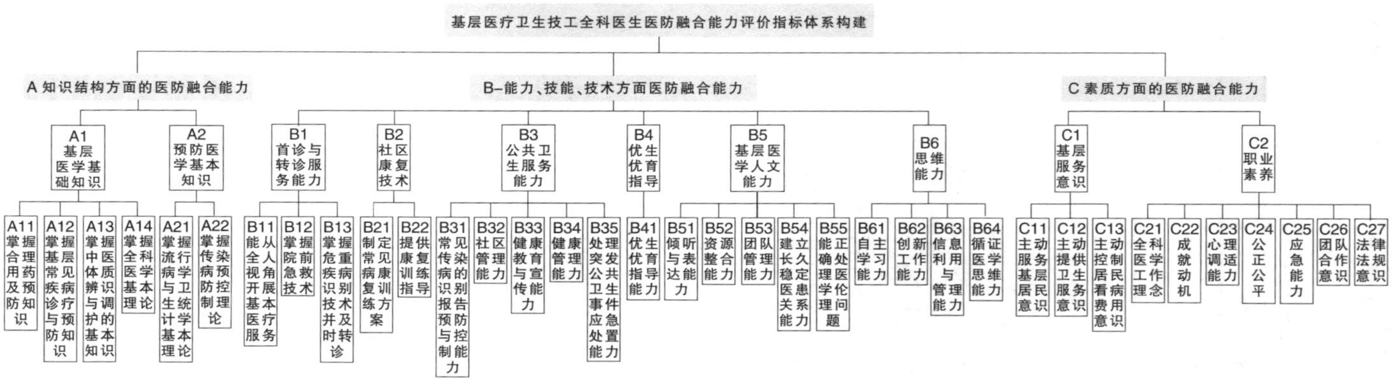

图 3　医防融合能力评价指标层次框架图

表 12　制约层判断矩阵

全科医生医防融合能力评价指标体系	A 知识结构方面的医防融合	B 能力、技能、技术方面医防融合能力	C 素质方面的医防融合能力
A 知识结构方面的医防融合	1	1/2	1
B 能力、技能、技术方面医防融合能力	2	1	2
C 素质方面的医防融合能力	1	1/2	1

表 13　中间层——A 知识结构方面的医防融合维度判断矩阵

	A1 基层医学基础知识	A2 预防医学基本知识
A1 基层医学基础知识	1	2
A2 预防医学基本知识	1/2	1

表 14　中间层——B 能力、技能、技术方面的医防融合维度判断矩阵

	B1 首诊与转诊服务能力	B2 社区康复技术	B3 公共卫生服务能力	B4 优生优育指导	B5 基层医学人文能力	B6 思维能力
B1 首诊与转诊服务能力	1	2	2	3	3	2
B2 社区康复技术	1/2	1	1/2	2	2	1/2
B3 公共卫生服务能力	1/2	1/2	1	3	3	2
B4 优生优育指导	1/3	1/2	1/3	1	1/2	1/2
B5 基层医学人文能力	1/3	1/2	1/3	2	1	1/2
B6 思维能力	1/2	2	1/2	2	2	1

表 15　中间层——C 素质方面的医防融合能力维度判断矩阵

	C1 基层服务意识	C2 职业素养
C1 基层服务意识	1	2
C2 职业素养	1/2	1

表 16　指标层——A1 基层医学基础知识维度判断矩阵

	A11 掌握合理用药及预防知识	A12 掌握基层常见疾病诊疗与预防知识	A13 掌握中医体质辨识与调护的基本知识	A14 掌握全科医学基本理论
A11 掌握合理用药及预防知识	1	2	3	2
A12 掌握基层常见疾病诊疗与预防知识	1/2	1	3	2
A13 掌握中医体质辨识与调护的基本知识	1/3	1/3	1	1/3
A14 掌握全科医学基本理论	1/2	1/2	3	1

表 17　指标层——A2 预防医学基本知识维度判断矩阵

	A21 掌握流行病学与卫生统计学基本理论	A22 掌握传染病预防控制理论
A21 掌握流行病学与卫生统计学基本理论	1	1/2
A22 掌握传染病预防控制理论	2	1

表 18　指标层——B1 首诊与转诊服务能力维度判断矩阵

	B11 能从“全人”的视角开展基本医疗服务	B12 掌握院前急救技术	B13 掌握危重疾病识别技术并及时转诊
B11 能从“全人”的视角开展基本医疗服务	1	1/2	2
B12 掌握院前急救技术	2	1	2
B13 掌握危重疾病识别技术并及时转诊	1/2	1/2	1

表 19　指标层——B2 社区康复技术维度判断矩阵

	B21 制定常见病康复训练方案	B22 提供康复训练指导
B21 制定常见病康复训练方案	1	2
B22 提供康复训练指导	1/2	1

表 20　指标层——B3 公共卫生服务能力维度判断矩阵

	B31 常见传染病的识别、报告、预防与控制能力	B32 社区诊断能力	B33 健康教育与宣传能力	B34 健康管理与健康随访能力	B35 处理突发公共卫生事件应急处置能力
B31 常见传染病的识别、报告、预防与控制能力	1	2	1/2	1/2	1/2
B32 社区管理能力	1/2	1	1/2	1/2	1/2
B33 健康教育与宣传能力	2	2	1	1/2	1/2
B34 健康管理与健康随访能力	2	2	2	1	1/2
B35 处理突发公共卫生事件应急处置能力	2	2	2	2	1

表 21 指标层——B5 基层医学人文能力维度判断矩阵

	B51 倾听的能力	B52 沟通表达的能力	B53 处理复杂问题的能力	B54 建立长久、稳定医患关系的能力	B55 能正确处理医学伦理问题
B51 倾听与表达能力	1	1/2	2	1/2	2
B52 资源整合能力	2	1	2	2	2
B53 团队管理能力	1/2	1/2	1	1/2	2
B54 建立长久、稳定医患关系的能力	2	1/2	2	1	2
B55 能正确处理医学伦理问题	1/2	1/2	1/2	1/2	1

表 22　指标层——B6 思维能力维度判断矩阵

	B61 自主学习能力	B62 创新工作能力	B63 信息利用与管理能力	B64 循证医学思维能力
B61 自主学习能力	1	2	3	3
B62 创新工作能力	1/2	1	2	2
B63 信息利用与管理能力	1/3	1/2	1	2
B64 循证医学思维能力	1/3	1/2	1/2	1

表 23　指标层——C1 基层服务意识维度判断矩阵

	C11 主动服务基层居民的意识	C12 主动提供卫生服务的意识	C13 主动控制居民看病费用的意识
C11 主动服务基层居民的意识	1	2	2
C12 主动提供卫生服务的意识	1/2	1	2
C13 主动控制居民看病费用的意识	1/2	1/2	1

表 24　指标层——C2 职业素养维度判断矩阵

	C21 全科医学工作理念	C22 成就动机	C23 心理调适能力	C24 公正公平	C25 应急能力	C26 团队合作意识与能力	C27 法律法规意识
C21 全科医学工作理念	1	3	2	2	2	2	2
C22 成就动机	1/3	1	1/2	1/2	1/3	1/2	1/2
C23 心理调适能力	1/2	2	1	1/2	1/2	1/2	1
C24 公正公平	1/2	2	2	1	2	1/2	2
C25 应急能力	1/2	3	2	1/2	1	1/2	2
C26 团队合作意识	1/2	2	2	2	2	1	2
C27 法律法规意识	1/2	2	1	1/2	1/2	1/2	1

4.2.3 计算指标权重

为了更清晰地展示计算过程步骤，此处以制约层为例进行阐述。表 25 显示了制约层判断矩阵,表 26 显示按列归一化后得出的矩阵B。

表 27 显示了三层指标的单层权重 wi 和各层次指标组合权重。

4.2.4 层次排序与一致性检验

表 28 显示本研究中各指标的 CI 均<0.1,故所建立的指标体系无逻辑混乱,并且三层指标的 CR 均<0.1,证明满足一致性检验,各项指标权重分布具有合理性。

基于前述公式,分别对制约层、中间层及指标层进行层次总排序的一致性检验,其中制约层作为最高层,层次总排序的结果即为层次单排序结果,计算过程如下所示：

制约层：CR=0.0000

中间层：$$\frac{(0.25\times0.00)+(0.50\times0.26)+(0.25\times0.00)}{(0.25\times0.52)+(0.50\times1.26)+(0.25\times0.00)}=0.0070$$

指标层：$$\frac{(0.6667\times0.0406)+(0.3333\times0.00)+\cdots\cdots+(0.3333\times0.0419)}{(0.6667\times0.8901)+(0.3333\times0.00)+\cdots\cdots+(0.3333\times1.3600)}$$

$$=0.0421$$

可以看出,“全科医生医防融合能力评价指标体系”的制约层总排序一致性检验结果为 CR=0.0000<0.1，中间层总排序一致性检验结果为 CR=0.0070<0.1,指标层总排序一致性结果为 CR=0.0421<0.1,均通过一致性检验,该指标体系各层次总排序同样有较好的一致性。

表 25　制约层判断矩阵

全科医生医防融合能力评价指标体系	A 知识结构方面的医防融合	B 能力、技能、技术方面医防融合能力	C 素质方面的医防融合能力
A 知识结构方面的医防融合	1(a11)	1/2(a12)	1(a13)
B 能力、技能、技术方面医防融合能力	2(a21)	1(a22)	2(a23)
C 素质方面的医防融合能力	1(a31)	1/2(a32)	1(a33)

表 26　制约层判断矩阵权重系数计算

全科医生医防融合能力评价指标体系	A 知识结构方面的医防融合	B 能力、技能、技术方面医防融合能力	C 素质方面的医防融合能力
A 知识结构方面的医防融合	1/4(B11)	1/4(B12)	1/4(B13)
B 能力、技能、技术方面医防融合能力	1/2(B21)	1/2(B22)	1/2(B23)
C 素质方面的医防融合能力	1/4(B31)	1/4(B32)	1/4(B33)

表 27　各判断矩阵的单层权重系数与组合权重系数

指标层级	指标名称	单层权重 *wi*	组合权重
一级指标	A 知识结构方面的医防融合	0.250 0	0.250 0
	B 能力、技能、技术方面医防融合能力	0.500 0	0.500 0
	C 素质方面的医防融合能力	0.250 0	0.250 0
二级指标	A1 基层医学基础知识	0.666 7	0.166 7
	A2 预防医学基本知识	0.333 3	0.083 3
	B1 首诊与转诊服务能力	0.308 6	0.154 3
	B2 社区康复技术	0.137 3	0.068 6
	B3 公共卫生服务能力	0.208 1	0.104 0
	B4 优生优育指导	0.075 2	0.037 6
	B5 基层医学人文能力	0.175 7	0.087 9
	B6 思维能力	0.095 2	0.047 6
	C1 基层服务意识	0.666 7	0.166 7
	C2 职业素养	0.333 3	0.083 3
三级指标	A11 掌握合理用药及预防知识	0.406 3	0.067 7

续表

指标层级	指标名称	单层权重 *wi*	组合权重
三级指标	A12 掌握基层常见疾病诊疗与预防知识	0.287 5	0.047 9
	A13 掌握中医体质辨识与调护的基本知识	0.098 1	0.016 3
	A14 掌握全科医学基本理论	0.208 1	0.034 7
	A21 掌握流行病学与卫生统计学基本理论	0.333 3	0.027 8
	A22 掌握传染病预防控制理论	0.666 7	0.055 6
	B11 能从“全人”的视角开展基本医疗服务	0.311 9	0.048 1
	B12 掌握院前急救技术	0.490 5	0.075 7
	B13 掌握危重疾病识别技术并及时转诊	0.197 6	0.030 5
	B21 制定常见病康复训练方案	0.666 7	0.045 8
	B22 提供康复训练指导	0.333 3	0.022 9
	B31 常见传染病的识别、报告、预防与控制能力	0.143 3	0.014 9
	B32 社区管理能力	0.107 8	0.011 2
	B33 健康教育与宣传能力	0.186 7	0.019 4
	B34 健康管理能力	0.242 2	0.025 2
	B35 处理突发公共卫生事件应急处置能力	0.320 0	0.033 3

续表

指标层级	指标名称	单层权重 *wi*	组合权重
三级指标	B41 优生优育指导能力	1.000 0	0.037 6
	B51 倾听与表达能力	0.320 0	0.015 2
	B52 资源整合能力	0.186 7	0.008 9
	B53 团队管理能力	0.107 8	0.005 1
	B54 建立长久、稳定医患关系的能力	0.242 2	0.011 5
	B55 能正确处理医学伦理问题	0.143 3	0.006 8
	B61 自主学习能力	0.449 5	0.039 5
	B62 创新工作能力	0.259 6	0.022 8
	B63 信息利用与管理能力	0.170 7	0.015 0
	B64 循证医学思维能力	0.120 2	0.010 6
	C11 主动服务基层居民的意识	0.490 5	0.081 7
	C12 主动提供卫生服务的意识	0.311 9	0.052 0
	C13 主动控制居民看病费用的意识	0.197 6	0.032 9
	C21 全科医学工作理念	0.247 3	0.020 6
	C22 成就动机	0.064 5	0.005 4
	C23 心理调适能力	0.096 7	0.008 1
	C24 公正公平	0.159 8	0.013 3
	C25 应急能力	0.142 0	0.011 8
	C26 团队合作意识	0.193 2	0.016 1
	C27 法律法规意识	0.096 7	0.008 1

表 28　各层指标的层次排序与一致性检验

指标层级	指标名称	λ_{max}	CI	RI	CR
一级指标	A 知识结构方面的医防融合	3.0000	0.0000	0.5200	0.0000
	B 能力、技能、技术方面医防融合能力				
	C 素质方面的医防融合能力				
二级指标	A1 基层医学基础知识	2.0000	0.0000	0.0000	null
	A2 预防医学基本知识				
	B1 首诊与转诊服务能力	6.0441	0.0088	1.2600	0.0070
	B2 社区康复技术				
	B3 公共卫生服务能力				
	B4 优生优育指导				
	B5 基层医学人文能力				
	B6 思维能力				
	C1 基层服务意识	2.0000	0.0000	0.0000	null
	C2 职业素养				
三级指标	A11 掌握合理用药及预防知识	4.1219	0.0406	0.8900	0.0457
	A12 掌握基层常见疾病诊疗与预防知识				
	A13 掌握中医体质辨识与调护的基本知识				
	A14 掌握全科医学基本理论				
	A21 掌握流行病学与卫生统计学基本理论	2.0000	0.0000	0.0000	null
	A22 掌握传染病预防控制理论				

续表

指标层级	指标名称	λ_{max}	CI	RI	CR
三级指标	B11 能从“全人”的视角开展基本医疗服务	3.0537	0.0269	0.5200	0.0516
	B12 掌握院前急救技术				
	B13 掌握危重疾病识别技术并及时转诊				
	B21 制定常见病康复训练方案	2.0000	0.0000	0.0000	null
	B22 提供康复训练指导				
	B31 常见传染病的识别、报告、预防与控制能力	5.1954	0.0489	1.1200	0.0436
	B32 社区管理能力				
	B33 健康教育与宣传能力				
	B34 健康管理与健康随访能力				
	B35 处理突发公共卫生事件应急处置能力				
	B41 优生优育指导能力	null	0.0000	0.0000	null
	B51 倾听与表达能力	5.1954	0.0489	1.1200	0.0436
	B52 资源整合能力				
	B53 团队管理的能力				
	B54 建立长久、稳定医患关系的能力				
	B55 能正确处理医学伦理问题				
	B61 自主学习能力	4.0716	0.0239	0.8900	0.0268
	B62 创新工作能力				
	B63 信息利用与管理能力				

续表

指标层级	指标名称	λ_{max}	CI	RI	CR
	B64 循证医学思维能力				
三级指标	C11 主动服务基层居民的意识	3.0537	0.0269	0.5200	0.0516
	C12 主动提供卫生服务的意识				
	C13 主动控制居民看病费用的意识				
	C21 全科医学工作理念	8.2933	0.0419	1.3600	0.0308
	C22 成就动机				
	C23 心理调适能力				
	C24 公正公平				
	C25 应急能力				
	C26 团队合作意识				
	C27 法律法规意识				

5.基层全科医生医防融合能力评价指标体系实证研究

5.1. 研究方法

5.1.1 数据收集与问卷设计

基于构建的评价框架，设计了全科医生医防融合能力问卷。问卷内容涵盖知识结构方面、能力/技能/技术方面、素质方面三大医防融合领域。所有条目采用 Likert 5 级评分制。2023 年 10~12 月，根据以下标准，对有目的抽样选择面向在基层医疗卫生机构执业的全科医生的可行性和测量特性进行了初步研究：①包括全科医师、助理全科医师，以及现岗从事基层卫生服务工作的乡村医生。②有参与研究的意愿。问卷通过在线调查进行回答。自我评价是基于全科医生对自己表现的评分，使用 Likert 5 级评分(1 分为很不熟悉，2 分为不熟悉，3 分为一般，4 分为熟悉，5 分为很熟悉)，共收集到有效样本 2 422 份。

5.1.2 数据分析方法

运用 Excel 2016 对问卷数据进行整理和编号，建立统计数据库，运用 SPSS 27.0 进行统计分析数据，分析问卷的项目以及信度、效度进行检验。检验水准 $\alpha = 0.05$。

5.1.2.1 信度分析

信度分析是一种在研究中对所用问卷收集到的整体样本数据的稳定性和一致性进行评价的方法。信度越大，则用其测量的研究维度标准误差越小，研究结果就越准确，能够有效地评估问卷调查中各维度的内部一致性。

首先，利用修正后的项与总计的相关性(corrected item-total correlation，CITC)和项目删除时的 Cronbach's α 信度系数对指标体系进行优化，其中 CITC 代表每个题项与剩余题项存在的相关性，用于测量同一变量的每个测量项目与其他测量题目之间的相关性系数，统一评价每个测量题项在问卷中的合理性。通常认为，当测量指标的 CITC 小于 0.3 或删除该项后 Cronbach's Alpha 值在删除项后有显著上升，该指标就需要被删除。然后使用 Cronbach's α 系数值进行内部一致性信度分析，当 Cronbach's α 信度系数大于 0.9 时，表明数据信度非常好；Cronbach's α 信度系数在 0.8~0.9，表明数据信度很好；当Cronbach's α 信度系数在 0.7~0.8，表明数据信度较好；Cronbach's α 信度系数在 0.6~0.7，表明数据信度可以接受；若 Cronbach's α 信度系数在 0.6 以下，则表明量表题项需要重新设计修改。

5.1.2.2 效度分析

结构效度：通过 Kaiser-Meyer-Olkin (KMO) 值和 Bartlett 球形检验进行探索性因子分析。Bartlett 的 χ^2 检验结果显示 $P < 0.05$，表明变量之间存在显著相关性。KMO 值范围在 0~1，值越大，数据越适合进行因子分析。通常认为，KMO >0.8 非常适合，KMO 值在 0.7~0.8 适合，KMO 值介于 0.6~0.7 较为适合，KMO <0.6 不适合[64]。

收敛效度：通过计算平均方差提取量（average variance extracted, AVE）和组合信度（composite reliability, CR）来评估问卷的收敛效度。AVE 和 CR 的计算基于标准化回归系数，通常认为组合信度（CR）值应大于 0.7，平均方差抽取量（AVE）值应大于 0.5，表明收敛效度良好[65][66]。

内容效度：通过专家评审和问卷条目与整体得分的相关性检验进行评估。本研究邀请了专家参与问卷的设计与修订，确保问卷能够全面覆盖全科医生医防融合能力的各个方面。内容效度的评估主要集中在问卷是否能够准确、全面地反映研究领域的相关内容。本研究通过以下两种方式来评估内容效度：①专家评审：我们邀请了 33 位来自全科医学教育管理、理论研究、全科医生、基层医疗卫生机构管理等不同领域的专家，采用两轮改良 Delphi 法对指标体系进行筛选和修订，以确保指标的全面性和准确性。②相关性分析：使用 Spearman 相关分析对一级、二级和三级指标与医防融合能力总体得分的相关性进行检验。

5.2.结果

5.2.1 问卷维度框架

调查问卷共有一级指标 3 个、二级指标 10 个、三级指标 5 个，每个三级指标满分为 5 分，10 个二级指标、3 个一级指标满分具体如表 29 所示。

表 29　调查问卷的条目框架、内容及赋分

一级指标	二级指标	三级指标数量	每个三级指标满分	二级指标满分	一级指标满分
A 知识结构方面的医防融合	A1 基层医学基础知识	4	5	20	30
	A2 预防医学基本知识	2	5	10	
B 能力、技能、技术方面医防融合能力	B1 首诊与转诊服务能力	3	5	15	100
	B2 社区康复技术	2	5	10	
	B3 公共卫生服务能力	5	5	25	
	B4 优生优育指导	1	5	5	
	B5 基层医学人文能力	5	5	25	
	B6 思维能力	4	5	20	
C 素质方面的医防融合能力	C1 基层服务意识	3	5	15	50
	C2 职业素养	7	5	35	

5.2.2 问卷调查情况

共有2 422 名天津市的全科医生填写了问卷。全科医生的平均年龄为44.89±8.30 岁，其基层工作年限 20.37±10.49 年，基本情况如表 30所示。

表 30　受调查者基本情况

		行业专家	基层医疗卫生机构人员
		n (%) /$\bar{x}$±s	n (%) /$\bar{x}$±s
例数		n1=33	n2=2422
年龄		46	44.89±8.30
工作年限		18.4	20.37±10.49
最高医学学历	硕士及以上	6	113
	本科	27	1 051
	大专		632
	大专以下		626

续表

		行业专家	基层医疗卫生机构人员
		n (%) /$\bar{x}\pm s$	n (%) /$\bar{x}\pm s$
专业技术职称	高级	24(72.73%)	209(8.63%)
	中级	8(24.24%)	809(33.40%)
	初级	1(3.03%)	829(34.23%)
	未聘任		575(23.74%)

5.2.3 全科医生自我评价结果和专家重要性打分

在个人视角下医防融合知识技能及教育资源现况自我评估中，所有项目均无缺失值。在 36 条三级指标中，掌握中医体质辨识与调护的基本知识和提供康复训练指导这两条评分最低，分别为 3.45±0.799 和 3.47±0.760 分。具体二级指标、三级指标自我评价及专家重要性打分如表 31 至表 32 所示。

表 31 全科医生对调查问卷的自我评价和专家重要性评分（二级指标）

一级指标	二级指标	自我评价分数 ($\bar{x}\pm s$)	专家重要性打分 ($\bar{x}\pm s$)
A 知识结构方面的医防融合	A1 基层医学基础知识	14.53±2.54	4.85±0.36
	A2 预防医学基本知识	7.10±1.37	4.76 ±0.50
B 能力、技能、技术方面医防融合能力	B1 首诊与转诊服务能力	10.86±2.00	4.88 ±0.33
	B2 社区康复技术	6.97±1.47	4.67±0.54
	B3 公共卫生服务能力	18.09±3.29	4.85±0.44
	B4 优生优育指导	3.49±0.76	4.52±0.71
	B5 基层医学人文能力	18.36±3.24	4.58±0.56
	B6 思维能力	14.36±2.65	4.70±0.64
C 素质方面的医防融合能力	C1 基层服务意识	11.39±1.98	4.94±0.24
	C2 职业素养	26.32±4.50	4.88±0.33

表 32　全科医生对调查问卷的自我评价和专家重要性评分(三级指标)

一级指标	二级指标	三级指标	自我评价分数($\bar{x}\pm s$)	专家重要性打分($\bar{x}\pm s$)
A 知识结构方面的医防融合	A1 基层医学基础知识	A11 掌握合理用药及预防知识	3.69±0.719	4.94±0.35
		A12 掌握基层常见疾病诊疗与预防知识	3.72±0.682	4.88±0.42
		A13 掌握中医体质辨识与调护的基本知识	3.45±0.799	4.48±0.76
		A14 掌握全科医学基本理论	3.67±0.699	4.79±0.42
	A2 预防医学基本知识	A21 掌握流行病学与卫生统计学基本理论	3.49±0.739	4.42±0.71
		A22 掌握传染病预防控制理论	3.61±0.696	4.58±0.66
B 能力、技能、技术方面医防融合能力	B1 首诊与转诊服务能力	B11 能从“全人”的视角开展基本医疗服务	3.67±0.694	4.82±0.39
		B12 掌握院前急救技术	3.58±0.722	4.88±0.33
		B13 掌握危重疾病识别技术并及时转诊	3.61±0.728	4.79±0.55
	B2 社区康复技术	B21 制定常见病康复训练方案	3.5±0.745	4.61±0.66
		B22 提供康复训练指导	3.47±0.760	4.58±0.66
	B3 公共卫生服务能力	B31 常见传染病的识别、报告、预防与控制能力	3.6±0.713	4.70±0.53
		B32 社区诊断能力	3.58±0.723	4.64±0.65
		B33 健康教育与宣传能力	3.64±0.720	4.76±0.44
		B34 健康管理与健康随访能力	3.66±0.708	4.79±0.42
		B35 处理突发公共卫生事件应急处置能力	3.6±0.706	4.82±0.46

续表

一级指标	二级指标	三级指标	自我评价分数($\bar{x}$±s)	专家重要性打分($\bar{x}$±s)
B能力、技能、技术方面医防融合能力	B4 优生优育指导	B41 优生优育指导能力	3.49±0.762	4.39±0.75
	B5 基层医学人文能力	B51 倾听的能力	3.69±0.701	4.76±0.44
		B52 沟通表达的能力	3.6±0.711	4.91±0.29
		B53 处理复杂问题的能力	3.62±0.736	4.73±0.52
		B54 建立长久、稳定医患关系的能力	3.76±0.684	4.82±0.39
		B55 能正确处理医学伦理问题	3.7±0.696	4.70±0.53
	B6 思维能力	B61 自主学习能力	3.74±0.690	4.85±0.36
		B62 创新工作能力	3.56±0.719	4.61±0.56
		B63 信息利用与管理能力	3.54±0.728	4.48±0.62
		B64 循证医学思维能力	3.51±0.743	4.45±0.56
C 素质方面的医防融合能力	C1 基层服务意识	C11 主动服务基层居民的意识	3.8±0.690	4.91±0.29
		C12 主动提供卫生服务的意识	3.8±0.688	4.88±0.33
		C13 主动控制居民看病费用的意识	3.79±0.703	4.76±0.50
	C2 职业素养	C21 全科医学工作理念	3.77±0.687	4.94±0.24
		C22 成就动机	3.71±0.703	4.58±0.50
		C23 心理调适能力	3.69±0.729	4.73±0.45
		C24 公正公平	3.82±0.702	4.79±0.42
		C25 应急能力	3.69±0.709	4.76±0.44
		C26 团队合作意识与能力	3.84±0.694	4.85±0.36
		C27 法律法规意识	3.76±0.716	4.73±0.91

5.2.4 信度分析

5.2.4.1 内部一致性信度

信度分析是用来评估问卷在测量某一特定概念时的稳定性和一致性。在本研究中,使用了内部一致性分析来检测问卷的信度,具体通过校正后的项与总计的相关性 (corrected item–total correlation,CITC)来衡量。分析结果显示,所有题项的 CITC 值均大于 0.5,表明这些题项与整体测量结果具有较高的一致性。此外,删掉任何一个条目后,Cronbach's α 系数并未发生显著变化,进一步证明了问卷的稳定性和一致性。从结果来看,表 33 中的三个一级指标的 Cronbach′s α 系数在 0.826~0.863,表明这些指标具有很好的内部一致性。表 34 显示,10 个二级指标的 Cronbach's α 系数在 0.702~0.888 之间,也表明二级指标的信度较高。此外,使用分半信度系数进一步验证了问卷的可靠性。问卷的整体分半信度系数为 0.950,各子表的分半信度系数在 0.876~0.932,均远高于 0.70 的可接受标准,进一步支持了各个子表的内部一致性和可靠性。

表 33　一级指标信度检验表

一级指标	Cronbach's α 系数	信度评价
A 知识结构方面的医防融合	0.826	高
B 能力、技能、技术方面医防融合能力	0.863	高
C 素质方面的医防融合能力	0.833	高

表 34　二级指标信度检验表

二级指标	观测的三级指标数	Cronbach's α 系数	信度评价
A1 基层医学基础知识	4	0.792	高
A2 预防医学基本知识	2	0.713	高
B1 首诊与转诊服务能力	3	0.844	高
B2 社区康复技术	2	0.777	
B3 公共卫生服务能力	5	0.853	
B4 优生优育指导	1	0.702	
B5 基层医学人文能力	5	0.888	

续表

二级指标	观测的三级指标数	Cronbach's α 系数	信度评价
B6 思维能力	4	0.819	
C1 基层服务意识	3	0.858	
C2 职业素养	7	0.797	

5.2.5 效度分析

5.2.5.1 结构效度

为验证问卷的结构效度，本研究采用了 Kaiser-Meyer-Olkin（KMO）检验和 Bartlett 球形度检验。结果显示，各子表的 KMO 值在 0.784~0.979，表明数据非常适合进行因子分析。Bartlett 球形度检验的 P 值均小于 0.05，表明变量之间存在显著关系，进一步支持了数据适合因子分析的假设。在此基础上，研究进行了主成分分析，结果显示累计方差贡献率均超过 70%。同时，各因子的载荷值均大于0.50，说明各项指标在测量其所归属的因子时表现出较高的解释力。通过(Kaiser-Meyer-Olkin，KMO)和 Bartlett 球形检验进行探索性因子分析，Bartlett 的 χ^2 检验 $P<0.05$，说明变量之间存在关系。表 35 各维度的 KMO 值在 0.784~0.979，Bartlett 的 χ^2 检验 P 值均小于 0.05，说明本次研究数据均适合进行因子分析。

接着进行主成分分析提取公因子，并经最大化方差正交旋转法进行因子旋转，确定各指标的因子载荷系数值，分析每个因子与二级指标的对应关系，结果见表 36 至表 38，说明相同二级指标对应共同的因子，没有出现张冠李戴现象，指标体系各维度设计合理，结构效度良好。

表 35　结构效度检验

类别	KMO 值	Bartlett 球形检验 χ^2 值	P 值	适合因子分析程度
A1 基层医学基础知识	0.849	684.557	<0.01	非常适合
A2 预防医学基本知识	0.862	516.562	<0.01	非常适合
B1 首诊与转诊服务能力	0.853	844.872	<0.01	非常适合

续表

类别	KMO 值	Bartlett 球形检验 χ^2 值	P 值	适合因子分析程度
B2 社区康复技术	0.790	626.963	<0.01	适合
B3 公共卫生服务能力	0.837	1107.511	<0.01	非常适合
B4 优生优育指导	–	–	–	–
B5 基层医学人文能力	0.784	617.386	<0.01	适合
B6 思维能力	0.865	765.400	<0.01	非常适合
C1 基层服务意识	0.800	1130.066	<0.01	非常适合
C2 职业素养	0.879	865.563	<0.01	非常适合

表 36　因子载荷系数表(A 知识结构方面的医防融合)

二级指标	因子 1		因子 2		因子 3	
	条目	载荷	条目	载荷	条目	载荷
A1 基层医学基础知识	A11	0.773	A12	0.696	A14	0.816
			A13	0.78		
A2 预防医学基本知识	A21	0.795				
	A22	0.683				

表 37　因子载荷系数表(B 能力、技能、技术方面医防融合能力)

二级指标	因子 1		因子 2		因子 3	
	条目	载荷	条目	载荷	条目	载荷
B2 社区康复技术	B21	0.854				
	B22	0.795				
B3 公共卫生服务能力	B31	0.683	B33	0.763	B32	0.866
	B35	0.887	B34	0.624		
B4 优生优育指导	B41	0.921				
B5 基层医学人文能力	B51	0.896	B53	0.866	B54	0.821
	B52	0.683	B55	0.624		
B6 思维能力	B61	0.821	B64	0.897	B62	0.801
	B63	0.684				

表 38　因子载荷系数表(C 素质方面的医防融合能力)

二级指标	因子 1		因子 2		因子 3		因子 4	
	条目	载荷	条目	载荷	条目	载荷	条目	载荷
C1 基层服务意识	C12	0.66						
C2 职业素养	C21	0.803	C22	0.794	C24	0.8	C27	0.817
	C25	0.583	C23	0.825	C26	0.916		

5.2.5.2 内容效度

内容效度通过专家评审和问卷条目与整体得分的相关性检验进行评估。专家参与了问卷的设计与修订,确保问卷覆盖了全科医生医防融合能力的各个方面。Spearman 相关分析结果显示,二级指标与总体医防融合能力的 Spearman 相关系数分别是 0.873、0.956 和 0.823,P 值均小于 0.01;;二级指标(A1 基层医学基础知识、A2 预防医学基本知识、B1 首诊与转诊服务能力、B2 社区康复技术、B3 公共卫生服务能力、B4 优生优育指导、B5 基层医学人文能力、B6 思维能力、C1 基层服务意识、C2 职业素养) 与全科医生医防融合能力总分的 Spearman 相关系数值分别是 0.791、0.867、0.763、0.848、0.633、0.836、0.677、0.885、0.796、0.777,P 均小于 0.5;所有三级指标与全科医生医防融合能力总分 Spearman 相关系数均大于 0.65,P 值均小于 0.05;说明调查对象的医防融合能力与指标之间存在正向关系,如表 39 所示。

表 39　各级指标得分与全科医生医防融合能力的 Spearman 相关系数

指标名称	Spearman 相关系数	指标名称	Spearman 相关系数
A 知识结构方面的医防融合	0.873**	B31 常见传染病的识别、报告、预防与控制能力	0.678*
B 能力、技能、技术方面医防融合能力	0.956**	B32 社区诊断能力	0.673*
C 素质方面的医防融合能力	0.823**	B33 健康教育与宣传能力	0.687*

续表

指标名称	Spearman 相关系数	指标名称	Spearman 相关系数
A1 基层医学基础知识	0.791*	B34 健康管理与健康随访能力	0.695*
A2 预防医学基本知识	0.867*	B35 处理突发公共卫生事件应急处置能力	0.708*
B1 首诊与转诊服务能力	0.763**	B41 优生优育指导能力	0.717*
B2 社区康复技术	0.848*	B51 倾听的能力	0.685*
B3 公共卫生服务能力	0.633*	B52 沟通表达的能力	0.669*
B4 优生优育指导	0.836**	B53 处理复杂问题的能力	0.651*
B5 基层医学人文能力	0.667*	B54 建立长久、稳定医患关系的能力	0.676*
B6 思维能力	0.885*	B55 能正确处理医学伦理问题	0.658*
C1 基层服务意识	0.796**	B61 自主学习能力	0.723*
C2 职业素养	0.777*	B62 创新工作能力	0.690*
A11 掌握合理用药及预防知识	0.738**	B63 信息利用与管理能力	0.683**
A12 掌握基层常见疾病诊疗与预防知识	0.729*	B64 循证医学思维能力	0.671*
A13 掌握中医体质辨识与调护的基本知识	0.687*	C11 主动服务基层居民的意识	0.740**
A14 掌握全科医学基本理论	0.715*	C12 主动提供卫生服务的意识	0.731**
A21 掌握流行病学与卫生统计学基本理论	0.703**	C13 主动控制居民看病费用的意识	0.706*
A22 掌握传染病预防控制理论	0.732**	C21 全科医学工作理念	0.688**

续表

指标名称	Spearman 相关系数	指标名称	Spearman 相关系数
B11 能从“全人”的视角开展基本医疗服务	0.729**	C22 成就动机	0.656*
B12 掌握院前急救技术	0.740**	C23 心理调适能力	0.661*
B13 掌握危重疾病识别技术并及时转诊	0.704**	C24 公正公平	0.676*
B21 制定常见病康复训练方案	0.727**	C25 应急能力	0.676*
B22 提供康复训练指导	0.691*	C26 团队合作意识与能力	0.745**
		C27 法律法规意识	0.747*

* 代表 P<0.05,** 代表 P<0.01

5.2.5.3 收敛效度

通过计算 AVE 和 CR 值,评估了问卷的收敛效度。表 40 结果显示，本研究三个一级指标下，各维度指标 AVE 值在 0.657~0.740,CR 值在 0.789~0.873,说明该指标体系具有较好的收敛效度。

表 40 问卷的收敛效度

	二级指标	三级指标	因子载荷系数	平均方差提取 AVE 值	组合信度 CR 值
A 知识结构方面的医防融合	A1 基层医学基础知识	A11	0.773	0.684	0.789
		A12	0.696		
		A13	0.780		
		A14	0.816		
	A2 预防医学基本知识	A21	0.795	0.683	0.858
		A22	0.683		
B能力、技能、技术方面医防融合能力	B1 首诊与转诊服务能力	B11	0.801	0.698	0.791
		B12	0.660		
		B13	0.854		

续表

	二级指标	三级指标	因子载荷系数	平均方差提取 AVE 值	组合信度 CR 值
B 能力、技能、技术方面医防融合能力	B2 社区康复技术	B21	0.654	0.707	0.789
		B22	0.795		
	B3 公共卫生服务能力	B31	0.683	0.685	0.825
		B32	0.866		
		B33	0.763		
		B34	0.624		
		B35	0.887		
	B4 优生优育指导	B41	–	–	–
	B5 基层医学人文能力	B51	0.896	0.679	0.829
		B52	0.683		
		B53	0.866		
		B54	0.821		
		B55	0.624		
	B6 思维能力	B61	0.821	0.740	0.813
		B62	0.801		
		B63	0.584		
		B64	0.897		
C 素质方面的医防融合能力	C1 基层服务意识	C11	0.733	0.657	0.873
		C12	0.560		
		C13	0.864		
	C2 职业素养	C21	0.803	0.688	0.801
		C22	0.794		
		C23	0.825		
C 素质方面的医防融合能力	C2 职业素养	C24	0.800		
		C25	0.583		
		C26	0.916		
		C27	0.817		

6.结论与建议

6.1.指标体系具有较强逻辑性和系统性

1946 年由美国兰德公司提出德尔菲专家咨询法，该方法是按照规定的程序，利用函询形式进行的集体匿名思想交流过程。该方法的实施过程需要背靠背、独立地征询专家的意见或者判断，然后通过对其主观判断打分的收集、总结、归纳、处理，得出相对客观的结果[67]。

本研究采用改良的德尔菲法，在文献调研、专家访谈的基础上，遵循全面性、导向性、动态性和可获得性原则，初步构建基层全科医生医防融合能力评价指标体系，再经过两轮专家咨询构建了包含 3 个一级指标、10 个二级指标和 36 个三级指标的指标体系，有效避免了传统德尔菲法因偏离主题而增加调查轮数[68]，更好地发挥了德尔菲法优势。参与咨询的专家既有来自全科医学教育教学领域的教授，也有来自综合医院的全科医生，还有来自基层的一线全科医生及行政管理人员，有10 年及以上工作年限的专家占 91.2%。两轮专家咨询的有效问卷回收率分别高达 100%和 97%，Cr 为 0.80，说明专家对这项研究有很高的关注度且意见权威，评价结果具有较强的参考价值和实用价值[69]。

本研究采用“界值法”筛选指标，运用了决策系统层次化的逻辑，(此句未读懂)在定量和定性的基础上，先计算肯德尔协调系数，评价专家对指标重要性和可操作性的意见是否一致(语句不通)，再用层次分析法计算指标权重系数，判断指标体系构建是否符合逻辑。界值法、层次分析法与德尔菲法联合使用，从一级指标、二级指标、三级指标再到指标内涵界定层层分解，使得构建的以“素质方面的医防融合能力”为内核，以“知识结构方面的医防融合能力”为基础，以“能力、技能、技术方面的医防融合能力”为翼的三维“全科医生(前面要加基层吗？请全文统一)医防融合能力评价指标体系”，能有效降低主观因素影响，更具逻辑性和系统性[70]。

6.2.指标体系注重医防融合能力多方面评价

2015 年以来，我国陆续有关于全科医生岗位胜任力指标体系研究的文献发表，构建的指标体系一般包含基本医疗服务能力、公共卫生服务能力、人际沟通与团队合作能力、职业素养等，但学界关于全科医生医防融合核心能力尚未有明确的界定，也没有机构开展过较为系统的相关研究[71][72][73][74]。本研究以“全科医生是基层医疗卫生机构医防融合的关键”为起点，以全科医生为评价对象，从知识、技能与能力、素质的视角构建医防融合能力评价指标。部分指标，如公共卫生服务能力指标、思维能力指标、职业素养指标等与国内的全科医生岗位胜任力指标体系研究内容有一定的交叉[75]，只是存在表达差异。与既往相关研究相比，本研究创新之处是不限于关注基层全科医生基本医疗服务能力、公共卫生服务能力的评价，更是以医防融合为核心，重点评价基层全科医生健康管理和疾病管理衔接的能力，在生命全过程、疾病发展全过程为居民提供防治结合的医疗和基本公共卫生服务能力，高度切合了健康中国背景下基层医疗卫生机构的核心职能定位。

本研究指标主要包括 3 个维度：①“知识结构方面的医防融合”维度。该维度不仅强调二级指标“基础医学知识”，还包括二级指标“预防医学基本知识”。该维度的三级指标除了强调全科医学基本理论外，也强调用药、慢性病诊治和中医诊疗过程的预防知识。另外，基层全科医生为社区居民提供全生命周期的健康服务的同时，也是基层传染病防控或突发公共卫生事件应急处置的实施主体和重要力量，亟待提升其对疫情防控的认知水平，加强其对突发公共卫生事件应急的处置能力，所以三级指标“掌握传染病预防控制理论”的组合权重为 0.055 6，在三级指标维度指标中位于第 2 位。②“能力、技能、技术方面的医防融合”维度。本研究认为作为全科医生，首先应具有该维度下二级指标“首诊与转诊服务能力”，其评价点是能开展基本医疗服务，掌握院前急救技术。对患者病情的识别及处理是全科医生的重要工作内容，只有准确识别才能及时为患者实施转诊，挽救患者生命。基层工作重心

“以健康为中心”的实现，需要提高医疗资源利用率，通过提升居民在基层医疗卫生机构就诊的体验感，把需要常态管理的慢性病患者留在基层，所以该维度二级指标“基层医学人文能力”下的三级指标“倾听与表达的能力”和“建立长久、稳定医患关系的能力”权重也较高。③“素质方面的医防融合”维度，该维度强调了二级指标“基层服务意识”的重要性，其三级指标“主动服务基层居民的意识”位于第1位，内涵是帮助或服务基层居民，满足居民医疗需求，有较强的把基层居民留在基层就诊的意识，这是指标体系中二级指标“基层医学人文能力”提高的内在动力。

6.3. 指标体系是突出全科医生医防融合能力提升的关键指标

6.3.1 职业素养提升是全科医生医防融合能力提升的源动力

专家一致认为，“具有主动服务意识，具有较强基层居民留在基层看病”的能力和“能针对居民卫生服务需求，主动提供方便、快捷、经济、有效、综合、连续的卫生服务”，是评价全科医生医防融合能力的首要指标。全科医学以社区和家庭为关注重点，强调以人为核心，不仅关注患者的生理健康，还从心理、社会、家庭等方面对患者进行诊疗，提供长期的健康照护，全科医生职业素养的高低直接决定了基层医疗卫生服务体系的服务质量和水平，全科医生既要有一定的卫生服务能力，更应注重主动服务职业素养的养成。提高全科医生的职业素养、职业获得感和绩效激励，可以消除全科医生的职业倦怠，促进全科医生医防融合服务水平的提升[76]。建议基层卫生服务机构进一步健全全科医生的培训、培养长效机制，培养其成就动机、心理调适能力、应急能力、团队合作意识等职业素养，促进其个人职业素养与岗位要求相匹配，提高其职业获得感。

6.3.2 提高院前急救能力是全科医生医防融合能力提升的重要抓手

基层全科医生一方面要向社区人群普及急救知识和技能，针对重点人群突发性急症的前兆与危险做好预防性教育，开展重点人群健康管理；另一方面，基层全科医生是社区院前急救处理最关键的主体，全科医生入院前的医疗救护是减轻患者伤痛、稳定病情、防止再损伤、降低患者伤残率、后续有效转诊得到医治的前提[77][78]。基层全科医生掌握危重疾病识别技术并及时有效转诊,才能全方位、全周期维护和保障患者的生命安全。因此,提升院前急救能力是提高医防融合能力的重要环节。一些学者针对提升基层全科医生急救能力开展了相关对策研究,储爱霞等[79]认为应充分发挥医学院校、社区医院服务社会职能,树立"急救是保障,关键是预防"的健康理念,加强院前急救培训与家庭急救培训相结合,构建权威院前急救知识与信息发布渠道。另外,建立友好的急救环境是破解老年院前急救存在问题的重要措施。尤银刚等[80]认为,要以完整的法律体系为依据建立完善的院前急救模式,建设和完善社区卫生服务系统、学校知识宣传等信息化平台,使院前急救深入基层,这是提高基层院前急救能力的有效途径。

6.3.3 提高社区常见病、多发病合理用药知识的掌握水平是全科医生医防融合能力提升的重要手段

基层医疗卫生机构接受基本医疗卫生服务的老年人、多病共存及多重用药的患者群体日益庞大[81],与综合医院专科药学服务相比,基层药学服务更注重服务的连续性和可及性。在治疗方案制定过程中,应由传统的"看病"理念向"看患者(一般科技期刊不再使用该词,多用"患者",请核对这里是否有明确出处)"理念转换[82],进行"病、人(包括患者及其家庭)共管",通过一级甚或是零级预防减少慢性病的发生。一旦确诊慢性病,应加强二级预防,防止出现并发症,从而从根本上减少多重用药。全科医生应掌握社区常见病、多发病合理用药知识,为患者提供个体化的药学服务,提升自身医防融合服务能力。与专科医生相比,一些全科医生面对的学科更广,患者年龄跨度更大,常用药物的类和数量更多,其药学知识储备可能出现相对不足。药师-全科医生联合门诊是为应对药师缺少处方权问题,基层药师与全科医生在合作模式上的创新性尝试[83]。该模式是组建由药师参与的全科诊疗团队,由团队共同制定诊疗方案,开展用药管理,定期随访用药的安全性。本研究

结果提示，面对基层用药现状，应该对全科医生开展基层常用药合理用药知识和非合理用药不良事件的发生预防专项培训，在此基础上，不断完善临床药师加盟家医团队的机制，把药学服务送到社区。

6.4 指标体系的实证研究

6.4.1 信度分析结果

信度分析结果显示，本研究中建立的医防融合能力评价指标体系具有较高的内部一致性。本研究选取 Cronbach's α 系数和分半信度系数作为信度检验指标。3 个一级指标的 Cronbach's α 系数在 0.826~0.863，10 个二级指标的 Cronbach's α 系数在 0.702~0.888，均表明指标体系内部一致性较好。Cronbach's α 系数是一项用于评估问卷或量表内部一致性的统计指标。通常，α 系数大于 0.7 被认为具有较好的内部一致性，表示问卷能够可靠地评估同一概念的不同方面。此外，使用分半信度系数进一步验证了问卷的可靠性。分半信度是将一个问卷分成两部分，分别计算两部分的得分，并分析它们之间的相关性，以此来检验量表的内部一致性。结果显示，问卷的整体分半信度系数为 0.950，各子表的分半信度系数在 0.876~0.932，均远高于通常认为的 0.70 的可接受标准。分半信度与 Cronbach's α 系数结合，可以更全面地评估问卷的内部一致性，从而确保问卷在评估全科医生的医防融合等方面具有科学性和应用价值。

6.4.2 效度分析结果

为了验证问卷的结构效度，研究采用了 KMO 检验和 Bartlett 球形度检验。KMO 值在 0.784~0.979，Bartlett 检验 P 值均小于 0.05，表明数据适合进行因子分析。通过主成分分析和验证性因子分析，本研究进一步确认了问卷的结构效度，各因子的载荷值均大于 0.5，累积方差贡献率达到 70%以上，表明模型的拟合指标符合标准。

研究通过内容效度分析，验证了全科医生医防融合能力评价问卷的科学性与全面性。首先，内容效度通过专家评审进行评估，确保问卷覆盖了全科医生在医防融合过程中所需的核心能力维度。专家的参与不仅加强了问卷设计的专业性,也确保了评价指标与实际需求的相关性。同时,通过 Spearman 相关分析,进一步验证了一级指标与总分之间的高度相关性（相关系数分别为 0.873、0.956 和 0.823,P 值均小于 0.01),说明一级指标能够有效反映医防融合能力的整体水平。此外,二级指标与总分的 Spearman 相关系数范围在 0.600~0.863,三级指标的相关系数均大于 0.65(P 值均小于 0.05),进一步证明各维度指标之间具有较强的正向相关性。这些结果表明,问卷设计的指标体系在反映全科医生医防融合能力方面具有较高的内容效度。相关性分析结果显示,各个指标与医防融合能力之间存在明显的正向关系,尤其是在预防医学、公共卫生服务和社区康复技术等方面,相关系数较高,表明这些领域是全科医生医防融合能力的重要组成部分。

本研究通过计算平均方差提取量(AVE)和组合信度(CR)值,评估了问卷的收敛效度。较高的 AVE 值和 CR 值能够很好地反映全科医生医防融合能力中的核心维度。通过本研究的收敛效度分析,进一步证明了所构建的指标体系在不同维度下测量的稳定性与一致性,为其应用提供了理论支持。

6.4.3 全科医生医防融合能力的现状与提升空间

在本研究的试点调查中,共有 2 422 名天津市全科医生参与问卷填写。结果显示,部分三级指标如“掌握中医体质辨识与调护的基本知识”和“提供康复训练指导”的评分相对较低。这提示,在实际工作中,全科医生在某些具体技能领域可能仍需进一步加强培训与实践。这与 Maggie Rae 中提到的在解决健康不平等时需要加强社区赋能和提供有效支持系统的观点不谋而合[84]。

当前,全科医生在医防融合中的能力尚有较大提升空间。虽然在一定程度上,全科医生具备了基层医学基础知识和诊疗服务能力,但在预防医学、公共卫生服务和社区康复技术等核心领域仍存在不足。现状研究显示,许多全科医生的教育背景和职业培训主要集中在临床医学领域,而公共卫生和预防保健相关的能力却未能得到充分的培训与实践支持[85],同时临床医疗工作人员因缺乏公共卫生知识和技能对公共卫生服务的参与受限[86]。这种知识技能的匹配度不足,导致全科医生在应对疾病预防与管理上的能力有限,尤其是在社区层面的健康促进和预防干预。

6.5.研究结论

本研究聚焦基层全科医生,研究其医防融合能力评价指标,其意义在于:①基层医疗卫生机构可用于评价本单位全科医生服务辖区居民生命全过程、疾病发展全过程的基本医疗卫生服务能力,制定相应的绩效指标,切实促进医防融合。②全科医生培训机构或高等院校的非学历教育培训部门可基于该指标体系研究辖区基层全科医生的医防融合工作现状,开展针对性强的培训项目。③卫生行政管理部门可基于本研究结果,系统设计与开发适合本地区卫生健康需求的继续教育培训项目,促进全科医生健康管理与疾病管理衔接的能力,推进基层医疗卫生机构健康服务形式创新。④通过对天津市 242 2 名全科医生的实证调查,初步验证了该指标体系的信度和效度,进一步验证了该评价指标体系在实际应用中具有较好的可行性、有效性和可操作性,可以为基层全科医生的医防融合能力评估和培训项目开发提供参考。

6.6.不足之处

本部分的研究尚存在不足之处,参与咨询的专家中,基层一线全科医生和基层全科医生管理人员占比较大(54.5%),且均来自天津地区,在一定程度上会影响结果外推。之后将考虑提升专家人群的数量和专业覆盖面,扩大研究地点;实证研究需要在不同的地区进行,以提升研究结果的应用推广价值。

参考文献：

[1]王坤.基于胜任特征的员工绩效管理研究[D].济南：山东大学，2008.

[2]刘玲，方金鸣，彭义香.全科医生岗位胜任力模型及理论的研究进展[J].中国临床研究，2021，34(11)：1565-68.DOI：10.13429/j.cnki.cjcr.2021.11.030.

[3]张嵬.研究型医师胜任力模型构建研究[D].上海：中国人民解放军海军军医大学，2018.

[4]姜利华.图书馆馆员核心胜任力研究——基于胜任力冰山模型[J].新世纪图书馆，2011(8)：89-90.

[5]连国华，陈亮，张向杰，等.基于洋葱模型的社区全科医生岗位胜任力评价指标体系构建研究[J].中国郭全科医学，2022，25(31)：3955-3958.

[6]EPSTEIN R M. Defining and assessing professional competence [J]JAMA，2002，287(2)：226.DOI：10.1001/jama.287.2.226.

[7]Carraccio C，Wolfsthal SD，Englander R，et al.Shifting paradigms：from Flexner to competencies[J]. Acad Med，2002，77(5)：361-367.

[8]刘玲，方金鸣，彭义香.全科医生岗位胜任力模型及理论的研究进展[J].中国临床研究，2021，34(11)：1565-1568.DOI：10.13429/j.cnki.cjcr.2021.11.030.

[9]陈家应，胡丹.医防融合：内涵、障碍与对策[J].卫生经济研究，2021，38(08)：3-5+10.DOI：10.14055/j.cnki.33-1056/f.2021.08.021.

[10]Matsuda S.An AHP analysis of knowledge and skills necessary to be become occupational physician and required under and postgranduate education and trdining system [J]. J Uoeh，1996，18(1)：77-84.

[11]Cheraghi-Sohis，Bower P. Can the feedback of patient assessments，brief training，or their combinatinon，improve the inter-personal skills of primary care physicians? A systematic review[J]. BMC Health Serv Res，2018，8：179.

[12]Patterson F，Tavabie A，Denney M，et al. A new competency model for general practice：implications for selection，training，and careers[J].Br J Gen Pract，2013，63(610)：e331-e338.

[13]Hay EM，Campbell A，Linney S，et al.Development of a competency framework for general practitioner swith a special interest in musculoskeletal /rheumatology practice[J].Rheumatologu(Oxford)，2007，46(2)：360-362.

[14]Willams K. Self-assessment of clinical competence by general practitioner traine-es before and after a six-month psychiatric pl-acement[J].Br J Gen Pract，1998，48(432)：1387-1390.

[15]Amara G，Aycchi M，Ben Nasr S，et al. The physicians' perception of the general practitioner management of mantal disorders：importance，difficulties and perspec-tives[J].Tunis

Med,2010,88(1):33-37.

[16]Abbott P, Reath J,Gordon E,et al. General practitioner supervis -or assessment and teaching of registrars consulting with aboriginal patients is cultural competence adequately considered? [J].BMC Med Educ,2014,14:167.

[17]WONCA Europe.The European definition of general practice[EB/OL]. Family Medicine WONCA Europe 2011, http://www.woncaeurope.Org/De-finition%20GPFM.htm.2011.

[18]Jason RF. The CanMEDS 2005 physician competency framework[M] . Ottawa: the Royal College of Physicians and Surgeons of Canada, 2005.

[19]RCGP Curriculum 2010. The GP Consultation in Practice [DB/OL] . http://www. Rcgp.org.uk/.2012-05-30.

[20]Joseph ES. Preparing the Personal Physician for Practice(P4): Essential Skills for New Family Physicians and How Residency Programs May Provide Them[J] . JABFM July-August, 2007,20(04): 348-355.

[21]蒋陆娟,徐爱军,张倩,等.基于结构方程的乡村医生胜任力、医患关系与工作满意度关系模型研究[J].中国卫生统计,2018,35(4):538-545.

[22]刘佳琪,于挺.基于胜任力模型的社区全科医生薪酬体系研究[J].卫生经济研究,2018(8):41-43.

[23]刘畅畅,高红霞,张研.农村家庭医生岗位胜任力指标体系构建[J].医学与社会,2021,34(01):20-24+33.DOI:10.13723/j.yxysh.2021.01.004.

[24]方金鸣,陶红兵,彭义香,等.全科医生岗位胜任力模型构建[J].医学与社会,2020,33(01):129-133.DOI:10.13723/j.yxysh.2020.01.030

[25]包玉华,王黎珠,王霏,等.全科医生岗位胜任力评价指标体系研究[J].交通医学,2024,38(05):545-550.DOI:10.19767/j.cnki.32-1412.2024.05.031.

[26]张旭,宫雪,徐沙沙,等.基于德尔菲法和层次分析法的中国助理全科医生岗位胜任力模型构建研究[J].中国全科医学, 2024, 27 (31): 3946-3952.

[27]苏芳,左延莉,吴彩媛,等.广西乡镇卫生院全科医生岗位胜任力模型的构建研究[J].中国全科医学,2015,18(16):1893-1900.

[28]董浩,解佳惠,丁晓蕊.全科住培医师岗位胜任力素质模型构建及效果评价的研究 [J].中国继续医学教育.2024,16 (04):103-108.

[29]金丽娇,贾英雷,孙涛,等.基于探索性因子分析的全科医生胜任力模型构建研究[J]. 中国全科医学.2013,16(37):22-24.

[30]董海娜,朱舜,王伟杰.Fuzzy 综合评价法在全科医师岗位核心能力评价中的应用[J].中

国卫生统计,2014,31(02):273-274,277.

[31]陆萍,陆志敏,钱志芳.基于德尔菲法的家庭医生岗位胜任力指标体系构建研究[J].中国全科医学,2020,23(28):3553-3560.

[32]蒋陆娟,徐爱军,张倩,等.基于结构方程的乡村医生胜任力、医患关系与工作满意度关系模型研究[J].中国卫生统计,2018,35(4):538-545.

[33]邵芊,吴燕,王子荆,秦侠,陈若陵,胡志.家庭医生团队胜任力模型构建研究——基于安徽省的调查[J].中国农村卫生事业管理,2020,40(06):393-398.

[34]苏芳,左延莉,吴彩媛,等.广西乡镇卫生院全科医生岗位胜任力模型的构建研究[J].中国全科医学,2015,18(16):1893-1900.

[35]王晶. 全科医生岗位胜任力模型构建与实证研究[D].太原:山西医科大学,2016.

[36]刘畅畅. 农村家庭签约医生岗位胜任力指标体系构建与实证研究[D].武汉:华中科技大学,2020.DOI:10.27157/d.cnki.ghzku.2020.005499.

[37]李一萱,张阳,于晓松.中外全科医生岗位胜任力模型分析与借鉴[J].中华全科医师杂志,2021,20(02):248-252.

[38]马志强,郭乐,李钊,等.签约服务情境下基于扎根理论的全科医生胜任力模型构建研究 [J/OL]. 中国全科医学:1-8 [2022-12-06].http://kns.cnki.net /kcms /detail/13.1222.R.20221204.2331.001.html.

[39]李铜印,胥娇,冯忠孝,等.国内外全科医生职业胜任力研究进展[J].中国农村卫生事业管理,2021,41(08):549-553.DOI:10.19955/j.cnki.1005-5916.2021.08.004.

[40]魏云,王飞跃,王美荣,等. 我国全科医生岗位胜任力评估指标体系研究进展[J]. 中国全科医学,2021,24(19):2394-2400. DOI:10.12114/j.issn.1007-9572.2021.00.103.

[41]郑艳玲,余芳,陈艳黎,等.我国全科医生职业倦怠状况及影响因素研究[J].中国全科医学,2019,22(07):764-769.

[42]黄馨莹. 中国全科主治医师岗位胜任力模型构建研究[D].沈阳:中国医科大学,2020.DOI:10.27652/d.cnki.gzyku.2020.000414.

[43]张琣姤. 紧密型医联体医保支付方式改革绩效评价指标体系构建研究[D].南昌:江西中医药大学,2022.DOI:10.27180/d.cnki.gjxzc.2022.000437.

[44]高汀.重庆市外科医生综合评价指标体系构建研究[D].重庆:重庆医科大学,2020.

[65]王春枝,斯琴.德尔菲法中的数据统计处理方法及其应用研究[J].内蒙古财经学院学报(综合版),2011,9(4):92-96.

[66]尤奥林.基于家庭医生签约服务的慢病居家康复服务质量评价指标体系的构建[D].济南:山东大学,2021.

[67]尤奥林.基于家庭医生签约服务的慢病居家康复服务质量评价指标体系的构建[D].济南:山东大学,2021.

[48]张瑥瑜,刘利霞,王小刚,等.家庭医生签约服务团队内部考核指标体系构建研究[J].中国全科医学,2021,24(25):3244-3249.

[49]严晓玲,王坤,邱五七,等 ."防-治-保"三位一体融合协同概念框架和路径初探 [J]. 中国公共卫生,2020,36 (12) : 1682-1685.

[50] 梁胜翔. 我国西部地区基层医疗卫生机构基本公共卫生服务人员核心能力建设研究[D].重庆:中国人民解放军陆军军医大学,2020.DOI:10.27001/d. cnki.gtjyu.2020.000024.

[51]耿晴晴, 杨金侠, 潘春林, 等. 基层卫生人员基本公共卫生服务能力研究[J]. 卫生经济研究 2016:33-37.

[52]王波, 陈锐, 吴涛, 等. 城市社区全科医生培训现状及需求调查:专题小组访谈[J].中华全科医学, 2014,12(02):290-292.

[53]Calhoun, Judith G,McElligott, John E,Weist, Elizabeth M,Raczynski, James M. Core Competencies for Doctoral Education in Public Health [J]. American Journal of Public Health, 2012, 102(1):22-29.

[54]许振丹,徐艳,李玉琴. 基于知信行模式的新乡市社会公众院前急救能力调查[J]. 中华现代护理杂志,2020,26(13):1743-1746.

[55]储爱霞,林锋.社区老年院前急救培训的现状与对策[J].宁波开放大学学报,2023,21(01):7-10.

[56]尤银刚,李虹静.基于社区院前急救模式的研究与实践路径进展[J].甘肃科技,2022,38(07):96-98+119.

[57]ROBERTS A S,BENRIMOJ S I,CHEN T F,et al. Implementing cognitive services in community pharmacy:a review of facilitators used in practice change [J]. Int J Pharm Pract, 2006,14:163-170.

[58]汤淑彧. 基层药师在面对多重用药老年患者时作用的发挥[J].中国保健营养,2018,28(29):103-104.

[59]王波, 陈锐, 吴涛, 等. 城市社区全科医生培训现状及需求调查:专题小组访谈[J].中华全科医学, 2014,12(02):290-292.

[60]曹馨,马志敏,程萍,等. 家庭药师对社区糖尿病患者开展药学监护的实践和探索[J]. 中国现代医药杂志,2020,22(11):92-94. DOI:10.3969/j.issn.1672-9463.2020.11.028.

[61]储爱霞,林锋.社区老年院前急救培训的现状与对策[J].宁波开放大学学报,2023,21(01):7-10.

[62]尤银刚,李虹静.基于社区院前急救模式的研究与实践路径进展[J].甘肃科技,2022,38(07):96-98,119.
[63]ROBERTS A S,BENRIMOJ S I,CHEN T F,et al. Implementing cognitive services in community pharmacy:a review of facilitators used in practice change [J]. Int J Pharm Pract,2006,14:163-170.

第四章

基于指标体系的继续教育项目体系设计

依据全科医生医防融合能力评价指标体系,系统分析与设计医防融合全科医生培训与继续教育项目。经多轮专家研讨与修订,最终将全科医生培训与继续教育项目划分为十一个类别:①家庭医生危重症识别与院前急救能力提升培训。②基层常见疾病的预防、诊疗与康复。③家庭医生合理用药能力提升培训。④家庭医生优生优育指导能力提升培训。⑤全科诊疗思维模式强化训练。⑥全科医生社区诊断与管理能力提升培训。⑦全科医生传染病的预防与控制能力提升培训。⑧全科医生突发公共卫生事件应急处置能力提升培训。⑨家庭医生医学人文能力提升培训。⑩新时代全科医生可持续发展能力提升培训。⑪家庭医生中医体质辨识基础培训。

针对每一类别项目的设计方向,以及对全科医生医防融合能力的贡献度进行分析如下。

1.家庭医生危重症识别与院前急救能力提升培训

此类培训重在提升家庭医生鉴别诊断能力,能够敏锐识别疾病危险因素,尽早施救和转诊,预防病情的进一步恶化。此类培训可以设计为一个系统性的项目,且根据病种划分为若干独立模块,也可以仅针对其中的几个知识点和技能开展培训项目,培训的实施应充分结合基层的临床病例。

此类培训对职业技术技能、职业素质培养具有较大贡献度。其中应急能力、团队合作意识与能力的培养可以通过营造真实场景，比如角色扮演、标准化病人教学等，基于真实情境、真实病例的处理、研讨、点评来实现。此类培训对“医防融合”家庭医生培养的贡献度见表41。

表41　家庭医生危重症识别与院前急救能力提升培训岗位胜任力贡献度

指标	内涵描述	权重
B12 掌握院前急救技术	掌握院前急救技术，通过院前急救实施提高医疗救治效率	0.075 7
B13 掌握危重疾病识别技术并及时转诊	能够识别危重疾病，并能迅速做出反应并转诊，最大限度地去维护患者的生命安全	0.030 5
C25 应急能力	能处理一些突发的医疗卫生事件，有快速反应能力和迅速处理问题的能力	0.011 8
C26 团队合作意识与能力	尊重、信任同事，团队内部和谐相处，能与上级医院、其他团队建立良好的合作关系	0.016 1
		0.134 1

2.基层常见疾病的预防、诊疗与康复

全科医生继续教育项目多属于此类培训，综合考虑预防、诊疗和康复来处理基层常见疾病是全科医生的核心工作任务。由于全科医生的知识结构具有“横向性”的特征，应不断加强针对基层常见疾病的学习。但现有此类继续教育项目存在的主要问题是项目师资多为其他专科领域的专家，项目设计更多基于专科视角设计，有“深度”而“宽度”不足。或者说，“治病”角度的内容多，预防和康复方面的内容少，特别是对疾病恢复期开展科学有效的康复的相关技术培训亟待加强。需要优化培训内容、培训模式，使之更适用于基层医疗。

此类项目应包括一系列继续教育项目，每个项目以某个或某类健康问题为核心，融入疾病的预防、诊断、治疗、康复。基层卫生服务可重点围绕5大慢病的健康管理：高血压、糖尿病、心脑血管疾病、慢性呼

吸系统疾病、恶性肿瘤。中西医结合、中医适宜技术项目也属于此类。每个具体继续教育项目，也可以考虑将针对某类疾病的危重症识别与院前急救内容进行合并设计。

此类项目对“医防融合”家庭医生培养的贡献度见表 42。

表 42 基层常见疾病的预防、诊疗与康复培训岗位胜任力贡献度

指标	内涵描述	权重
A12 掌握基层常见疾病诊疗与预防知识	掌握基层常见疾病基本诊疗知识，以及常见疾病三级预防防治策略	0.047 9
B21 制定常见病康复训练方案	能根据病人的特点制定个性化的康复方案，并督促病人积极进行康复，早日恢复生理功能或社会功能	0.045 8
B22 提供康复训练指导	能够提供基础康复训练指导服务，包括常见慢性病的康复指导以及残疾康复指导和训练	0.022 9
		0.116 6

3.家庭医生合理用药能力提升培训

对家庭医生合理用药的指导越来越受到重视，此类培训可设计成一个独立的继续教育项目，也可以每次仅针对一个重点问题开展讲座，比如老年慢病患者的合理用药问题、基层用药中的常见问题纠正、基层医疗中精神类药物的科学使用等。提升全科医生对多病共存的老年患者进行用药指导的能力是此类项目的核心。

此类项目的教学方法可以采用传统授课方式，结合临床用药的具体案例，特别是用药不当的警示案例，就可以有较好的教学效果。如果能应用标准化病人设置真实的临床场景，让学习者指出其中的“用药误区”，并对“病人”开展用药指导实践，教师针对其中的问题进行及时纠正，教学效果会更好。后者对于师资的要求更高。

此类项目对“医防融合”家庭医生培养的贡献度见表 43，是一个重要的单一指标，也可以融入 B52 沟通表达能力的培养。

表 43　家庭医生合理用药能力提升培训岗位胜任力贡献度

指标	内涵描述	权重
A11 掌握合理用药及预防知识	掌握基层常用药合理用药知识，以及非合理用药不良事件的预防知识。	0.067 7

4.家庭医生优生优育指导能力提升培训

此类培训可设计成一个独立的继续教育项目，也可以每次仅针对重点问题开展讲座，由妇幼保健机构牵头开展。需要重视的是，家庭医生不仅要掌握相关知识，更重要的是提升指导能力、教育能力、宣传能力。因此，在培训方式上应强调学员的参与，给其创设仿真情境，实践健康指导、健康教育。还可以与其他主题的健康教育一起举办健教能力比赛，通过比赛和专家点评，促进实践技能的提升。该项目对“医防融合”家庭医生培养的贡献度见表 44。

表 44　家庭医生优生优育指导能力提升培训岗位胜任力贡献度

指标	内涵描述	权重
B41 优生优育指导能力	能对育龄期妇女开始优生优育指导，掌握计划生育的医学知识，掌握优生优育相关知识，开展优生优育技术指导工作	0.037 6
B33 健康教育与宣传能力	能够通过举办讲座、开展咨询、个体化教育等方式，向辖区内人群积极开展健康教育与健康促进服务	0.019 4
		0.057

5.全科诊疗思维模式强化训练

此类项目开发具有一定难度，且涉及指标数量多，对“医防融合”家庭医生培养的贡献度较高(见表 45)。从贡献指标可以看到，大部分为 C 指标，即素质方面的医防融合能力，这部分能力需要全科医生不断强化全科理念，并在临床实践中主动实践。B11 是一个核心指标，也是难点指标，不仅需要具备全科理念，更要有相应的能力。全科思维模式的形成需要一个长期的实践过程，就一个系统培训项目而言，基于真实病例的案例教学是重要的教学方法，学习者需要完成一定数量的典型全科诊疗案例学习，案例的选择可与前几类培训相结合，应为基层医疗中常见的健康问题，应重点考虑老年群体和常见慢性疾病。近年来，我们在积极探索开发全科诊疗思维训练系统，希望通过人机互动的方式加强全科思维训练和考核。引入标准化病人的培训方式经过实践是行之有效的培训方法，该方法的实施需要加强案例库、标准化病人队伍、师资队伍建设，且运行成本相对较高。

表 45　全科诊疗思维模式强化训练的岗位胜任力贡献度

指标	内涵描述	权重
A14 掌握全科医学基本理论	掌握以人、家庭、社区为单位的健康照护基本知识	0.034 7
B11 能从“全人”的视角开展基本医疗服务	以“健康”为中心，从“全人”的视角去进行基本诊疗活动，从生理、心理、家庭、社会多个维度去开展医疗活动，促进健康	0.048 1
C11 主动服务基层居民的意识	有帮助或服务基层居民、满足居民医疗需求的渴望，有较强地把基层居民留在基层看病，缓解目前看病难、看病贵的意识	0.081 7
C12 主动提供卫生服务的意识	能针对居民卫生服务需求，主动提供方便、快捷、经济、有效、综合、连续的卫生服务	0.052 0
C13 主动控制居民看病费用的意识	能进行换位思考，有希望居民能在基层看病，从而方便居民和有效控制居民看病费用的服务意识	0.032 9
C21 全科医学工作理念	是指遵循全科医学“以人为本，以健康为中心”的原则，以整体医学观和系统的思维方法来维护和促进个人、家庭及社区的健康，重视临床各科的贯通，贯彻预防为主的思想，以维护和促进居民健康为最终目标	0.020 6
C24 公正公平	在医疗服务过程中，能够努力消除各种歧视，提供公平、公正的医疗卫生保健服务	0.013 3
C26 团队合作意识与能力	尊重、信任同事，团队内部和谐相处，能与上级医院、其他团队建立良好的合作关系	0.016 1
		0.299 4

6.全科医生社区诊断与管理能力提升培训

此类培训是全科医生急需补充的知识技能，也是医防融合中“防”的重要知识技能，需要全科医生不能仅面对服务对象个体，还要建立社区人群的概念，能够面向服务人群开展健康服务工作，并具有敏锐的洞察力，能够了解服务人群的主要健康问题和疾病分布，开展健康管理、健康教育。可以开发一个系统性培训项目，以传统授课为主，学习者需要完成相应的实操作业，比如面向所辖社区开展一项调查，并进行数据资料分析，完成调查报告；开展一次主题健康随访；完成一篇主题文献综述。在此项培训中，对调查方法、资料与数据分析方法的学习是重点，也是难点。该项目对“医防融合”家庭医生培养的贡献度见表46。

表46　全科医生社区诊断与管理能力提升培训岗位胜任力贡献度

指标	内涵描述	权重
A21 掌握流行病学与卫生统计学基本理论	掌握流行病学与卫生统计学基本理论与知识，会运用流行病学与卫生统计学进行社区卫生问题的调查，并提出防控策略与措施	0.027 8
B32 社区诊断能力	能够掌握社区居民健康状况、社区需求及可利用资源，开展社区卫生诊断工作，以及社区卫生诊断报告书写	0.011 2
B33 健康教育与宣传能力	能够通过举办讲座、开展咨询、个体化教育等方式，向辖区内人群积极开展健康教育与健康促进服务	0.019 4
B34 健康管理与健康随访能力	能够为社区居民建立健康档案，能够为儿童、老年、妇女、残疾人以及重性精神疾病患者等提供基本保健和健康管理与随访服务	0.025 2
B63 信息利用与管理能力	能够运用信息技术进行医疗活动与卫生服务，能对政策信息进行分析和归纳，了解我国医疗保险等相关医疗政策及法律法规	0.015 0
B64 循证医学思维能力	能够利用数据库资源检索、分析有关医学文献及信息，能根据最新的医疗证据，以病人为中心去进行医疗实践活动	0.010 6
		0.109 2

7.全科医生传染病的预防与控制能力提升培训

经历三年疫情,各地已经面向基层卫生人员开展了大量传染病的预防与控制能力提升培训,并取得显著成效。此类项目在当前仍非常重要,现有继续教育项目比较成熟。该项目对“医防融合”家庭医生培养的贡献度见表47。

表47　全科医生传染病的预防与控制能力培训岗位胜任力贡献度

指标	内涵描述	权重
A22 掌握传染病预防控制理论	掌握传染病基本知识及预防控制基本理论	0.0556
B31 常见传染病的识别、报告、预防与控制能力	能识别传染病,能按规定时限和程序报告,能协助疾病预防控制中心追踪传染源、运送传染病病人至定点隔离机构,对隔离病人进行管理。社区居民医学观察和居家隔离指导。能够配合相关部门进行流行病学调查。	0.0149
		0.0705

8.全科医生突发公共卫生事件应急处置能力提升培训

与传染病的预防与控制能力提升培训类似,近年来突发公共卫生事件应急处置能力提升培训的开展也比较多,并已开发出相对成熟的继续教育项目,该项目对“医防融合”家庭医生培养的贡献度见表48。该项目除了传统的授课之外，开展模拟演练也是适宜的培训方法,可以是实地演练,也可以通过桌面推演的方式进行。

表48　全科医生突发公共卫生事件应急处置能力提升培训岗位胜任力贡献度

指标	内涵描述	权重
B35 处理突发公共卫生事件应急处置能力	掌握突发公共卫生事件的报告程序,及时报告突发公共卫生事件;掌握应急措施和处理原则,能够协助疾病预防控制机构或其他部门处理突发公共卫生事件。能协助或独立开展现场流行病学调查、能进行现场环境消毒。	0.033 3

续表

指标	内涵描述	权重
C25 应急能力	能处理一些突发的医疗卫生事件,有快速反应能力和迅速处理问题的能力	0.011 8
		0.045 1

9.家庭医生医学人文能力提升培训

该类培训对于家庭医生能力提升非常必要,也越来越受到家庭医生的重视,因为基层卫生健康服务强调以人为中心,家庭医生与服务对象之间的关系具有长期性,同时家庭医生服务也是以团队形式开展的,因此在工作中医学人文能力非常重要。一方面,家庭医生要具备与服务对象、服务家庭、服务社区建立良好关系的能力;另一方面,家庭医生要善于管理团队,善于多方整合资源,也就是善于处理与“人”有关的复杂问题,而不是仅处理“病”的问题。该项目对“医防融合”家庭医生培养的贡献度见表 49。医学人文能力提升培训的开展一方面通过传统授课方式, 另一方面可以与全科临床思维模式培训相结合,应用标准化病人,模拟真实场景开展培训。学习者可以在与标准化病人的互动中练习倾听、沟通表达、处理复杂问题。

表 49　家庭医生医学人文能力提升培训岗位胜任力贡献度

指标	内涵描述	权重
B51 倾听的能力	掌握倾听技巧,能充分引导与倾听服务对象诉说,具备共情能力	0.008 9
B52 沟通表达的能力	与服务对象互动自然,能清晰表达自己的意见;了解当地风俗、方言,能通过通俗易懂的语言清晰表达学术性强的观点	0.015 2
B53 处理复杂问题的能力	对于难以沟通的服务对象或者在沟通中遇到问题或冲突,能及时解决问题、化解矛盾,能安抚愤怒、忧伤等负面情绪,善于借助患者亲属、病友、家医团队等外部资源的帮助	0.006 8
B54 建立长久、稳定医患关系的能力	理解、信任、尊重患者及其家属,能够赢得患者及其家庭的信任,与其建立相互信任、持久稳定的医患关系	0.011 5

续表

指标	内涵描述	权重
B55 能正确处理医学伦理问题	妥善应对医护过程中产生的伦理问题，维护患者知情权，有技巧地向患者传达负面消息	0.005 1
C27 法律法规意识	了解国家卫生健康政策，熟悉与从业相关的法律法规，恪守职业医疗法律法规	0.008 1
		0.055 6

10.新时代全科医生可持续发展能力提升培训

该类培训是开发难度较大的一类培训，其中涉及的自主学习能力、创新工作能力、成就动机、心理调适能力，对于全科医生的可持续发展具有重要意义，同时在“医防融合”能力指标体系中的综合贡献度较高，排在十一类项目的第 5 位(见表 50)。该类培训项目的开发可以是传统授课模式，但课程设计需要具有一定创新性，同时对授课专家的水平、阅历要求较高。AI 技术的快速发展对医疗卫生领域的影响很大，民众获取卫生健康服务的途径更加多元化，整个行业面临体系重构。全科医生如何适应新的发展，并充分利用 AI 助力服务能力提升，也是该类培训需要重点关注的内容。

表 50　新时代全科医生可持续发展能力提升培训岗位胜任力贡献度

指标	内涵描述	权重
B61 自主学习能力	能在实践中不断更新知识和专业技能，能认识到自身知识和技能的局限性，能主动进行临床前沿知识、理念的学习，积极参加继续医学教育与继续职业发展，具有终身学习的意识	0.039 5
B62 创新工作能力	克服基层医疗设备的落后和信息缺乏的现状，在原有医疗设备的基础上进行大胆创新并主动学习新知识和新技术。在没有先进的检测设备的情况下，能对患者进行紧急诊治	0.022 8
C22 成就动机	能进行客观的自我评价，有正确的职业观和价值取向，能以成就推动工作的进行，能从日常工作中找到成就感	0.005 4

续表

指标	内涵描述	权重
C23 心理调适能力	具备良好的心理调适和抗压能力,具有耐心和耐力	0.008 1
		0.075 8

11.家庭医生中医体质辨识基础培训

中医中药类服务在基层医疗卫生服务中越来越受到重视和欢迎,西医背景的家庭医生学习中医药知识和技能已成为一种趋势。家庭医生应掌握中医体质辨识与调护的基本知识,根据患者体质情况提供个性化服务,促进“治未病”。此类培训可设计成一个独立的继续教育项目,现有系统设计的西学中,培训项目可以在一定程度上代替本类别培训,也可以独立申报关于基层中成药应用的专项培训。本项目在“医防融合”能力指标体系中的贡献度见表 51。近年来,中医类适宜技术培训在基层受到广泛欢迎,可以纳入第二类。

表 51　家庭医生中医体质辨识基础培训掌握中医体质辨识与调护的基本知识

指标	内涵描述	权重
A13 掌握中医体质辨识与调护的基本知识	掌握中医学基本知识，掌握中医体质辨识与调护的基本知识,促进“治未病”	0.016 3

第五章

全科医生医防融合继续教育现况调查

了解全科医生医防融合继续教育现况,应包括两方面内容:一是全科医生当前对医防融合的理解是否到位,二是现有医防融合继续教育项目开展情况。2020年9月至2021年1月,课题负责人曾组织开展天津市家庭医生团队服务能力现况调研,该项调研为天津市16个区的全覆盖调研,数据与资料丰富,可以从医防融合视角进行回顾性分析。本研究是2023年8月至9月针对天津市基层卫生服务机构的全科医生、助理全科医生进行了医防融合能力现况及继续教育开展情况的系统调研。

1.对天津市家庭医生服务现况的回顾性分析

家庭医生服务是医防融合实践的重要载体,在降低居民医疗卫生费用、改善国民健康水平、合理利用医疗卫生资源等方面都具有积极作用。家医签约服务已经成为基层医疗机构进行健康管理、提高居民就医感受度的重要手段;随着分级诊疗制度的实施,家医签约服务也成为"基层首诊"的重要抓手。

2016年,国务院医改办等七个部委发布《关于推进家庭医生签约服务的指导意见》,在200个公立医院综合改革试点城市开展家庭医生签约服务,通过家庭医生团队与居民签订服务合约的方式开展服务。《天津市推进家庭医生签约服务实施方案》于2016年制定,确定了签约服务的工作目标、服务模式、服务内容和保障措施,制定家医签约服务工作标准、加床服务规范和签约协议范本等制度规范，开始有序推进全市落实家医签约服务，组建了以全科医生为核心的家医服务团队超过 2 400 个。

2019 年，天津市家庭医生团队能力建设质量控制中心设立。为保障工作的可持续发展，进一步完善相关政策，持续提升家庭医生服务质量，于 2020 年 9 月至 2021 年 1 月组织开展了家医团队服务能力现况调研。调研包括家庭医生团队成员（团队长、全科医生、社区护士、公卫医技人员、乡村医生）、基层医疗卫生机构负责人和签约居民，采用小组焦点访谈和问卷调查两种方法，依据调研数据和质性资料进行服务能力评估，并建立了现况评估模型。结合本研究需要，我们将调研中医防融合相关数据和资料进行了回顾性分析。

1.1 从事家庭医生服务的全科医生基本情况分析

参与小组焦点访谈和问卷调查的家庭医生团队成员和机构负责人样本是一致的。其中家庭医生团队成员共 700 人，覆盖全市 16 个区，答题率为 81.9%，有效问卷 568 份，问卷有效率为 99.1%，Cronbach's Alpha 系数为 0.924。参与问卷调查人员按不同岗位进行统计，涉及全科医生 267 人，基本情况见表 1。从表 1 可以看出，从事家医服务的女性全科医生略多（54.7%），30 岁以下青年医生占比很低（7.5%），工作年限超过 15 年的占比超过 50%，学历和专业技术职称偏低，编外或退休返聘人员占比接近 20%。

表 1　家医服务中全科医生基本情况调查（n=267）

项目		n	比例（%）
性别	男	121	45.30
	女	146	54.70
年龄	20~30 岁	20	7.50
	31~40 岁	104	39.00

续表

项目		n	比例(%)
年龄	41~50 岁	107	40.10
	>50 岁	36	13.50
工作年限	1~4 年	17	6.40
	5~10 年	72	27.00
	11~15 年	43	16.10
	16~20 年	20	7.50
	>20 年	115	43.10
最高学历	硕士及以上	14	5.20
	本科	174	65.20
	大专及以下	79	29.60
专业技术职称	正高级	1	0.40
	副高级	45	16.90
	中级	105	39.30
	初级	98	36.70
编制情况	未聘任	18	6.70
	在编	214	80.10
	编外聘用	49	18.40
	退休返聘	4	1.50

参与调查人员中，家医服务团队长 222 人，其中全科医生担任团队长有 175 人，占比 78.83%。

1.2 家医服务中“医”与“防”的工作占比与分工情况分析

《家庭医生团队服务能力调查问卷》(机构负责人版、团队成员版)内容主要包括工作管理、服务情况、能力评价、支持系统、职业感知。其中在服务内容方面,主要以慢病随访、健康教育、门诊服务为主,其工作量占比分别为69.7%、66.5%和60.7%;而上门诊疗、转诊服务、上门护理、送药上门等服务提供较少,详见图1。可以看到,家医服务中“医”与“防”的工作占比都很高。

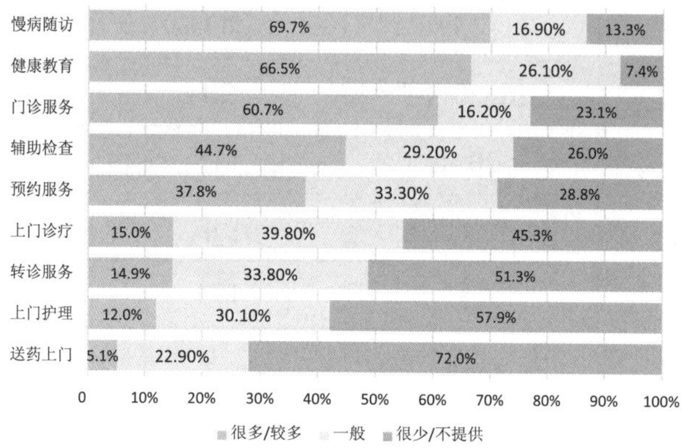

图1 团队成员评价家庭医生服务内容和工作量占比情况分析

从不同岗位人员的工作内容和工作量情况来看,门诊服务由全科医生完成,慢病随访、健康教育、辅助检查等其他工作岗位界限划分不明显,详见图2至图5。

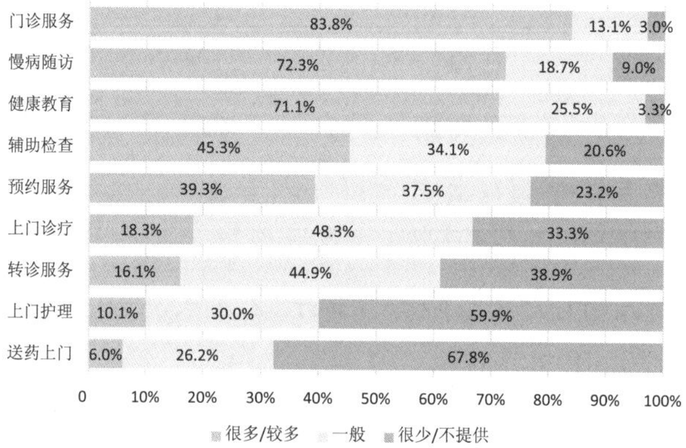

图2 家庭医生服务内容和工作量占比情况分析

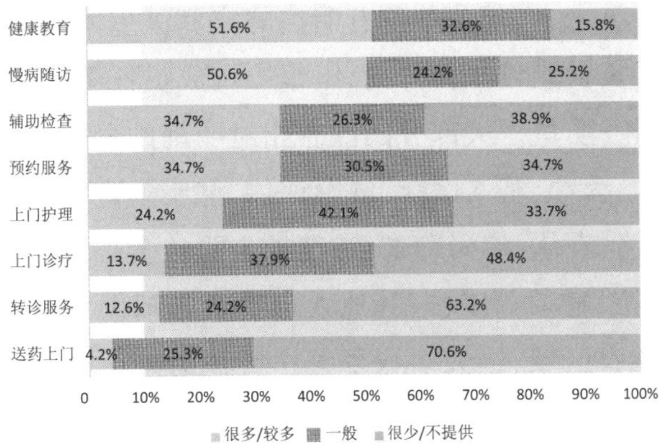

图 3　护理人员服务内容和工作量占比情况分析

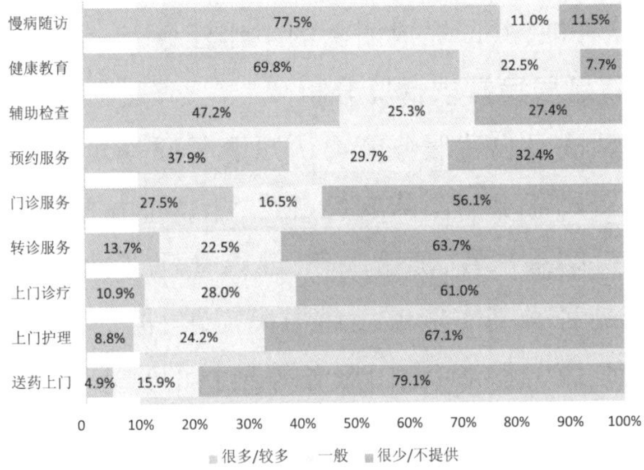

图 4　公卫人员服务内容和工作量占比情况分析

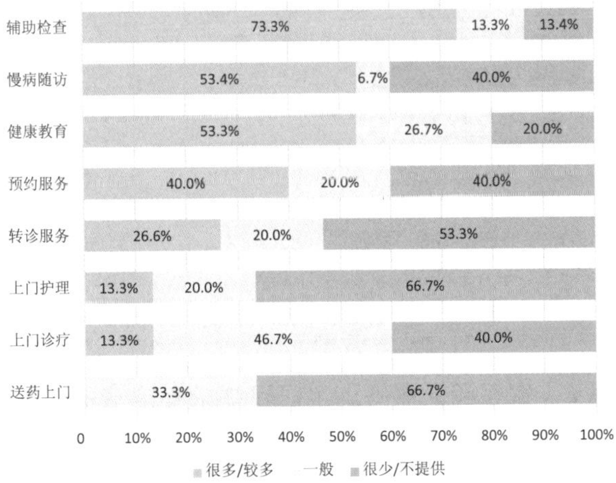

图 5　医技人员服务内容和工作量占比情况分析

访谈分析显示，大部分单位有明确的家庭医生团队职责分工的相关文件。团长负责制订工作计划，组织协调成员任务分配、绩效考核，提高团队的服务质量。大部分团队有相对明确的分工职责，全科医生负责居民签约、续约、基本医疗、健康评估、健康教育等工作；公卫人员负责签约、建档、查体、疾病筛查；社区护士除负责护理干预外，还参与健康查体、随访、宣教等工作；其他人员主要是辅助开展团队服务；没有一体化的涉农区域，绝大多数乡医作为辅助人员配合入户、组织体检以及随访工作。团队成员之间也会分担其他人的工作，除了全科医生诊疗不可替代外，其他建档、随访、查体、宣教等工作可共同谁承担，相互合作、相互补缺，共同完成团队的工作任务。

1.3 家医服务满足居民需求情况分析

对家医团队成员自我服务能力认知情况调查显示，认为服务能力能够满足辖区居民需求的团队成员占比 52.1%。从满足居民健康需求项目的程度分析结果来看，随访服务、健康管理、门诊服务、健康咨询、辅助检查和药品种类基本能够满足居民需求，但住院服务、转诊会诊服务、心理咨询、康复服务、上门服务等项目的需求满足程度较差，详见下图 6。

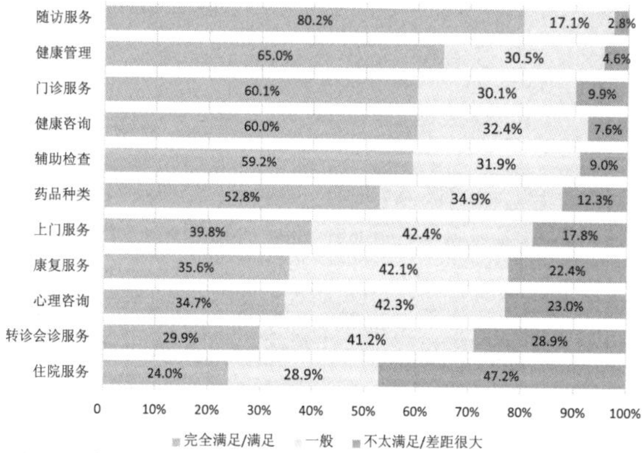

图 6　家医团队服务满足居民需求程度情况调查

《社区居民对家庭医生签约服务能力评价问卷》由经过统一培训的调查者通过电话方式协助被调查者逐项答题，内容主要为家医服务利用情况和服务效果评价。依据市卫生健康委提供《2020年天津市“优质服务基层行”拟申报推荐机构名册》，每区选取绩优机构1个、绩平机构1个，从签约底册随机抽取≥40例，其中>60岁老年患者≥20例，高血压、糖尿病患者分别≥10例。从居民的视角看，被调查居民对家医服务能力水平10.4%表示“很满意”，82.1%“满意”，7.15%“一般”，0.45%“不太满意”或“很不满意”。可以看到，签约重点人群满意度较高，达到92.5%，但其中“很满意”占比仅为10.4%。

访谈分析家医团队服务在能力方面存在的主要问题：①上级管理部门对于社区临床医务人员的功能定位、工作职责不具体、不统一，受政策影响变化较大。医务人员的临床诊疗能力下降明显，影响家医团队的整体服务水平。②专业人才缺乏，与签约居民交流时间有限，难以与签约居民进行深入沟通，欠缺心理关爱、健康指导等方面，还做不到对其健康进行连续性、长期管理，导致签约居民体验感较差、获得感不高。③团队成员均是兼职开展家医服务，成员之间合作方式较为随意、松散，成员之间缺乏相互交流，不能将诊疗信息和公卫信息进行较好地融合。④新招入人员社区工作与规范化培训的内容有一定差距，需要尽快融入社区服务工作，提升与居民沟通能力。部分年轻医生规培后不愿意在社区工作，社区诊疗经验不足。⑤缺乏实用性的工作指导文件。家医服务项目不具体，项目界定不够清晰，一些服务怕造成医疗事故或医疗纠纷而不敢提供部分服务，导致居民反映强烈不满。

全科医生自身存在的主要问题：①知识面窄。特别是担任团队队长的家庭医生，一方面缺乏管理知识，另一方面缺乏临床经验。尤其是压缩了社区医院门诊项目后，医生诊疗的能力、动手能力都在逐渐减弱，相应地对疾病诊疗知识的更新也不及时，只对以往擅长的某一科了解，造成知识面越来越窄，诊疗能力越来越弱化。伴随家医服务的开展，沟通能力及心理知识的补充也越发显得重要，这点是家医团队成员普遍欠缺的。②技能欠缺。家医团队成员因工作经验仅限于社区医院，所以整体医疗水平不高，能力有限，专业知识的深度、广度都难以满足居民的需求。因社区医疗取消了很多门诊项目后，全科医生的实际动手技能日渐减退，如以往开展的门诊小手术被取消后，导致医生不敢处理简单的伤口。也正因如此，居民越来越不信任他们的医疗水平。③理念差异大。从各区全科医生的表述来看，理念差别很大。相比较而言，河西区、和平区、滨海新区的个别全科医生理念相对好一些，涉农区全科医生的理念相对落后。造成理念差异大的主要原因也在于没有推行统一的家医团队理念建设标准，导致各自在所属卫生院自己摸索，会走很多弯路。

1.4 从教育培训需求看医防融合的意识与能力缺口

对家医团队培训内容的需求调查结果显示，培训需求较为强烈的前五位是临床、中医、康复、人文教育/医患沟通技巧、医学心理学/心理辅导，选择“很需要”的占比分别为41.2%、33.8%、31.5%、30.8%和30.6%。见图7。

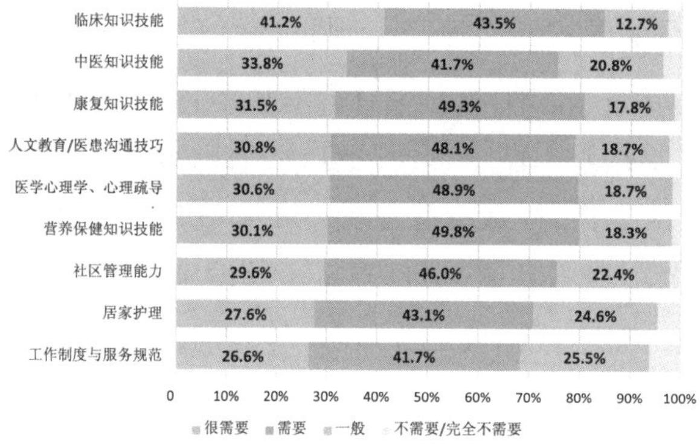

图7 家医团队服务认知需要培训的项目和内容

按照不同岗位分析，全科医生的培训需求与整体家医团队需求基本一致，见图8。值得关注的是，全科医生对康复、医学心理/心理疏导、营养保健知识能力的需求有凸显趋势，这些内容都与“防”的部分密切相关。从图中可以看到，全科医生具有医防融合的意识，并体验到自身“防”的知识能力不足问题，具有教育培训的强烈需求。

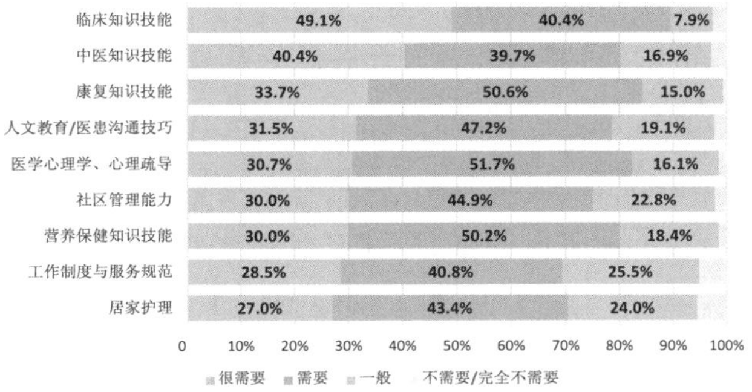

图 8　家庭医生服务认知需要培训的项目和内容

值得关注的是，在对基层医疗卫生机构负责人的问卷调查中，他们对家医团队需要培训的内容和项目排序，与家医团队自身的需求存在显著性差异，见图 9。

图 8 和图 9 的排序对比可以看到，机构负责人将“社区管理能力”排列在第一位(需要程度为 92.47%)，将“工作制度与服务规范”排列在第三位(需要程度为 89.25%)；全科医生分别排列在第 6 位(需要程度为 74.90%)，第 8 位(需要程度为 69.30%)。

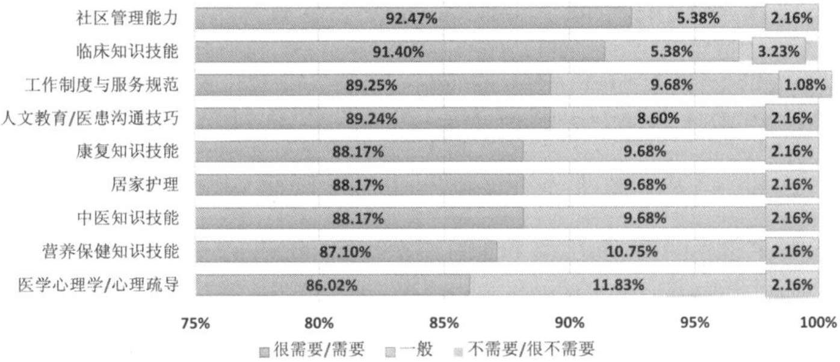

图 9　家医团队培训内容和项目需求程度分析

1.5 全科医生的医防融合理念建立情况分析

访谈分析显示，基层卫生人员对医防融合概念比较了解，认为将疾病诊疗与疾病预防有效融合是提升慢病管理、提高社区卫生机构服务质量、提升居民满意度的重要模式，家庭医生团队是促进医防融合的最理想模式。绝大多数社区卫生服务中心坚持以基本医疗与公共卫生相结合的方式开展各项工作，把预防放到重要位置，加强健康教育和疾病防控，引导群众养成健康的生活习惯，尽量少得病、不得病。家医团队做好重点人群的签约服务，大力开展健康教育，提高居民的健康知晓率，做到未病先治。做好慢性病管理工作，积极开展筛查工作，包括大肠癌筛查、心脑血管筛查、肿瘤筛查、认知障碍筛查等多种筛查工作。

有的医院为了促进医防融合，建立全科医生与公卫医师共同坐诊的工作模式，在疾病的诊疗中融入疾病预防干预，为居民提供个性化的健康管理方案。有的医院与居委会沟通比较密切，居委会提出要求，社区医院派出相关人员去进行健康教育， 主要以讲座咨询义诊为主。有大型活动的时候，也会借助主题宣传日，在户外举办规模大一点的义诊咨询，扩大居民知晓率。日常开展的大肠癌筛查、心脑血管病筛查等也都是预防为主，对筛查出的高危人群纳入管理。有的医院对高血压、糖尿病等慢病的管理方面，除了用药管理，对其进行家庭健康知识指导，因为慢病在家族间会有遗传性，通过家庭管理减少未来患病概率。有的医院因为创卫工作，跟辖区学校接触比较紧密，为学校提供签约服务；由于疫情原因，学校对健康教育需求的主动性增加，医院派出签约医生到校举行讲座宣传，获得认可。

全科医生大都认为家医团队合作服务为医防融合开了个好头，通过体检和疾病筛查工作能够及早发现疾病，做到“早发现早治疗”，从而避免大病的发生，起到了预防疾病的作用。通过家医团队合作服务，最大的改变在于越来越多的居民由生病后才去看病治疗转变为通过日常自身保健避免生病，提高了居民对健康和疾病的认识，少生病甚至不生病，避免大病的发生，有效提高了居民的生活质量，达到了医防融合的目的。

1.6 讨论

1.6.1 从家医服务现况看医防融合全科医生继续教育基础

通过以上分析可以看出，从事家医服务的全科医生以中年以上居多，10 年以上工作年限居多，具有较丰富的实践工作经验，但整体学历和专业技术职称偏低。他们在家医服务中具有较好的医防融合意识，日常提供的服务主要以慢病随访、健康教育和门诊服务为主。能够意识到自身知识能力的不足，教育培训需求迫切。在教育培训内容需求方面，受其原有临床医学专业背景影响，仍偏重临床知识技能的学习，在此基础上希望拓展中医、康复、心理、社区管理、营养保健等方面知识技能。重点服务人群对现有家庭医生服务的满意度较高，但仍有较大提升空间。全科医生自身也意识到知识面窄、技能欠缺，部分涉农区全科医生医防融合理念还没有完全建立。

在此基础上，全科医生继续教育应主要以“补短板”为主进行培训项目开发，应充分考虑不同教育与实践背景、不同年资、不同地区全科医生的差异性。

1.6.2 论医防融合能力中“管”的重要性

全科医生的成长背景是临床医学专业，临床思维的关注点主要在个体的疾病，这是和预防医学专业的关键性差异。家医服务不仅需要关注个体，也需要关注群体，做好社区居民群体的健康管理，因此全科医生需要具备一定的社区管理能力。多数全科医生已经意识到社区管理能力的重要性与自身知识能力的不足，具有学习相关内容的需求，但认为“很需要”仅占比 30%。而机构管理者在这方面的意识与认知更为清晰，将对“社区管理能力”的培训需求排列在第一位，认为家医团队在加强社区管理能力提升方面是紧迫的。

从另外一个视角分析关于“管”的能力：在家医服务中，医防融合服务的实现是通过“团队合作”和“资源整合”的形式实现的，其中“管”的能力不可或缺。大部分全科医生承担团队长的工作，他的医防融合能力不仅体现在服务个体的临床诊疗和健康管理能力上，更需要具备科学的团队管理能力和较好的资源整合能力。就全科医生个体而言，全科医学学科性质由广博性、宽泛性决定，全科医生不可能通过继续教育精通所有健康服务相关领域。但是依托家庭医生服务，可以将服务人群相对固定下来，充分了解固定服务人群健康需求，有的放矢地通过继续教育提升自身服务能力。最佳发展策略是在掌握全科医学基本知识技能的基础上，根据服务人群需求，通过继续教育在 2~3 个亚专科方向纵深发展；同时了解自身弱势，通过合作团队、医教联体、同行合作等方式整合资源，弥补不足。家医团队和区域内上级医院建立上下转诊；同一区域的家医团队也可以建立合作联盟，错位发展服务特色。

1.6.3 居民意识与认知对医防融合实践的影响

家庭医生服务是双向互动过程，被服务方的需求需要正确引导与调动。在调研中，基层卫生技术人员多次提到对医防融合的宣传力度不够的问题。对签约服务存在困难的评价中发现，患者期望值过高、社会认可度不高也是家医工作中存在困难较大的方面。提高全体居民的健康保健意识不是单纯依靠家医团队的服务就能改变的，需要全社会各界对健康保健进行宣传和重视，通过意识形态层面加以引导。宣传是让社会公众了解医防融合的最有效手段，不仅仅是卫生系统自主宣传，应动员媒体及其他系统全力配合，从社会层面宣传医防融合，加大全社会通过多渠道对家庭医生的宣传，形成舆论联动的宣传效应，提高居民对医防融合概念的理解，有助于家医团队工作的开展。同时，从政策层面对家医团队的社会职责进行界定，并宣传告知家医团队的职责和服务范畴，避免居民过高期待带来的新矛盾。

1.6.4 对全科医生继续教育项目开发的思考

在调研中，基层卫生人员数量不足、工作压力大是普遍面临的问题。三年的“抗疫”对家医服务的冲击也很大。在当前背景下，全科医生继续教育项目的开发应从实际出发，培训内容以老百姓需求为主，以慢性病为主，重点针对高血压、糖尿病、冠心病、脑卒中等常见病、多发病的诊疗能力提升。培训设计要有标准、接地气，侧重临床技能培训，上手操作更快。此外，健康教育能力应贯穿在所有继续教育项目之中，应让全科医生经常性开展健康教育实践，不断提升其面向不同个体、居民群体开展健康教育的能力，提升教育效果。

工学矛盾一直是继续教育面临的重要问题，全科医生继续教育更是如此。调研数据显示，家医团队成员期望的培训形式主要以线上学习、上级医院进修、专题讲座、外出交流学习为主。近两年，我们在开发线上培训项目、加强临床教学基地建设、组织外出交流学习等方面都进行了有益的探索。从教育的视角看，无论采用哪种继续教育形式，项目的科学设计是最重要的，培训形式服务于培训内容。单纯的短期线上培训形式具有其实践优势，但也存在诸多弊端，比如缺少适宜的学习环境、不能得到与线下培训相同的支持、学习的系统性不足、教学互动不充分、学员管理难度大、实践练习不足等。全科医生继续教育项目开发在对培训内容进行系统设计的同时，充分考虑适宜的培训形式、科学安排培训时间都是非常必要的，都会对提升培训效果有贡献度。

近年来，人工智能发展迅速，终身学习理念也深入人心。人们可以利用各类人工智能工具，随时随地开展个性化学习。就全科医生继续教育而言，人工智能为教育背景多样化的全科医生开展更为个性化的继续教育提供了充分便利，全科医生可以根据实际诊疗中遇到的问题，直接与人工智能进行讨论学习。由此，如何更好地利用人工智能服务于自身能力提升，是全科医生当前尤其需要学习的。此外，技能实训、病例讨论等具有实操特征的继续教育形式是未来的发展趋势。

2.全科医生医防融合能力现况及继续教育开展情况调研

本研究也直接对天津市全科医生医防融合能力现况及继续教育开展情况进行了系统调研。于 2023 年 8 月至 9 月选取基层卫生服务机构的全科医生、助理全科医生、乡村医生开展调研。调研对象的纳入标准：①基层医疗卫生机构全科医师、助理全科医师，以及现岗从事基层卫生服务工作的乡村医生，执业半年及以上。②在职在岗人员。共发放问卷 2 422 份，回收问卷 2 422 份，问卷有效回收率为 100%。

研究采用分层便利抽样的方法开展调查。具体抽样方法：市内六区每区调研不少于 50 名现岗全科医生；10 个涉农区每区调研不少于 30 名主要服务农村居民的现岗全科医生、所有已取得全科助理执业医师的乡村医生。调查工具为根据之前已建立的全科医生医防融合能力指标体系编写的《全科医生医防融合继续医学教育现况调查问卷》，数据使用 SPSS 25.0 进行统计分析。

调查问卷中一级指标包括知识结构方面的医防融合、能力技能技术方面医防融合能力和素质方面的医防融合能力。二级指标共有 10 个，三级指标共有 30 个。要求被调查者针对每个指标的个人现况评价、近 3 年是否重点学习过相关内容、是否有必要开展相关培训、现有相关培训内容的数量、现有相关培训内容的质量这几个方面进行评估。评估采用 Likert 5 级量表进行打分。该评估表三个维度的 Cronbach's α 系数为 0.934、0.983、0.974。各维度的 KMO 值分别为 0.909、0.981、0.942，Bartlett 球形检验显著性均小于 0.001。

2.1 结果分析

2.2.1 研究对象一般资料及工作情况分析

调查对象年龄最小为 22 岁，最大为 76 岁，平均年龄为 44.89 岁，标准差 8.30。工作年限最低不足 1 年，最多为 56 年，平均工作年限为 20.37 年，标准差 10.49。其他情况详见表 2。

表 2　研究对象一般资料分析结果

项目		频数	构成比(%)
学历	硕士及以上	113	4.7
	本科	1 051	43.4
	大专	632	26.1
	大专以下	626	25.8
首次执业类别	全科	1 606	66.3
	其他	816	33.7
成为全科医生的途径	全科住院医师规范化培训	538	22.2
	全科助理执业医师培训	500	20.6
	全科医生转岗培训	836	34.5
	尚未取得全科助理执业医师资质的乡村医生	548	22.6
当前工作单位类别	社区卫生服务中心	918	37.9
	社区卫生服务站	207	8.5
	乡镇卫生院	453	18.7

续表

项目		频数	构成比(%)
当前工作单位类别	村卫生室	833	34.4
	其他	11	0.5
是否为家庭签约服务的责任医生	是	1 662	68.6
	否	760	31.4
是否为家医团队长	是	811	33.5
	否	1 611	66.5
是否参加家医服务团队	是	2 033	83.9
	否	389	16.1

2.2.2 全科医生(乡村医生)医防融合能力总体情况

36 个三级指标 5 级评分全科医生(乡村医生,以下略)医防融合能力总分最低值 14 分,最高值 70 分,平均 131.47 分,标准差 8.55 分,单指标平均值 3.65。知识结构方面,技能技术方面、素质方面的医防融合能力的情况详见表 3。

表 3　全科医生医防融合能力总体情况及各维度的情况分析

项目	最小值	最大值	平均值	标准差	单指标平均值
知识结构方面医防融合(6 个指标)	6.00	30.00	21.63	3.76	3.61
技能技术方面医防融合能力(20 个指标)	20.00	100.00	72.13	12.54	3.61
素质方面医防融合能力(10 个指标)	10.00	50.00	37.71	6.34	3.77
总分	36.00	180.00	131.47	8.55	3.65

2.2.3 全科医生近 3 年学习相关内容情况分析

全科医生近 3 年学习医防融合相关内容情况详见表 4。结果显示,全科医生在素质方面医防融合能力的学习较弱,单指标平均值不足 3 分,显著低于知识和技术技能方面。

表 4　全科医生近 3 年学习医防融合相关内容学习情况

项目	最小值	最大值	平均值	标准差	单指标平均值
知识结构方面医防融合(6 个指标)	6.00	30.00	21.70	3.88	3.52
技能技术方面医防融合能力(20 个指标)	20.00	100.00	72.05	12.94	3.60
素质方面医防融合能力(10 个指标)	8.00	40.00	29.88	5.27	2.99

2.2.4 全科医生开展医防融合相关内容培训必要性分析

全科医生开展医防融合相关内容培训的必要性分析显示，三个类别培训的必要性均介于一般和尚可，详见表 5。三个类别培训的数量介于一般和尚可，详见表 6。三个类别培训现有培训质量介于一般和尚可，详见表 7。与其他两类培训相比，素质方面医防融合能力现有培训数量略高，质量略低。

表 5　开展相关内容培训必要情况分析

项目	最小值	最大值	平均值	标准差	单指标平均值
知识结构方面医防融合(6 个指标)	6.00	30.00	22.02	3.94	3.67
技能技术方面医防融合能力(20 个指标)	20.00	100.00	72.76	13.09	3.60
素质方面医防融合能力(10 个指标)	10.00	50.00	37.50	6.69	3.75

表 6　现有相关培训内容数量情况分析

项目	最小值	最大值	平均值	标准差	单指标平均值
知识结构方面医防融合(6 个指标)	6.00	30.00	21.77	4.02	3.63
技能技术方面医防融合能力(20 个指标)	20.00	100.00	72.075	13.37	3.60

续表

项目	最小值	最大值	平均值	标准差	单指标平均值
素质方面医防融合能力（10个指标）	10.00	50.00	37.19	6.82	3.72

表7　现有相关培训内容质量情况分析

项目	最小值	最大值	平均值	标准差	单指标平均值
知识结构方面医防融合（6个指标）	6.00	30.00	21.86	4.02	3.64
技能技术方面医防融合能力（20个指标）	20.00	100.00	72.36	13.40	3.62
素质方面医防融合能力（10个指标）	9.00	45.00	33.66	6.13	3.37

2.2.5 基层医疗机构对医防融合概念理解情况分析

值得关注的是，全科医生对医防融合理解的正确率仅为5.0%，详见表8。

表8　对医防融合理解情况分析

项目	频率	比例
正确	122	5.0
其他	2 300	95.0

该项为多选题，有4个选项，其中只有第1个是错误的，只有全部选择后3个才算正确。详细分析选项情况可以看出，有近80%的全科医生都认为医防融合是“基本医疗+基本公共卫生服务”，详见表9。

表9　全科医生对医防融合的理解

选项	*n*	比例(%)
医防融合就是“基本医疗+基本公共卫生服务”	1 922	79.36
“医”是医疗服务，“防”是预防服务，包含了国家基本公共卫生服务	2 094	86.46

续表

选项	*n*	比例(%)
医防融合是体现在健康服务中的一种思维模式，通过具体的服务行为体现出来	1 930	79.69
医防融合的关键在“融”,难点在“融”	1 567	64.7

2.2.6 全科医生医防融合能力现况评价总体得分情况的因素分析

本次调查结果显示,全科医生医防融合总体得分差异,在学历、职称、年龄、工龄方面具有统计学意义,其中不同学历、职称人员得分存在显著性差异,其中学历的影响更大($p<0.01$),与年龄、工龄之间呈负相关,$p<0.01$。详见表10。

表10　总体得分情况比较表

项目		*n*	平均值	标准差	*F/t/r*	*P*
学历	硕士及以上	113	53.380 5	8.330 85	10.793	0.000
	本科	1 051	51.606 8	8.367 79		
	大专	632	50.553 8	8.886 66		
	大专以下	626	49.611 0	8.326 01		
职称	正高级	18	52.583 3	9.060 26	2.425	0.046*
	副高级	191	51.716 0	8.125 38		
	中级	809	51.402 3	8.124 03		
	初级	829	50.665 0	8.961 84		
职称	未聘任	575	50.203 9	8.585 88		
首次执业类别	全科	1 606	51.066 9	8.537 72	8.54386	0.058
	其他	816	50.568 3	8.555 93		
工作单位	社区卫生服务中心	918	51.438 7	8.641 02	2.290	0.058
	社区卫生服务站	207	50.049 5	8.222 06		
	乡镇卫生院	453	51.048 6	8.639 03		
	村卫生室	833	50.471 2	8.453 06		
	其他(请说明)	11	48.068 2	7.356 20		
年龄			50.898 9	8.545 35	−0.093	0.000**
工龄			50.898 9	8.545 35	−0.078	0.000**

续表

项目		n	平均值	标准差	F/t/r	P
医防融合理解	正确	122	49.856 6	6.217 97	8.54374	-0.128
	其他	2 300	50.954 2	8.648 84		

不同学历全科医生在知识、技能、素质三方面个人能力现况得分，以及三方面近三年参加学习情况，三方面开展相关内容培训必要情况，对现有相关培训内容数量评价、质量评价，均存在显著性差异，且 $p<0.01$。说明学历层次直接影响到全科医生的自我能力评价、参加学习的动力与优质资源获得。

2.2.7 全科医生基层卫生实践中的“医防融合”

50.99%（1 235 人）的全科医生认为自己在基层医疗卫生实践中，“医”与“防”能够较好融合；41.16%（997 人）认为有医防融合的理念，但实践中尚未完全实现“融合”；仍有 7.84%（190 人）认为“医”与“防”的工作是完全分开做的，自己只负责“医”的部分。

在“您认为在目前全科医生的工作中，医防融合的实现途径有哪些？”的多选项问题中，列出了 9 个选项，选择率均超过 50%，具体情况见表 11。其中近 90%的全科医生选择“家庭医生在诊疗服务中融入健康教育，推广健康生活方式”，近 80%的全科医生选择“了解社区人群的特点及需求，以此规划医疗卫生服务”。

表 11　“您认为在目前全科医生的工作中，医防融合的实现途径有哪些？”选择分布表

选项	n	比例(%)
家庭医生在诊疗服务中融入健康教育，推广健康生活方式	2 178	89.93
了解社区人群的特点及需求，以此规划医疗卫生服务	1 915	79.07
开展临床筛查与早期预防干预	1 837	75.85
融合“高血压、糖尿病患者健康管理服务规范”与“高血压、糖尿病基层防治管理指南”要求服务慢病患者	1 771	73.12

续表

选项	n	比例(%)
定期评估医疗卫生服务对社区人群健康的影响	1764	72.83
与公卫人员分工合作，通过家庭医生服务团队实践“医防融合”	1 753	72.38
与上级医院分工合作，双向转诊	1 579	65.19
信息化互联互通，公卫电子健康档案系统与医疗系统信息共享	1 481	61.15
门诊流程改造，医防服务一条龙	1 332	55
其他	20	0.83

数据分析结果还显示，全科医生在家医服务中责任大小，也直接影响到其自我能力评价、参加学习的动力与优质资源获得(见表 12 至表 14)。全科医生是否为团队长，在知识、技能、素质三方面个人能力现况得分，以及三方面近三年参加学习情况，三方面开展相关内容培训必要情况，均存在显著性差异。同时对技能技术医防融合能力培训数量的评价和素质方面医防融合能力培训质量的评价存在显著性差异，$p<0.01$ 或 $p<0.05$。

表 12　全科医生是否参与家庭医生签约服务团队的差异性分析

选项	是否参与	个案数	平均值	标准差	标准误	T 值	p 值
个人能力现况评价							
A1 基本医学知识	是	2 033	14.609	2.5700 9	0.057	3.836	0.000**
	否	389	14.105 4	2.3323 6	0.118 26		
A2 预防医学基本知识	是	2 033	7.133 3	1.3869 6	0.030 76	2.864	0.004**
	否	389	6.933 2	1.2375 8	0.062 75		
B1 首诊与转诊服务能力	是	2 033	10.922 8	2.031 6	0.045 06	3.619	0.000**
	否	389	10.555 3	1.794 94	0.091 01		
B2 社区康复技术	是	2 033	6.995 1	1.488 46	0.033 01	2.15	0.032*
	否	389	6.832 9	1.337 54	0.067 82		

续表

选项	是否参与	个案数	平均值	标准差	标准误	T值	*p* 值
B3 公共卫生服务能力	是	2 033	18.203 1	3.322 78	0.073 69	4.12	0.000**
	否	389	17.501 3	3.029 6	0.153 61		
B4 优生优育指导	是	2 033	3.499 3	0.772 39	0.017 13	1.705	0.089
	否	389	3.431 9	0.702 43	0.035 61		
B5 基层医学人文能力	是	2 033	18.464 3	3.288 74	0.072 94	3.925	0.000**
	否	389	17.817 5	2.914 61	0.147 78		
B6 思维能力	是	2 033	14.410 7	2.699 71	0.059 88	2.467	0.014*
	否	389	14.079 7	2.368 46	0.120 09		
C1 基层服务意识	是	2 033	11.444 2	2.005 4	0.044 48	3.093	0.002**
	否	389	11.105 4	1.833 73	0.092 97		
C2 职业素养	是	2 033	26.397 4	4.548 78	0.100 88	2.117	0.035*
	否	389	25.899 7	4.188 56	0.212 37		
知识结构方面的医防融合	是	2 033	21.742 3	3.814 02	0.084 59	3.633	0.000**
	否	389	21.038 6	3.436 62	0.174 24		
技能、技术方面医防融合能力	是	2 033	72.495 3	12.732 49	0.282 39	3.562	0.000**
	否	389	70.218 5	11.310 57	0.573 47		
素质方面的医防融合能力	是	2 033	37.841 6	6.417 9	0.142 34	2.385	0.017*
	否	389	37.005 1	5.899 5	0.299 12		
近3年是否重点学习过相关内容							
A1 基本医学知识	是	2 033	14.634	2.656 49	0.058 92	3.212	0.001**
	否	389	14.200 5	2.395 42	0.121 45		
A2 预防医学基本知识	是	2 033	7.166 7	1.404 17	0.031 14	2.48	0.013**
	否	389	6.984 6	1.312 03	0.066 52		
B1 首诊与转诊服务能力	是	2 033	10.930 2	2.054 63	0.045 57	3.155	0.002**
	否	389	10.575 8	1.889 34	0.095 79		
B2 社区康复技术	是	2 033	7.009 8	1.498 33	0.033 23	2.09	0.037*
	否	389	6.838	1.416 76	0.071 83		
B3 公共卫生服务能力	是	2 033	18.195 8	3.382 6	0.075 02	3.511	0.000**
	否	389	17.542 4	3.255 67	0.165 07		

续表

选项	是否参与	个案数	平均值	标准差	标准误	T 值	*p* 值
B4 优生优育指导	是	2 033	3.507 6	0.773 62	0.017 16	1.417	0.157
	否	389	3.447 3	0.746 42	0.037 84		
B5 基层医学人文能力	是	2 033	18.360 6	3.379 88	0.074 96	3.395	0.001**
	否	389	17.732 6	3.133 7	0.158 89		
B6 思维能力	是	2 033	14.402 4	2.737 61	0.060 72	2.282	0.023*
	否	389	14.072	2.591 61	0.131 4		
C1 基层服务意识	是	2 033	7.549 4	1.382 06	0.030 65	2.494	0.013**
	否	389	7.359 9	1.325 42	0.067 2		
C2 职业素养	是	2 033	22.426	4.011	0.088 96	1.962	0.05
	否	389	21.992 3	3.907 1	0.198 1		
知识结构方面的医防融合	是	2033	21.800 8	3.922 5	0.086 99	2.874	0.004**
	否	389	21.185 1	3.590 75	0.182 06		
技能、技术方面医防融合能力	是	2 033	72.406 3	13.030 79	0.289	3.076	0.002**
	否	389	70.208 2	12.274 37	0.622 34		
素质方面的医防融合能力	是	2 033	29.975 4	5.294 7	0.117 43	2.137	0.033*
	否	389	29.352 2	5.1364 8	0.260 43		
是否有必要开展相关培训							
A1 基本医学知识	是	2 033	14.908	2.657 61	0.058 94	4.332	0.000**
	否	389	14.275 1	2.545 24	0.129 05		
A2 预防医学基本知识	是	2 033	7.256 3	1.421 41	0.031 52	3.246	0.001**
	否	389	7.002 6	1.363 17	0.069 12		
B1 首诊与转诊服务能力	是	2 033	11.091	2.066 82	0.045 84	4.257	0.000**
	否	389	10.609 3	1.925 55	0.097 63		
B2 社区康复技术	是	2 033	7.145 6	1.500 48	0.033 28	2.866	0.004**
	否	389	6.91	1.403 1	0.071 14		
B3 公共卫生服务能力	是	2 033	18.358 1	3.429 36	0.076 06	4.168	0.000**
	否	389	17.573 3	3.258 28	0.165 2		
B4 优生优育指导	是	2 033	3.550 4	0.774 56	0.017 18	2.062	0.039*
	否	389	3.462 7	0.736 93	0.037 36		

续表

选项	是否参与	个案数	平均值	标准差	标准误	T 值	*p* 值
B5 基层医学人文能力	是	2 033	18.509 6	3.399 58	0.075 4	4.46	0.000**
	否	389	17.676 1	3.254 33	0.165		
B6 思维能力	是	2 033	14.572 1	2.773 05	0.061 5	3.221	0.001**
	否	389	14.102 8	2.604 46	0.132 05		
C1 基层服务意识	是	2 033	11.369 9	2.071 06	0.045 93	3.409	0.001**
	否	389	10.982	1.974 63	0.100 12		
C2 职业素养	是	2 033	26.332 5	4.732 47	0.104 96	3.279	0.001**
	否	389	25.475 6	4.669 22	0.236 74		
知识结构方面的医防融合	是	2 033	22.164 3	3.944 94	0.087 49	4.085	0.000**
	否	389	21.277 6	3.803 15	0.192 83		
技能、技术方面医防融合能力	是	2 033	73.226 8	13.167 46	0.292 03	4.004	0.000**
	否	389	70.334 2	12.432 97	0.630 38		
素质方面的医防融合能力	是	2 033	37.702 4	6.698 03	0.148 55	3.372	0.001**
	否	389	36.457 6	6.526 82	0.330 92		
对现有相关培训内容的数量的评价							
A1 基本医学知识得分	是	2 033	14.671 9	2.750 28	0.06 1	3.134	0.002**
	否	389	14.200 5	2.540 58	0.128 81		
A2 预防医学基本知识	是	2 033	7.201 2	1.433 69	0.031 8	2.201	0.028*
	否	389	7.028 3	1.341 92	0.068 04		
B1 首诊与转诊服务能力	是	2 033	10.927 2	2.114 03	0.046 89	3.132	0.002**
	否	389	10.565 6	1.938 21	0.098 27		
B2 社区康复技术	是	2 033	7.036 4	1.532 67	0.033 99	2.097	0.036*
	否	389	6.8715	1.399 17	0.070 94		
B3 公共卫生服务能力	是	2 033	18.225 3	3.496 96	0.077 56	3.372	0.001**
	否	389	17.578 4	3.300 6	0.167 35		
B4 优生优育指导得分	是	2 033	3.524 3	0.787 78	0.017 47	1.259	0.209
	否	389	3.473	0.726 82	0.036 85		
B5 基层医学人文能力	是	2 033	18.331 5	3.502 29	0.077 68	3.479	0.001**
	否	389	17.663 2	3.300 61	0.167 35		

续表

选项	是否参与	个案数	平均值	标准差	标准误	T 值	*p* 值
B6 思维能力	是	2 033	14.394 5	2.825 61	0.062 67	2.533	0.012*
	否	389	14.018	2.658 81	0.134 81		
C1 基层服务意识	是	2 033	11.258 7	2.120 15	0.047 02	2.815	0.005**
	否	389	10.930 6	2.032 68	0.103 06		
C2 职业素养	是	2 033	26.080 2	4.832 12	0.107 17	2.253	0.024*
	否	389	25.480 7	4.683 02	0.237 44		
知识结构方面的医防融合	是	2 033	21.873 1	4.050 08	0.089 82	2.904	0.004**
	否	389	21.228 8	3.789 78	0.192 15		
技能、技术方面医防融合能力	是	2 033	72.439 3	13.473 27	0.298 82	3.073	0.002**
	否	389	70.169 7	12.650 01	0.641 38		
素质方面的医防融合能力	是	2 033	37.338 9	6.854 56	0.152 02	2.46	0.014*
	否	389	36.411 3	6.602 91	0.334 78		
对现有相关培训内容的质量的评价							
A1 基本医学知识	是	2 033	14.745 7	2.7495 1	0.060 98	3.214	0.001**
	否	389	14.262 2	2.548 12	0.129 19		
A2 预防医学基本知识	是	2 033	7.223 8	1.430 68	0.031 73	2.424	0.015*
	否	389	7.033 4	1.358 98	0.068 9		
B1 首诊与转诊服务能力	是	2 033	10.980 8	2.109 72	0.046 79	3.064	0.002**
	否	389	10.627 2	1.951 04	0.098 92		
B2 社区康复技术	是	2 033	7.06	1.524 19	0.033 8	2.008	0.045*
	否	389	6.892	1.442 6	0.073 14		
B3 公共卫生服务能力	是	2 033	18.284 8	3.500 71	0.077 64	3.302	0.001**
	否	389	17.650 4	3.316 02	0.168 13		
B4 优生优育指导	是	2 033	3.534 2	0.786 16	0.017 44	1.263	0.207
	否	389	3.483 3	0.716 42	0.036 32		
B5 基层医学人文能力	是	2 033	18.407 3	3.500 9	0.077 64	3.624	0.000**
	否	389	17.712 1	3.282 16	0.166 41		
B6 思维能力	是	2 033	14.465 8	2.825 28	0.062 66	2.738	0.006**
	否	389	14.041 1	2.679 31	0.135 85		

续表

选项	是否参与	个案数	平均值	标准差	标准误	T 值	*p* 值
C1 基层服务意识	是	2 033	11.302	2.115 81	0.046 93	2.571	0.01*
	否	389	11.002 6	2.043 97	0.103 63		
C2 职业素养得分	是	2 033	22.482	4.138 33	0.091 78	2.193	0.028*
	否	389	21.982	4.023 41	0.203 99		
知识结构方面的医防融合	是	2 033	21.969 5	4.053 54	0.089 9	3.032	0.002**
	否	389	21.295 6	3.811 61	0.193 26		
技能、技术方面医防融合能力	是	2 033	72.732 9	13.50 488	0.299 52	3.142	0.002**
	否	389	70.406 2	12.709 06	0.644 37		
素质方面的医防融合能力	是	2 033	33.784 1	6.157 79	0.136 57	2.358	0.018*
	否	389	32.9846	6.07883	0.30821		

表 13 全科医生是否为责任家庭医生的差异性分析

选项	是否参与	个案数	平均值	标准差	标准误	T 值	*p* 值
个人能力现况评价							
A1 基本医学知识	是	1 662	14.774 4	2.526 96	0.061 98	7.13	0.000**
	否	760	13.989 5	2.485 24	0.090 15		
A2 预防医学基本知识	是	1 662	7.193 1	1.388 22	0.034 05	5.056	0.000**
	否	760	6.9	1.293 75	0.046 93		
B1 首诊与转诊服务能力	是	1 662	11.036 1	2.019 15	0.049 53	6.323	0.000**
	否	760	10.486 8	1.904 11	0.069 07		
B2 社区康复技术	是	1 662	7.054 8	1.483 61	0.036 39	4.351	0.000**
	否	760	6.781 6	1.410 36	0.051 16		
B3 公共卫生服务能力	是	1 662	18.361	3.304 11	0.081 05	6.035	0.001**
	否	760	17.498 7	3.171 85	0.115 05		
B4 优生优育指导	是	1 662	3.524 1	0.773 79	0.018 98	3.487	0.000**
	否	760	3.410 5	0.729 5	0.026 46		
B5 基层医学人文能力	是	1 662	18.604 7	3.271 51	0.080 25	5.52	0.000**
	否	760	17.826 3	3.104 9	0.112 63		

续表

选项	是否参与	个案数	平均值	标准差	标准误	T 值	*p* 值
B6 思维能力	是	1 662	14.526 5	2.693 49	0.066 07	4.773	0.000**
	否	760	13.988 2	2.520 25	0.091 42		
C1 基层服务意识	是	1 662	11.519 9	1.981 68	0.048 61	4.798	0.000**
	否	760	11.105 3	1.955 22	0.070 92		
C2 职业素养	是	1 662	26.560 8	4.523 89	0.110 97	3.95	0.000**
	否	760	25.785 5	4.389 78	0.159 23		
知识结构方面的医防融合	是	1 662	21.967 5	3.764 46	0.092 34	6.598	0.000**
	否	760	20.889 5	3.658 46	0.132 71		
技能、技术方面医防融合能力	是	1 662	73.107 1	12.669 58	0.310 78	5.709	0.000**
	否	760	69.992 1	11.987 47	0.434 83		
素质方面的医防融合能力	是	1 662	38.080 6	6.368 06	0.156 2	4.299	0.000**
	否	760	36.890 8	6.216 76	0.225 51		
近 3 年是否学习过相关内容							
A1 基本医学知识	是	1 662	14.758 7	2.645 67	0.064 9	5.428	0.000**
	否	760	14.139 5	2.515 1	0.091 23		
A2 预防医学基本知识	是	1 662	7.220 2	1.411 96	0.034 63	4.344	0.000**
	否	760	6.956 6	1.327 51	0.048 15		
B1 首诊与转诊服务能力	是	1 662	11.022 3	2.061 69	0.050 57	5.366	0.000**
	否	760	10.547 4	1.929 69	0.07		
B2 社区康复技术	是	1 662	7.063 8	1.501 6	0.036 83	4.069	0.000**
	否	760	6.803 9	1.438 13	0.052 17		
B3 公共卫生服务能力	是	1 662	18.340 6	3.386 88	0.083 08	5.424	0.000**
	否	760	17.544 7	3.270 52	0.118 63		
B4 优生优育指导	是	1 662	3.5331	0.779 66	0.019 12	3.395	0.001**
	否	760	3.4211	0.741 45	0.026 9		
B5 基层医学人文能力	是	1 662	18.504 8	3.379 25	0.082 89	5.357	0.000**
	否	760	17.723 7	3.219 25	0.116 77		
B6 思维能力	是	1 662	14.509	2.740 58	0.067 22	4.294	0.000**
	否	760	14	2.632 52	0.095 49		

续表

选项	是否参与	个案数	平均值	标准差	标准误	T 值	*p* 值
C1 基层服务意识	是	1 662	7.592 7	1.377 82	0.033 8	3.912	0.000**
	否	760	7.357 9	1.354 57	0.049 14		
C2 职业素养	是	1 662	22.556 6	4.009 94	0.098 36	3.655	0.000**
	否	760	21.918 4	3.935 4	0.142 75		
知识结构方面的医防融合	是	1 662	21.978 9	3.917 44	0.096 09	5.229	0.000**
	否	760	21.096 1	3.718 34	0.134 88		
技能、技术方面医防融合能力	是	1 662	72.973 5	13.054 94	0.320 23	5.206	0.000**
	否	760	70.040 8	12.442 1	0.451 32		
素质方面的医防融合能力	是	1 662	30.149 2	5.288 94	0.129 73	3.79	0.000**
	否	760	29.276 3	5.192 98	0.188 37		
是否有必要开展相关培训							
A1 基本医学知识	是	1 662	15.021 7	2.639 17	0.064 74	5.956	0.000**
	否	760	14.335 5	2.612 79	0.094 78		
A2 预防医学基本知识	是	1 662	7.303 9	1.429 78	0.035 07	4.561	0.000**
	否	760	7.022 4	1.363 28	0.049 45		
B1 首诊与转诊服务能力	是	1 662	11.170 9	2.079 03	0.051	5.612	0.000**
	否	760	10.669 7	1.949 33	0.070 71		
B2 社区康复技术	是	1 662	7.187 7	1.501 64	0.036 83	3.924	0.000**
	否	760	6.932 9	1.441 7	0.052 3		
B3 公共卫生服务能力	是	1 662	18.481 3	3.427 14	0.084 07	5.345	0.000**
	否	760	17.686 8	3.322 67	0.120 53		
B4 优生优育指导得分	是	1 662	3.569 2	0.780 38	0.019 14	3.178	0.002**
	否	760	3.464 5	0.739 48	0.026 82		
B5 基层医学人文能力	是	1 662	18.634 2	3.390 46	0.083 17	5.583	0.000**
	否	760	17.810 5	3.321 33	0.120 48		
B6 思维能力	是	1 662	14.667 3	2.771 99	0.067 99	4.53	0.000**
	否	760	14.123 7	2.670 38	0.096 86		
C1 基层服务意识	是	1 662	11.431 4	2.060 45	0.050 54	4.39	0.000**
	否	760	11.036 8	2.035 58	0.073 84		

续表

选项	是否参与	个案数	平均值	标准差	标准误	T 值	*p* 值
C2 职业素养	是	1 662	26.466 9	4.736 63	0.116 19	4.198	0.000**
	否	760	25.6	4.669 64	0.169 39		
知识结构方面的医防融合	是	1 662	22.325 5	3.929 92	0.096 4	5.651	0.000**
	否	760	21.357 9	3.867 14	0.140 28		
技能、技术方面医防融合能力	是	1 662	73.710 6	13.172 08	0.323 1	5.301	0.000**
	否	760	70.688 2	12.681 73	0.460 01		
素质方面的医防融合能力	是	1 662	37.898 3	6.690 54	0.164 11	4.325	0.000**
	否	1 662	15.021 7	2.639 17	0.064 74	5.956	
对现有相关培训内容的数量的评价							
A1 基本医学知识	是	760	36.636 8	6.595 38	0.239 24		0.000**
	否	1 662	14.779 8	2.733 1	0.067 04	4.931	
A2 预防医学基本知识	是	760	14.194 7	2.657 72	0.096 41		0.000**
	否	1 662	7.247 3	1.436 05	0.035 23	3.796	
B1 首诊与转诊服务能力	是	760	7.011 8	1.373 04	0.049 81		0.000**
	否	1 662	11.010 8	2.116 39	0.051 91	4.957	
B2 社区康复技术	是	760	10.559 2	1.999 78	0.072 54		0.001**
	否	1 662	7.08	1.533 17	0.037 61	3.445	
B3 公共卫生服务能力	是	760	6.856 6	1.457 06	0.052 85		0.000**
	否	1 662	18.351 4	3.4948	0.085 72	4.841	
B4 优生优育指导	是	760	17.618 4	3.37497	0.122 42		0.002**
	否	1 662	3.548 7	0.79187	0.019 42	3.129	
B5 基层医学人文能力	是	760	3.444 7	0.7436	0.026 97		0.000**
	否	1 662	18.465 1	3.48934	0.085 59	5.066	
B6 思维能力	是	760	17.697 4	3.39852	0.123 28		0.000**
	否	1 662	14.489 2	2.83069	0.069 43	4.042	
C1 基层服务意识	是	760	13.994 7	2.71044	0.098 32		0.000**
	否	1 662	11.323 7	2.1027	0.051 58	4.073	
C2 职业素养	是	760	10.948 7	2.102 45	0.076 26		0.000**
	否	1 662	26.217 8	4.836 22	0.118 63	3.546	

续表

选项	是否参与	个案数	平均值	标准差	标准误	T 值	*p* 值
知识结构方面的医防融合	是	760	25.472 4	4.723 36	0.171 33		0.000**
	否	1 662	22.027 1	4.030 57	0.098 87	4.686	
技能、技术方面医防融合能力	是	760	21.206 6	3.926 96	0.142 45		0.000**
	否	1 662	72.945 2	13.479 31	0.330 64	4.76	
素质方面的医防融合能力	是	760	70.171 1	12.926 96	0.468 91		0.000**
	否	1 662	37.541 5	6.842 1	0.167 83	3.761	
对现有相关培训内容的质量的评价							
A1 基本医学知识	是	1 662	14.844 8	2.748 1	0.067 41	4.743	0.000**
	否	760	14.281 6	2.629 45	0.095 38		
A2 预防医学基本知识	是	1 662	7.261 1	1.443 01	0.035 4	3.486	0.000**
	否	760	7.044 7	1.360 31	0.049 34		
B1 首诊与转诊服务能力	是	1 662	11.056	2.121 22	0.052 03	4.616	0.000**
	否	760	10.635 5	1.986 79	0.072 07		
B2 社区康复技术	是	1 662	7.096 9	1.530 23	0.037 54	3.129	0.002**
	否	760	6.893 4	1.463 82	0.053 1		
B3 公共卫生服务能力	是	1 662	18.397 1	3.521 66	0.086 38	4.499	0.000**
	否	760	17.714 5	3.338 02	0.121 08		
B4 优生优育指导	是	1 662	3.552 9	0.793 88	0.019 47	2.61	0.009**
	否	760	3.467 1	0.730 64	0.026 5		
B5 基层医学人文能力	是	1 662	18.529 5	3.506 6	0.086 01	4.921	0.000**
	否	760	17.784 2	3.352 11	0.121 59		
B6 思维能力	是	1 662	14.552 3	2.842 96	0.069 74	4.026	0.000**
	否	760	14.059 2	2.694 93	0.097 76		
C1 基层服务意识	是	1 662	11.360 4	2.110 88	0.051 78	3.688	0.000**
	否	760	11.021 1	2.080 61	0.075 47		
C2 职业素养	是	1 662	22.595 1	4.157 24	0.101 97	3.42	0.001**
	否	760	21.978 9	4.018 68	0.145 77		
知识结构方面的医防融合	是	1 662	22.105 9	4.062 68	0.099 65	4.443	0.000**
	否	760	21.326 3	3.882 51	0.140 83		

续表

选项	是否参与	个案数	平均值	标准差	标准误	T 值	*p* 值
技能、技术方面医防融合能力	是	1 662	73.184 7	13.591 49	0.333 39	4.5	0.000**
	否	760	70.553 9	12.812 31	0.464 75		
素质方面的医防融合能力	是	1 662	33.955 5	6.174 01	0.151 44	3.566	0.000**
	否	760	33	5.993 85	0.217 42		

表 14　全科医生是否为家医团队的团队长的差异性分析

选项	是否为团队长	个案数	平均值	标准差	标准误	T 值	*p* 值
个人能力现况评价							
A1 基本医学知识	是	811	14.897 7	2.461 18	0.086 42	5.174	0.000**
	否	1 611	14.342	2.558 94	0.063 75		
A2 预防医学基本知识	是	811	7.167 7	1.380 28	0.048 47	1.702	0.089
	否	1 611	7.067 7	1.357 66	0.033 83		
B1 首诊与转诊服务能力得分	是	811	11.133 2	1.996 79	0.070 12	4.725	0.000**
	否	1 611	10.728 1	1.987 99	0.049 53		
B2 社区康复技术	是	811	7.080 1	1.468 93	0.051 58	2.649	0.008**
	否	1 611	6.913 1	1.462 12	0.036 43		
B3 公共卫生服务能力	是	811	18.393 3	3.239 33	0.113 75	3.224	0.001**
	否	1 611	17.937 9	3.301 21	0.082 25		
B4 优生优育指导	是	811	3.493 2	0.757 44	0.026 6	0.219	0.827
	否	1 611	3.486	0.764 28	0.019 04		
B5 基层医学人文能力	是	811	18.770 7	3.174 23	0.111 46	4.438	0.000**
	否	1 611	18.153 9	3.253 65	0.081 06		
B6 思维能力	是	811	14.557 3	2.620 92	0.092 03	2.634	0.008**
	否	1 611	14.257	2.662 09	0.066 32		
C1 基层服务意识	是	811	11.484 6	1.945 73	0.068 32	1.671	0.095
	否	1 611	11.342	1.999 46	0.049 82		
C2 职业素养	是	811	26.614 1	4.420 52	0.155 23	2.305	0.021*
	否	1 611	26.168 2	4.527 17	0.112 79		

续表

选项	是否为团队长	个案数	平均值	标准差	标准误	T值	*p* 值
知识结构方面的医防融合	是	811	22.065 4	3.670 96	0.128 9	4.102	0.000**
	否	1 611	21.409 7	3.792 41	0.094 49		
技能、技术方面医防融合能力	是	811	73.427 9	12.300 78	0.431 94	3.624	0.000**
	否	811	14.897 7	2.461 18	0.086 42	5.174	
素质方面的医防融合能力	是	1 611	14.342	2.558 94	0.063 75		0.031*
	否	811	7.167 7	1.380 28	0.048 47	1.702	
近3年是否学习过相关内容							
A1 基本医学知识	是	811	14.82	2.589 08	0.090 92	3.429	0.001**
	否	1 611	14.435 8	2.627 86	0.065 47		
A2 预防医学基本知识	是	811	7.167 7	1.398 06	0.049 09	0.758	0.448
	否	1 611	7.122 3	1.387 82	0.034 58		
B1 首诊与转诊服务能力	是	811	11.070 3	2.033 97	0.071 42	3.392	0.001**
	否	1 611	10.774 1	2.025 57	0.050 47		
B2 社区康复技术	是	811	7.075 2	1.479 24	0.051 94	2.185	0.029
	否	1 611	6.935 4	1.488 52	0.037 09		
B3 公共卫生服务能力	是	811	18.316 9	3.316 54	0.116 46	2.344	0.019*
	否	1 611	17.977	3.392 55	0.084 52		
B4 优生优育指导	是	811	3.494 5	0.767 17	0.026 94	−0.158	0.874
	否	1 611	3.499 7	0.770 88	0.019 21		
B5 基层医学人文能力	是	811	18.605 4	3.276 88	0.115 07	3.648	0.000**
	否	1 611	18.085 7	3.372 17	0.084 02		
B6 思维能力得分	是	811	14.504 3	2.651 98	0.093 12	1.994	0.046*
	否	1 611	14.271 3	2.746 48	0.068 43		
C1 基层服务意识	是	811	7.600 5	1.337 29	0.046 96	2.099	0.036*
	否	1 611	7.478	1.391 63	0.034 67		
C2 职业素养	是	811	22.589 4	3.877 49	0.136 16	2.067	0.039*
	否	1 611	22.239	4.051 76	0.100 95		

续表

选项	是否为团队长	个案数	平均值	标准差	标准误	T 值	*p* 值
知识结构方面的医防融合	是	811	21.987 7	3.828 72	0.134 44	2.591	0.01*
	否	1 611	21.558	3.894 36	0.097 03		
技能、技术方面医防融合能力	是	811	73.066 6	12.625 78	0.443 35	2.739	0.006**
	否	1 611	71.543 1	13.06 21	0.325 44		
素质方面的医防融合能力	是	811	30.189 9	5.119 17	0.179 76	2.114	0.035*
	否	1 611	29.716 9	5.344 12	0.133 15		
是否有必要开展相关培训							
A1 基本医学知识	是	811	15.067 8	2.586 59	0.090 83	3.491	0**
	否	1 611	14.674 7	2.671 86	0.066 57		
A2 预防医学基本知识	是	811	7.234 3	1.431 35	0.050 26	0.463	0.644
	否	1 611	7.206 1	1.407 08	0.035 06		
B1 首诊与转诊服务能力	是	811	11.228 1	2.061 04	0.072 37	3.659	0.000**
	否	1 611	10.905 6	2.039 62	0.050 82		
B2 社区康复技术	是	811	7.189 9	1.499 28	0.052 65	1.929	0.054
	否	1 611	7.066 4	1.480 28	0.036 88		
B3 公共卫生服务能力	是	811	18.415 5	3.387 52	0.118 95	1.878	0.061
	否	1 611	18.139 7	3.424 57	0.085 32		
B4 优生优育指导	是	811	3.522 8	0.766 85	0.026 93	–0.614	0.539
	否	1 611	3.543 1	0.770 48	0.019 2		
B5 基层医学人文能力	是	811	18.716 4	3.304 09	0.116 02	3.558	0.000**
	否	1611	18.204 2	3.420 42	0.085 22		
B6 思维能力	是	811	14.668 3	2.700 66	0.094 83	2.18	0.029*
	否	1 611	14.410 3	2.773 63	0.069 1		
C1 基层服务意识	是	811	11.422 9	2.037 89	0.071 56	1.966	0.049*
	否	1 611	11.249 5	2.069 85	0.051 57		
C2 职业素养	是	811	26.488 3	4.627 97	0.162 51	2.19	0.029*
	否	1 611	26.047 2	4.777 95	0.119 04		
知识结构方面的医防融合	是	811	22.302 1	3.861 01	0.135 58	2.511	0.012*
	否	1 611	21.880 8	3.965 78	0.098 81		

续表

选项	是否为团队长	个案数	平均值	标准差	标准误	T 值	*p* 值
技能、技术方面医防融合能力	是	811	73.741 1	12.836 56	0.450 75	2.614	0.009**
	否	1 611	72.269 4	13.196 63	0.328 79		
素质方面的医防融合能力	是	811	37.911 2	6.554 58	0.230 16	2.157	0.031*
	否	1 611	37.296 7	6.74257	0.167 99		
对现有相关培训内容的数量的评价							
A1 基本医学知识	是	811	14.778 1	2.685 59	0.094 3	2.334	0.02*
	否	1 611	14.504 7	2.737 45	0.068 2		
A2 预防医学基本知识	是	811	7.166 5	1.433 52	0.050 34	–0.171	0.864
	否	1 611	7.176 9	1.414 34	0.035 24		
B1 首诊与转诊服务能力	是	811	11.038 2	2.091 08	0.073 43	2.829	0.005**
	否	1 611	10.784	2.085 86	0.051 97		
B2 社区康复技术	是	811	7.061 7	1.523 04	0.053 48	1.194	0.232
	否	1 611	6.983 9	1.507 66	0.037 56		
B3 公共卫生服务能力	是	811	18.305 8	3.393 2	0.119 15	1.855	0.064
	否	1 611	18.028 6	3.510 83	0.087 47		
B4 优生优育指导	是	811	3.505 5	0.778 35	0.027 33	–0.473	0.636
	否	1 611	3.521 4	0.778 6	0.019 4		
B5 基层医学人文能力	是	811	18.517 9	3.381 59	0.118 74	2.953	0.003**
	否	1 611	18.076 4	3.518 33	0.087 66		
B6 思维能力	是	811	14.463 6	2.746 42	0.096 44	1.615	0.106
	否	1 611	14.268 8	2.828 71	0.070 48		
C1 基层服务意识	是	811	11.308 3	2.060 48	0.072 35	1.712	0.087
	否	1 611	11.154 6	2.132 35	0.053 13		
C2 职业素养	是	811	26.213 3	4.717 46	0.165 65	1.681	0.093
	否	1 611	25.868 4	4.85709	0.121 01		
知识结构方面的医防融合	是	811	21.944 5	3.95819	0.138 99	1.521	0.128
	否	1 611	21.681 6	4.0426	0.100 72		
技能、技术方面医防融合能力	是	811	72.892 7	13.00691	0.456 73	2.138	0.033*
	否	1 611	71.662 9	13.53133	0.337 13		

续表

选项	是否为团队长	个案数	平均值	标准差	标准误	T 值	*p* 值
素质方面的医防融合能力	是	811	37.521 6	6.67521	0.234 4	1.716	0.086
	否	1 611	37.023	6.89063	0.171 68		
对现有相关培训内容的质量的评价							
A1 基本医学知识	是	811	14.815	2.694 82	0.094 63	1.895	0.058
	否	1 611	14.594	2.735 61	0.068 16		
A2 预防医学基本知识	是	811	7.1652	1.432 37	0.050 3	–0.688	0.491
	否	1 611	7.207 3	1.415 26	0.035 26		
B1 首诊与转诊服务能力	是	811	11.069 1	2.102 95	0.073 84	2.427	0.015*
	否	1 611	10.851	2.078 32	0.051 78		
B2 社区康复技术	是	811	7.070 3	1.514 94	0.053 2	0.86	0.39
	否	1 611	7.014 3	1.511 17	0.037 65		
B3 公共卫生服务能力	是	811	18.318 1	3.423 58	0.120 22	1.357	0.175
	否	1 611	18.114 8	3.505 43	0.087 34		
B4 优生优育指导	是	811	3.506 8	0.776 76	0.027 28	–0.866	0.387
	否	1 611	3.535 7	0.774 88	0.019 31		
B5 基层医学人文能力	是	811	18.570 9	3.393 29	0.119 15	2.8	0.005**
	否	1 611	18.157	3.508 93	0.087 42		
B6 思维能力	是	811	14.516 6	2.728 57	0.095 81	1.482	0.139
	否	1 611	14.337 7	2.843 35	0.070 84		
C1 基层服务意识	是	811	11.326 8	2.065 71	0.072 54	1.219	0.223
	否	1 611	11.217 3	2.127 02	0.052 99		
C2 职业素养	是	811	22.580 8	4.031 58	0.141 57	1.533	0.125
	否	1 611	22.311 6	4.167 13	0.103 82		
知识结构方面的医防融合	是	811	21.980 3	3.991 92	0.140 18	1.033	0.302
	否	1 611	21.801 4	4.037 74	0.100 6		
技能、技术方面医防融合能力	是	811	73.051 8	13.133 96	0.461 2	1.805	0.071
	否	1 611	72.010 6	13.529 97	0.337 09		
素质方面的医防融合能力	是	811	33.907 5	5.999 39	0.210 67	1.45	0.000**
	否	1 611	33.528 9	6.196 94	0.154 39		

2.3 讨论

2.3.1 全科医生对医防融合的含义理解尚不深入

调研结果显示，全科医生对医防融合含义的理解并不深入，大部分全科医生认为所谓的“医防融合”是基本医疗与基本公共卫生服务的叠加。从之前的访谈中也了解到，哪些基本公共卫生服务哪些应该全科医生做，哪些应该由公卫岗位完成，职责划分并不清晰。全科医生普遍认为，在家庭医生团队中，公共卫生服务主要应由公卫人员做，而家庭医生重点做医疗服务。这种想法其实也体现出“融”的难度。

因此，加强全科医生“医防融合”相关理念的培训非常重要。医防融合是体现在健康服务中的一种思维模式，并能通过具体的服务行为体现出来。比如，家庭医生在给个体提供健康服务时，应该同时有“人群”的概念，注意了解签约居民群体中突出的健康问题，进而有针对性地面向群体开展健康教育，预防此类健康问题的发生。同时，在自我能力提升方面，也可以针对此类健康问题的诊疗技术进一步深入学习，提升专业处理能力，并与上级医院建立快速双向转诊通道。因此，预防服务包含国家基本公共卫生服务，但不限于此，其关键在于贯穿诊疗全过程的“防”的理念，“医”与“防”是深度相融的。能够理解和实践“融”，也是医防融合的关键与难点。

全科医生自我评价医防融合能力总体处于中等水平，体现出其一定程度的自信。但由于对医防融合的理解尚存在误区，其自我评价的准确性也会存在问题，我们可以理解为全科医生对自身基本医疗和基本公共卫生服务相关知识、技能技术、素质方面的评价处于中等水平，能够基本胜任当前工作，但仍有较大提升空间。

2.3.2 开发优质的素质方面医防融合能力提升培训

研究结果显示，全科医生近三年针对素质方面医防融合能力的学习较弱，显著低于知识和技术技能方面的学习，并且评价素质方面医防融合能力现有培训数量较多，质量偏低。这一结果提示我们要重视开发优质的素质方面医防融合能力提升继续教育项目。

在第四章中，我们将全科医生培训与继续教育项目划分为十一个类别，大部分类别项目对岗位胜任力的贡献度包括素质类指标。比如，“家庭医生危重症识别与院前急救能力提升培训”除了培训全科医生掌握院前急救技术和危重疾病识别技术，还要将对应急能力、团队合作意识与能力的培训融入其中。对素质类指标贡献度大的项目，其开发难度更大，比如全科诊疗思维模式强化训练(包括6个素质类三级指标)。实践证明，将素质类指标与知识、技能技术类指标统筹考虑，结合真实的基层卫生服务实践场景、案例开发继续教育项目，更受全科医生欢迎，学习效果也更好。而这样的项目对师资的要求更高，他们应同时具备丰富的医防融合知识和诊疗实践经验，还要具备案例教学经验，善于引导学习者交流与思考，善于根据学习者的具体表现进行个性化指导。

2.3.3 高年龄、低学历、低职称全科医生群体为继续教育重点关注人群

研究结果显示，高学历、高职称的全科医生医防融合能力总体得分更高，高年龄、高工龄的全科医生医防融合能力总体得分更低。高学历、高职称的全科医生自主学习能力更强，也倾向于获得更优质的继续教育资源，这一群体近三年参加学习情况，以及对现有相关培训内容数量、质量的评价都更优。他们能够通过继续教育及时补充自身医防融合能力的“短板”。如果是年轻的低学历、低职称全科医生，“低”相对正常，他们的“低职称”主要是由于工作年限未到，他们大部分也具有较好的自主学习能力，并且接受学历教育获得的知识能力也更“新”。而高年龄、高工龄，且低学历、低职称的全科医生，原有学历教育课程设置中，临床医学课程占较大比重，公共卫生相关课程较少，综合学科与专业课程的结合不足，在长期工作实践中，思维模式更为固化，且自主学习力不足。

针对高年龄、低学历、低职称全科医生，应首先加强医防融合理念培训，引导他们转变思维模式，真正从关注疾病转向关注健康。在此基础上，进一步培训他们更容易掌握的医防融合知识技能，比如社区管理能力、健康教育与宣传能力，提升运动指导、营养指导等非药物干预的能力等。

第六章

乡村医生“医防融合”认知现状与培训需求

本研究专门研究了乡村医生这一特殊专业群体"医防融合"认知与能力现状,并就其继续教育现存问题与发展策略进行了深入探讨。

虽然乡村医生和全科医生在定位和功能上均存在显著差异,但乡村医生在农村地区一定程度上承担着类似全科医生的职责。乡村医生主要服务于农村基层医疗体系,承担基本医疗和公共卫生服务,是农村卫生服务网络的重要组成部分。乡村医生通常不具备执业医师资格,其执业依据是《乡村医生从业管理条例》,而乡村全科执业助理医师则需通过执业医师资格考试,适用《执业医师法》。随着医疗改革的推进,国家逐步推动乡村医生队伍向执业(助理)医师队伍转型。《国务院办公厅关于进一步加强乡村医生队伍建设的实施意见》(国办发〔2015〕13号)明确提出,通过10年左右的努力,使乡村医生逐步具备中专及以上学历,并取得执业(助理)医师资格。这一政策目标表明,乡村医生并非长期存在的职业形态,而是向全科医生或其他医疗专业人员过渡的一部分。乡村全科执业助理医师制度的建立,旨在填补基层医疗卫生人员紧缺问题,并逐步替代传统的乡村医生资格证。然而由于历史原因和实际操作中的限制,乡村全科执业助理医师证在短期内尚不会完全取代乡村医生执业证。

从目前的情况来看,乡村医生并不能完全替代全科医生,他们的知识和技能水平难以满足全科医生的要求。他们更多地承担基础医疗服务,而全科医生需要具备处理复杂疾病的能力,并能够进行转诊和健康管理。但在某些特殊情况下，乡村医生可能在一定程度上承担类似全科医生的部分职责。例如，在偏远地区或医疗资源匮乏的地方，由于全科医生数量不足，乡村医生可能需要承担更多的综合医疗服务，而这种替代性是有限的。随着乡村全科执业助理医师制度的完善和乡村医生队伍的转型，乡村医生将逐步退出历史舞台。但乡村医生作为一种职业角色仍将在农村地区长期存在，因为农村居民对基本医疗服务的需求始终存在。

1.乡村医生“医防融合”认知现状与需求调查

本研究于2022年10月依托职业院校卫生健康协作体全国农村卫生人员培训项目，从全国视角了解了乡村医生“医防融合”认知现状与培训需求。调研采用多地域分层方便抽样的方法，综合考虑职业院校卫生健康协作体委员单位情况，根据地域方位差异分别抽取东北地区的吉林省，华北地区的河北省和天津市，以及西部地区的贵州省的乡村医生参与调研，调研通过问卷星进行，共回收有效问卷710份，有效率为100%。

本次调研在文献分析、专家咨询、乡医访谈基础上，自主设计《乡村医生医防融合理念认知与培训需求调研问卷》。问卷内容主要涵盖：①个人基本情况，包括性别、年龄、学历、职称、工作年限、编制情况、工作地点等。②医防融合理念认知情况，包括个人理解、自我能力评价、单位重视度评价、单位安排相关培训情况等。③医防融合培训具体需求。使用Microsoft Excel表格进行数据录入，采用SPSS 26.0统计软件进行数据分析。计数资料采用百分比[n(%)]表述，以$P<0.05$为差异具有统计学意义。问卷经信度检验，Cronbach’s alpha为0.887，KMO检验系数为0.879，Bartlett检验结果$P<0.001$，问卷具有较高的科学性和有效性。

1.1 调研结果分析

1.1.1 调研对象基本情况

710名乡村医生中，81名来自贵州省(11.4%)、107名来自河北省

(15.1%)、101 名来自吉林省(14.2%)、421 名来自天津市(59.3%)。参与调研的乡村医生中,男性 380 人(53.5%),女性 330 人(46.5%);乡村医生学历为高中/职高/中专的 58%,乡村医生学历为大专的 34.6%,本科仅占 5.2%。在编人员为 428 人(60.3%),编外人员为 263 人(37.0%),退休返聘人员为 19 人(2.7%);其中,乡村医生在编比例最高的是河北省,达到 47.7%;最低的是吉林省,为 18.8%;未定级的有481 人(67.7%),初级职称有 200 人(28.2%),这两项累计占比 95.9%。

参与调研的乡村医生中,从事基层医疗卫生工作最短的不足 1 年,最长的 60 年,平均工作年限达到 22.9 年,标准差为 49.71。其中占比最高的是工作 20~25 年(21.4%),工作不满 10 年的乡村医生累计占比仅为 9.8%,见表 1。大多数乡村医生在自己的工作地点工作,占比 85.1%,在乡镇卫生院、社区卫生服务站、社区卫生服务中心工作的占比为 14.9%。所在单位有 83.0%能达到医疗服务与公共卫生服务信息平台共享。

表 1 乡村医生工作年限情况

工作年限	人数	百分比(%)
50 年以上	14	2
45~50 年	13	1.8
40~45 年	24	3.4
35~40 年	19	2.7
30~35 年	129	18.2
25~30 年	123	17.3
20~25 年	152	21.4
15~20 年	99	13.9
10~15 年	67	9.4
5~10 年	28	3.9
不足 5 年	42	5.9
合计	710	100

1.1.2 调研对象对“医防融合”理念的认知

参与调研的乡村医生中,97.5%的人意识到在工作中要加强医防融合。但是在调查对医防融合理念的理解时,71.1%的人认为医防融合仅仅是临床诊疗与基本公共卫生服务的叠加;19.0%的人认为是体现在健康服务中的一种思维模式，通过具体服务行为体现出来；另外7.9%和2.0%人表示听说过但不清楚具体含义以及完全不知道。经卡方检验,编制情况对医防融合理念理解的影响没有统计学意义,乡村医生所在单位开展培训情况直接影响到乡村医生对医防融合的理解,差异具有显著性(P<0.01),见表2。

表2 乡村医生所在单位开展培训情况对其医防融合理念的影响

<table>
<tr><th colspan="2">所在单位开展</th><th colspan="6">您认为最符合的医防融合理念</th></tr>
<tr><th colspan="2">培训情况</th><th>临床诊疗+基本公共卫生服务</th><th>健康服务中的一种思维模式,通过具体服务行为体现出来</th><th>听说过,但说不好</th><th>不知道</th><th>总计</th><th>P 值</th></tr>
<tr><td rowspan="2">经常互相学习交流</td><td>数量</td><td>274</td><td>49</td><td>9</td><td>3</td><td>335</td><td rowspan="10">P<0.01</td></tr>
<tr><td>占比(%)</td><td>81.80%</td><td>14.60%</td><td>2.70%</td><td>0.90%</td><td>100.00%</td></tr>
<tr><td rowspan="2">遇到问题沟通交流</td><td>数量</td><td>148</td><td>54</td><td>22</td><td>1</td><td>225</td></tr>
<tr><td>占比(%)</td><td>65.80%</td><td>24.00%</td><td>9.80%</td><td>0.40%</td><td>100.00%</td></tr>
<tr><td rowspan="2">很少沟通交流</td><td>数量</td><td>66</td><td>22</td><td>18</td><td>6</td><td>112</td></tr>
<tr><td>占比(%)</td><td>58.90%</td><td>19.60%</td><td>16.10%</td><td>5.40%</td><td>100.00%</td></tr>
<tr><td rowspan="2">基本不沟通交流,各自开展本职工作</td><td>数量</td><td>17</td><td>10</td><td>7</td><td>4</td><td>38</td></tr>
<tr><td>占比(%)</td><td>44.70%</td><td>26.30%</td><td>18.40%</td><td>10.50%</td><td>100.00%</td></tr>
<tr><td rowspan="2">合计</td><td>数量</td><td>505</td><td>135</td><td>56</td><td>14</td><td>710</td></tr>
<tr><td>占比(%)</td><td>71.10%</td><td>19.00%</td><td>7.90%</td><td>2.00%</td><td>100.00%</td></tr>
</table>

参与调研的乡村医生中，有46.9%的人认为自己的医防融合知识和能力一般，有27.6%的人认为自己的医防融合知识和能力不足，有8.5%的人认为自己的医防融合知识和能力严重不足，以上三项达到83.0%；另有12.3%认为自己的医防融合知识和能力尚可，4.8%认为自己的医防融合知识和能力较好。认为自身医防融合知识和能力好（包括尚好和较好）的人在重视补充预防医学知识技能中的占比要高于认为自身医防融合知识和能力差（包括严重不足、不足和一般）的人，这种差异具有显著性（$P<0.001$）。可见没有意识到在工作中要加强医防融合知识技能学习的乡村医生，表现出“重临床轻预防”的显著特点。见表3。

表3 对自身医防融合能力评价不同的乡村医生对医防融合知识技能补充学习的重视情况

对自身医防融合能力的评价		您平时是否注意医防融合知识技能的补充学习				
		重视补充预防医学知识技能	没有专门注意补充这方面知识技能	主要通过病历学习方式补充	总计	**P** 值
严重不足	数量	35	3	22	60	$P<0.001$
	占比(%)	58.3	5	36.7	100	
不足	数量	106	32	58	196	
	占比(%)	54.1	16.3	29.6	100	
一般	数量	190	75	68	333	
	占比(%)	57.1	22.5	20.4	100	
尚好	数量	71	6	10	87	
	占比(%)	81.6	6.9	11.5	100	
较好	数量	29	4	1	34	
	占比(%)	85.3	11.8	2.9	100	
合计	数量	431	120	159	710	
	占比(%)	60.7	16.9	22.4	100	

1.1.3 调研对象对“医防融合”的培训需求

1.1.3.1 医防融合培训现状

参与调研的乡村医生中,从其所在机构组织医防融合方面交流学习的情况来看,47.2%的人表示经常互相学习交流,31.7%的人表示遇到问题时沟通交流,15.8%的人表示很少沟通交流,5.4%的人表示基本不沟通交流,各自开展本职工作。按照职称情况分析,初级职称或未定级的乡村医生更“重视补充预防医学知识技能”;按照执业地点分析,在乡镇卫生院工作的乡村医生更“重视补充预防医学知识技能”,具体见表 4。

表 4 不同职称和机构的乡村医生对医防融合知识技能补充学习的重视情况

分类方式			重视补充预防医学知识技能	没有专门注意补充这方面知识技能	主要通过病历学习方式补充	总计
职称	未定级或初级	数量	418	111	152	681
		占比(%)	61.4	16.3	22.3	100.0
	中级或高级	数量	13	9	7	29
		占比(%)	44.8	31.0	24.1	100.0
机构	村卫生室或个体诊所等	数量	361	107	136	604
		占比(%)	59.8	17.7	22.5	100
	乡镇卫生院	数量	22	1	2	25
		占比(%)	88	4	8	100
	社区卫生服务站	数量	37	10	15	62
		占比(%)	59.7	16.1	24.2	100
	社区卫生服务中心	数量	9	2	5	16
		占比(%)	56.3	12.5	31.3	100
	其他	数量	2	0	1	3
		占比(%)	66.7	0	33.3	100
合计		数量	431	120	159	710
		占比(%)	60.7	16.9	22.4	100

在培训形式方面，乡村医生所在单位开展医防融合培训的主要形式为组织病例讨论，其次是专家培训，具体见表5。

表5 乡村医生所在单位开展医防融合培训的形式

培训形式	数量	百分比(%)
组织病例讨论	377	53.1
本单位内部专家组织专题培训	197	27.7
组织线上专题学习	90	12.7
聘请外单位专家组织专题培训	29	4.1
其他	17	2.4
合计	710	100.0

1.1.3.2 医防融合内培训需求

对710名乡村医生在医防融合相关内容方面的培训需求调研显示：需求最高的前三位是“院前医疗急救能力““一般病与常见病健康服务技能”和“中医药服务需求”，具体见表6。在关于公共卫生和技能需求情况的具体需求分析中，需求度最高的前三位分别是“传染病监测与管理需求”、“公共卫生应急能力需求”和“医院感染控制需求”，见表7。

1.2 讨论

1.2.1 乡村医生群体对医防融合理念的理解尚肤浅

调研结果显示，有71.1%的人认为医防融合仅仅是临床诊疗和基本公共卫生服务的叠加。即使在经常互相交流学习的情况下，乡村医生对医防融合理念的理解也并不深刻，提示我们对医防融合的培训需要从理念上开展深入和全方位的培训。83.0%的乡村医生认为自己的医防融合知识和能力需要提升。超过50%的医防融合培训形式是组织病例讨论，邀请专家开展专题讲座则以本单位内部专家为主(占比27.7%)，这与系统理念学习不足，对医防融合的理解片面、不系统密切相关。因此，加强乡村医生关于医防融合理念、知识技能的培训势在必行[1]。

表 6　乡村医生对医防融合培训内容的需求情况分析

	慢病管理与病因监测技能		一般病与常见病健康服务技能		信息化技能		中医药服务需求		院前医疗急救能力需求		公共卫生和技能需求		“一老一小”健康照护能力		妇产科相关需求	
	数量	占比(%)	数量	占比(%)	数量	占比(%)	数量	占比(%)	数量	占比(%)	数量	占比(%)	数量	占比(%)	数量	占比(%)
不需要	7	1.0	5	7	7	1.0	4	6	7	1.0	7	1.0	8	1.1	25	3.5
一般	100	14.1	87	12.3	96	13.5	93	13.1	80	11.3	104	14.6	119	16.8	147	20.7
小计	107	15.1	92	13	103	14.5	97	13.7	87	12.3	111	15.6	127	17.9	172	24.2
需要	294	41.4	297	41.8	299	42.1	292	41.1	313	44.1	334	47.0	336	47.3	308	43.4
非常需要	309	43.5	321	45.2	308	43.4	321	45.2	310	43.7	265	37.3	247	34.8	230	32.4
小计	603	84.9	618	87	607	85.5	613	86.3	623	87.8	599	84.3	583	82.1	538	75.8
合计	710	100.0	710	100.0	710	100.0	710	100.0	710	100.0	710	100.0	710	100.0	710	100.0

表 7 乡村医生对公共卫生和技能培训内容的需求情况分析

	流行病学调查及现场处置需求		医院感染控制需求		传染病监测与管理需求		公共卫生应急能力需求		生物安全相关知识需求	
	数量	占比(%)	频率	百分比(%)	频率	百分比(%)	频率	百分比(%)	频率	百分比(%)
不需要	5	7	6	8	7	1.0	10	1.4	23	3.2
一般	138	19.4	131	18.5	120	16.9	119	16.8	144	20.3
小计	143	20.1	137	19.3	127	17.9	129	18.2	167	23.5
需要	331	46.6	322	45.4	339	47.7	336	47.3	313	44.1
非常需要	236	33.2	251	35.4	244	34.4	245	34.5	230	32.4
小计	567	79.8	573	80.8	583	82.1	581	81.8	543	76.5
合计	710	100.0	710	100.0	710	100.0	710	100.0	710	100.0

1.2.2 能够认识自身能力不足且有较强烈的培训需求

调研结果显示，乡村医生在医防融合相关内容培训方面，自认为最需要培训的是"院前医疗急救能力需求""一般病与常见病健康服务技能"和"中医药服务需求"。在公共卫生和技能需求方面，最需要培训的是"传染病监测与管理需求""公共卫生应急能力需求"和"医院感染控制需求"。与全科医生类似，我国乡村医生主要以临床专业为主，专业知识结构和技能单一，预防医学相关知识技能匮乏，在工作中不能满足医防融合的要求，医防融合工作的开展存在明显"断层"。乡村医生能够在一定程度上认识到自身医防融合能力的不足，具有较强烈的培训需求。针对不同层次的乡村医生制定不同的培训内容，是稳定农村医疗卫生机构医防融合服务能力、有效提升农村卫生人员防病治病能力的关键。其中，加强"医"与"防"两方面知识技能的整合是关键，也是难点，可以以实际工作中医防融合的实际需求为抓手，深入浅出地渐进式开展培训，与乡村医生原有知识结构衔接。

1.2.3 多维度为乡村医生医防融合能力提升提供支持

乡村医生群体总体年龄偏大、学历层次偏低，导致其学习主动性、理论功底及技能水平等方面存在较大不足，在实际工作中也受到工作地点、医疗条件的限制[2][3][4]。在健康中国战略背景下，医防融合理念及其在实际工作中的运用尤为重要，应在充分了解乡村医生需求、考虑时间与空间以及软硬件现实基础上，制订个性化培训计划，通过多样化培训形式不断提高乡村医生医防融合知识和技能水平，不断提升服务能力。

随着健康中国战略的推进，面向基层医疗卫生机构、乡村医生的培训逐渐增多，但是培训效果参差不齐，仍存在培训内容与乡村医生工作现状脱节的现象。由于工作地点没有相匹配的任何检查设备，造成培训后所学的知识和技能不能应用到工作实际。另外，很多农村医疗机构工作中最常用的计算机设备配备不足，导致乡村医生不能及时调取村民公卫查体等健康档案，不能与上级医疗机构互联互通，给工作带来诸多不便[5]。因此，要将农村医疗机构的信息化建设纳入当地政府的财政预算，加大财政投入，及时更新软硬件设备，依托区域全民健康信息平台，积极推动农村医疗卫生机构、上级医疗卫生机构和疾控中心等专业公共卫生机构间的信息系统互联互通，为基层慢病医防融合管理信息共享、远程服务等提供支撑条件，实现大众电子病历和健康档案等信息在不同机构、不同科室之间的互通与共享，实现对大众疾病的“医防管”一体化[6][7]，让乡村医生便捷开展工作的同时，能够不断提升医防融合工作能力，更加深入地参与家庭医生签约服务工作。

地方媒体也应加大对乡村医生参与的家庭医生签约、随访、查体以及各种筛查工作的宣传力度，提高村民的认可度，方便乡村医生后续工作的开展。

2.关于乡村医生继续教育现状与对策的思考

2.1 乡村医生继续教育现状与问题

乡村医生兼具传统“赤脚医生”经验传承与现代基层医疗服务需求，但学历层次偏低、执业资质不足，使其在承担全科功能时面临法律与能力的双重压力。现有培训多由县级医院组织，以短期讲座为主，缺乏系统性，并且常常难以接触到实操性培训。由于继续教育项目质量不高，继续教育学分与职业晋升、收入关联性弱，导致参与学习的动力不足。此外，多数乡村医生老龄化趋势严重，学习能力也在下降；加之需兼顾诊所经营与培训，偏远地区交通成本也高，工学矛盾突出。

健康中国强调“以健康为中心”，要求基层承担疾病预防、健康管理等职能，但乡村医生知识结构仍以治疗为主，绝大部分培训内容聚焦在常见病用药，缺乏公共卫生、营养指导等知识技能方面的培训，导致其在实际工作中难以有效衔接诊疗与健康管理。乡村医生需同时承担基本医疗和公共卫生服务（如家庭医生签约、慢病随访），但现有培训中两类内容割裂，导致服务效率低下，比如慢性病患者随访时仅测量血压或血糖，却无法解读数据趋势并提出干预建议；因缺乏预防性指导,部分可避免的并发症仍消耗大量基层医疗资源;健康档案更新率不足等。村民更倾向将村医视为“开药人”,而非健康管理者。近年来,智慧医疗设备也在逐步下乡,比如AI辅助诊断系统,但乡村医生数字素养不足,能熟练使用电子健康平台的乡村医生比例很少,进一步加大了基层与城市医疗资源间的差距。

2.2 关于乡村医生继续教育的思考

国家卫生健康委《关于全面推进紧密型县域医疗卫生共同体建设的指导意见》明确提出,基层医疗机构需实现“防治管结合”,对乡村医生而言,这意味着其继续教育需满足三大能力整合:临床诊疗能力(治已病)、公共卫生服务能力(防未病)、健康管理能力(管慢病)。

2.2.1 乡村医生继续教育的统筹与系统性设计

从继续教育提供方的视角看,应进一步加强乡村医生继续教育的统筹与系统性设计,建立“基础–进阶–专项”三级能力框架,分别对应不同培训内容。①基础层:急救技能、常见病诊疗规范(如国家基本药物目录应用)。②进阶层:慢性病一体化管理(高血压/糖尿病标准化路径)。③专项层:中医适宜技术、心理健康筛查工具的使用。以乡镇卫生院为枢纽,设立区域培训中心,由县级全科医生定期驻点带教。

构建“网格化”医防融合课程体系。纵向融合:以疾病周期为主线,串联“预防–诊疗–康复”全链条知识(如针对高血压,从盐摄入评估→降压药选择→家庭血压监测教学);横向融合:将公共卫生服务嵌入临床场景(如在糖尿病诊疗培训中,同步教学如何组织患者自我管理小组)。针对重点疾病类型开发模块化知识包,包括医疗知识技能和应融合的预防知识技能点。比如针对呼吸道感染,模块化知识包应包括抗生素合理使用、家庭通风改善指导和疫苗接种宣教;针对腰肌劳损,模块化知识包应包括止痛药外敷技术、农活姿势矫正演示和核心肌群训练视频等。

2.2.2 创建“场景化”实训模式

模拟工作场景设计“慢性病管理虚拟家庭”:要求村医连续跟踪

(模拟)一家三代的健康数据,比如爷爷的高血压、父亲的酗酒问题、孩子的肥胖倾向,制定跨代际干预方案。开发“公共卫生应急桌面推演教具,模拟突发传染病疫情,训练村医完成从病例发现、上报到密接管理的全流程。

收集各村真实健康事件,比如某村民因未规律服药导致脑卒中、孕产妇因未定期产检导致未及时发现胎儿的问题等,转化为教学案例,进行重点剖析。在案例剖析中,重点探讨医疗处置是否规范(如降压药调整时机);预防环节有哪些疏漏(如未定期家访督促用药)、管理工具存在的缺陷(如健康档案未及时更新预警)。

2.2.3 技术赋能:轻量化数字工具的应用

可以开发适配低网速环境的 App,提供学习包中 5~10 分钟短视频课程(如伤口处理示范),支持离线缓存与学分累计。研发适用于乡村医生的简化版 AI 工具,可以通过语音输入症状自动生成鉴别诊断,可以回答乡村医生日常健康服务中遇到的问题,弥补其知识盲区。建立“数据反哺”学习机制,通过对乡村医生日常问题的分析,反向生成个性化学习推荐。还可以通过分析乡村医生日常产生的健康数据,如血压记录达标率、档案更新及时性等,自动识别其知识短板,定向推送微课程。比如,某村糖尿病控制率低,可以给乡村医生推送触发胰岛素注射技术视频进行学习。依托远程协作平台,建立“乡村医生-乡镇全科团队-县医院专家”三级会诊群组,通过实时病例讨论实现“培训-实践”闭环。

2.2.4 制度创新:多方协同的可持续机制

乡村医生的继续教育不应仅停留在技术补丁层面,而应纳入县域医共体改革的整体框架。通过政策保障(如明确乡村医生“准全科”身份)、资源下沉(如县医院专家定期巡诊带教)与社区信任重建(如以健康结果为导向的考核),方能在健康中国背景下实现基层医疗服务的真正提质,实现从“权宜之计”到“系统升级”。

“定向培养+回馈保障”:与地方医学院合作开设“乡村全科医学

班”,学生免学费但需签约服务基层 10 年,配套职称评审绿色通道。

“学分银行”制度:将培训学分与基本公卫服务补助挂钩(如每完成 1 学分额外补贴 50 元),同时允许跨区域学分转移累积。

社会力量参与:引入企业资金,资助优秀乡村医生赴城市三甲医院跟岗学习(每年 1~2 个月)。

建立“医防绩效”双重激励机制:降低单纯诊疗量考核权重,增加健康管理覆盖率 (如签约村民年度体检完成率)、疾病预防成效(如儿童贫血发生率同比下降比例)、居民健康素养提升度(可通过问卷测评)。

设立“区域健康贡献奖”:若某村通过健康干预使脑卒中发病率下降 10%,全体参与村医可获得继续教育学分加倍认定。

推行“健康积分兑换”:村民通过参与健康活动获得积分,可兑换村医诊所的理疗服务,积分总量与村医公卫补助挂钩。

参考文献

[1]于梦根,赵璇,李惠文,等.我国基层医疗卫生机构医护人员对医防整合的认识评价[J].中国全科医学, 2021,24(1):40–45.

[2]谢瑞瑾,桂亮,程进,等.新时代乡村医生地位、作用及培养培训模式探讨[J].中国农村卫生事业管理,2021,41(1):22–26.

[3]陈醇,叶清和,高红霞,等.我国乡村医生职业化转变意愿调查[J]. 医学与社会,2019,32(4):38–41.

[4]王卫东,张寒冰,李韶莹,等.基层公共卫生人员执业满意度影响因素分析[J].中国药物与临床,2021,21(9):1465–1469.

[5]董佩,王坤,毛阿燕,等.我国公共卫生与医疗服务融合现状及对策[J].中国公共卫生,2020,36(12):1686–1689.

[6]史卢少博,姚芳,夏怡,等.基于共生理论的医防融合路径分析[J].卫生经济研究,2021,38(8):6–10.

[7]郑玮,董葱,朱海深,等.“健康+经济”双驱动下基层公共卫生防疫体系建设的短板及对策[J].中国公共卫生管理,2021,37(4):438–442,446.

第七章

专科医生医防融合
继续教育项目典型案例

近年来,天津市全科医学教育培训中心组织开展了数十个全科医生医防融合继续教育项目,项目承办方主要为全科医学教育培训基地的亚专科临床基地和医学院校专业学院,其中多个项目连续开展2年以上,项目团队积累了丰富的培训经验且工作成效显著。其中,家庭医生服务适宜技术培训系列项目的开展,经过连续5年的探索与实践,取得了很多成功经验,且已形成具有推广价值的实践模式,我们将在第九章详细论述。本章重点选取四个开展培训2年以上,具有一定特色和代表性,且培训效果好的项目作为典型案例,详细论述其培训背景与意义、项目内容与设计、项目特色、实施情况与效果等方面,希望对临床专业教学团队开发与实施全科医生医防融合继续教育项目具有借鉴意义。

1.家庭医生团队慢性创面上门诊疗服务培训

该项目为中西医结合特色继续教育项目,负责人为天津中医药大学第一附属医院疮疡及周围血管外科主任王刚。王刚主任也是国家中医药管理局疮疡病重点学科带头人,"津门疡科"第五代传承人,擅长糖尿病足的"五位一体"中西医结合综合治疗,静脉性疾病"改道保通"综合治疗。该项目于2020年在天津市家庭医生团队能力建设质量控制中心立项实践课题《慢性创面上门诊疗服务需求与服务对策研究》,2022年结题并开展培训,已连续开展培训3年,并建立专科联盟。

1.1 项目背景与意义

随着人们生活条件的改善、社会的进步、环境的改变、病种的变迁、人类寿命的延长以及人口老龄化的加剧,慢性创面患者发病率呈逐年增长的趋势。慢性创面类型众多,其中糖尿病足、下肢静脉溃疡、受压区压疮、窦道、免疫性溃疡、肿瘤性溃疡、恶性皮肤癌、慢性骨髓炎、慢性感染性创面等慢性创面已经成为医患双方都极难处理的问题,严重影响患者的身心健康和生活质量,也给家庭和社会造成极大的经济困难和护理困难。例如我国糖尿病发病率逐年上升,糖尿病足发生率也随之不断上升。按国际糖尿病联盟(IDF)的估算,中国糖尿病患者已经达到 5 500 万人,在这些糖尿病人中,将有 15%的患者会发生糖尿病性溃疡进而导致糖尿病足,严重的将面临截肢处理。受压区压疮在老年长期卧床群体中广泛存在,此类人群如缺乏照护 1 天内即可形成压疮,而因营养缺乏、自主运动能力缺乏、照护人员意识不足,压疮难以愈合,患者长期饱受痛苦。慢性创面常分散在医院各个病房、社区医院及家庭,由于治疗周期长、患者经济负担重、医生无法集中精力应对等因素,使得慢性创面的治疗得不到连续、有效的保障,尤其是很多无法前往医院及社区中心治疗的慢性创面患者得不到有效的治疗,逐渐恶化造成无法挽回的结果,很多病人最终截肢、致残甚至死亡。因此,众多的居家慢性创面患者迫切需要正规化的、及时的治疗,这就需要我们建立一个相应的慢性创面预防–诊断–治疗–康复体系来满足日益增长的慢性创面上门诊疗服务的需求,也要求我们建立更加完善的培训机制,满足基层一线医务人员的业务学习需求。

随着慢性创面患者的日益增多,慢性创面的上门诊疗服务在国外已经较为成熟,也随之成为一个新兴的专业。但是,我国由于慢性创面种类多、涉及专业面广、机理复杂,慢性创面上门服务一直是困扰创面修复领域的难题,我们通过本项目能够很好地满足全科医师对于慢创预防、诊疗、康复的学习培训及实践提升需求,制定相应的服务对策,从而能够建立更好的预防–医疗模式,便于市内甚至全国慢性创面治疗经验的推广，具有很高的经济价值、社会价值。

1.2 培训对象与培训目标

本项目培训目标人群主要针对天津市内的家庭医生团队，包括但不限于全科医师、中医科医师、外科医师、骨科医师、整形科医师、烧伤科医师、护理人员等。

慢性创面因其预防、诊断、治疗涉及多个学科，其整体病情较为复杂，涉及中医、西医知识内容较为广泛，对于其上门诊疗管理也要求医务人员拥有各类综合能力，故培训内容较为丰富。项目团队认为该项目的培训目标可以包含医防融合能力指标体系中的多个指标：A11 掌握合理用药及预防知识，A12 掌握基层常见疾病诊疗和预防知识，A13 掌握中医体质辨识与调护的基本知识，A14 掌握全科医学基本理论，B11 能从“全人”的视角开展基本医疗服务，B13 掌握危重疾病识别技术并及时转诊，B22 提供康复训练指导，B32 社区管理能力，B33 健康教育与宣传能力，B34 健康管理与健康随访能力，B51 倾听与表达能力，B52 资源整合能力，B53 团队管理能力，B54 建立长久，稳定医患关系的能力，B55 能正确处理医学伦理问题，B61 自主学习能力，B62 创新工作能力，B63 信息利用与管理能力，C11 主动服务基层居民的意识，C12 主动提供卫生服务的意识，C13 主动控制居民看病费用的意识，C22 成就动机，C23 心理调适能力，C25 应急能力，C26 团队合作意识，C27 法律法规意识等(见第三章)。

慢性创面患者迫切需要家庭医生团队解决慢性创面上门诊疗服务的问题，通过家庭医生团队对慢性创面潜在人群风险及患者病情的合理评估，针对不同情况给予规范化、标准化处理诊疗服务为特色，推动上级医院慢性创面管理与家庭医生团队“联动”开展专业化合作，达到更好的工作效果。

1.3 项目内容与方法

本项目科研在先，继续教育为科研成果的转化，主要包含以下主要内容。

1.3.1 调研

了解慢性创面患者实际面临的主要困难和问题；了解慢性创面全面管理在社区卫生服务中心服务范围内面临的主要困难；了解家庭医生团队医护在慢性创面管理中的角色定位和职能范围；了解社区医务人员、家医团队关于创面预防-诊断-治疗-康复的能力提升需求；了解社区医务人员、家医团队对于慢性创面潜在风险人群、患者的健康科普教育面临的困难；制定慢性创面科普教育、人员培训以及预防-诊断-治疗-康复模式的管理制度、章程，其范围涉及管理团队、社区卫生服务中心、家庭医生团队。

1.3.2 培训

培训方式以线下面授为主，培训场地以医院实地为主，培训内容为理论和实践相结合。其中，内容以慢性创面专科知识为主线，围绕上门诊疗服务的形式，针对不同岗位医务人员均有对应内容，如面向管理人员，则培训偏重沟通、组织、规划等方面；面向一线的家庭医生团队，偏重开展一系列的专科理论知识、专科技能、预防知识、科普宣传健康教育能力的相关培训。培训形式包括开展继续教育项目和社区卫生服务中心的教育培训专题会等。培训配合专业指导手册，重点突出实训内容。

1.3.3 检查

为评价慢性创面上门诊疗服务的工作质量，评估家庭医生团队的专业技术水平，并衡量项目开展以来各项慢性创面管理指标的优化、管理流程的执行情况，项目后期进行全体家庭医生上门诊疗服务实践检测、反馈及评价。

1.3.4 评估

进行第二轮的所有慢性创面患者问卷调研，了解培训后的改善情况。根据项目执行情况、慢性创面上门诊疗服务考核结果，形成相应的总结分析。根据项目效果申请成立天津市慢性创面上门诊疗服务培训基地，制订后续长期工作计划。

1.4 项目特色与创新

1.4.1 项目特色

该项目的承办基地为天津市最大中医医疗单位,设立了天津市第一家中西医结合伤口门诊,同时拥有对应最大的中西医结合伤口诊疗病房及医生团队作为基础,对应本项目拥有丰富的中西医结合医疗资源及经验。项目医师团队拥有中医、西医、中西医结合人员资质,同时有能力开展伤口修复开放手术及血管介入手术,拥有较为全面的专科设备及材料和先进的技术理念。项目所在科室为天津市卫健委中医疮疡专科联盟副理事长单位、天津市中西医结合慢性创面修复专科医联体,拥有较多与基层单位合作的机会和经验。基于本项目进一步推动了专科医联体的发展,家庭医生团队有效联动合作机制将不断成熟完善。

1.4.2 主要创新之处

由项目管理团队与相关医联体、社区卫生服务中心对接,明确能够进行慢性创面上门诊疗服务的家庭医生团队的成员信息,深入相关社区统计慢性创面上门诊疗的需求量,建立数据库及统计表,逐项分析,分层规划。由项目团队负责整体家庭医生团队与需要上门诊疗服务的慢性创面患者的签约及相关知情同意的对接、签署及备档。

由项目团队、技术培训团队及数据统计团队培训加入慢性创面上门诊疗服务的家庭医生团队,包括制度培训、技术培训、医患沟通培训、科普预防教育培训、康复培训、数据采集培训、图片拍摄及编辑等重点培训项目。培训后由项目团队颁发技术培训证书及资质。由项目团队设计、完善患者上门诊疗服务产生劳务费用的收费指导,由家庭医生团队所在社区服务中心开具收费凭证,并做好相关医疗保险相关工作。

依据上级政策制定家庭医生团队医疗垃圾回收制度和具体方法,培训主要包括《慢性创面上门诊疗服务工作制度》《慢性创面上门诊疗服务消毒隔离制度》《慢性创面上门换药流程》《慢性创面上门诊疗服务疑难病例会诊制度》《慢性创面上门诊疗服务医疗垃圾回收制度》《医用耗材管理制度》等。

科研与培训相结合，最终落地基层卫生服务，以社区卫生服务中心、家医团队为点位，建立慢性创面患者管理（预防、诊疗、科普）网络，打通社区人群慢性创面诊疗的“最初一公里”。

1.5 实施成效

截至 2024 年，在天津市全科医学教育培训中心组织下，本项目已连续举办 3 年，结合国家级继续教育项目，邀请全国各地名老中医，国家级医学协会主委、省名中医、专科顶尖学者教授累计近 30 人次，累计招收 131 名学员，完成累计近 60 课时理论、实践培训，培训满意度历年均超过 90%。

本项目能够最大范围覆盖慢性创面各类知识内容。在临床方面，其既涵盖专科预防、诊疗、康复，也囊括多学科联合诊治（如内分泌科、营养科、骨科、感染科等）；在医师能力方面，涵盖医师转诊时机判断、病情评估预判、医患沟通以及团队配合、人员管理，同时学员可接收到现代医学、中医学相融合的知识结构。

学员在接受培训后，可获得天津市全科医学教育培训中心颁发的培训合格证书。部分学员在接受培训后回到工作单位切实解决问题开展慢性创面工作，并与承办团队建立长期联系。

1.6 问题、改进及展望

首期理论培训时间相对较短，体系庞大，内容较多，部分学员难以在短时间内高效吸收。2023 年，探索进行分期培训，学员知识领会度有所提高，考虑后续分期培训，进一步优化课程节奏，提高学员吸收掌握程度。

未来本项目将在坚持基本模式的基础上，进一步优化流程，扩大培训范围，提高培训质量，深度衔接潜在发病人群及患者需求，发挥优势，积极进行健康科普教育，积极争取规范化、统一化，提高认证水准，将学员培训合格证进一步提升至专业资质资格证。

2.慢病健康管理干预技能实操培训

本项目负责人为天津医学高等专科学校健康管理学院预防医学教研室主任郭宏霞。郭宏霞主任主要从事健康教育与健康管理相关的教学与科研工作，近年来与全科医学教育培训中心合作密切，也是本研究的核心团队成员。慢病健康管理干预技能实操培训从2023年正式纳入培训中心项目，已连续开展2年。

2.1 项目背景与意义

随着国家基本公共卫生服务的实施，我国疾病防控工作的关口前移到基层医疗卫生机构。慢性病发病因素复杂，发展受很多种因素的影响，健康管理可以对患者进行标准化、质量化、个体化和系统化的管理。健康管理流程分为健康信息收集、健康风险评估、健康干预三个步骤。而健康干预是健康管理的手段，这些离不开健康教育和指导的技能。

很多基层卫生机构以慢病为切入点开展医防融合实践工作，高血压、2型糖尿病等慢病的预防离不开日常的健康管理和健康教育[1][2]。基层医疗卫生人员大部分是临床医生和全科医生，普遍缺乏健康管理干预技能，尤其是农村基层医疗机构无论是人员数量还是专业水平远远落后于城市基层医疗机构，使得慢病管理多流于形式，国家基本公共卫生服务一揽子政策落地受阻，亟待对基层医疗卫生人员进行慢性病健康管理干预技能实操培训。

我国在“十四五”规划全面推进健康中国建设中提出，要提升基层医疗卫生人员健康教育、慢病管理服务质量。对基层医疗卫生人员规范化培训慢病健康管理干预实操技能，符合“十四五”规划建设健康中国的需求，对提高基层卫生人员健康服务能力、提高所在社区的居民身体健康有着重要意义。

2.2 培训对象与培训目标

对基层医疗卫生人员进行慢病健康管理干预技能实操培训，包括慢病饮食制作能力、运动处方制定和健康科普讲座培训、健康教育随访四个主要内容。教学方式采用教学做一体化形式，边讲边练边评，旨在全方位提升其慢病干预技能实操能力。培养其在各种慢病健康管理中的饮食、运动干预及健康传播能力，切实提高基层医生预防慢病、管理慢病及干预慢病的医防融合和服务能力。

2.3 项目内容与方法

项目内容主要包括糖尿病及高血压食谱编制及饮食制作、糖尿病运动处方制定及常见居家运动练习、社区健康科普能力培训、社区健康教育随访能力四个部分。

2.3.1 以基层医疗卫生慢病服务实际需求为导向

基层卫生机构以慢病为切入点开展培训的很多，但是并不是所有的培训都是针对基层医疗服务实际需求为导向的。全科医生培训有一部分学习是在三甲医院进行的，在这类医院的临床科室学习，全科医生主要面对的是病情比较重的高血压和糖尿病老年患者，其学习的内容侧重于慢病，如高血压、糖尿病的急症和并发症的处理。而家庭医生在基层工作的主要对象是慢病门诊的老年人，需要掌握的是慢病健康档案的建立、诊疗规范、转诊要求和健康教育随访管理等内容。所以对全科医生或者转岗医生只进行慢病的重症诊疗培训是不符合实际服务需求的，应该针对家庭医生的实际工作流程和核心环节进行培训[3]。也有很多研究是针对全科医生服务环节进行培训的，有的研究对社区家庭医生团队慢病的管理提出了"三师共管"模式，加强评估、干预、宣教等方面知识的培训[4][5]。有的内容是针对心血管疾病、糖尿病的诊断处理及转诊指征进行培训[6]。所以，以基层医疗卫生服务实际需求为导向的培训才符合基层医疗服务和基本公共卫生服务特点及当前形势需要。

在基层医疗服务人员慢病管理服务继续教育课程设计时，应该注重理念意识培训和坚持分类分层开展的设计思路。在课程中增加健康中国与本职工作相关的内容，提升家医团队服务信念感。根据人群也可以分成基础模块、中级模块、高级模块，满足不同人群或者不同培养层次的需求。在预防医学知识的大框架下进行慢病模块知识和技能的学习，提升学员慢病管理服务中医防融合服务能力。详细内容见表1。

表1 慢病管理医防融合继续教育课程模块设计

模块	适应人群	培养目标	知识	技能
基础模块	家医团队所有岗位	掌握基本知识和技能	慢病流行情况 健康中国与本职工作 高血压糖尿病诊断 国家基本公共卫生慢病服务规范和流程	签约流程 健康信息收集技能表格填写、一体格检查、血压测量、血糖测量 体检报告基础解读 随访技能 健康教育
中级模块	慢病管理岗位	解决实际问题和应用能力	高血压及糖尿病发病机制 高血压及糖尿病治疗 高血压干预和预防 糖尿病干预和预防	健康指导 慢病饮食干预 慢病运动干预 心理干预 并发症鉴别及转诊
高级模块	慢病管理岗位	解决实践难点，提高团队创新能力	健康管理师培训系统理论和知识 社区群体慢病干预策略	人员队伍培训项目策划 个体慢病干预方案制定 群体慢病干预方案制定

2.3.2 加强健康教育能力培训

慢病防控仅仅依靠传统的临床手段，是不能从根本上解决问题的，需要通过健康教育、预防性筛查等多种手段，对慢病的危险因素进行预防及干预，所以非药物治疗也是慢性病患者的重要治疗手段。这些非药物治疗手段大部分以干预生活方式为主要方法。2019年下发的《全科医生转岗培训大纲》中指出，健康教育是基本公共卫生服务和基本医疗卫生服务的重要内容[7]。从糖尿病专项管理中可以看到有很多糖尿病培训，其主要培训内容为健康教育咨询以及糖尿病并发症护理、对患者进行跟踪和随访，还要探索患者的想法和期望、患者进行共同决策以及其他沟通技巧[8]。所以，健康教育与指导对于基层医疗慢病健康管理是非常重要的，健康教育可以通过知识信念和态度连贯性干预，可有效改善慢病患者的生活方式及健康素养，是慢病三级预防的有效防治措施。

慢病管理培训中，健康教育课程模块可以分为基础模块、中级模块和高级模块。基础模块培养学员掌握基本知识和技能；中级模块重在培养学员解决实际问题和应用能力，培养卫生医疗人员健康传播能力和健康活动策划能力；高级模块重在培养学员解决实践难点，提高团队创新能力。这些模块都可以灵活配置在慢病管理服务培训模块中，增加慢病管理医防融合服务深度。健康教育各模块培训内容详细情况见表2。

表2　健康教育培训课程模块设计

模块	适应人群	培养目标	知识	技能
基础模块	家医团队所有岗位	掌握基本知识和技能	健康教育与健康促进概念 健康教育行为干预和传播理论 健康中国与本职工作	制作和使用纸质传播材料 科普视频和音频制作 开展健康科普讲座 科普文章撰写 健康咨询与健康随访
中级模块	健康教育岗	解决实际问题和应用能力	健康教育与健康促进项目实施计划评价	健康教育活动策划问卷设计与结果分析 专题小组讨论计划与实施 健康素养与测评
高级模块	管理岗位	解决实践难点，提高团队创新能力	健康教育工作资源应用与策略分析 健康教育工作考评 团队领导力提升	人员队伍培训项目策划 健康促进活动的评价 倡导和协调

2.3.3 以老年人为服务的重点人群开展培训

随着我国老龄化的发展和慢病的喷发，社区医疗卫生服务内容和重心发生了改变。2023 年末，全国 60 岁及以上人口占全国人口的 21.1%。2022 年 9 月 20 日，国家卫健委就党的十八大以来老龄工作进展新闻发布会上指出，2035 年左右我国 60 岁及以上老年人口将突破 4 亿，在总人口中的占比将超过 30%。而老年人罹患的疾病大部分是慢病，所以可以推断出基层医疗机构将来面对的患者大部分是老年人，老年人慢病卫生服务是基层医疗卫生服务的主要内容。所以在慢病管理医防融合培训课程设计时，要在培训内容中加入老年人身心特点模块，包括老年人身体特点、心理特点、老年人常见疾病、老年人饮食指导原则、运动原则、心理疏导以及其他日常生活保健等内容。同时还要融入人文关怀、尊老爱老的职业素质培养，让家医团队更好地理解老年人，服务于老年人。以人为本，才能在慢病治疗和预防过程中进行协调和融合的服务。

2.3.4 教学做一体化的培训方法设计

根据前期需求调研，基于基层卫生人员慢病干预工作过程，设计情景案例，围绕案例进行教学。采取小班教学，每班控制在 30 人以内。理论知识采取线上微课形式进行，实操内容围绕医防融合能力指标，分别围绕饮食、运动干预及健康传播三大技能展开。

2.4 项目特色与创新

2.4.1 增加意识与理念培训

医防融合服务培训不仅要提高家庭医生团队的技能，而且要提高其医防融合的理念。因为从行为学改变角度来讲，只有医生的认知和信念改变了，才能真正地落实到行为上。从医防融合意识和理念来讲，在项目设计初就应该加入前沿理念和知识培训，包括加强大健康观念和医学目的的学习，加深医学发展中对疾病发生、发展及康复的新理解，充分认识健康的社会和环境决定因素[9]。认识到家庭医生团队在卫生改革中的重要性，提高自身的价值感，才能使得家庭医生团队对预防疾病的重要性和基层医疗的服务特点有真正的认知，才能真正地将服务做到医防融合[10]。除此之外，应该增加不同岗位的服务理念培训，如在家庭医生签约服务过程中应该改变服务提供方式，将疾病预防、健康指导和家庭签约融合起来，采用集体签约、义诊、健康沙龙等多种方式增加签约服务的深度。只有这样才能让家庭医生从认知上改变理念，提高融医疗和预防及宣教一体的服务意识，提高服务效率。

2.4.2 分层分类开展继续教育

一项关于国外药师参与慢病管理的培训体系表明，不同国家的慢病管理培训体系中的药师都要参与患者的自我管理，包括疾病的普及、药物咨询、自我症状监测和生活方式建议[11]。可见，家庭医生团队中的药师也需要针对患者自我管理教育及疾病预防等内容进行培训。一项关于护士教练培训研究表明，护士岗位培训应该以健康为结局，服务于患者整个生命周期。家医团队中的护士岗位也需要加强健康管理、健康指导等具体技能。当前基层医防融合服务人才的专业背景主要以临床和护理为主，比较缺乏有卫生执业医师资格证的人才，整个团队缺乏预防医学的系统知识和技能。所以针对这种情况，无论哪种岗位都要开展以预防医学为基础或者以预防疾病为主要方向的培训。

但是不同岗位基层人员的培训需求是不同的。研究表明，家庭医生团队对临床医学知识、康复知识、营养保健知识、心理学及医患沟通技巧培训需求较高，而家医团队中护理岗位对公卫相关知识需要较高[12]。所以从医防融合角度来讲，根据家庭医生团队的培训需求，应该在培训模块中设置不同的模块供家庭医生团队选择。所以针对这种情况开展“预防医学+X 岗位”模块化医防融合培训模式，才能满足医疗卫生发展的需求。

2.4.3“预防医学+X 岗位”的模块化设计

“预防医学+X 岗位”模块化医防融合培训是以预防医学知识体系为大框架，增加针对不同岗位的培训内容进行模块化设计。如对于所有医生开展通识性服务技能培训，包括服务质量如咨询话术、服务规范等培训[13]，对于临床岗位的医生开展疾病预防技能，开展营养、运动、心理等生活方式的非药物治疗的专项培训模块。其他模块如健康教育、中医养生、康复技术等知识，可以让培训学员自行选择、灵活搭配，根据自己的短板或者需求进行选择。宗旨是让每个岗位的家庭医生团队成员都能选择适合自己的模块进行培训。具体培训内容设计思路见图1。

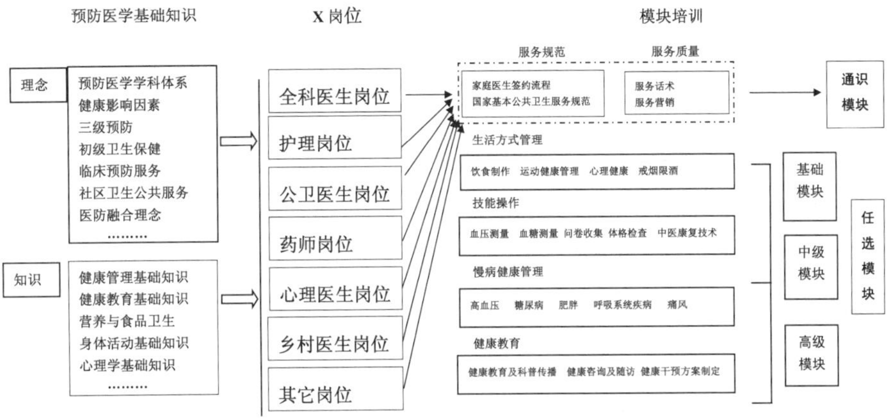

图1 预防医学+X岗位模块培训

家庭医生基本公共卫生服务包括签约、建立完善签约居民健康档案、诊治、合理用药、就医路径指导和转诊预约等服务[13]，在每个环节中都可以同时融合医疗卫生和疾病预防服务。所以，家庭医生团队医防融合培训课程设计应该优化教学模式，坚持增加医防融合意识和理念，针对不同岗位人员开展不同模块的医防融合培训。以慢病管理继续教育项目课程为抓手，丰富基层医疗卫生慢病管理和健康教育能力培训内容，促进家医团队在各个环节中的医防融合服务能力，最终提高家庭医生健康服务质量和服务效率。

2.5 实施成效

基层卫生人员慢病健康管理技能培训已经开展两期，培训人数为350人左右。培训内容主要围绕慢病健康管理医防融合方面。培训内容涉及基层慢病健康管理规范、高血压及糖尿病健康管理技术、慢病饮食心理及身体活动干预、糖尿病饮食烹饪、社区健康传播技能、健康风险评估流程等多方面。教学方式采用教学做一体化形式，边讲边练边评，旨在全方位提升其慢病干预技能实操能力。培养其在各种慢病健康管理中的饮食、运动干预及健康传播能力，切实提高基层医生预防慢病、管理慢病及干预慢病的医防融合和服务能力。

将技能服务培训需求和职业技能等级认定相融合开展培训，家庭医生团队通过培训可以取得健康管理师职业资格，促进家庭医生的学习动力。采用线上线下相结合、集体学习和自由学习相结合，充分利用健康管理师培训学习资源，增强培训效果。

线上系统学习，线下针对健康管理师职业技能等级标准进行真题练习和培训，缩短培训时间，提高健康管理师通过率。2024 年上半年健康管理师认定考试中，健康管理师三级通过率为 68.7%，高于非家医团队人员。

侧重效果评估，精准化管理，从培训前后专业测验结果来看，培训学员在专业知识和技能提升上显著提高。2024 年项目培训前测验分数为 61.77 分，培训后测验分数为 89.01 分。参训人员纷纷表示不虚此行，业务能力得到了进一步提高，会将所学知识总结提炼，更好地应用到实践当中，为保障居民健康奠定了扎实的基础。

培训提升了基层(社区)医疗卫生人员在对标健康管理师(三级)的专业素质，增强了健康管理基础知识、血压的测量与评估和健康风险评估、身体活动基本知识、基础营养知识、公共营养知识以及饮食指导技能、体格检查、中医养生、心理健康、临床诊断、健康信息收集与管理和预防医学等知识，对基层人员健康管理工作起到了良好的促进作用。

2.6 问题、改进及展望

从培训参与度看，基层卫生人员更喜欢能实际操作的技能课程，对慢病前沿知识和规范类的培训内容反馈不及时，兴趣不大；对可以动手的慢病饮食制作、参与式的科普讲座培训学习热情较高。因此，在师资的遴选和教学方式设计上，需要进一步符合基层卫生人员需求，特别是知识类课程的学习，需要改变传统授课模式，提升学习者参与度，并与实践课程密切结合。

基层卫生人员原有教育背景、学习层次差异较大，每次培训中都有10%左右的学员不能通过结业考核，应针对其存在的个性化问题给予进一步指导，直至达到培训目标。

3.脏腑推拿家医服务适宜技术培训

本项目为中医特色项目，负责人为天津中医药大学第一附属医院推拿科主任李华南。李华南主任从医十余年，一直致力于推拿临床、教学、科研工作。作为全国推拿专业青年医师代表，强调“十三科一理贯之”，擅长应用推拿为主，中医内外兼治法治疗腰突症、颈椎病、肩周炎、膝关节炎、功能性便秘、失眠、慢性疲劳综合征等疾病。李主任兼任中华中医药学会推拿分会副秘书长、天津市中医药学会推拿专业委员会主任委员、国家级非物质文化遗产津沽脏腑推拿第五代传承人。该项目于2022年在天津全科医学教育培训中心立项，已连续开展3年。

3.1 项目背景与意义

随着我国人口老龄化趋势的持续，自2000年之后，老年人口占全国人口的比重超过10%，全国老龄委预测2015—2035年将是我国老龄化急速发展阶段，老年人口年均增长一千万左右。到2035年，我国老年人口比例将占总人口28.7%。伴随而来的是老年人常见内科疾病患病率的上升，如慢性疲劳综合征、便秘、失眠等长年困扰老年人，急切需要家庭医生负责他们的诊疗工作。同时，关注老年人身体的报警信号，将上述疾病消灭在萌芽状态，也是家庭医生工作的重点。因此，如何能够快速地培训家庭医生掌握一种技能、技法，有针对性地对老年人常见内科疾病予以预防及对症治疗，是我市家医团队能力提升的关键。

脏腑推拿技术已经过百余年临床实践，是“国家级非物质文化遗产”和国家首批“民间中医药特色诊疗项目”。作为传统中医特色技术，在中医理论指导下，根据脏腑经络学说，在人体体表(以腹部及其经穴为主，也可针对不同疾病配合选用头面、胸腰背、四肢等部位及穴位)运用按、摩、推、揉等推拿手法，从而预防及治疗疾病的一种方法。本单位是中国脏腑推拿联盟牵头单位、国家卫健委基层医师中医技术培训教材编写单位，设立脏腑病症科，拥有便秘、头痛、慢性疲劳综合征、肠易激综合征等多个专病门诊，得到广大患者普遍认可。

该适宜技术具有操作简单、安全有效、舒适经济的特点，符合基层社区群众的健康需求，特别是针对基层中老年人、慢性病人为主要需求的特点，能够融预防、医疗、保健、康复等服务为一体，且其施用不受场所设施等要求限制，便于家医团队深入群众家中开展。因此，脏腑推拿在基层推广有着独特的优势和作用。本脏腑推拿技术主要用于便秘、头痛、胃脘不适、失眠、糖尿病、高血压等常见内科疾病的预防与治疗。

同时，脏腑推拿相关技术已编入国家中医药类专业规划教材《推拿治疗学》，同时本单位已编写有多部著作及教材，具有成熟的脏腑推拿应用理论体系以及培训体系。可提供技术支持，包括在推广单位参观学习、提供相关专业书籍及指导材料、定期开展讲座与指导、外派人员指导脏腑推拿相关技术操作等。

在本项目培训中，家医团队不但能够掌握脏腑推拿操作技术，还能进一步提升中医素养，有利于提升家医团队的中医诊疗水平与服务能力，对于推动我市社区及家医医疗卫生事业的发展同样具有重要意义。

3.2 培训对象与培训目标

参训学员应为具有一定中医基础理论的基层卫生人员，具有执业医师资格，所在单位是合法合规的卫生行业标准，具备基本的医疗保障和护理常规措施。

脏腑推拿家医服务培训项目旨在综合提升从业人员的知识水平、能力技能以及职业素养，制定以下培训目标。

(1)知识目标:通过培训,使参训人员能够全面理解和掌握医学基础知识,掌握基层常见病、多发病的诊疗知识,以及相关的健康管理和疾病预防知识,实现脏腑推拿知识与预防保健的深度融合。

(2)能力目标:参训人员掌握脏腑推拿技术基本理论、操作方法和临床应用,具备能够在社区服务中熟练运用脏腑推拿技术与疾病预防措施的能力,并在临床中注重实践技能的提高与创新。

(3)素质目标:增强参训人员服务基层社区的意识,培养其主动发现问题、积极服务社区居民的能力和态度,并强化参训人员在职业道德、服务态度、团队合作等方面的素质教育,培养具有高度责任心和使命感的医防融合高素质人才。

3.3 项目内容与方法

培训采取理论与实践授课相结合的方式。理论课程分为基础知识、技能技法、临证治疗三篇,主要内容包括脏腑推拿概述、脏腑推拿发展简史、脏腑推拿治疗作用、脏腑推拿治则与治法、脏腑推拿治疗常用经脉腧穴、脏腑推拿治疗常用手法、脏腑推拿治疗基本常识、脏腑推拿治疗术式、内科病症的防治、妇科病症的防治等内容。实践课程重点讲授手法的基本操作和临床应用,用准确、形象、生动的语言表述手法的操作,剖析手法的动作要领,突出重点和难点。演示手法要求教师在手法操作时,必须做到动作规范、熟练,利于学员模仿,同时让学员感受脏腑推拿的治疗作用,以便掌握脏腑推拿技术。

集中培训与学习时长为期两天,共 16 课时的授课。其中,理论授课 12 课时,实践操作授课 4 课时。集中理论学习后进行实践操作,最后安排统一的标准化培训考核,通过标准化考核的学员被认定为合格。

3.4 项目特色与创新

津沽脏腑推拿是天津中医药大学第一附属医院推拿科的特色诊疗技术,经过数十年的传承发展,将流传于华北地区的脏腑推拿疗法进行系统的整合与提炼,并加以临床验证,同时融合自身经验,最终形成了独具特色的津沽脏腑推拿流派。2021 年,该流派入选第五批国家级非物质文化遗产代表性项目名录和国家级非物质文化遗产代表性项目名录扩展项目名录,为国内推拿领域具有代表性的推拿流派。津沽脏腑推拿作为一种传统的医学手段,因其无创、无痛和无副作用等特点,在基层卫生服务中占据重要地位。能够针对多种常见病、多发病提供有效的治疗,尤其对于老年常见病,比如便秘、失眠、头痛、腹胀、腹泻等具有极佳疗效。此外,津沽脏腑推拿技术还具有操作简便、成本低廉等优势,使其在基层卫生服务中具有很高的应用价值。

项目承办单位作为天津市中医医师规范化推拿专业培训基地,在既往培训中脏腑推拿技术作为特色诊疗技术,很多基层医疗人员已有所了解与认知。同时,团队还在天津市老年大学、天津中医药大学设立有《脏腑推拿学》选修课程,授课经验丰富。且本单位每年定期开展脏腑推拿国家级继续教育项目,有大批基层工作者前来学习,能够胜任脏腑推拿技术的前期课程设置、框架搭建等工作。由承办单位牵头制定中医诊疗指南 3 项，牵头制定的《中华中医药学会治未病技术标准—脏腑推拿技术操作规范》已在全国推广使用,因此具有成熟的操作流程与规范,便于临床实施操作,进行质量把控。

随着本技术在天津市多家基层医疗机构的应用推广,团队已深入了解基层就医需求及就医特点,因此在技术培训中更加契合家医服务团队的实际需求,确保实用性与有效性。

3.4.1 切合基层需要,实现医防融合

脏腑推拿技术作为传统中医特色技术，是在中医理论指导下,根据脏腑经络学说,在人体体表(以腹部及其经穴为主,也可针对不同疾病配合选用头面、胸腰背、四肢等部位及穴位)运用按、摩、推、揉等推拿手法,从而预防及治疗疾病的一种方法。该适宜技术具有操作简单、安全有效、舒适经济的特点,符合基层社区群众的健康需求,特别是针对基层中老年人、慢性病人为主要需求的特点,能够融预防、医疗、保健、康复等服务为一体,且其施用不受场所设施等要求限制,便于家医团队深入群众家中开展。因此,脏腑推拿在基层推广有着独特的优势和作用。

3.4.2 技术操作简单,适应症广泛

本脏腑推拿技术是临床常用的治疗手段,具有安全、简便、无副作用的治疗特点,可以用于便秘、头痛、胃脘不适、失眠、糖尿病、高血压等常见内科疾病的预防与治疗。多项系统评价显示,脏腑推拿在中老年功能性便秘、中风后便秘、糖尿病相关并发症、脊髓损伤患者膀胱功能康复方面疗效肯定。

3.4.3 兼顾技术培训与中医思维提升

脏腑推拿技术虽操作简单,但仍需要医生掌握基本的中医脏腑经络理论,牢记禁忌症及注意事项,方能进行辨证与施术操作。因此,在本项目培训中,家医团队不但能够掌握脏腑推拿操作技术,还能进一步提升中医素养,有利于提升家医团队的中医诊疗水平与服务能力,对于推动我市社区及家医医疗卫生事业的发展同样具有重要意义。

3.5 实施成效

本项目凝聚了津沽推拿骨干,详细讲授与展示"津沽脏腑推拿"这一国家非遗项目及天津特色技术。通过"线上理论+课堂教学+病房实践"的教学模式,为学员打造了一个立体的学习环境,使学员能够更好地学习掌握并应用这一技术,并在临床上开拓新思路、新方法,不断提高临床疗效,受到学员一致好评。

项目首先开展线上理论教学,包括《脏腑推拿溯源与发展》《津沽脏腑推拿核心经脉及常见穴位》,重点讲解了"医源于道,调气通脉""三焦气化,调节四海""俞募配穴,标本兼治"等中医理论,以及层冲脉、任脉等津沽脏腑推拿的核心经脉与穴位,录制视频上传到基层培训平台,使学员可以反复学习观看。同时,项目开展了为期一个月的推拿科肌张力障碍病房实践学习,学员跟随带教老师查房、病例讨论,与痉挛性斜颈等疑难病患者沟通交流,并通过辨证论治的方法,采用层按、捺、旋揉等手法,并根据病情施以"攻、散、提、带"等不同的补泻操作,学员与患者共同体会手法的得气感等手法效应。

在前期理论与实践学习的基础上，项目吸取学员的反馈，根据学情分析，针对学员的基础水平，编写了《脏腑推拿家医服务适宜技术教材》，并在培训现场发放给学员。项目培训过程中穿插手法演示与指导，学员主动体验手法施术与被施术的不同反应，并与授课教师的手法进行比较，教师对学员的手法进行指导与分析。项目开展了线上结课考核，学员通过线上答题，反复强化知识的记忆。在项目结束后，部分学员希望能进一步开展进阶学习与合作。

3.6 问题、改进及展望

本项目在实施中面临的主要问题是学员对于津沽脏腑推拿手法术式的学习质量参差不齐，如何对学员的手法进行质控是需要思考和解决的问题。存在该问题的主要原因是：①授课时长有限制，本项目主要介绍了津沽脏腑推拿在内科疾病中的应用，对于其在妇科、儿科疾病中的应用未能进行充分展示。②手法演示与指导过程中，虽然是小班授课，学员人数还是偏多，指导老师难以对每一位学员进行针对性指导，会影响手法学习质量。

根据以上问题，项目后续优化将增加培训前的针对性问卷调查，了解学员的学习偏好，根据学员需求调整培训内容，重点讲解学员关注度高的疾病，科学设计课程，合理安排授课时间，调整内科、妇科、儿科临床疾病的授课比例。在培训组织上，可安排一位主讲教师，同时配备多位经验丰富的临床大夫作为授课助手，负责随时指导纠正学员的手法。在授课现场增设多张治疗床和多名模拟病人，便于学员实际操作。结课考核增加手法操作考核内容。

4.居家呼吸康复团队实践能力培训

本项目负责人为天津市第四中心医院呼吸与危重症医学科副主任何静春，何静春主任近几年推动呼吸康复技术下沉社区，助力实现“以患者为中心”的全周期健康管理。2022 年开展培训，已连续开展培训 3 年并编写社区呼吸康复管理手册。

4.1 项目背景与意义

全球及地区疾病负担：慢性阻塞性肺疾病(COPD)是全球第三大死亡原因，与高血压、糖尿病共同构成重大疾病负担。据2020年统计数据，COPD导致全球超300万人死亡，患者因呼吸功能受限导致劳动力丧失、生活质量显著下降。我国作为COPD高发国家，40岁以上人群患病率高达13.7%，且患者对疾病认知严重不足。以山东省为例，66%的COPD患者不了解“肺康复”概念，82.4%对康复内容一无所知，反映出患者教育与医疗资源分配的严重失衡。

呼吸康复的演进与现状：呼吸康复自1980年被美国胸科协会(ATS)认可后，逐步成为COPD管理的核心手段。2022年《GOLD指南》进一步强调远程康复与急性加重期后康复的时效性，推动呼吸康复从传统医院模式向社区及居家模式延伸。然而，国内外研究显示，COPD患者肺康复参与率仅为8.3%~49.6%，中途退出率高达36.7%。低转诊率、低参与率与低完成率导致医疗资源浪费，患者肺功能改善受限。

医护人员的认知与实践缺口：患者认知不足的背后，折射出基层医护人员对呼吸康复技术的掌握不足。社区医院作为慢病管理的前沿阵地，普遍缺乏规范化呼吸康复培训体系，导致三甲医院与社区医疗脱节，难以形成“院外-居家”闭环管理。因此，提升社区家庭医生团队的呼吸康复实践能力，成为优化医疗资源配置、降低患者再入院率的关键突破口。

政策支持与项目必要性：天津市卫健委《加快推进康复医疗服务工作发展实施方案》明确提出，需加强康复医疗人才培养，推动“互联网+康复”模式。本项目响应政策要求，通过系统化培训赋能社区医护团队，构建“三级医院-社区-居家联动”的呼吸康复体系，助力实现“健康中国2030”目标。

4.2 培训对象与培训目标

培训对象：本项目不限于全科医生，还包括护理人员和康复治疗师,在实践工作中三者需要协同工作,其中,全科医生负责患者筛选、康复方案制定及全程管理;护理人员承担健康教育、营养干预及康复护理;康复治疗师执行呼吸康复技术操作与运动训练指导。

培训目标:依托本项目有三个工作目标。①能力提升:全科医生掌握呼吸康复临床路径与风险评估; 护士强化患者教育及营养管理能力;康复治疗师熟练应用气道廓清、呼吸肌训练等技术。②体系构建:建立“三甲医院住院-社区评估-居家远程监管”闭环管理模式;推动呼吸康复服务在社区医院落地,减少患者反复入院。③理念深化:强化“康复早介入、全过程管理”意识,提升患者依从性。

4.3 项目内容与方法

本项目的内容设计包括以下几个阶段。

(1)理论课程(12 学时)。

1)共同课程:呼吸康复总论、标准化流程、肺解剖与生理评估、运动处方设计等。

2)分角色课程:医生:患者筛选、康复方案制定、多学科协作;护士。健康教育策略、营养干预技巧;治疗师:气道廓清技术、抗阻训练方法。

(2)实践课程(8 学时).

1)线下操作:呼吸康复设备使用、临床案例模拟、患者实操指导。

2)案例分析:结合真实 COPD 患者数据,探讨康复方案优化路径。

3)考核体系:理论考试(占比 40%);实操考核(占比 40%);病例报告与数据上报(占比 20%)。

培训方法主要采用混合式教学,即线上(腾讯会议)理论授课+线下(第四中心医院实训中心)实践。以团队为单位完成课程任务,强化多学科协作能力。依托天津市第三中心医院联合体,共享呼吸康复软件(CSM 系统)及硬件设备。

4.4 项目特色与创新

模式创新:首创“三级医院-社区-居家”闭环管理,实现康复服务无缝衔接。引入远程康复技术,通过物联网平台实时监控患者数据。

课程创新：分角色定制课程，针对性提升医护技三类人员能力。

资源整合：依托 CSM 系统，强化科研与实践结合。

技术优势：配备肺功能仪、呼吸肌训练器等先进设备；通过案例库与患者管理系统，实现康复效果动态评估。

4.5 实施成效

参训学员在培训过程中对呼吸康复产生浓厚的兴趣，考核通过率及满意度高，认识到呼吸康复在慢性呼吸系统疾病管理过程中对疾病的预防治疗管理重要性。多家社区医院来我院进修系统学习呼吸康复，更好地开展工作；以便更好地服务社区百姓。

4.6 问题、改进与展望

在培训过程中，从学员视角，部分基层医院因人力紧张，难以按培训安排保证全程参与；从保障视角，社区设备配置不均，需要配套的医疗保障政策尚未落地，影响康复技术推广；从患者视角，部分老年患者对远程监控接受度较低。

为解决以上问题，我们在培训安排上在持续优化。例如，优化时间安排，增设周末班次，缓解工学矛盾；开展设备共享计划，由三甲医院提供便携式设备短期借用服务；加强患者教育，开发通俗化宣教材料，联合家属参与监督。

展望未来，我们计划进一步扩展病种，将呼吸康复模式向老年患者肺炎、青少年脊柱侧弯、睡眠呼吸暂停综合征等领域推广。联合京津冀医疗机构，建立跨区域康复联盟。也希望推动新政策出台，争取纳入医保支付范围，降低患者经济负担。

参考文献：

[1]周云鸿.基层慢病医防融合的探索[J].江苏卫生事业管理,2017,28(04):152-154.

[2]李钦海,王金香.浅议“三高共管 六病同防”医防融合慢性病管理服务模式[J].中国农村卫生,2022,14(08):47-48.

[3]丁育钧,江玉文,蔡文玉,等.健康老龄化背景下基于全科医生转岗培训的老年高血压教学改革与实践[J].中国当代医药, 2023,6(30):162-165.

[4]樊瑛,梁宵,潘玉娇,等. 平台型全科医生在线慢病防控培训模式研究 [J]. 中国继续医学教育, 2020, 12 (16): 1-3.

[5]陈意萍. 智能化平台的家庭医生团队“三师共管”慢性病管理模式的构建与效果 [J]. 中医药管理杂志, 2021, 29 (20): 191-192.

[6]励丽,姚爱京,陈艳曙,等. 基层全科医生慢性病诊疗规范化培训模式及成效分析 [J]. 中国公共卫生管理, 2019, 35 (05): 621-624+628.

[7]国家卫生健康委.关于印发全科医生转岗培训大纲(2019 年修订版)的通知[EB/OL].[2019-04-02].

[8]姚弥,林恺,樊洁婷,等. 基于中国全科医生的糖尿病医患沟通技能培训设计与开发 [J]. 中国全科医学, 2024, 27 (07): 816-821.

[9]陶芳标,弥合公共卫生与临床医学教育裂痕推动医防融合实践 [J].中华预防医学杂志,2020,54(05):465-468.

[10] 梁万年. 全科医生的素质和任务及其在社区卫生服务中的作用 [J]. 中国全科医学, 2007 (03): 173.

[11]马旭东,范蒋青,张源,等. 国外药师参与慢病管理的能力要求及培训体系 [J]. 医药导报, 2023, 42 (11): 1687-1691.

[12]张豆豆,金瑞华,淮盼盼,等. 健康教练与护士教练培训认证现状及启示 [J]. 护理学杂志, 2020, 35 (05): 105-108.

[13]郭轩荧,杨帆.我国基层慢性病医防融合的多种实践形式与推进障碍[J].南京医科大学学报(社会科学版),2021,21(03):201-206.

第八章

全科医生继续教育评价研究

基层卫生能力提升工作在我国已持续推进三十余年,健康中国战略的提出对基层医疗卫生发展提出更高要求,也相应对全科医生继续教育提出更高要求,高质量继续教育项目的开展离不开科学的项目评价。在全科医生继续教育项目评价实践领域,尚存在诸多问题,有相当一批项目缺少初始端对培训设计的科学性论证,缺少对团队实施过程的质量控制和终末效果评估;也有越来越多的团队意识到评价的重要性,但评价过程的科学性存在问题。本章在简要论述继续教育项目评价国内外发展现状的基础上,重点探讨全科医生继续教育评价的常用方法,以及本课题开展的相关研究与实践。

1.国内外现状与发展

1.1 国内外继续教育项目评价发展现状

发达国家已建立较为成熟的继续医学教育(CME)评价体系,主要特点包括:①建立多维度评价模型,广泛采用 Kirkpatrick 四层次模型开展评价,包括反应层、学习层、行为层和结果层。如美国医学继续教育认证委员会(ACCME)要求项目需提供“实践改进”证据(行为层),部分研究进一步追踪患者健康结局(结果层)。②数据驱动决策,欧洲国家(如英国 NHS) 通过电子档案和临床数据库追踪医生培训后的处方行为、慢病管理达标率等。③全科医学项目具有自身评价特色,世界家庭医生组织(WONCA)强调“以患者为中心的能力评价”,澳大利亚全科医生皇家学院(RACGP)将“预防服务覆盖率”纳入培训效果指标。

我国全科医生继续教育评价体系尚处于探索阶段,并体现出三个特征:①政策驱动发展。国家卫健委《全科医生培训大纲(2019年修订)》提出“过程考核与终末考核结合”,但具体指标仍以理论考试(学习层)和满意度调查(反应层)为主。②地方试点创新。例如,浙江省通过家庭医生签约服务绩效考核间接评估培训效果,如高血压控制率提升与培训关联性分析(结果层)。③医防融合导向。2021年,《关于深入推进医防融合发展的指导意见》推动部分继续教育项目纳入“健康档案更新率”“传染病上报及时性”等公共卫生评价指标(行为层)。

1.2 全科医生继续教育评价的特殊性与挑战

与一般继续教育项目相比,全科医生继续教育项目具有其特殊性,具体表现为三方面:一是全科医生继续教育对能力复合性要求高,需同时评价临床诊疗、健康管理、团队协作等能力,但现有工具(如OSCE考试)难以全面覆盖;二是基层卫生服务场景具有复杂性,基层医疗机构资源差异大,统一评价标准易忽视地域适应性,如偏远地区医生对急救能力的需求更高;三是国际经验本土化具有一定难度,国外行为层评价依赖成熟的信息系统,而我国基层医疗数据标准化程度还比较低,追踪成本太高。

我国全科医生继续教育项目评价存在的主要问题是评价体系碎片化,缺乏国家级统一标准,各省市评价指标差异大,难以横向比较;医防融合继续教育项目仍沿用临床专科评价框架,忽视预防服务效果指标;评价的短期导向明显,85%的国内研究仅关注培训即时效果(如考试通过率、培训满意度),仅12%追踪3个月以上的行为改变;激励机制缺失,培训结果未与绩效考核、职称晋升有效挂钩,医生参与动力不足。

1.3 全科医生继续教育评价的发展与展望

关注延伸性效果评估是全科医生继续教育评价的发展趋势,包括对参训者的行为改变进行追踪和与相关健康问题的解决相关联。美国

JAMA 2021 年研究显示，结合模拟诊疗的 CME 项目可使糖尿病规范管理率提升 19%，但效果在 6 个月后衰减。英国 NICE 通过大数据分析发现，参与“抗生素合理使用”培训的全科医生，其患者耐药菌感染率下降 2.3%。上海浦东新区开展试点研究，对参与“社区糖尿病管理”培训的医生进行 1 年随访，发现糖化血红蛋白达标率提升 8.5%(2023 年数据)。北京大学医学部进行方法学创新，尝试将“患者健康素养提升度”作为间接评价指标，但样本量较小(n=200)。

当前国内外全科医生继续教育评价呈现“多维化、长效化”趋势，但我国大部分项目仍面临评价工具科学性不足、数据支撑薄弱、政策协同缺失等挑战。未来需重点在以下方面实现突破：①构建“医防融合”评价框架，整合临床服务质量与公共卫生指标(如签约居民健康改善率)，本研究虽已尝试进行了医防融合指标体系的构建，但还是岗位胜任力和继续教育项目开发的视角。②强化信息技术赋能，利用区域健康信息平台实现培训效果动态监测，这是一个难点，需要多部门联动进行系统设计，且前期需要一定经费支持，也需要监测数据的及时公开或反馈。③推动政策衔接，将延伸性评估结果纳入医院评审、医保支付等外部激励体系，以促进全科医生不断自我提升的动力。

2.柯氏模型的应用与方法学创新

2.1 柯氏模型的核心框架与评价方法

柯氏四级评估模型（Kirkpatrick Model）由 Donald Kirkpatrick 于 1959 年提出，是教育项目效果评估的经典工具，该模型根据评估的难度和深度由表及里地分为了四个层级：反应层、学习层、行为层及结果层。这种划分方式能够由观念到行为，最终至结果来评估培训效果。反应层是指参训者对培训的满意度，一般采用问卷调查、焦点小组访谈、即时反馈的评价方法，典型指标包括课程设计合理性、讲师专业度、内容实用性等；学习层是指参训者对知识、技能、态度的掌握程度，采用标准化考试、技能操作考核、案例分析测试等评价方法，理论考试通过率、技能操作准确率、临床决策正确率为典型指标；行为层是指参训者培训后工作行为的改变，可采用行为观察、360 度评估、患者病例审查、电子处方数据分析等评价方法，诊疗规范依从性、医患沟通时长、慢病管理流程改进可作为典型指标，即将所学内容应用到工作的转化程度，评估的是学员在培训后能够多大程度地将所学知识转化为工作中的行为改变；成果层是指对组织或患者健康的最终影响，健康结局追踪、机构绩效分析为主要评价方法，患者并发症发生率、疫苗接种覆盖率、基层医疗机构服务效率(如门诊量/医生比)为典型指标，属于长期效果评估，也包括在国家、社会等方面带来的积极效益和成果产出。

柯氏四级评估模型具有三个关键特点：一是层层递进性，从主观感受(反应层)到客观结果(结果层)逐级深化；二是形成因果链，高层级效果需建立在低层级实现基础上（如行为改变需以知识掌握为前提）；三是资源消耗递增，结果层评估常常需要长期追踪和大数据支持，成本显著高于反应层评估。

2.2 近年文献中柯氏模型的应用现状

从国际应用趋势看，评价层级不断深化，发达国家逐步从"反应层主导"转向"行为–结果层聚焦"。例如，英国 NHS 将全科医生抗生素处方数据接入培训系统，通过对比培训前后处方合理率(行为层)和患者感染复发率(结果层)评估 CME 效果。加拿大安大略省采用"患者结局捆绑评估"，将糖尿病管理培训与患者截肢率下降相关联(结果层)，并发现每 1%行为依从性提升可降低 0.3%截肢风险。

技术赋能也在助力评估系统高层评估的实现，美国约翰霍普金斯大学开发 VR 模拟诊疗系统，实时记录全科医生问诊行为(如慢病风险评估完整性)，实现行为层自动化评估；澳大利亚研究团队通过分析电子病历中的文本数据，量化培训后全科医生对抑郁症筛查指南的遵循程度(行为层)。

从国内研究进展情况看，虽然评估的层级覆盖还不全，约 78%的国内研究仍停留在反应层和学习层，但已出现突破性尝试：深圳社区医院将全科医生培训与家庭签约服务考核挂钩，通过签约居民健康档案更新频率（行为层）评估培训效果；上海市第六人民医院联合复旦大学，追踪参与“骨质疏松防治”培训的全科医生，发现其管理患者的骨折发生率下降 12.6%（结果层）。此外，北京大学医学部在柯氏模型基础上增加了“可持续性评估”，追踪培训效果维持时间（如糖尿病管理能力在 6 个月后的衰减率），实现了评估模型的改良升级。

2.3 柯氏模型的前沿改进方案

结合柯氏模型与米勒金字塔（Miller's Pyramid），通过混合评估工具，在行为层增加“临床胜任力”维度。米勒金字塔聚焦临床能力的发展阶段，分为四个层级：①知道（knows），掌握理论知识（如疾病诊断标准）。②知道如何（knows how），理解知识应用场景（如制定糖尿病管理方案）。③展示如何（shows how），在模拟环境中演示技能（如 OSCE 考试中的问诊操作）；④实践（does），在真实临床环境中稳定应用能力（如日常门诊中的慢病随访）。优势在于能力进阶的可测量性，但缺乏对组织或患者层面影响的直接关联。将两个评估工具混合使用，可以实现互补：米勒金字塔为柯氏模型的学习层和行为层提供了能力发展路径的细化指标；柯氏模型的结果层弥补了米勒金字塔对社会效益验证的缺失。两大模型的层级可交叉对应，形成从知识获取到健康改善的完整证据链。

引入“反事实推断”统计方法，控制混杂变量以增强结果层归因可信度。在柯氏模型的结果层（如患者健康结局、机构服务效率），培训效果往往与其他因素交织在一起。比如，患者年龄、基础疾病、社会经济状况等特征，医疗机构资源、政策变化（如医保报销比例调整）等环境因素影响，疾病自然病程、季节性流行病波动等时间效应影响。传统方法只做简单的前后对比，无法排除时间趋势或其他干预的叠加效应（如同时开展的社区健康宣传），难以控制组间基线差异（如培训参与医生本身能力较强）。反事实框架（counterfactual framework）要解决的核心问题是如果未实施培训，参与医生的患者结局会如何。培训效应=

E[Y(1)-Y(0)]。其中 Y(1)为参与培训的结局,Y(0)为假设未参与培训的潜在结局。例如,某省对全科医生开展糖尿病规范化管理培训,需评估培训后患者糖化血红蛋白达标率提升是否由培训引起。某市对全科医生实施抗生素合理使用培训,需评估培训是否降低辖区耐药菌感染率。评估全科医生参与继续教育项目对签约居民健康档案完整率的提升效果,但其中参与医生可能更具责任心是不可观测的混杂因素。反事实推断通过构建“假设未干预”的对比基准,显著提升了柯氏模型结果层评估的因果推断效力。但在实际应用中需进一步匹配方法学与场景,强化数据基础,打通医疗、培训、公共卫生数据孤岛,透明报告的局限性。通过严谨的设计与验证,反事实方法能将全科医生继续教育的效果从“相关”推向“因果”,为政策优化提供坚实证据。

此外,还可以整合先进技术,比如可穿戴设备监测患者生理指标(如动态血糖仪数据),直接关联全科医生干预行为与健康结局、区块链技术确保培训效果数据的不可篡改性(如处方行为链上存证)等,提升评价的准确性、科学性。

柯氏模型在全科医生继续教育项目评估上的创新使用,已有越来越多的典型案例。例如,美国“老年综合评估(CGA)”培训项目的评估设计,结果显示:反应层,参训医生对案例讨论环节满意度达 92%;学习层,老年综合征识别正确率从 54%提升至 81%;行为层,电子病历显示衰弱筛查执行率增加 2.3 倍;结果层,参与医生所在机构的老人非计划入院率下降 9.8%。该项目也提示我们,通过电子健康记录(EHR)自动提取行为层数据,将大幅降低评估成本。浙江省“医防融合”能力提升工程的评估设计,结果显示:反应层,89%医生认为课程“紧密对接基层需求”;学习层,传染病报告规范笔试平均分从 68 分升至 82 分;行为层,培训后 3 个月,高血压患者规范化管理率提高 15.2%;结果层,试点地区脑卒中发病率年下降 4.1%,与对照区差异显著。该项目评估的局限性在于,结果层评估未排除同期高血压免费配药政策的影响。

3.CIPP 评价模式在全科医生继续教育中的应用

3.1 CIPP 评价模式的核心框架与特点

CIPP 模型由美国教育评价专家 Daniel Stufflebeam 于 20 世纪 60 年代提出，包含四个评价维度：背景评价（context）→ 输入评价（input）→ 过程评价（process）→ 成果评价（product）。核心特点是“为决策服务”，强调评价贯穿项目全生命周期，而非仅关注最终结果。

CIPP 模型在不同阶段所解决的核心问题：①项目是否满足真实需求？一般采用德尔菲法、焦点小组访谈等方法进行需求分析，针对全科医生能力缺口、基层医疗的痛点开展基线调研。②资源与方案是否最优？组织课程设计评审、成本效益分析、师资匹配度评估等，在此基础上优化课程结构，比如增加情景模拟课时，减少理论授课比例。③实施是否按计划推进？通过教学观察、学员每周满意度调查等进行实时参与度监测，针对发现的问题及时动态调整教学策略。比如，发现学员技能掌握不足，增加实训课时。④目标是否达成？影响是否可持续？这个问题可嵌入柯氏模型进行四层级评估，并在培训后 1 年进行延伸性效果评估，以验证培训的最终效果。

CIPP 的核心优势：①全程性，覆盖“需求识别→方案设计→执行监控→效果验证”全链条。②改进导向，评价直接服务于项目优化，能够及时调整，包括师资的调整、课程结构的调整等。③兼容性，成果评价可嵌套柯氏模型等工具，形成“宏观框架+微观测量”的混合评估体系。

3.2 CIPP 与柯氏模型的关联与差异

3.2.1 关联性

CIPP 与柯氏模型的关联性在于具有逻辑互补性，CIPP 的成果评价（product）可对应柯氏模型的四个层级（反应层→结果层），两者主要在终末效果验证上存在交集；CIPP 的过程评价（process）部分覆盖柯氏模型的“学习层”数据（如培训中的阶段性考核）。两个评价模型的目标是一致的,均致力于提升教育项目的科学性与有效性。

3.2.2 核心差异

我们可以从四个维度讨论两个模型的核心差异。①评价焦点不同:CIPP 评价项目从设计、资源到过程、结果的全周期质量,柯氏模型侧重评价培训后效果验证,关键在参训者的改变。②核心功能不同:CIPP 主要为管理者提供决策依据,特别是在项目实施前,决策是否启动项目、是否调整项目内容结构等方面,而柯氏模型的核心功能在于为培训效果提供证据链。③数据时效性不同:CIPP 提供动态实时性数据,柯氏模型的监测数据具有滞后性,属于终末评价。④适用场景不同:CIPP 适用于项目开发、改进与问责,柯氏适合于效果验证、投资回报率计算。

3.2.3 CIPP 相比柯氏模型的优势

CIPP 具有预防性干预、系统性优化、问责透明性三方面优势。

CIPP 可以在项目启动前,从设计端防错,通过背景评价识别“伪需求”。例如,某市计划开展“罕见病诊疗培训”,但调研发现基层更缺高血压分层管理能力,避免了资源错配。CIPP 也可以在项目运行过程中,通过实时监测及时纠偏或止损。例如,实时监测学员流失率,在线上课程完成率<50%时触发干预,减少无效培训。

CIPP 的输入评价可对比不同教学方案的成本效益,进而做出最佳选择,有效避免决策错误与资源浪费。比如,VR 模拟和传统授课进行对比,测算人均成本与技能掌握度提升的性价比,最终选择授课方式。CIPP 可以根据过程评价数据灵活调整,例如,发现医生对“老年人综合评估”工具使用困难,及时增补实操工作坊。因此,调整是动态进行的。

此外,由于 CIPP 从背景评价的需求分析报告到成果评价的健康结局数据,已形成完整的证据链,可以全链条追溯,便于卫健部门审计。可以进行多维归因,通过四阶段数据交叉分析,区分效果来源。例如,可以分析出患者满意度提升是源于课程设计改进,还是师资水平提高。

3.3 CIPP 在全科医生继续教育中的实践路径

3.3.1 背景评价-精准锚定需求

通过分析区域健康数据或开展全科医生自评，精准锚定需求，确定开展全科医生继续教育的需求优先级清单，确定提升核心能力目标。例如，某地区糖尿病控制率低于全国平均水平，78%医生自述“营养干预技能不足”，可以根据这两个信息进一步深入调研，有针对性地开发培训项目。

3.3.2 输入评价-优化资源配置

同一项目可能会有不同的方案设计，在实施前需要做出抉择。比如，需要对比“集中面授”“线上线下混合”“纯慕课”三种模式的成本与预期效果，需要对比将临床实践部分放在基地甲还是基地乙等。全科医生继续教育项目应组建跨学科课程组，临床医学、公共卫生、社会学专家是课程组的核心成员，还应有基层卫生专家、教育专家、心理专家等，建立协作模式，最终确定最佳实施方案，保障从课程设计到师资、资源配备等都是最优。

3.3.3 过程评价-敏捷迭代改进

在对继续教育过程进行质量控制的过程中，监测是实时进行的，可通过电子学习平台追踪学习进度，每周通过 Mini-CEX 评估技能掌握度，保持质控的敏捷性，及时根据需要进行调整。例如，通过电子学习平台的追踪发现，80%的全科医生在“医患沟通模块”停留时间超过预期，可能需要做进一步调研，看是否需要增加学习时长和深度研讨。通过每周 Mini-CEX 评估发现，全科医生问诊结构完整性评分已从 5.2 分提升至 7.8 分(10 分为满分)，可以看到实践学习取得了显著性效果。应撰写动态调整日志，对调整进行及时记录，作为项目总结和下一轮方案修订的参考。

3.3.4 成果评价-验证综合价值

成果评价可运用柯氏模型进行多维度测量，包括参训全科医生的满意度(反应层)、指南知识测试得分(学习层)、慢病随访率(行为层)、患者住院率变化(结果层)等。可以进一步测算培训的成本效益,比如某个继续教育项目的投入成本为 1 万元,当年在相关慢病方面与上一年度相比节约医保支出 4.2 万元。根据多维度测量结果,可进一步撰写培训效果综合评估报告与可持续改进建议。

CIPP 模型通过“全程覆盖”与“决策服务”两大核心机制,弥补了柯氏模型在项目设计与过程管理中的盲区,尤其适合全科医生继续教育这类需兼顾需求精准性、实施灵活性、效果长效性的复杂场景。但在实施过程中,也存在数据整合复杂、评价成本高、决策者接受存在难度等方面问题,需要打通医疗、教育、管理多系统数据,需要额外投入专项经费(全周期评估需额外投入 20%~30%的经费),而决策者常常重结果轻过程,不愿意为教育的过程质控进行额外投入。

从未来发展趋势看,可以将 CIPP 框架与大数据、AI 预测结合,以实现评价实时自动化;同时推动 CIPP 评价结果与绩效考核、职称晋升等制度挂钩;在背景评价中纳入居民健康需求调查,增强培训的社区适配性。通过 CIPP 模型的全周期护航,使全科医生继续教育将从“粗放供给”迈向“精准治理”。

4.全科医生继续教育评价的探索与实践

天津市全科医学教育培训中心一直重视继续教育项目评价[1],评价维度主要在背景评价(培训需求)、方案评价、资源评价、实施过程质控、终末效果评估(反应层、学习层)。2024 年末,首次尝试开展延伸性效果评估,对 2024 年基层卫生适宜人才能力提升项目中的全科医生继续教育项目于培训结束 3~6 个月之后开展评估,涵盖“家医签约服务适宜技术培训”与“基层卫生适宜人才专题培训”两大类别,共计 16 个项目,有 1 262 名基层卫生技术人员参与并完成这 16 个项目的培训, 超过50%的参训者参与了本次评估。本次培训效果评估在之前反应层和学习层评估基础上,增加行为层和结果层评估,进一步精准评估 2024 年天津市基层卫生适宜人才能力提升项目对参训学员绩效层、行为层的影响，挖掘影响学以致用的核心因素，为进一步优化培训工作、提高培训质量提供依据，更好地满足基层卫生工作实际需求，助力提升基层卫生服务水平，缩小基层卫生技术人员服务能力与居民需求的差距。

4.1 资料与方法

评价问卷(见附录)通过问卷星在线发放，每位学员仅可参与一次。问卷采用 CIPP 评价模式，从学员的基本特征(C,context 背景评价)、课程资源和培训师资(I,input 输入评价)、培训教学方法(P,process 过程评价)以及培训效果(P,product 结果评价)四个维度进行评价[2][3]，旨在全面收集基层卫生技术人员对培训项目的评价以及他们的意见和建议。

问卷包含单选题、多选题和简答题。将问卷结果导入 SPSSPRO 网站在线进行统计分析。单选题中，背景评价部分采用频数分析和百分比分析；其余量表题先进行信度效度分析，再对整体、各评价维度和具体题目的评分进行统计描述。对于评价较差的题目，采用非参数检验方法分析不同项目间的差异，若存在差异则进行事后多重比较分析，使用两两独立样本 MannWhitney U 检验，并计算 Cohen’s d 值衡量差异幅度。多选题主要进行频数统计、百分比分析，部分数据采用卡方检验分析选项间差异。简答题借助 AI 技术对学员开放式反馈进行关键词提取、频次统计，绘制关键词云图展示热点话题，并采用聚类分析对反馈内容进行分类，以确定主要影响因素。

4.2 结果分析

问卷在 2024 年 12 月 10 日—2024 年 12 月 16 日期间发放，786 名学员完成并提交了反馈，整体参与率 62.3%。“幽门螺杆菌认知及诊治能力提升项目”和“全科医生儿科专项培训”的参评率最高，达到 100%；“家医团队健康管理师取证培训”参评人数最多，为 116 人。绝大多数项目的参评率超过或者接近 50%，为培训效果的评估提供了较为广泛的数据基础，各培训项目的参与情况见表 1。

表1　2024年基层卫生适宜人才能力提升项目参评情况表

项目名称	培训结束后时间(月)	培训人数	评价人数	参评率(%)
家医签约服务适宜技术培训				
幽门螺杆菌认知及诊治能力提升项目	6	23	23	100
社区家床护理适宜技术培训	5	61	54	88.5
阴道分泌物五联检家医培训	3	32	25	78.1
糖尿病慢性并发症中西医一体化管理培训	6	53	39	73.6
心力衰竭规范化诊疗	5	60	38	63.3
肥胖机制和临床诊治策略培训	4	35	21	60.0
慢病健康管理干预技能实操培训	4	55	32	58.2
慢性创面上门诊疗服务技术培训	3	57	31	54.4
基层常见病症防治能力提升	6	38	20	52.6
居家呼吸康复团队实践能力培训	4	29	15	51.7
脏腑推拿家医服务适宜技术	5	73	36	49.3
基层卫生适宜人才专题培训				
全科医生康复专项培训(四期)	6/6/5/4	200	113	56.5
全科医生儿科专项培训	6	85	85	100
药学专项培训	6	93	85	91.4
家医团队健康管理师取证培训(二期)	6/5	289	116	40.1
家医团队心理咨询师取证培训	4	79	53	67.1
总计		1262	786	62.5

将问卷结果导入SPSSPRO网站在线进行统计分析。

4.2.1 参评人员基本信息(背景评价)

参评人员中女性占77.86%,男性占22.14%,年龄集中在26—45岁,占总人数的81.94%。工作岗位方面,医生占比60.56%,护士占17.81%,公卫人员占9.03%,其他卫生技术人员占12.6%。职称分布方面,中级职称人员占比最大,为52.54%。工作年限方面,从事基层卫生工作10年以上的占59.41%,其中15年以上的占26.08%。地区与工作单位方面,参评者主要来自城市市区(42.88%)和乡镇(27.10%),以在社区卫生服务中心/站(70.99%)工作为主(表2)。

表 3 参评人员的基本信息

名称	选项	频数	百分比(%)
性别	男	174	22.14
	女	612	77.86
年龄	25 岁及以下	4	0.51
	26—35 岁	289	36.90
	36—45 岁	354	45.04
	46—55 岁	40	5.09
	55 岁以上	99	12.47
工作岗位	医生	476	60.56
	护士	140	17.81
	公卫人员	71	9.03
	其他卫生技术人员	99	12.60
职称	初级职称	219	27.86
	中级职称	413	52.54
	副高级职称	85	10.81
	正高级职称	8	1.02
	未评定	61	7.76
工作年限	1~3 年	93	11.83
	4~6 年	96	12.21
	7~9 年	130	16.54
	10~15 年	262	33.33
	15 年以上	205	26.08
地区	城市市区	337	42.88
	城市郊区	190	24.17
	县城	35	4.45
	乡镇	213	27.10
	农村	11	1.40
工作单位	社区卫生服务中心/站	559	70.99
	乡镇卫生院	227	29.01

4.2.2 量表信效度分析

本问卷共有 23 道量表题，采用李克特五级量表形式[4]，“1”表示非常符合，“2”表示符合，“3”表示比较符合，“4”表示不太符合，“5”表示不符合。

量表信度分析：总信度系数值为0.963，大于0.9，校正项总计相关性(CITC)值均大于0.5，说明研究数据信度质量较好，分析项间有良好的相关性，不需要进行项目删除(表3，附录2)。说明问卷评估指标信度质量较高，可以进行下一步分析。

表3　问卷量表题信度分析数据

Cronbach's α 系数	标准化 Cronbach's α 系数	项数	样本数
0.963	0.965	23	786

量表效度分析：效度分析用于测量题项(定量数据)设计是否合理，KMO值为检验是否适合因子分析的指标，一般大于0.6即可，Bartlett球形度检验中对应的P值小于0.05，说明适合进行因子分析。如表4所示，对本问卷的题项进行效度分析，KMO值为0.968，大于0.6的判定标准，Bartlett球形度检验中对应的P值小于0.01，表明问卷数据的效度很好，可以有效提取数据信息。

表4　问卷量表题效度分析

KMO 检验和 Bartlett 的检验		
KMO 值		0.968
Bartlett 球形度检验	近似卡方	16608.737
	df	253
	P	0.000***

注：***、**、* 分别代表1%、5%、10%的显著性水平

4.2.3 结果分析

4.2.3.1 量表题

所有量表题的总体平均分为1.507，介于“非常符合”与“符合”之间。输入评价评分为1.333，过程评价评分为1.336，结果评价评分为1.666，均介于“非常符合”与“符合”之间。具体题目评分情况见表5。

表 5　量表题目评分结果

评价维度/题目	平均值	标准差	最大值	最小值	中位数
总体评分	1.507	0.512	5	1	1
输入评价	1.333	0.473	4	1	1
与工作需求的契合度	1.527	0.724	5	1	1
体现医防融合	1.394	0.632	5	1	1
培训资源质量	1.266	0.517	5	1	1
培训师资水平	1.144	0.369	3	1	1
理论联系实际	1.223	0.489	4	1	1
过程评价	1.336	0.517	5	1	1
教学方法多样化	1.270	0.547	5	1	1
有足够的实践操作	1.458	0.760	5	1	1
培训安排合理	1.369	0.615	5	1	1
组织管理	1.317	0.555	4	1	1
问题处理	1.267	0.512	4	1	1
结果评价	1.666	0.634	5	1	1
知识与技能提升	1.431	0.695	5	1	1
提高工作重视程度	1.388	0.615	4	1	1
相关工作的频率增加	1.452	0.606	3	1	1
提高工作效率	1.655	0.917	5	1	1
获得更多发展机会	1.621	0.771	4	1	1
单位评价提升	1.608	0.715	4	1	1
薪酬待遇提高	2.216	0.915	4	1	3
社区居民健康指标改善	1.719	0.756	3	1	2
健康宣教	1.718	0.829	5	1	2
单位工作模式优化	1.698	0.757	5	1	2
与上级医院联动	1.925	0.953	4	1	2
区域氛围有积极影响	1.555	0.631	3	1	1

除薪酬待遇提高(2.216)评价介于“符合”与“比较符合”外，其余所有题目评分均介于“非常符合”与“符合”。评分越低，代表评价越好，结

果评价(1.666)整体达到比较满意的程度,但其中薪酬待遇提高、与上级医院联动(1.925)等指标评分高于总体平均分(1.507),可能与部分继续教育项目结束较晚、距离延伸性效果评估间隔时间较短有关。

我们进一步对评分最高的两项，按照培训类别进行差异化分析。经 Shapiro–Wilk 检验，数据不满足正态分布，故选择多独立样本 Kruskal–Wallis 检验分析结果。

首先对“薪酬待遇变化”进行分析,Kruskal–Wallis 检验结果显示 P 值为 0.051>0.05，未达到统计学显著性标准，但 p 值接近显著性阈值,提示各组之间可能存在潜在的差异(附录–3)。因此,为进一步探索这种趋势,我们进行事后多重比较分析,以更细致地评估各组之间的差异。对分组变量进行两两独立样本 MannWhitney U 检验,P 值<0.05 且差异幅度中等以上(Cohen’s d 值>0.5)有 5 组(表 6)。居家呼吸康复团队实践能力培训和家医团队心理咨询师取证培训中位数分别为 1.0 和 3.0,检验结果 P 值为 0.004,Cohen’s d 值为 1.045,差异幅度大(Cohen’s d 值>0.8)。其余 4 组的差异幅度为中等。

对“与上级医院联动”进行分析,Kruskal–Wallis 检验结果显示 P 值为 0.011,达到统计学显著性标准,提示各组之间存在显著差异(附录–4)。进行事后多重比较分析,对分组变量进行两两独立样本 MannWhitney U 检验,P 值<0.05 且差异幅度中等以上 (Cohen’s d 值>0.5) 有 14 组(附录–5)。差异幅度大(Cohen’s d 值>0.8)有 5 组,分别是居家呼吸康复团队实践能力培训和全科医生儿科专项培训,居家呼吸康复团队实践能力培训和家医团队心理咨询师取证培训、居家呼吸康复团队实践能力培训和脏腑推拿家医服务适宜技术、居家呼吸康复团队实践能力培训和幽门螺杆菌认知及诊治能力提升项目、居家呼吸康复团队实践能力培训和阴道分泌物五联检家医培训。

4.2.3.2 多选题分析

教学方法:过程评价中,让学员对教学方法进行评价。案例分析 (81.3%) 和讲座 (76.46%) 是最受学员认可的教学方法，实践操作

表 6 薪酬待遇变化事后多重比较(MannWhitney U 检验)部分结果

两独立样本		样本量		中位数		统计量	P	中位数值差值	Cohen´s d 值
分组项 A	分组项 B	分组 A	分组 B	分组 A	分组 B				
全科医生儿科专项培训	居家呼吸康复团队实践能力培训	85	15	3	1	873.5	0.023**	2	0.773
家医团队心理咨询师取证培训	慢病健康管理干预技能实操培训	53	32	3	2	1125	0.008***	1	0.695
家医团队心理咨询师取证培训	社区家床护理适宜技术培训	53	54	3	2	1 900.5	0.002***	1	0.692
家医团队心理咨询师取证培训	居家呼吸康复团队实践能力培训	53	15	3	1	580	0.004***	2	1.045
家医团队心理咨询师取证培训	慢性创面上门诊疗服务技术培训	53	31	3	2	1 098	0.007***	1	0.702

注:***、**、* 分别代表 1%、5%、10%的显著性水平。

(58.78%)和模拟场景演练(45.93%)也受到较多学员的青睐(图 1)。这表明理论结合实际案例的教学形式效果显著,学员对动手操作和真实场景体验有较高需求。

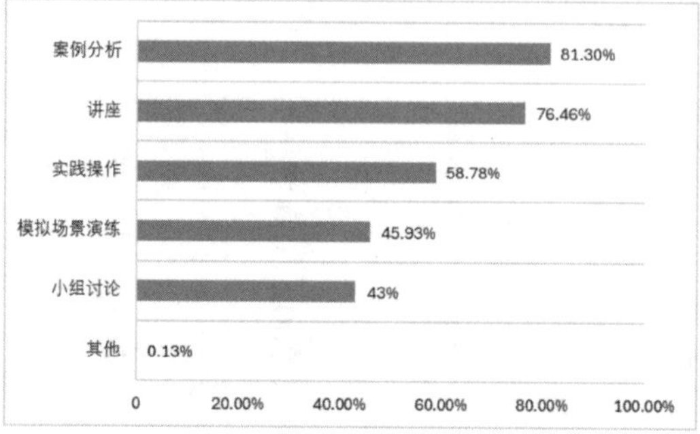

图 1　学员推荐的教学方法

个人影响力的改变:结果评价中,学员对个人影响力的改变进行了评价。从普及率分析,有 57.89%的参评者表示在社区居民中的口碑有所提升,45.29%的参评者提高了同行对其工作能力的认可,46.69%能够带动周围同事,仅 7.13%表示没有明显变化(表 7)。经卡方拟合优度检验,*P* 值小于 0.01, 意味着没有明显变化的比例显著低于其他三项。

表 7　个人影响力改变的多重响应频率分析

多选题题项	N(计数)	响应率(%)	普及率(%)	X^2	P
A. 在社区居民中的口碑提升,更多患者慕名前来诊治	455	36.872	57.888	294.642	0.000***
B. 同行认可我的工作能力,更多患者被同行推荐来找我诊治	356	28.849	45.293		
C. 带动周围同事,更多年轻医生积极投入相关工作	367	29.741	46.692		
D. 没有明显变化,培训未对我的影响力产生可感知的效果	56	4.538	7.125		
总计	1234	100	156.997		

4.2.3.3 简答题分析

最有价值的课程或环节：在过程评价中，由学员以文字形式反馈，借助 AI 技术分析回复中的关键词，并统计其出现的频次，从而形成云图（图 2）。从反馈结果来看，实践操作类课程最受学员推崇，如康复操作培训、家庭护理技术培训等；其次为案例分析环节，通过实际案例讲解让学员更容易理解复杂知识点；此外，健康管理相关课程，如慢病健康管理、健康管理师培训等同样得到了学员们较高的认可与推荐。

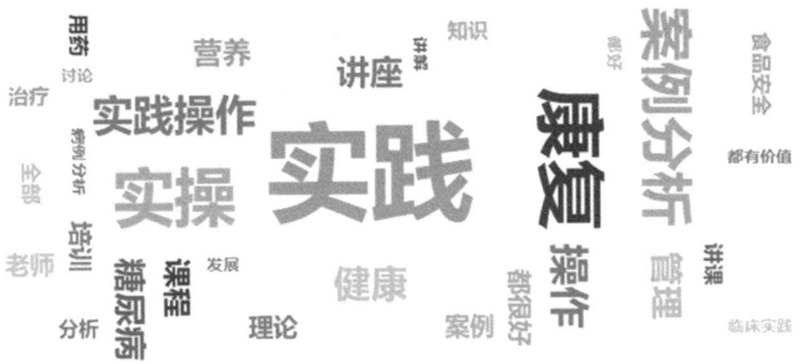

图 2　学员反馈的最有价值的课程或环节（AI 云图）

影响学以致用的主要因素：通过对学员反馈进行 AI 聚类分析，得出影响培训内容应用于实际工作的相关因素如下（表 8）。①资源与工作环境支持不足：占比 33.1%，是主要外部因素，基层医院存在医疗设备和资源短缺以及工作环境支持不够的情况.②培训内容与实际工作契合度较高：占比 24.9%，培训内容实用性是关键，高契合度的培训有助于学习者直接将所学应用于实际工作。③实践机会不足与患者条件限制：占比 20.7%，患者数量少、对基层依从性差，患者经济状况较差，导致部分技术难以应用，学员实践机会较少。④个人能力与经验不足：占比 15.4%，是主要内因，部分学员反映知识储备不够、经验欠缺、技能不熟练等问题。⑤培训形式与时间安排问题：占比 3.7%，少量学员反馈培训时间不足、安排不合理影响学习效果。⑥其他：占比 2.2%，无明确含义或无法归入前面类别。

表 8　影响学以致用的主要因素

类别名称	数量	比例(%)	学员反馈示例
资源与工作环境支持不足	260	33.1%	缺乏相应的设备和资源;工作环境的支持程度不足
培训内容与实际工作契合度较高	196	24.9%	培训内容与实际工作的契合度较高,能够学以致用
实践机会不足与患者条件限制	163	20.7%	缺乏实践机会，患者依从性较差,经济状况较差,不能接受检查
个人能力与经验不足	121	15.4%	知识技能掌握不熟练,基础知识薄弱
培训形式与时间安排问题	29	3.7%	培训时间安排不足,影响学习效果
其他	17	2.2%	时间、地点、人物

4.3 结论

本次延伸性效果评价表明,2024 年基层卫生人员培训项目在提升基层卫生人员的专业素养与服务能力方面取得显著成效。

参与培训的学员以 26—45 岁、具有中级职称、从事基层卫生工作 10 年以上的人员为主体,多来自天津市市区和乡镇的社区卫生服务中心。超过半数学员在完成培训后的 3~6 个月内参与本次评价,符合延伸性评价的设计初衷。培训的输入环节,整体表现优秀。课程紧密贴合基层卫生工作需求,体现医防融合的先进理念;培训资源品质优良,师资专业且善用案例教学,赢得高度认可。在过程评价方面,教学方法多样,实践操作环节的时间安排充足。其中,案例分析与讲座尤其受到学员的喜爱;培训时间安排与组织管理合理高效,有力保障培训推进。从结果评价方面,培训对于学员的工作、绩效以及影响力产生积极的影响;社区医疗健康指标和卫生机构工作模式得到优化。

通过本次评价结果,我们也发现一些问题。①“薪酬待遇提高”和“与上级医院联动”得分相对较高,说明在这些方面虽然有一定成果,但仍有较大提升空间。②学以致用受资源与工作环境支持不足、实践机会少、个人能力与经验不足等因素制约，培训形式与时间安排也需优化。此外，本次评价工作本身也存在一些不足之处。一方面，整体参与率为62.5%，个别项目参评率仅为40.1%，样本有局限性。另一方面，多数评价在培训结束后的3~6个月进行，某些培训效果可能未充分显现，一些评价结果需要在未来更长时间内持续观察，才能得出更为可靠的结论。

结合相关文献[5][6]，后续培训工作优化建议：①通过差异分析我们发现"居家呼吸康复团队实践能力培训"项目在"薪酬待遇提高"和"与上级医院联动"方面表现突出。我们将对这个项目进行深入分析，分享其课程设计、实践安排、上下联动等经验。②进一步强化实践环节的比重，积极与相关医疗机构合作，拓展实践基地，为学员创造更多接触实际病例和复杂医疗场景的机会。③积极搭建交流平台，通过举办学术研讨会、联合诊疗案例分析会等活动，促进基层卫生人员与上级医院专家的深度互动与合作。

此外，为了提高评价的可靠性，后续将对某些关键指标定期进行评价，以便更全面、准确地了解培训的长期效果，为培训项目持续改进提供坚实的数据支持，推动基层卫生人员培训工作不断优化，提升基层医疗卫生服务水平，更好地满足社区居民的健康需求。

5.未来研究方向

全科医生继续教育评价体系的完善是推动基层医疗服务高质量发展的关键支撑。基于当前国内外研究进展与实践经验，结合我国基层医疗服务的现实需求[6]，未来研究应重点围绕以下方向展开，以突破现有评价体系的局限性，推动评价工具科学化、数据支撑智能化、政策衔接长效化目标的实现。

5.1 开发全科专属评估工具

全科医学作为一门综合性学科，涵盖临床诊疗、预防保健、健康管理以及人文关怀等多个领域。当前，用于评估全科医生继续教育效果的工具存在诸多局限性，难以全面、精准地反映全科医生的能力水平与培训成效。因此，开发专属评估工具势在必行。

在指标设计上，应深度融合临床、预防、人文关怀等多维度要素。以“家庭健康风险综合降低率”为例，该指标不仅要考量家庭中个体疾病的预防与控制情况，如家庭成员常见慢性病（高血压、糖尿病等）的发病率变化，还要关注家庭整体健康风险因素的改善，像生活方式（饮食、运动、吸烟饮酒习惯等）的调整、心理健康状况的提升等。通过对家庭健康档案的长期跟踪与分析，获取相关数据，从而准确计算这一指标，全面评估全科医生在家庭健康管理方面的能力。

此外，还可设计“医患关系和谐度”指标，从患者满意度、医患沟通频次与质量、患者对医疗决策的参与度等多个角度进行量化评估。利用问卷调查、医患互动记录分析等方法收集数据，了解全科医生在人文关怀方面的表现，判断其是否能够建立良好的医患信任关系，为患者提供更具人性化的医疗服务。

5.2 构建动态评估系统

随着人工智能技术的飞速发展，将其应用于全科医生继续教育评价领域，构建动态评估系统，能够实现对培训效果的实时、精准监测。

借助人工智能技术，可对门诊数据进行深度挖掘与分析。例如，通过自然语言处理技术对电子病历进行解析，AI能够自动识别其中预防服务的缺失项，像某些慢性疾病的筛查遗漏、预防保健建议未提及等情况，并及时生成预警信息。同时，利用机器学习算法对大量门诊数据进行学习与训练，自动生成行为层和结果层的评估报告。行为层方面可分析全科医生的诊疗流程是否规范、合理，如诊断时间、用药合理性、转诊及时性等；结果层则聚焦于患者的健康状况改善，如疾病治愈率、并发症发生率的变化等。

该动态评估系统还应具备自我学习与优化的能力，能够根据不断积累的数据和新的临床实践经验，持续调整评估模型和标准，以适应不同地区、不同患者群体的需求。并且，系统应实现数据的实时更新与共享，方便培训机构、管理部门以及全科医生自身及时获取评估结果，为培训方案的调整、个人职业发展规划提供有力支持。

5.3 政策衔接研究

全科医生继续教育评价结果若能与相关政策有效衔接，将极大地推动全科医学的发展和基层医疗卫生服务水平的提升。在继续教育学分认定方面，应深入研究如何将评价结果转化为具体的学分标准。比如，规定在柯氏模型的学习层和行为层评估中，达到一定分数段可获得相应的学分。对于在学习层理论考试成绩优异且在行为层实践操作中表现突出的全科医生，给予额外的学分奖励，激励他们积极参与培训并努力提升自身能力。

在医保支付调整方面，探索以评估结果为依据进行差异化支付。对于在结果层评估中，所负责患者健康指标改善明显（如高血压患者血压控制率显著提高、糖尿病患者并发症发生率降低等）的全科医生及其所在医疗机构，适当提高医保支付额度或给予一定的医保支付优惠政策。这不仅能够体现医保支付的激励导向，还能促使全科医生更加注重培训效果的转化，切实提高医疗服务质量，最终使广大患者受益。同时，政策制定部门应加强与培训管理部门、医疗机构之间的沟通与协作，建立健全相关政策法规和配套机制，确保评价结果与政策衔接的顺利实施。

5.4 展望

全科医生继续教育评价研究正从“粗放式量评”向“精准化质评”转型。未来需通过工具创新、技术赋能、政策协同的多维突破，构建“需求精准识别-过程动态优化-效果长效验证-政策闭环激励”的一体化评价体系。这不仅能够提升继续教育项目的科学性与实效性，更将为健康中国战略的基层落地提供核心支撑。

附录1　2024年基层卫生适宜人才能力提升项目延伸性效果评估调研问卷

参加本年度培训的基层卫生技术人员：

您好！为了进一步了解今年的培训对您现岗工作的实际影响和效果延伸情况，特开展本次调研。您的反馈对我们了解基层实际、优化培训内容和方法至关重要，请您根据实际情况如实填写。问卷大约需要15分钟完成，非常感谢您的支持与配合！

一、背景资料

1. 您的年龄：

A. 25岁及以下

B. 26—35岁

C. 36—45岁

D. 46—55岁

E. 55岁以上

2. 您的性别：

A. 男

B. 女

3. 您所在的工作地区类型：

A. 城市市区

B. 城市郊区

C. 县城

D. 乡镇

E. 农村

4. 您的工作单位性质：

A. 社区卫生服务中心/站

B. 乡镇卫生院

5. 您的岗位：

A. 医生

B. 护士

C. 公卫人员

D. 其他卫生技术人员(请注明)

6. 您的职称:

A. 初级职称

B. 中级职称

C. 副高级职称

D. 正高级职称

E. 未评定

7. 您从事基层卫生工作的年限:

A. 1—3 年

B. 4—6 年

C. 7—9 年

D. 10—15 年

E. 15 年以上

8. 您今年参加的培训项目是:

A. 家医签约服务适宜技术培训

B. 基层卫生适宜人才专题培训

若选择 A,您参加的是以下哪一项培训:

A. 糖尿病慢性并发症中西医一体化管理培训

B. 幽门螺杆菌认知及诊治能力提升项目

C. 社区家床护理适宜技术培训

D. 基层常见病症防治能力提升

E. 脏腑推拿家医服务适宜技术

F. 心力衰竭规范化诊疗

G. 居家呼吸康复团队实践能力培训

H. 肥胖机制和临床诊治策略培训

I. 慢病健康管理干预技能实操培训

J. 阴道分泌物五联检家医培训

K. 慢性创面上门诊疗服务技术培训

若选择 B,您参加的是以下哪一项培训:

A. 全科医生儿科专项培训

B. 全科医生康复专项培训

C. 药学专项培训

D. 家医团队心理咨询师取证培训

E. 家医团队健康管理师取证培训

9. 您完成培训到今天的间隔时间?

A. 1—3 个月

B. 3—6 个月

C. 大于 6 个月

二、输入评价

(一)课程资源

1. 您认为本次继续教育项目的课程设置与您的实际工作需求的契合度如何?

A. 非常契合,完全符合我的工作需要

B. 比较契合,大部分内容对工作有帮助

C. 一般,有一些内容有用,但部分不太相关

D. 不太契合,很多内容与实际工作联系不紧密

E. 完全不契合,对工作没有实际帮助

2. 培训课程内容设计是否能体现医防融合?

A. 融合非常好

B. 融合较好

C. 融合一般

D. 融合较差

E. 完全没有融合

3. 您对培训资源(包括纸质教材、电子资料、网络课程等)的质量评价如何?

A. 内容丰富、全面,质量很高

B. 内容比较充实,质量较好

C. 内容一般,没有明显的优缺点

D. 内容较单薄,质量欠佳

E. 内容空洞、缺乏实用性,质量很差

(二)培训师资

1. 您认为本次培训的师资队伍的专业水平如何?

A. 非常高,所有老师都具有深厚的专业知识和丰富的实践经验

B. 较高,大部分老师表现出色

C. 一般,部分老师水平尚可,部分有待提高

D. 较低,很多老师在专业知识或实践经验方面存在不足

E. 非常低,授课老师缺乏必要专业知识

2. 培训师资在教学过程中能否将理论知识与实际案例相结合进行讲解?

A. 总是能够很好地结合,案例生动且具有启发性

B. 经常能够结合,对理解知识有较大帮助

C. 偶尔能够结合,效果一般

D. 很少结合,基本以理论讲授为主

E. 完全没有结合案例,枯燥乏味

3. 本次培训中,您觉得最优秀的讲师或专家是哪位?

三、过程评价

(一)培训教学方法

1. 在本次培训中,您对教学方法(如讲座、案例分析、小组讨论、实践操作等)的多样性评价如何?

A. 非常丰富多样,能够满足不同学习需求

B. 比较多样,大部分教学方法都有运用

C. 一般,教学方法较为常规,缺乏创新

D. 较少样,主要以单一方法为主

E. 非常单一,几乎没有变化

2. 在培训过程中,是否有足够的时间让您进行实践操作和练习?

A. 时间非常充足,能够充分进行实践操作和练习,熟练掌握相关技能

B. 时间比较充足,基本可以完成实践操作和练习,达到较好的学习效果

C. 时间一般,勉强能够进行一些实践操作,但不够充分

D. 时间较少,几乎没有足够时间进行实践操作,影响技能掌握

E. 完全没有时间进行实践操作,仅停留在理论学习层面

3. 您认为哪种教学方法对您的学习最有帮助?(可多选)

A. 讲座(专家讲解理论知识)

B. 案例分析(通过实际案例深入剖析)

C. 小组讨论(与同行交流经验和观点)

D. 实践操作(实际动手操作练习)

E. 模拟场景演练(模拟真实工作场景进行训练)

F. 其他(请注明)

4. 本次培训中,您觉得最有价值的课程或环节是哪个?

(二)培训时间安排

1. 本次培训的总体时间安排,每个培训模块(如理论课程、实践课程等)的时间分配,您认为是否合理?

A. 非常合理,各模块时间分配精准,符合学习需求

B. 比较合理,各模块时间分配基本合理,能满足基本学习要求

C. 一般,部分模块时间分配不太合理,需要调整

D. 不太合理,某些模块时间过长或过短,影响整体学习效果

E. 非常不合理,无法保证学习质量

(三)培训组织管理

1. 您对本次培训的组织管理工作(包括报名、考勤、场地安排、设备保障等)的总体评价如何?

A. 非常满意,组织管理工作非常出色

B. 满意,各项工作安排有序,没有明显问题

C. 一般,基本能够正常开展培训,但存在一些小瑕疵

D. 不满意,组织管理工作存在较多问题,影响培训体验

E. 非常不满意,严重影响培训的顺利进行

2. 在培训过程中,您遇到问题或困难时,培训组织方能否及时给予帮助和解决?

A. 总是能够及时解决,服务非常周到

B. 经常能够解决,态度积极

C. 偶尔能够解决,效率一般

D. 很少能解决,问题较多

E. 完全不能解决,令人失望

四、结果评价

(一)知识与技能提升

1. 参加本次培训后,您认为自己在相关领域的提升程度如何?

A. 提升非常大,掌握了很多新知识和新技能

B. 提升较大,对相关领域有了更深入地理解和认识

C. 有一定提升,学到了一些有用的知识和技能

D. 提升较小,效果不太明显

E. 没有提升,和培训前差不多

(二)工作态度、行为及影响力变化

1. 参加本次培训后,您对相关工作的重视程度是否有所提高?

A. 非常明显提高,将其视为核心重点,积极主动推进各项工作

B. 有较大提高,更加重视工作,努力在工作中追求更好的效果

C. 有一定提高,愿意接诊或服务相关病例

D. 没有提高,不太重视相关工作

E. 重视程度较前下降

2. 参加本次培训后,您在工作中开展相关行为的频率是否增加?

A. 大幅增加,且积极主动寻找机会开展

B. 有所增加,更经常在日常工作中开展相关行为

C. 基本不变

D. 较前减少

E. 已停止相关工作

3. 经过培训,您在工作中的影响力是否有所变化?(可多选)

A. 在社区居民中的口碑提升,更多患者慕名前来诊治

B. 同行认可我的工作能力,更多患者被同行推荐来找我诊治

C. 带动周围同事,更多年轻医生积极投入相关工作

D. 没有明显变化,培训未对我的影响力产生可感知的效果

(三)对个人绩效的影响

1. 您认为本次培训所学内容对您提高工作效率的帮助程度如何?

A. 帮助非常大,工作效率明显提高

B. 帮助较大,工作效率有所提升

C. 有一定帮助,对部分工作环节有改善

D. 帮助较小,对工作效率影响不大

E. 没有帮助,工作效率没有变化

2. 您在单位内是否因为本次培训获得更多职业发展机会(如晋升、参与重要项目等)?

A. 获得很多机会,对职业发展有很大推动

B. 获得了一些机会,有助于职业发展

C. 基本没有获得新机会,职业发展按部就班

D. 感觉机会减少,职业发展受到一定影响

E. 没有任何机会

3. 参加培训后,您所在机构对您工作表现的评价是否有提升?

A. 是,工作表现有显著进步

B. 是,工作表现有一定提升

C. 否,没有明显变化

D. 否,感觉没有达到期望

E. 否,非常不满意,工作出现问题或失误

4. 您的薪酬待遇或绩效奖金在培训后是否有变化?

A. 大幅提高

B. 有所提高

C. 没有变化

D. 有所降低

E. 明显下降

(四)对社区医疗健康的影响

1. 经过培训后, 您所在社区或工作区域内居民的相关健康指标(如常见疾病发病率、慢性病控制率等)是否有改善?

A. 有明显改善,居民健康状况显著提升

B. 有一定改善,部分健康指标向好

C. 基本没有变化,居民健康状况稳定

D. 有所恶化

E. 明显恶化

2. 经过培训,您开展社区健康教育和健康促进的效果如何?

A. 效果非常好,居民积极响应并改变行为

B. 效果较好,大部分居民有所收获

C. 效果一般,达到基本预期

D. 效果不太好,居民参与度和改变不明显

E. 没有效果,工作难以开展

(五)卫生系统影响

1. 您所在机构的工作模式在培训后是否有优化或创新?

A. 有很大优化和创新,工作流程和协作方式明显改善

B. 有一定优化,部分环节更加顺畅

C. 基本没有变化，仍按原模式运行

D. 有所倒退，出现一些问题

E. 完全不清楚

2. 您是否通过本次培训与上级医院建立起联系？

A. 已建立起密切联系，经常开展合作

B. 建立了一定联系，偶尔有交流

C. 联系较少，仅在个别情况下有过简单沟通

D. 没有建立联系，在实际工作中没有与上级医院互动的机会

E. 终止原有建立的关系

3. 您认为本次培训对所在区域整体的工作氛围和文化是否有积极影响？

A. 有很大积极影响

B. 有一定积极影响

C. 基本没有影响，氛围和文化未改变

D. 有一定消极影响

E. 有明显消极影响

五、反思与建议

1. 您认为影响学以致用的核心因素是什么？

提示：将培训所学知识和技能应用于实际工作中，您认为哪些因素起到了关键作用(例如培训内容与实际工作的契合度、工作环境的支持程度、自身能力与经验等)。如果您在实际工作中未能应用培训所学内容，请具体说明原因(例如缺乏相应的设备或资源、工作流程不允许、知识技能掌握不熟练等)。

2. 您对未来继续教育项目的教学方法有哪些建议？(可多选)

A. 增加实践操作和模拟场景演练的比重

B. 邀请更多一线专家分享实际工作经验

C. 组织学员之间的经验交流和互评活动

D. 其他(请注明)

3. 您是否愿意继续参加类似的继续教育项目？

A. 非常愿意，希望定期参加

B. 愿意，有机会会参加

C. 不确定，看项目内容和时间安排

D. 不太愿意，觉得目前收获不大

E. 非常不愿意，不想再参加

再次感谢您抽出宝贵的时间填写这份问卷！您的反馈将为我们改进培训项目提供重要依据。如果您在填写过程中有任何疑问或需要进一步说明的情况，请随时与我们联系。

附录2 问卷量表题信度分析

序号	分析项名	校正项总计相关性	删除项后的α系数	Cronbach α 系数
1	您认为本次继续教育项目的课程设置与您的实际工作需求的契合度如何？	0.679	0.961	0.963
2	培训课程内容设计是否能体现医防融合？	0.696	0.961	
3	您对培训资源（包括纸质教材、电子资料、网络课程等）的质量评价如何？	0.676	0.962	
4	您认为本次培训的师资队伍的专业水平如何？	0.553	0.963	
5	培训师资在教学过程中能否将理论知识与实际案例相结合进行讲解？	0.625	0.962	
6	在本次培训中，您对教学方法（如讲座、案例分析、小组讨论、实践操作等）的多样性评价如何？	0.703	0.961	
7	在培训过程中，是否有足够的时间让您进行实践操作和练习？	0.715	0.961	

续表

序号	分析项名	校正项总计相关性	删除项后的α系数	Cronbach α系数
8	本次培训的总体时间安排，每个培训模块(如理论课程、实践课程等)的时间分配,您认为是否合理?	0.764	0.961	0.963
9	您是否愿意继续参加类似的继续教育项目?	0.54	0.963	
10	您对本次培训的组织管理工作（包括报名、考勤、场地安排、设备保障等)的总体评价如何?	0.748	0.961	
11	您认为本次培训对所在区域整体的工作氛围和文化是否有积极影响?	0.793	0.96	
12	通过本次培训您是否与上级医院建立起联系?	0.689	0.962	
13	经过培训，您开展社区健康教育和健康促进的效果如何?	0.824	0.96	
14	经过培训后,您所在社区或工作区域内居民的相关健康指标(如常见疾病发病率、慢性病控制率等)是否有改善?	0.777	0.96	
15	您所在机构的工作模式在培训后是否有优化或创新?	0.795	0.96	
16	您的薪酬待遇或绩效奖金在培训后是否有变化?	0.577	0.963	
17	您在单位内是否因为本次培训获得了更多的职业发展机会(如晋升、参与重要项目等)?	0.807	0.96	
18	参加培训后，您所在机构对您工作表现的评价是否有提升?	0.815	0.96	
19	您认为本次培训所学内容对您提高工作效率的帮助程度如何?	0.815	0.96	

续表

序号	分析项名	校正项总计相关性	删除项后的α系数	Cronbach α 系数
20	在培训过程中，您遇到问题或困难时，培训组织方能否及时给予帮助和解决？	0.666	0.962	0.963
21	参加本次培训后，您认为自己在相关领域的提升程度如何？	0.811	0.96	
22	参加本次培训后，您对相关工作的重视程度是否有所提高？	0.798	0.96	
23	参加本次培训后，您在工作中开展相关行为的频率是否增加？	0.819	0.96	

附录3 “薪酬待遇变化”Kruskal-Wallis检验结果

分析项	分组变量	样本量	中位数	标准差	统计量	*P*
您的薪酬待遇或绩效奖金在培训后是否有变化？	全科医生儿科专项培训	85	3	0.863	24.909	0.051*
	全科医生康复专项培训	113	3	0.874		
	家医团队心理咨询师取证培训	53	3	0.77		
	慢病健康管理干预技能实操培训	32	2	0.95		
	社区家床护理适宜技术培训	54	2	0.961		
	药学专项培训	85	3	0.953		
	糖尿病慢性并发症中西医一体化管理培训	39	3	0.91		
	基层常见病症防治能力提升	20	2	0.875		
	脏腑推拿家医服务适宜技术	36	3	0.937		
	居家呼吸康复团队实践能力培训	15	1	0.961		

续表

分析项	分组变量	样本量	中位数	标准差	统计量	*P*
您的薪酬待遇或绩效奖金在培训后是否有变化?	幽门螺杆菌认知及诊治能力提升项目	23	3	0.915	24.909	0.051*
	肥胖机制和临床诊治策略培训	21	3	0.964		
	家医团队健康管理师取证培训	116	2	0.938		
	心力衰竭规范化诊疗	38	3	0.898		
	阴道分泌物五联检家医培训	25	3	0.9		
	慢性创面上门诊疗服务技术培训	31	2	0.931		
	总计	786	3	0.915		

注:***、**、* 分别代表 1%、5%、10%的显著性水平

附录 4 “与上级医院联动”Kruskal–Wallis 检验结果

分析项	分组变量	样本量	中位数	标准差	统计量	*P*
通过本次培训您是否与上级医院建立起联系?	全科医生儿科专项培训	85	2	0.785	30.325	0.011**
	全科医生康复专项培训	113	2	0.963		
	家医团队心理咨询师取证培训	53	2	1.088		
	慢病健康管理干预技能实操培训	32	1	1.047		
	社区家床护理适宜技术培训	54	1	0.894		
	药学专项培训	85	2	1.154		
	糖尿病慢性并发症中西医一体化管理培训	39	2	0.946		

续表

分析项	分组变量	样本量	中位数	标准差	统计量	P
通过本次培训您是否与上级医院建立起联系？	基层常见病症防治能力提升	20	2	0.801	30.325	0.011**
	脏腑推拿家医服务适宜技术	36	2	1.052		
	居家呼吸康复团队实践能力培训	15	1	0.488		
	幽门螺杆菌认知及诊治能力提升项目	23	2	0.798		
	肥胖机制和临床诊治策略培训	21	1	0.913		
	家医团队健康管理师取证培训	116	2	0.923		
	心力衰竭规范化诊疗	38	2	0.702		
	阴道分泌物五联检家医培训	25	2	0.841		
	慢性创面上门诊疗服务技术培训	31	2	0.946		
	总计	786	2	0.953		

注：***、**、* 分别代表 1%、5%、10%的显著性水平。

附录 5 与上级医院联动事后多重比较(MannWhitney U 检验)部分结果

两独立样本		样本量		中位数		统计量	*P*	中位数值差值	Cohen's d 值
分组项 A	分组项 B	分组项 A	分组项 B	分组项 A	分组项 B				
全科医生儿科专项培训	居家呼吸康复团队实践能力培训	85	15	2	1	915	0.008***	1	0.826
全科医生康复专项培训	居家呼吸康复团队实践能力培训	113	15	2	1	1 165	0.025**	1	0.703
家医团队心理咨询师取证培训	慢病健康管理干预技能实操培训	53	32	2	1	1 111	0.025**	1	0.532
家医团队心理咨询师取证培训	社区家床护理适宜技术培训	53	54	2	1	1 864	0.009***	1	0.583
家医团队心理咨询师取证培训	居家呼吸康复团队实践能力培训	53	15	2	1	605	0.003***	1	0.996
家医团队心理咨询师取证培训	肥胖机制和临床诊治策略培训	53	21	2	1	7 505	0.030**	1	0.628
家医团队心理咨询师取证培训	心力衰竭规范化诊疗	53	38	2	2	1 335	0.011**	0	0.672
社区家床护理适宜技术培训	脏腑推拿家医服务适宜技术	54	36	1	2	699	0.034**	1	0.53
糖尿病慢性并发症中西医一体化管理培训	居家呼吸康复团队实践能力培训	39	15	2	1	410	0.029**	1	0.787
脏腑推拿家医服务适宜技术	居家呼吸康复团队实践能力培训	36	15	2	1	410	0.004***	1	0.989
脏腑推拿家医服务适宜技术	肥胖机制和临床诊治策略培训	36	21	2	1	5055	0.049**	1	0.581
脏腑推拿家医服务适宜技术	心力衰竭规范化诊疗	36	38	2	2	8865	0.036**	0	0.636
居家呼吸康复团队实践能力培训	幽门螺杆菌认知及诊治能力提升项目	15	23	1	2	92.5	0.020**	1	0.961
居家呼吸康复团队实践能力培训	阴道分泌物五联检家医培训	15	25	1	2	97.5	0.013**	1	0.967

注:***、**、* 分别代表 1%、5%、10%的显著性水平

参考文献：

[1]刘冬莹，郭宜鹏，刘光宗，等. 天津市基层卫生人才队伍建设的实践与探索[J]. 中国卫生人才. 2021(12): 64-67.

[2]Moghadas-Dastjerdi T, Omid A, Yamani N. Evaluation of health experts´ education program for becoming multiprofessionals (family health caregiver) regarding health system transformation plan: An application of CIPP model[J]. J Educ Health Promot. 2020, 9: 227.

[3]刘飞，杨克宇，郭青玉. 基于 CIPP 模式对儿童口腔科继续教育医生培训体系的构建与思考[J]. 医学教育研究与实践. 2020, 28(01): 84-87.

[4]魏小玲. 基于 CIPP 模型的高校非学历教育培训质量评估指标体系优化研究[D].兰州：兰州大学, 2023.

[5]刘亮. 基层卫生人员培训模式的创新分析[J]. 中国社区医师. 2022, 38(13): 162-164.

[6]傅玉峰，张玉领，马琼. 基于能力为本位的基层卫生人员培训课程开发与应用[J]. 医药高职教育与现代护理. 2023, 6(06): 461-465.

第九章

医防融合全科医生
继续教育实践模式构建

全科医生继续教育项目的开发与实施是一项系统工程，需要政、行、企、校多方协同。天津市全科医学教育培训中心(以下简称培训中心)近年来开展了数十项医防融合继续教育项目,在所有项目中,有一类项目的实践效果是最好的,就是家庭医生服务适宜技术培训项目。培训中心自2020年探索开展家庭医生服务适宜技术培训，截至2024年已开展25个项目62个班次,取得了较好培训成果,推动区域家医团队服务能力不断提升,并推动大医院与基层医疗服务机构“上下联动”。

本章基于项目实践进行回顾性研究,构建具有推广价值的继续教育实践模式,统筹分析在培训实践中政府部门、专业院校、临床培训基地各自的角色定位。

1.问题分析

家庭医生服务能力提升一直是备受关注的问题,相关培训项目也非常多。培训中心2020年调研显示,能力提升项目的主要问题:①培训针对性不强。基层卫生人员专业背景个体差异大,服务区域人群特征不尽相同,整齐划一地开展培训并不适合。②工学矛盾严重。人力资源不足是大部分基层机构的现状,基层人员很难全身心投入学习颗粒度过大的培训项目。③理论教学、课堂教学多,实践学习项目不足。随着互联网和人工智能的飞速发展，自主开展理论学习的渠道很多,家庭医生团队对临床实践技能的学习更为关注。④大医院对基层机构的支持不足。亟待多渠道推动大医院与基层机构间的“上下联动”[1]。有研究了解国外家庭医生规范化培训体系表明，强化技能训练是通科培训后继续教育的一部分，通过强化技能训练的家庭医生在获得资质认证后可拥有重点执业领域执业资格，更好地完成家庭医生工作，同时保持专业的业务能力[2]。

2.资料与方法

以2020—2023年组织开展的25个家庭医生服务适宜技术培训项目为研究对象，采用质性研究方法，通过访谈法、资料分析、个案研究、分层分析，构建培训实践模式。

访谈法：对25个项目负责人进行个别访谈，重点了解各项目在项目开发、培训实施过程中的工作组织、工作路径、优势特色、培训效果、存在问题、持续改进思路等，了解项目团队与来自基层的培训学员之间在培训期间、培训结束后的交流互动情况，在促进适宜技术基层应用方面的贡献等。组织培训学员进行小组访谈，重点了解学员学习前的主观意愿、学习过程中单位支持情况、影响学习效果的主要因素、适宜技术在基层应用情况、与培训师资团队之间的互动与联系情况等。

资料分析：对25个项目的培训方案、参训学员资料、学习过程资料、培训满意度调查情况进行分析，以培训内容体现全科思维情况、师资团队情况、培训方法的多样性、培训资源的丰富性、培训满意度为评价指标，将25个项目划分为2类，A类：优秀项目；B类：良好项目或有提升空间项目。

个案研究：对优秀项目进行个案分析，重点分析该项目的开发过程、实施过程、与学员的交流互动、项目特色、培训结束后与学员之间的联系情况，分析项目实践路径，探索具有推广价值的实践规律。

分层分析：基于以上资料，从宏观、中观、微观三个层面确定分析维度。经专家咨询，确定从组织模式、管理模式、内容优化模式、运行模式进行多维分析，构建模式图。

3.结果

3.1 项目的基本情况

2020—2023 年，培训中心共计组织开展 25 个家庭医生服务适宜技术培训项目，共计培训 2 281 人，见表 1。其中，3 个项目连续开展 3 年，9 个培训项目连续开展 2 年，包括康复专项 5 项、中医适宜技术专项 5 项、老年专项 2 项、医学人文专项 2 项、疫情防控专项 2 项等；2022 年确定重点项目 2 项、医联体试点项目 2 项，2023 年确定医防融合试点项目 2 项。

表 1　天津市全科医学教育培训中心
2020—2023 年开展家庭医生服务适宜技术培训项目情况

序号	项目名称	开办时间/年	总人数/人	承办基地	备注
1	穿脱隔离衣与手卫生培训	2020	97	天津医学高等专科学校健康管理学院	疫情防控专项
2	消杀与流调培训	2020	97	天津医学高等专科学校健康管理学院	疫情防控专项
3	骨关节常见慢性病康复技术培训	2020	84	天津医学高等专科学校医护学院	康复专项
4	“脑卒中”康复技能培训	2020	96	天津医学高等专科学校医护学院	康复专项
5	社区老年家庭病床服务常见疾病影像诊断分析培训	2020–2021	154	天津医学高等专科学校医技学院	老年专项
6	老年营养与健康培训	2020–2021	154	天津医学高等专科学校健康管理学院	老年专项
7	慢病患者沟通培训	2020	77	天津医科大学医学人文学院	医学人文专项

续表

序号	项目名称	开办时间/年	总人数/人	承办基地	备注
8	慢性疼痛患者心理干预技能培训	2020	77	天津市心理学会护理心理学专委会	医学人文专项
9	糖尿病周围神经病变传统与现代康复治疗技能培训	2020	94	天津医学高等专科学校医护学院	/
10	基于即时检验(Point-of-Care Testing,POCT)技术平台提高家庭医生团队诊疗服务精准度的适宜技术培训	2020	94	天津医学高等专科学校药学与生物技术学院	/
11	社区康复适宜技术培训	2021	49	天津医学高等专科学校医护学院	康复专项
12	社区老年家庭病床服务技术培训 *	2021—2023	154	天津医学高等专科学校医护学院	护理专项
13	脑卒中后运动再学习技术培训	2021—2022	61	天津医科大学第二附属医院	康复专项
14	醒脑开窍针刺技术培训	2021	56	天津中医药大学第一附属医院	中医适宜技术
15	脏腑推拿家庭医生服务适宜技术培训	2021—2023	125	天津中医药大学第一附属医院	中医适宜技术
16	慢性创面上门诊疗服务技术培训	2021—2023	106	天津中医药大学第一附属医院	中医适宜技术、医联体试点
17	肥胖机制和临床诊治策略培训	2022—2023	76	天津市人民医院	重点项目(医防融合试点)

续表

序号	项目名称	开办时间/年	总人数/人	承办基地	备注
18	居家呼吸康复团队实践能力培训	2022—2023	55	天津市第四中心医院	康复专项、重点项目、医联体试点
19	居家药学服务专项培训	2022	21	天津医学高等专科学校药学与生物技术学院	药学专项
20	2 型糖尿病慢性并发症中西医一体化管理培训	2022—2023	126	天津中医药大学第一附属医院	中医适宜技术
21	儿童四时辨体捏脊技术培训	2022—2023	89	天津中医药大学第一附属医院	中医适宜技术
22	家庭医生心律失常诊疗能力提升项目	2022—2023	140	天津市北辰医院	/
23	阴道分泌物五联检家庭医生培训	2022—2023	82	天津市北辰医院	妇科专项
24	慢病健康管理及健康教育技能培训	2023	73	天津医学高等专科学校健康管理学院	医防融合试点
25	家庭医生基本技能与全科思维训练	2023	44	天津市全科临床技能实训基地	/
合计			2 281		

注:*2023 年更名为社区家庭病床护理适宜技术培训。

3.2 项目的运行情况

2020 年为试运行阶段,培训中心在调研基础上,结合需求,组织立项开发 10 个项目,涵盖传染病防控技术、社区康复技术、老年服务、医学人文等内容,其中大部分项目为医教协同开发,结合社区家庭医生服务、家庭病床服务案例场景和新冠感染疫情对基层医务人员的技能要求进行课程设计,采取小班授课形式。培训全部在院校专业实训基地开展,以家庭医生团队为培训对象,突出对临床实践技能的培训和培训效果的实用价值,兼顾团队协作能力提升。培训以家庭医生团队为培训对象,接受家庭医生团队整体(医生、护士、公卫人员各 1 名)报名,兼顾团队协作能力培训。

2021—2023 年为正式运行阶段,培训中心始终坚持“择优选项、自主报名、小班教学、强化技能”原则,组织开展培训项目。2021 年开展 8 个项目,重点考虑增加中医适宜技术培训,并将 3 个中医类项目地点放在全科市级亚专科基地天津中医药大学第一附属医院;考虑到医生、护士和公卫人员在家庭医生工作中的不同职责,试点探索了分层培训,针对师资、内容、考核均进行了个性化设计。2022 年开展 11 个项目,在新冠感染背景下探索“线上+线下”技能培训模式,实践基地持续增加,师资向全国拓展。2023 年开展 11 个项目,在国家新的政策[3]背景下,不再强调家庭医生团队共同参与培训,可根据情况按需选择。

3.3 培训效果评估

每期培训结束,均通过问卷星进行效果评估。2020 年试运行阶段,学员的整体评价、过程管理、师资水平、学习环境、设施设备满意度均在 90%以上。2021—2023 年正式运行阶段,各项目总体满意度 3 年始终处于较高水平,其中 2022 年受新冠感染疫情影响较大,3 个项目满意度低于 90%;2023 年去除新冠感染感染疫情干扰因素后,所有项目满意度均在 90%以上,且 6 个项目满意度超过 95%(见表 2)。

表 2　家庭医生服务适宜技术培训项目效果评估情况一览表

序号	项目名称	学员满意度	项目评价
1	穿脱隔离衣与手卫生培训	100	B
2	消杀与流调培训	100	B
3	骨关节常见慢性病康复技术培训	96.3	B
4	“脑卒中”康复技能培训	97.5	B
5	社区老年家庭病床服务常见疾病影像诊断分析培训	96.7	B

续表

序号	项目名称	学员满意度	项目评价
6	老年营养与健康培训	96.7	B
7	慢病患者沟通培训	100	A
8	慢性疼痛患者心理干预技能培训	99.7	B
9	糖尿病周围神经病变传统与现代康复治疗技能培训	97.3	B
10	基于即时检验(point-of-care testing,POCT)技术平台提高家庭医生团队诊疗服务精准度的适宜技术培训	96.7	B
11	社区康复适宜技术培训	100	B
12	社区老年家庭病床服务技术培训	97.8	A
13	脑卒中后运动再学习技术培训	100	B
14	醒脑开窍针刺技术培训	99.8	B
15	脏腑推拿家庭医生服务适宜技术培训	90.7	B
16	慢性创面上门诊疗服务技术培训	90.9	A
17	肥胖机制和临床诊治策略培训	93.6	A
18	居家呼吸康复团队实践能力培训	96.0	A
19	居家药学服务专项培训	100	B
20	2型糖尿病慢性并发症中西医一体化管理培训	98.3	B
21	儿童四时辨体捏脊技术培训	98.0	A
22	家庭医生心律失常诊疗能力提升项目	94.9	B
23	阴道分泌物五联检家庭医生培训	97.4	B
24	慢病健康管理及健康教育技能培训	90.0	B
25	家庭医生基本技能与全科思维训练	91.3	A

3.4 培训实践模式构建

从组织模式、管理模式、内容优化模式、运行模式进行多维度分析,结合微观视角的典型案例分析,构建家庭医生服务适宜技术培训实践模式。

3.4.1 “医教协同-资源整合”的组织模式

该项目充分发挥政府主导、高校与医院资源深度融合优势,增强了项目吸引力,促进大医院与基层机构的“上下联动”和卫生服务体系优化,促进适宜技术在基层的落地与高质量发展,形成“医教协同–资源整合”实践组织模式。项目主办方市全科医学教育培训中心挂靠天津医学高等专科学校,该校为“双高”建设单位,重视服务基层卫生发展,在市卫健委领导下,与区卫健委、临床基地多方合作的基层卫生技术人员继续教育模式早已形成。培训中心重视区域全科医学教育培训体系的持续优化,重视院校资源与行业资源的整合,与各临床教学基地、社区教学基地联系紧密,“医教协同–资源整合”组织模式为培训的高质量开展提供保障。例如,所有培训项目均由培训中心在需求调研基础上组织立项,教学基地发挥各自专业优势;所有项目纳入年度适宜人才能力提升项目,由市卫健委年初统一发文,区卫健委和各基层医疗机构、家庭医生团队按需报名学习;市培训中心分别统筹组织学习方和项目提供方,保证良好的契合度和效果。

3.4.2“二级培训–强化质控”的管理模式

每个培训项目都是由市培训中心统筹与质控,在专业基地开展实践教学,形成“二级培训–强化质控”的管理模式。市培训中心重点负责项目方案审定、参训学员招生与组织、培训过程质控和培训效果评估;项目承办单位有明确的专业管理团队和师资团队,并实行项目负责人制,负责项目的前期调研、方案制定和具体实施。例如,关于培训项目的入围有两种方式:一是“自下而上”的申报方式,由全科医学教育培训基地直接申报,或由质控中心相关专家推荐;二是“自上而下”的委托方式,由培训中心依据需求调研,确定主题,委托市级基地承担项目开发工作。培训中心组织专家进行项目遴选和方案论证,制订年度培训计划;组织立项项目负责人和团队培训,介绍基层卫生现况与能力提升需求、国内外相关研究现况与发展趋势、基层卫生人员培训经验等,提出明确教学要求;组织项目间研讨,交流经验、取长补短、持续提升。

3.4.3 “医防融合–医文融合”的内容优化模式

项目设计需要基于基层视角,其中两个重要抓手就是“医防融合”

和“医文融合”，形成“医防融合–医文融合”的内容优化模式。要求所有立项项目按照这个模式对培训项目进行优化，强化全科思维的培养。

(1)医防融合。一方面，重视有关“防”的适宜技术项目开发。例如，“肥胖机制和临床诊治策略培训”和“慢病健康管理及健康教育技能培训”两个项目为近两年开发的医防融合试点项目。另一方面，所有项目均要强化“防”的部分，这一点更重要。例如，一个中医适宜技术培训项目，该技术既要讲“已病”如何治疗，更要讲“未病”如何调理和预防。诊疗与康复类的适宜技术，要增加健康教育内容，无论健康问题处在其发展过程中的哪个阶段，都要通过“适宜技术+患者教育”，促进其逆向转归。

(2)医文融合。重视培养与患者互动过程中“医学人文”的融入，提升沟通能力、共情能力等医学人文能力。2020 年首次开展了两个医学人文专项适宜技术培训：慢病患者的沟通技术、慢性疼痛患者的心理干预技术，取得良好效果。其中慢病患者的沟通技术培训尝试将标准化病人(SP)引入基层卫生人才培养。探索开发基于 SP 的实训项目，基于真实情境、真实病例开展培训，强化“融”的培训模式，2023 年开始应用 SP 开展家庭医生基本技能与全科思维训练，并将该模式嵌入全科医生岗位、骨干全科医生培训。

3.4.4 “线上普惠+线下精准”的运行模式

新冠感染疫情给培训实施带来困难，培训中心在此背景下提出“线上普惠+线下精准”的运行模式。该模式对于有效解决工学矛盾和满足个性化学习需求具有一定优势，疫情后也一直为多数项目所采纳。

(1) 线上普惠。课堂教学部分调整为线上授课，选择晚上或周末时间，每次 1~1.5 小时，可以回放学习；各专业团队通过线上平台、公众号、微信群提供学习资源、交流答疑等方式开展辅助学习；部分课程面向全国聘请领域内知名专家授课，并向全市基层卫生人员开放，普及相关知识技能，为该技术的推广和下一期招生奠定基础。

(2)线下精准。实训部分精准面向培训教学班学员开展。各培训项目一直为自愿报名、小班授课，每个教学班的培训人数原则上不超过50人。根据项目性质和班级人数，进一步细分学习小组，以小组为单位开展实训。小组的划分可以进一步将基础、需求相似的学员放在一起，时间安排更为灵活。

3.4.5 微观视角：基于典型案例的“研-培-联”实践路径分析

适宜技术培训的最终目标是该技术在基层医疗卫生服务中的实际落地，即学习者真正掌握该技术并应用于家庭医生服务工作。在培训实践的同时，积极推动适宜技术项目落地，并探索形成“研-培-联”实践路径。以慢性创面上门诊疗服务技术培训为例，慢性创面患者发病率呈逐年增长趋势，且创面类型众多，其中糖尿病足、下肢静脉溃疡、压疮、窦道、恶性皮肤癌、慢性骨髓炎、慢性感染性创面等已经成为医患双方都极难处理的问题，严重影响患者身心健康和生活质量，也给家庭和社会造成极大的经济困难和护理困难，因此该技术适宜在基层推广。培训项目承办单位为全国创面修复专科联盟临床基地、中西医结合伤口专病门诊、EWMA国际伤口治疗学校培训基地，具有较好的专业背景和教学背景。该团队于2020年在质控中心立项课题“慢性创面上门诊疗服务需求与服务对策研究”，基于研究成果开展适宜技术培训，并逐步建立中西医结合慢性创面修复专科联盟。依托适宜技术培训项目，与参训社区医疗机构建立双向联动；开设中西医结合伤口门诊，实现上下沟通的转诊机制，解决慢性伤口病人住院难及长期压床的难题，提高区域伤口治疗质量，实现伤口治疗服务延伸，让更多患者得到医疗照护，提高康复率，降低发病率。

研、培、联，不一定“研”在先。比如，居家呼吸康复团队实践能力培训，遵循的是“培-联-研”路径。呼吸康复分住院期康复、门诊康复、社区或居家康复三个阶段，其中社区或者居家为肺康复的维持期，需要终身维持，全面培养社区家庭医生是有效解决问题的途径之一。质控中心委托市第四中心医院呼吸康复团队，联合市第一中心医院、市第三中心医院联合开展居家呼吸康复团队实践能力培训，确定为重点项目、医联体试点项目。通过培训，提升家庭医生团队对呼吸康复的服务意识，让家庭医生掌握标准的呼吸康复临床管理路径，探索形成“三甲医院住院-社区评估-居家远程监管”闭环三级诊疗管理模式。第一年培训结束后，质控中心委托该团队立项课题：“医院-社区-居家”三元联动家庭医生服务床旁签约模式研究——以呼吸康复为例，探索构建家医服务床旁签约服务模式。

适宜技术在基层的落地，会受到多方面因素影响，包括技术难度、项目质量、学习者能力、区域需求、机构支持、上级医院指导等。基于以上分析，构建具有推广价值的“上下联动”家医服务适宜技术培训实践模式(图1)。该模式有效整合教育资源和行业资源，优势互补开展适宜技术培训，推动技术在基层真正落地。

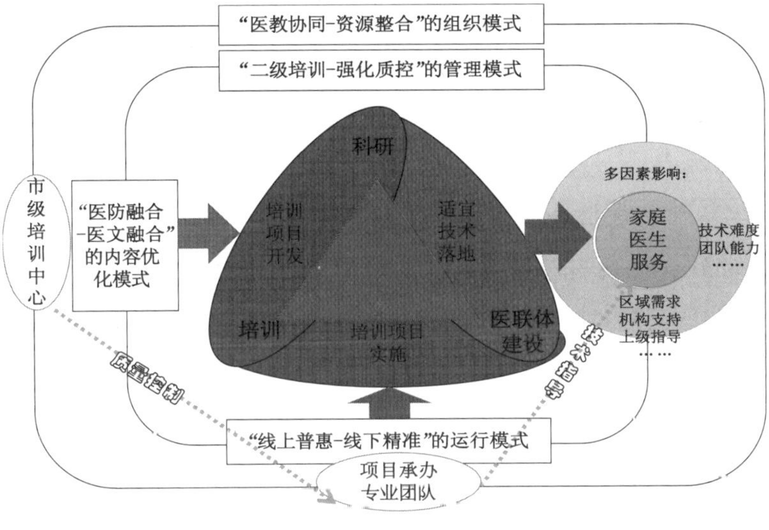

图1 “上下联动”家医服务适宜技术培训实践模式

4.讨论

4.1 “上下联动”家医服务适宜技术培训实践模式的应用价值

实践证明，开展家庭医生服务适宜技术培训是提升家庭医生团队服务能力的有效方法。适宜技术培训项目针对性强、实用性强，学习的颗粒度小，能够更好地避免成人学习的工学矛盾，能够根据个性化需求自主选择学习，受到基层卫生工作者的欢迎。近年来，有学者从不同角度对家庭医生培训开展研究。有研究关注了家庭医生在特定领域，如儿科、精神心理等方面的培训需求和效果评价[4][5]；有研究关注到中医药适宜技术的推广问题，认为这是家庭医生制度下提高医疗服务质量的重要途径[6][7]；有研究探讨了家庭医生团队的建设和培训模式[8]；有研究在界定家庭医生服务能力内涵和分析国外情况基础上，提出我国家庭医生团队服务能力提升与发展路径[9]。但尚未有研究基于长期实践，针对家庭医生服务团队的培训模式进行深入探讨。本研究基于家庭医生服务适宜技术培训实践进行系统性研究并构建实践模式，模式的创新点在于未局限于传统培训实践模式仅考虑培训者和学习者之间的互动，而是将该项目置于更为宏观的体系中进行分析，综合考虑市区两级政府、培训中心以及作为培训基地的大医院各自在培训实践中的重要作用，并将培训与科研、医联体建设统筹考虑，将项目目标定位于家庭医生服务能力的持续提升，为其他地区提供了具有参考价值的实践路径。

4.2 关于培训效果评估的探讨

根据柯式四级评估法（见第八章），培训效果评估分为四个层级，即一级评估在反应层、二级评估在学习层、三级评估在行为层、四级评估在绩效层。本项目的评估主要局限于一、二层。其中一级评估由培训中心在培训结束后统一做满意度评估，专业项目团队也可自行召开学习效果反馈会，推进项目的持续改进。二级评估主要通过培训后考核的方式进行，不同项目间存在较大差异。反应层的评估结果受到多种因素的影响，包括培训内容、师资专业能力、培训方式、培训环境、学员个体差异、评估方法等。小班授课使每期培训参与评价的人员数量少，个别情况会对整体满意度造成明显影响，满意度仅作为项目评价的参考指标之一，并需要进一步探究影响满意度的深层次原因。例如，有的项目满意度偏低的深层次原因在于结业考核严格，未通过的学员不满意，需要进一步增加个别辅导。2024 年，培训中心尝试探索延伸性效果评估(见第八章),进一步了解在行为层和绩效层的效果,并通过借助个案探究适宜技术在基层落地效果好的核心支持性因素。

4.3 关于项目结构系统性的探讨

纳入本研究的适宜技术培训项目以“自下而上”申报为主,辅以“自上而下”的委托项目,综合考虑培训需求、项目质量,以及承办基地、专业团队的承办能力,予以立项开展。尚未对基于调研的家庭医生团队适宜技术集群进行系统化顶层设计,所提供的适宜技术培训项目数量有限,未做系统分类。

随着天津各大医院与基层医疗卫生机构之间的联系日益紧密,全科医学教育培训基地的持续建设,各基地参与基层培训的意愿持续增强,为家医服务适宜技术培训项目的系统设计与实施提供了良好的基础条件。2024 年根据本课题研究成果,在建立全科医生医防融合能力指标体系和继续教育项目框架基础上,依托天津市家庭医生团队能力建设质量控制中心,面向全市基地组织开展了继续教育项目申报,经评审获得首批家庭医生服务能力专项培训、适宜技术培训 40 余项。后续计划依据已建立的全科医生医防融合继续教育项目框架,针对需求调研的薄弱环节开展培训;计划多提供优质项目,全科医生可根据自身需求有选择地参加学习,提升继续教育的系统性和精准性。

4.4 影响项目质量的主要因素分析

学习方视角:学习方包括家庭医生团队,也包括其所在机构和所在行政区卫生健康主管部门。学习方自主选择参加学习,在报名流程中会出现多种情况,见图 2。虽然是自主选择参训,仍存在少量学员内在学习动机不强的情况、由于距离培训基地路途远而造成的影响、临时性工学矛盾对培训过程的影响。由于适宜技术项目持续时间短、与家医服务能力提升的契合度高、项目质量高,即使初始学习动机不强的学员也能很快调整,出现工学矛盾、路途障碍也都尽量克服。总之,本项目基于学习方视角的影响不大。

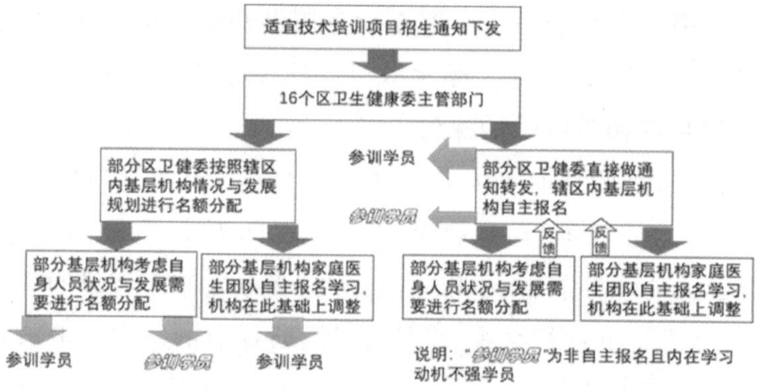

图2　学员报名参训路径分析图

培训方视角：各项目专业教学团队的全科理念和教学能力是主要影响因素。虽然培训中心在项目委托或遴选过程中，仅限于全科医学教育培训基地，培训前组织师资培训与项目间的研讨交流，但问题仍然会存在。具体表现：①对全科医学和基层卫生服务的理解比较浅显，教学内容的深浅度掌握不好。需要精细划分，哪些是必须掌握的知识技能，哪些是只学习鉴别诊断即可，哪些属于知识拓展。②对基层卫生人才队伍现状了解不足给教学设计造成一定困难。参训学员专业背景差异性较大，包括初始专业的差异、学历职称的差异、城乡实践的差异等。③教学团队课程设计水平差异大，特别是关于技能的学习。如何让所有参训学员同质化掌握技能需要有科学的课程设计，配合规范的技能操作标准，并借助短视频、文本资料等教学资源。临床师资虽然很重视这项工作，但精力有限，课程质量仍有提升空间。

适宜技术培训属于技术技能培训，优势在于实用性和针对性，学习内容可以迅速应用于实践。本模式的创新点在于未局限于传统培训实践模式仅考虑培训者和学习者之间的互动，而是将该项目置于更为宏观的体系中进行分析，综合考虑市区两级政府、培训中心、作为培训基地的大医院各自在培训实践中的重要作用，并将培训与科研、医联体建设统筹考虑，将项目目标定位于家庭医生服务能力的持续提升。

参考文献：

[1]刘冬莹，郭宜鹏，曹立春，等. 天津市家庭医生团队服务能力现况调查与分析 [J]. 中国卫生质量管理，2021，28(10): 83–88.

[2]沙婧婧，唐慧芸，陈颖盈. 加拿大家庭医学教育强化技能培训对我国家庭医生培养和职业发展的启示 [J]. 中国初级卫生保健，2022，36(02):31–35.

[3]关于推进家庭医生签约服务高质量发展的指导意见，(国卫基层发〔2022〕10 号)，2022 年 03 月 03 日.中华人民共和国政府网站.

[4]蔡利强，李鑫. 基于供需方角度的家庭医生儿科业务能力培训效果评价 [J]. 中国初级卫生保健，2020，34 (09): 30–33.

[5]刘欢，杨燕青，金齐敏，等. 上海家庭医生团队精神心理培训需求 [J]. 解放军医院管理杂志，2019，26(07):690–693.

[6]谢君，梁元，娄勍，等.肇庆市基层医生中医药适宜技术培训项目效果评价[J].医药前沿，2019，9(9):2.

[7]徐琼. 家庭医生制度下中医药适宜技术推广的 SWOT 分析 [J]. 中医药管理杂志，2022，30 (06): 245–246.

[8]刘冬莹，龚超. 健康中国视域下家庭医生团队继续教育需求分析 [J]. 重庆医学，2023，52 (05): 756–760.

[9]郭恒聪，林鑫燮，吴文乐，等. 我国家庭医生团队服务能力提升与发展路径研究 [J]. 中国初级卫生保健，2023，37 (02): 9–12+16.

第十章

破局与立新：系统重构与未来路径

在健康中国的宏大叙事中，全科医生继续教育已不仅是提升个体能力的工具，更是撬动基层医疗体系变革的支点。本书层层递进地勾勒了全科医生医防融合继续教育的理想图景，然而理想与现实之间仍横亘着制度惯性、资源错配与能力断层的多重鸿沟。如何突破“医”“防”两张皮的实践困境？如何在标准化与个性化之间构建分层培训的科学机制？政策杠杆应如何精准发力以激活全科医生的内生动力？当人工智能重塑医疗生态时，继续教育又该如何回应时代的叩问？本章最终指向一个核心命题：在健康中国战略的坐标系下，全科医生继续教育不仅需要“补短板”，更亟待“重构逻辑”，以一场从理念到实践的系统性变革回应亿万民众对优质基层医疗的深切期待。

1.关于全科医生医防融合继续教育的几点讨论

1.1 实现“医”与“防”的深度融合

针对全科医生医防融合能力不足问题开展继续教育，促进其岗位胜任力实现“医”与“防”的深度融合，可以从二方面考虑。首先，需要基于岗位胜任力要求，应用医防融合理念进行继续教育内容的系统设计，而不是“医”与“防”内容的简单叠加或补充。第二，医防融合不仅仅是“医”与“防”二元要素的相互融合，还需要多学科、多要素的融入。医疗卫生领域关注点从“疾病”转向“健康”，与健康相关的要素是多元的，不局限于医疗卫生领域，不仅要关注患者的生理健康，还要系统考虑心理、行为、家庭、社会、经济等多方面因素对患者健康的直接影响或间接影响。干预手段也是多元的，除了传统的药物治疗，各类非药物的适宜技术、营养处方、运动处方、心理干预、健康教育等更适用于基层卫生健康服务。第三，需要有具备医防融合理念、诊疗经验和教学能力的师资。全科医生继续教育的师资专业背景也应该是多元的，既包括来自基层的师资，也包括来自专科医疗、医学院校的师资，还可以是心理咨询师、健康管理师、社会工作者等，需要建立多维度的师资认定标准。

全科医生培养应该以复合型人才培养为目标。全科医生的知识结构和其他专科医生相比较，偏于横向、综合。全科医生既要有医学背景，又要有防病知识，还要善于沟通，了解所在社区、签约家庭、服务对象的多方面因素与健康的关系；还要具备一定的资源管理、资源整合能力，能为患者提供有价值的信息，提供及时准确的转诊服务。全科医生继续教育主要强调医学专业知识技能的更新，内容覆盖面过窄，而让每位全科医生掌握全部内外科疾病诊疗、预防、康复、管理技能等也是不现实的。应通过全科医生医防融合继续教育发展其专长，以“质”的提升弥补“量”的不足，为提升全科医生岗位胜任力和基层医疗卫生服务能力开辟新途径。“量”的不足可以通过提升资源整合与管理能力加以弥补。全科医生在继续教育学习过程中，也同时搭建起上级指导、同行交流的专业资源平台。

全科医生继续教育项目开发应更多从微观视角出发。以基本医疗的临床技能为支撑点，融入预防医学知识。预防医学专家与临床医学专家合作，梳理临床上需要的预防医学知识点，将其与临床技能融合起来。每个继续教育项目模块可以是一个知识点，讲透这个知识点，将所需要的知识技能整合起来，“医”与“防”融合起来。比如用药管理，结合具体化的临床病例，结合病人所服用的药讲具体知识技能。少讲理论，多讲实践，越是到基层越应该直接讲如何去做最好。

国外对医防融合培训项目开发的相关研究与我国的相关研究对

比,其特点也是更加微观细化,培训项目开发聚焦于面向不同病种、不同服务群体的全科医生的岗位胜任力提升,值得我们参考借鉴。专科医生作为师资开展全科医生继续教育,更容易聚焦某一个病种展开,但要具备全科理念,要提前做需求调研,要用全科思维去设计课程,要加强师生互动。优秀的具备医防融合能力的全科医生应能够对病人开展个性化指导,能从需方视角考虑问题,从患者症状描述中发现线索,拿出切实可行的个性化诊疗方案,对患者的指导兼顾生活方式调整、营养补充、情绪调节等非药物方法。能用全科医生的临床优势去完成公卫工作,在疾病的治疗过程中把预防医学的知识引出来,个性化地对疾病进行干预。这些能力都需要在继续教育中强化和提升。

1.2 探索分层培训机制

国内有关全科医生继续教育的研究大多笼统地以全科医生为研究对象,而我国全科医生群体成长路径尚未完全规范化,现岗全科医生既有经过毕业后教育准入的,也有通过转岗培训准入的,且后者占大多数。甚至有些中西部地区、涉农地区现岗全科医生、乡村医生尚未达到国家要求的资质水平,因此这个群体的知识结构、能力水平存在较大差异。

我国当下仍为城乡二元化的卫生服务体制,城乡存在差异,中西部地区和东部地区存在差异。城乡居民的疾病谱、死亡谱有区别,不同地区居民对健康服务的需求也不尽相同。因此,应在建立全科医生医防融合能力衡量标准基础上,多维度细分全科医生群体,评估其能力现状,聚焦"短板"开发继续教育项目。面向不同区域、不同服务群体,兼顾全科医生个体学历、年资和职称差异,开发模块化继续教育项目,探索分层培训机制,形成系列医防融合继续教育项目,强化项目的针对性、层级性、实用性。建立全科医生医防融合培训与继续教育项目体系,建立全科医生医防融合继续教育项目评价与改进机制,将绩效变化、医疗健康结果和卫生系统影响等衡量标准纳入全科医生医防融合培训与继续教育项目评估，形成具有中国特色的全科医生医防融合继续教育模式。

1.3 政策的助推作用

2011 年，国务院印发的《关于建立全科医生制度的指导意见》中，对全科医生整体培训、执业方式等做出一整套合理设计概念。《意见》明确要加强全科医生经常性、针对性、实用性强的继续医学教育，将参加继续医学教育情况作为全科医生岗位聘用、技术职务晋升和执业资格再注册的重要因素。时任卫生部部长陈竺同年在全国医学教育改革工作会议上指出，卫生人员继续医学教育要在内容改革上下功夫，以岗位胜任力为核心，加强供需对接，按需施教，增强继续教育活动的针对性和实用性。2020 年，我国出台《中华人民共和国基本医疗卫生与健康促进法》，从法律层面明确了全科医生教育培训体系构建规划，定义各级医疗机构职能，使卫生事业发展有法可依。正确的政策导向促进了全科医生继续教育的发展，但与此同时发展的方向、重点、路径、模式等方面还需要进一步明晰。虽然每年都有要求专业机构对全科医生进行医防融合的培训，且国家、省市、地区层层开展，但内容泛泛、系统设计不足、学习模式单一、重理论轻实践等问题依然存在，全科医生医防融合继续教育效果仍有较大提升空间。

国家基本公共卫生服务的开展在促进基层卫生服务发展的同时，也存在顶层设计的弊端。国家对基本公共卫生的考核指标主要从预防医学角度、数据管理角度设计，但对于临床医生而言，更重要的是把自己的技术和预防医学的公共卫生理念融合起来。全科医生能力最重要的评价标准应该是得到百姓的认可，是老百姓愿意来看病。评价健康管理的效果不能仅从表面看打了几次电话、测了几次血压、表格是否填满，而不去考核用药规范、疾病控制等实际效果。因此，从国家、省市政府层面“顶层设计”上做到医防融合也很重要，合理的顶层设计将对全科医生医防融合继续教育的发展具有助力作用。

2.全科医生继续教育项目开发与实施的系统性难点及对策

全科医生继续教育项目的开发与实施是提升基层医疗服务能力的关键环节,但在实践中面临多重复杂挑战。这些难点不仅涉及课程设计、师资力量、技术融合等核心要素,还与社会需求、政策支持、资源分配等外部环境密切相关。以下从多个维度系统论述当前存在的核心问题及应对路径。

2.1 课程内容的结构性失衡问题

继续教育项目多以专科化临床技能为主,而涉及团队管理、资源协调、医患沟通等"软技能"的课程不足,呈现出临床诊疗能力提升与其他综合能力培训的"冷热不均"问题。例如,某省 2022 年全科培训项目的管理类课程仅占 12%,且多停留于理论讲授,缺乏情景模拟等实践设计。问题产生的根源在于:①传统医学教育体系对管理能力的忽视。②基层医疗机构管理者和全科医生自身对"硬技能"的偏好,认为能直接提升诊疗效率。③非临床诊疗类培训效果难以考核和量化评估,导致项目设计者避重就轻。

全科医生迫切需要的综合能力培养项目也存在开发困境。比如,全科临床思维训练项目,需整合多病种共患、社会心理因素、资源限制等复杂变量,但现有课程多采用"单病种指南教学",缺乏真实场景的决策模拟。医防融合实践能力提升项目,预防干预与临床治疗的衔接培训不足,慢性病管理培训中应该融入如何协同公共卫生部门开展社区健康促进,但现有培训项目的这两部分内容基本是割裂的。

以上问题的突破路径在于开发基于"真实病例库"的整合式课程,例如模拟一位高血压患者同时面临失业压力、用药依从性差的情境。引入跨专业团队培训(IPE),让全科医生与公共卫生医师、社工共同完成案例研讨。

2.2 人工智能时代的适应性挑战

人工智能时代,技术能力更新面临紧迫性。调查显示,仅 29%的全科医生接受过AI工具操作培训，偏远地区医生甚至缺乏基础信息化设备(如电子健康档案系统)。而未来利用AI辅助诊断工具鉴别诊断、分析区域健康大数据识别疾病风险、通过远程医疗协调资源等，都是全科医生应具备的专业能力。

当前的培训内容滞后于技术发展，即使有相关课程，也多聚焦于“工具使用说明”，缺乏“临床决策协同”训练，且伦理与法律教育不足。比如，AI误诊的责任界定问题、当AI建议与临床经验发生冲突如何处理等。应对策略可以从两方面考虑：一是构建“技术-人文”双轨课程，如“AI辅助诊断+医患共同决策”工作坊，二是联合科技企业开发模拟训练平台，例如，可利用虚拟AI助手开展交互演练。本项目团队正在立项研究的“基于混合SP的老年思维训练系统开发”，就是遵循这样的设计理念，以老年慢病为突破口，基于临床真实病例，与企业合作开发全科思维训练系统。

2.3 师资队伍的能力断层问题

全科医生继续教育师资多数为来自三甲医院的专科医生，擅长传授临床技术，但缺乏全科思维、基层管理经验。例如，某国家级培训基地的师资中，具有社区工作背景者不足15%，结果就是课程内容与基层实际脱节。记得在某个乡村医生培训项目的效果反馈座谈会上，有学员的反馈很生动：“老师讲得真好，都是有名的大专家，领导要求我们必须参加学习，只是我的水平太差，都听不懂。”而在全科医学的新兴领域师资匮乏，其中比较突出的领域是医防融合实践、数字健康技术应用、全科医学教育研究等，既懂临床又擅教学的“双师型”人才不足。

解决师资结构单一化的问题，应加强现有师资的培训，特别是“全科理念”的培训，使其在了解基层医疗的基础上，运用全科思维进行教学。此外，也应该保持开放的态度， 实施“跨界导师”计划，邀请公共卫生专家、信息技术工程师、心理咨询师、教育专家、患者代表等多领域人群加入教学团队。建立全科继续教育师资能力框架(包括基层经验、教学法、新技术应用等维度），实施师资标准化认证。

3.结语

全科医生学历教育、毕业后教育中“防”的部分不足，需要通过继续教育进行补充。全科医生医防融合继续教育研究与实践应进一步在“融”上下功夫，应充分考虑全科医生成长背景的差异性，考虑全科医生岗位胜任力的特殊性，侧重从微观入手开发继续教育项目，提升培训针对性与实用性。

全科医生医防融合继续教育与临床医学学历教育、全科医生毕业后教育历史、现状与发展密切相关，随着全科医学教育体系中前两个教育阶段医防融合教学改革的实施，全科医生医防融合继续教育“补短板”的功能将持续下降，“拓优势”的功能将持续提升。

全科医生继续教育项目的优化是一场需要多方协同的持久战。唯有直面课程失衡、技术脱节、师资断层等深层矛盾，通过“政策创新打破制度壁垒”“技术融合重塑教育形态”“需求导向重构内容体系”，才能锻造出真正适配健康中国战略的基层医疗“主力军”。未来的探索中，人工智能或许会成为破局之钥，但比技术更重要的始终是回归“以人为中心”的医学本质，让教育成为照亮全科医生职业成长的明灯。